"十四五"普通高等教育本科部委级规划教材

人体生理学

Renti Shenglixue

赵欣 胡甜甜 毛慧佳◎主编

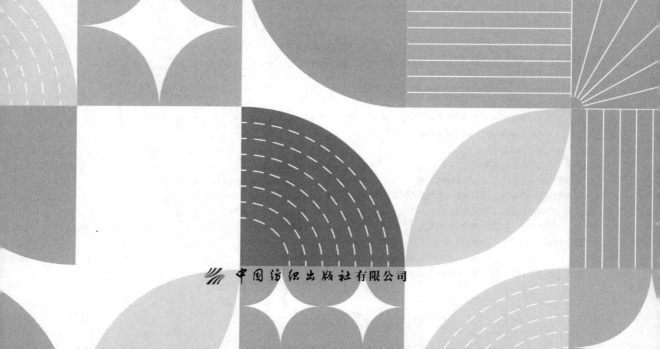

中国纺织出版社有限公司

图书在版编目（CIP）数据

人体生理学 / 赵欣，胡甜甜，毛慧佳主编. -- 北京：
中国纺织出版社有限公司，2024.3
"十四五"普通高等教育本科部委级规划教材
ISBN 978-7-5229-1348-3

Ⅰ. ①人… Ⅱ. ①赵… ②胡… ③毛… Ⅲ. ①人体生
理学-高等学校-教材 Ⅳ. ①R33

中国国家版本馆 CIP 数据核字（2024）第 033136 号

责任编辑：闫 婷 金 鑫　责任校对：寇晨晨
责任印制：王艳丽

中国纺织出版社有限公司出版发行
地址：北京市朝阳区百子湾东里 A407 号楼　邮政编码：100124
销售电话：010—67004422　传真：010—87155801
http://www.c-textilep.com
中国纺织出版社天猫旗舰店
官方微博 http://weibo.com/2119887771
三河市宏盛印务有限公司印刷　各地新华书店经销
2024 年 3 月第 1 版第 1 次印刷
开本：787×1092　1/16　印张：23.25
字数：578 千字　定价：68.00 元

普通高等教育食品专业系列教材
编委会成员

前　言

　　人体生理学是探索人类生命活动规律及其原理的基础学科,是认识人类生存、生活规律和生命现象的基础,是探索医学及各相关学科的基础。本书在各个版本的《生理学》《人体生理学》及《运动生理学》等教材基础上,同时参考了国外近年出版的多种原版英文生理学教材进行编写,并根据教材定位和专业需求对部分内容进行了一定的修改、增加和删除。本书说理简明,循序渐进,简化物理、化学概念,尽量做到深入浅出;文句通顺易懂,形象生动,举例和比喻较多。书中的插图做了进一步处理,使形象性更好、示意性更好,有助于读者理解教材中的理论和机制;同时更换和增加了部分插图,使教材内容更加丰富和完整。本书紧紧把握编写教材的科学性、先进性、实用性和启发性,主要突出以下几点:一是在编写理念上要突出立德树人的思想,将课程思政的教育理念有机融入,渗透医学人文的温度与情怀。二是在编写内容上,传承经典内容、体现学科进展,通过真实的案例融合基础与临床相关知识,增加应用性,体现学以致用。三是在编写宗旨上要体现以学生为中心的教育理念,既要让教师好教好用,也要让学生易学易用。四是新增运动生理学和儿童生理学相关内容,进一步整合了生理学及运动生理学中经典的教学内容。

　　本书共十二章,涵盖细胞功能原理,循环、呼吸、消化和泌尿系统维持内环境原理,神经与内分泌系统调节细胞器官系统协调活动的原理,大脑高级功能原理和机体运动时整体器官系统协调原理,从整体、器官系统、细胞及分子水平系统地介绍了人体生理学的基本理论、基本知识和基本技能,阐明了人体各系统的生理功能及其调节,并力求有所创新。本书注重培养学生获取扎实的人体生理学基础知识、了解人体生理学知识的来源以及实施基础知识的联系整合,同时与时俱进,引入近年人体生理学研究进展,使学生通过联想与逻辑推理实现生理学知识的融会贯通,为人体生理学知识在生命科学与医学及相关领域中的广泛应用奠定坚实的基础。本书适用于医药类本科、综合性本科学校及高等师范学校医学类、生物学、运动学及小学教育类专业作教材使用。

　　本书编写工作由长期从事生理学教学和研究的人员承担。第一章至第六章由重庆第二师范学院的胡甜甜主要编写,第七章至第十二章由重庆第二师范学院的毛慧佳主要编写,重庆化工职业学院的张静、重庆市质量和标准化研究院的陈宏果和重庆市中医院匡志平参与全书的编写和插图的制作。重庆第二师范学院的赵欣对全书各章节进行调整、修改并统稿。

　　本书参考了国内外的文献和资料,在此向所有参考书目和文献的作者表达真诚的谢意!在本书的编写过程中,得到了重庆第二师范学院领导的大力支持,在此表示衷心的感谢,并向所有支持、帮助本书编写和出版的专业同行及编者致谢!

　　进入 21 世纪后,生命科学飞速发展,生理科学也有一些新的突破和发展。作为教材,受篇幅的限制,同时限于作者的水平和修订、编写时间较仓促,本书虽经再次修订,不当和疏漏之处仍在所难免,我们真诚地恳请使用本书的师生批评指正,并及时将意见反馈给我们,以便不断改进。

编者

2023 年 10 月

目　录

第一章　绪论

第一节　生理学概述

一、生理学的概念及其研究任务

（一）生理学是研究生物机体功能活动规律和机制的科学

生理学（physiology）是生物学科的一个分支，它是研究各种生物机体功能活动规律和机制的科学。生理学包含许多分支，例如，根据研究对象的不同分为植物生理学、动物生理学、细菌生理学、人体生理学等；根据研究对象所处环境和状态的不同，又可分为航天生理学、潜水生理学、运动生理学、特殊环境生理学等。

人体生理学（human physiology）则是研究正常人体功能活动（如呼吸循环、消化、泌尿、生殖、行为、思维活动等）及其规律的科学。由于人体生理学主要研究正常人体的各种生命活动，所以也称为正常人体生理学（简称生理学），是一门重要的医学基础课程。而研究人体各种异常即患病机体的生命活动的科学称为病理生理学。由于人体正常的功能与异常活动，在一定条件下可以互相转化，了解异常活动有助于从反面加深理解正常的功能，所以本书也适当涉及病理生理学内容。

运动生理学（exercise physiology）是人体生理学的一个分支，是研究人体的运动能力和对运动的反应与适应过程的科学，主要研究在运动过程中，人体各细胞、器官、系统的机能变化和它们的协同工作的能力和机制，进而观察其对人体运动能力的影响；同时，还要观察运动对人体的形态和机能产生适应性变化的影响。运动生理学是体育科学中一门重要的应用基础理论学科。

（二）生理学的研究任务是要阐明生命机体各个部分及整个机体如何维持稳态及其功能

人体生理学的任务就是研究构成人体各个系统的器官和细胞的正常活动过程，不同的器官和细胞功能活动的内部机制，它们之间的相互联系和相互作用，并阐明人体作为一个整体，其各部分的功能活动是如何相互协调、相互制约的，是如何维持正常的生命活动过程稳态的。

二、人体生理学与其他学科的关系

人体生理学是一门重要的医学基础理论，与医学以及其他涉及健康的学科有密切关系。生理学是一门实践的科学，通过不断地医学实践以及对人体、动物及细胞等不同层次的实验分析研究，才探索积累出目前对于人体生理功能的知识，形成了人和动物机体功能的系统性理论。同时，后期再通过医学实践的应用又可以检验生理学理论的正确性，并不断以新的内容和成果丰富和修正生理学理论，从而推动生理学的发展。临床医学是研究疾病的病因、诊断、治疗和预后，提高临床治疗水平，促进人体健康的科学。只有理解和掌握机体正常的生命活动规律和机制，才能判断和阐述异常及病理状态的生命活动及功能变化，继而进行有效治疗及不断攻克新的疾病。此外，其他一些基础医学，如病理学、病理生理学、微生物学、药理学、病原生物学等知识均需要生理学作基础，要学好这些学科，必须先学好生理学。

学习生理学的目的在于了解正常人体生命活动的基本规律以及内、外环境对人体功能的影响，为今后学习其他医学基础以及相关科目，为在医疗、护理实践、营养学、运动以及预防、保健医学工作中有效地防治各种疾病奠定坚实的理论基础。

三、人体生理学研究的内容及方法

（一）人体生理学的研究内容

由于人体多层次的复杂结构才使其具有复杂的功能，完整的人体生理学是遵循客观研究规律，从宏观到微观，分别从"整体""器官和系统""细胞和分子"三个水平进行的。

1. 整体水平

机体本身作为一个完整的统一体存在是机体正常生命活动的前提，机体的不完整会导致功能的缺失或者变化，另外机体的生命活动与周围环境也密切相关。环境变化会影响机体的生命活动和状态，机体的生命活动与环境变化相适应。因此整体水平是以完整的机体为对象，研究在生理条件下，完整机体各个器官和系统功能活动之间的相互联系、相互协调，以及完整机体对环境变化发生反应的规律，即完整机体与环境之间的对立统一关系。例如，从整体水平研究自然环境的变化（如温度、湿度、气压、氧含量的变化以及加速运动等）对人体功能活动的影响，以及机体处于特殊状态（如运动、体力劳动、失重等）下生理功能的改变与人体对这些情况的适应过程；研究人们在社会实践的各种活动、社会条件、思想情绪等对人体整体及各系统功能活动的影响（注：社会条件对人体的影响已形成一门科学，即社会医学）；研究在整体活动中各系统功能活动的调节机制与互相配合的规律。近年来由于电子计算机遥控、遥测技术，体表无创伤检测，如磁共振成像、正电子发射成像、彩色多普勒、功能性磁共振成像等技术的应用，整体生理学研究水平有了很大发展。

2. 器官和系统水平

器官和系统水平的研究是以一个器官或系统为对象，研究它们生理功能活动的规律和调控机制以及对整体生理功能的影响。例如，研究心脏和血管的舒缩、血管内血液流动的规律，神经及体液因素对心血管活动调节等，这些研究都是在器官和系统水平上进行的。有关这方面的研究内容，称为器官生理学（organ physiology）或系统生理学（system physiology）。例如，心脏生理学、呼吸生理学、消化生理学、内分泌生理学等。长期以来，人们对器官或系统生理学的研究是生理学历史发展过程中最重要的组成部分。

3. 细胞和分子水平

细胞和分子水平研究是以某种细胞或构成细胞的生物大分子或基因为对象，研究它们的功能活动规律和物理化学变化过程。细胞（cell）是构成人体最基本的结构和功能单位，机体的生命活动以及各器官、系统的功能活动都以其细胞的生理特性为基础，而细胞的生理特性又取决于细胞成分，尤其是细胞中的生物大分子（如蛋白质、核酸及糖等）的理化特性，而更进一步，生物大分子的合成及功能又是由基因（gene）调控的。因此，生理学研究只有深入到细胞、分子水平甚至基因水平，才能揭示生命活动中最基本的物理化学反应和规律。涉及细胞及其分子水平上进行的研究学科有细胞生理学（cell physiology）及分子生物学（molecular biology）。例如，心脏主要是由心肌细胞所构成，心肌细胞为何具有自动节律性能有规律的舒缩，通过细胞、分子水平的研究，了解到心肌细胞中含有特殊的蛋白质，其分子有一定的组合排列方式，在某些离子变化和酶的作用下其排列方式发生变化，发生收缩或舒张活动。又如许多激素的作用是通过调节细胞基因的表达（转录），诱导产生一些特殊功能或结构的蛋白质（包括酶）来实现的。近几十年来分子水平的研究取得很大进展，但是分子水平的研究成果并不能直接阐明这些分子在完整的生命机体中的意义。

（二）机体生命活动的整合生理观

上述三个不同水平的生理学研究不是孤立的，而是紧密相关、互相补充和支持的。虽然随着生命科学和人类基因组学研究进展，人们能够从更微观的不同层面去理解生命活动和机制，但是微观功能只有在机体整体存在的条件下才最客观真实，脱离整体的微观研究并不能完全代表体内的生理状况，生理学的最终核心是研究完整机体生理功能调节的整合机制。在进行微观研究的同时，最终将不同层面的研究结果进行整合，才能更全面、更客观地认识人体生命活动的规律。本书主要介绍器官生理学和整体水平（主要是机体功能的调节机制）研究的生理学知识，适当地介绍细胞或分子水平的知识。

在 20 世纪末，国内外一些生理学家提出应将整合生理学（integrative physiology）的研究列为科技发展战略规划的重点，即把从不同研究水平和不同学科所获得的知识和技术联系起来，进行"整合"，才能对生理学的功能形成完整的和整体的认识，最终才能深刻地揭示生命活动的奥秘，从而为生理学的发展指明方向。相信在今后的一个历史时期内，生理学的研究不仅会继续向细胞和分子水平纵深发展，而且会更加重视整合生理学的研究。

（三）人体生理学的研究方法

生理学是一门实验性科学，一切生理学的知识都来自对生命现象的客观观察和实践，包括生活实践、实验研究和临床观察。根据实验对象的不同可分为人体实验和动物实验。

1. 人体实验

人体实验是在不伤害人体健康的条件下，对人体进行某些生理学实验研究和临床观察。例如，体外测定正常人安静时的血压、脉搏和呼吸频率，描记心电图和脑电图以及用 CT、磁共振等手段来发现病灶等。通过对人体的实验和检测，人们获得了大量的研究资料。虽然如此，某些实验还是会给人体带来一定的损害，因此，进行人体实验仍然受到一定的限制。

2. 动物实验

人与动物（尤其是高等动物）有许多相似的结构和功能，利用动物实验来研究人体生理学能弥补人体实验的欠缺（如避免人体伤害、减少成本、操作简单等），所选用的动物越接近于人，则越能反映人体的功能活动规律。当然仍要考虑人与动物的差别，不能把动物实验的结果简单地套用于人体。

动物实验根据时间和要达到的目的又分为急性实验和慢性实验。

（1）急性实验

急性实验（acute experiment）必须在符合人道的、麻醉的条件下，对动物某些器官进行实验观察。优点是方法简便，易于控制条件；缺点是实验时间受限，实验后动物不能存活。

急性实验又可分为在体（invivo）与离体（invitro）实验两种。在体实验是指在完整的动物体内直接进行活体解剖观察或实验。例如，在兔的颈总动脉插入套管测定动脉血压，静脉内注射某些药物观察血压的变化。离体实验是指将动物体内的某一器官、组织（如心脏、肌肉）取出或将细胞分离出来，置于适宜的人工环境中，在短期内维持其功能活动而进行的实验观察。例如，在体外进行坐骨神经—腓肠肌标本、蛙心灌流、某些细胞培养等。近年来，在细胞、亚细胞及分子水平上的实验研究取得了较大进展。例如，可在游离的细胞膜碎片上研究膜受体与配体的作用及其亲和性、结合位点、影响因素等；随着分子生物学的发展，已经可以用分子克隆技术将一些受体的基因分离出来，研究受体的特性。

（2）慢性实验

慢性实验（chronic experiment）是指在一段时间内，在同一清醒动物身上多次、重复地观察完整的机体内某器官的功能变化。通常需要在麻醉、无菌条件下对健康动物进行手术，如制备消化道的瘘管、摘除某一内分泌腺体、破坏某一器官，然后在恢复正常生活的情况下，观察器官功能的改变或观察在摘除破坏某一器官后所产生的功能紊乱等。该实验方法的优点是动物存活时间长，便于研究某一器官正常情况下的功能活动及其在整体功能活动中的作用；缺点是所需时间长，实验要求高，影响因素多，结果不易分析等。

第二节　人体生命活动的特征

人体生命活动虽然复杂，但是具有生物体的普遍共性和基本特征，即新陈代谢、兴奋性、适应性和生殖等。

一、新陈代谢

新陈代谢（metabolism）是指机体不断地与周围环境之间进行的物质和能量交换，以合成自身的物质；同时不断分解自身衰老、退化的物质，并将其排出体外的自我更新的过程。整个过程包括体内各种物质的合成、分解和能量的转化和利用，故新陈代谢包含物质代谢（又分为合成代谢、分解代谢）和能量代谢（即各种能量的转换与利用）。

新陈代谢是一切生命活动发生和发展（包括细胞的功能活动、机体的生长发育、繁殖和进化等）的基础，新陈代谢一旦停止，生命活动就会结束，因此新陈代谢是人体最基本的生命活动特征之一。

二、兴奋性

机体生活在一个不断变化着的内、外环境之中，当环境发生变化时机体必须及时做出反应，调整其原来的功能状态以适应环境的各种变化。因此，研究各种刺激与反应的关系也是生理学研究的一个重要范畴。

在生理学上，把能够引起机体发生反应的内、外环境变化称为刺激（stimulus），如物理刺激、化学刺激、生物刺激等；除此之外，社会、精神、心理因素的变化作为刺激对人类健康的影响也越来越受到重视。刺激能否引起反应，与刺激的强度和刺激持续的时间以及强度对时间的变化率有关，刺激只有达到一定强度才能引起反应。如果刺激强度过大，或机体对刺激的反应过于强烈，都有可能造成机体的损伤，导致疾病的发生。

机体受到刺激后所发生的某种组织结构和生理功能的变化称为反应（reaction）。机体内不同组织细胞对刺激发生反应的形式不同，如神经细胞表现为产生和传导动作电位，肌细胞表现为收缩，腺细胞表现为分泌。在生理学上，把这些对刺激能够发生某些特定反应的细胞或组织，称为可兴奋细胞（excitable cell）或可兴奋组织（excitable tissue）。反应包括兴奋和抑制两种形式，受到刺激时，如果是功能活动从无到有，或从弱到强即为兴奋（excitation），反之功能活动从有到无，或从强到弱即为抑制（inhibition）。

兴奋性（excitability）是指活的组织、细胞对刺激发生反应（即产生动作电位）的能力。不同的组织细胞对同一刺激的反应性不尽相同，通常采用刺激的阈值（threshold）来衡量兴奋性的高低，兴奋性高的组织细胞，用较小的刺激即可产生兴奋，即其阈值较低；兴奋性低的组织细胞，需用较强的刺激才能使其产生兴奋，即其阈值较高。故组织细胞兴奋性的高低与阈值的大小呈反比的关系。

三、适应性

人体或动物长期生活在某一特定环境中，在环境的影响下，本身可以逐渐形成一种特殊的、适合自身生存的反应方式。机体根据环境的变化调整自身生理功能的过程称为适应（adaptation）；机体根据内外环境的变化调整体内的各种生理活动，以适应环境的能力称为适应性（adaptability）。

适应性是在动物进化过程中发展起来的，随着动物的进化，越来越完善。由于人体内存在高度完善的神经和体液调节机制，可以随时对代谢或功能活动进行调整。适应可分为：①生理性适应（physiological adaptation）：如长期居住在高原地区的人，其血中红细胞数和血红蛋白含量远远超过平原地区的人，以适应高原缺氧的环境；两栖类动物通过分泌黑色细胞刺激素控制肤色，使之与周围环境相适应，以保护自身；②行为性适应（behavioral adaptation）：如冷热时，人们通过增减衣物或活动量以及创造人工气候环境（安装空调）等，以维持体温的相对稳定。

四、生殖

生物的生命是有限的，必须通过生殖（reproduction）过程进行自我复制和繁殖从而使基因得到延续。生殖是生物体繁衍后代、延续种系的一种特征性活动。成熟的个体通过有性或无性繁殖的方式，产生或形成与本身相似的子代个体。当人体生长发育到达成熟期，机体通过两性的活动，两性成熟的生殖细胞相结合，即可形成新的子代个体，从而使生命得以延续。生殖是生命的基本活动，现代生物技术的发展导致试管婴儿及通过克隆技术使生命得到复制，传统的生殖理论和观念不断受到挑战。

第三节 人体生理功能的调节

人体是一个统一整体，之所以能与内、外界环境之间的变化相适应而保证生命活动的完整统一和稳定性，依赖于人体存在的调节机制。

一、机体的内环境及其稳态

（一）体液组成

体液（body fluid）是体内的水分及溶解于其中的溶质的总称，占成人体重的50%～70%（平均60%），按其分布可分为细胞内液和细胞外液：

1. 细胞内液

细胞内液（intracellular fluid）指分布于细胞内的体液，占体液的2/3，约占体重的40%。

2. 细胞外液

细胞外液（extracellular fluid）指分布于细胞外的体液，占体液的1/3，约占体重的20%，包括：①血浆（blood plasma）分布在心血管系统内，占细胞外液的1/4，约占体重的5%。②组织液（interstitial fluid）分布于组织间隙，占细胞外液的3/4，约占体重的15%，包括组织间液、淋巴液、脑脊液、房水、胸膜腔液和腹膜腔液等。

（二）机体的内环境

人体的结构组成非常复杂，大约由100万亿个结构和功能不同的细胞组成不同的组织、器官和系统，大多数细胞并不直接与外环境接触，而是浸浴在细胞外液之中（图1-1）。细胞通过细胞外液与外界环境之间进行物质交换，即细胞从其周围的细胞外液中获取新陈代谢所需要的氧气和营养物质，同时将二氧化碳和其他代谢产物排到细胞外液。循环流动的血浆是沟通各部分体液并与外界环境进行物质交换的重要媒介。可见，细胞外液是细胞直接生活的环境。法国著名生理学家克劳德·伯尔纳（Claude Bernard，1813—1878年）将细胞外液称为机体的内环境（internal environment），以区别整个机体所生存的外环境，并指出内环境的相对稳定是机体在不断变化的外环境中仍能很好生存的首要条件。

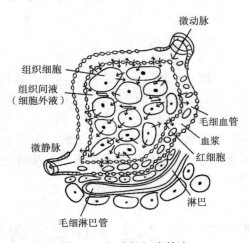

图1-1　细胞与细胞外液

（三） 稳态——机体内环境理化性质保持相对稳定的状态

1. 稳态概念

内环境的各项理化性质，如温度、pH、渗透压和各种液体成分等保持相对稳定的状态称为稳态（homeostasis）。这是 20 世纪 40 年代美国生理学家坎农（Cannon）提出的重要概念。稳态是细胞生存和维持机体正常生命活动的必要条件，这是生理学中一个最重要的基本概念和普遍规律。内环境稳态能为机体细胞的活动提供必要的基本条件，确保各种酶促反应和生理功能的正常进行，同时内环境又能为细胞提供营养物质，并接受和清除来自细胞的代谢产物。

2. 内环境稳态是在不断变化的过程中通过机体调节达到的一种动态平衡

内环境的理化性质不是绝对静止不变的，当稳态被打破，机体神经和体液等调节机制的作用可使各器官系统的功能及时做出相应的调整以保证内环境的各项理化性质能始终保持在相对稳定的状态，不至于出现较大波动。例如，当机体因运动而导致体内 CO_2 增多或相对缺氧时，呼吸运动加强，以排出更多的 CO_2，摄取更多的 O_2；当机体因运动大量出汗而缺水时，肾脏会减少尿的生成和排出，渴觉中枢激活刺激机体补充水分。因此，稳态的维持需要人体各个器官系统的参与和协调，目的是使内、外环境之间保持协调，维持内环境的稳定，进而保证身体处于健康状态。

现在，稳态已经不仅指细胞外液理化性质保持相对稳定的状态，而且发展到包括机体内各种生理功能保持协调、稳定的生理过程，例如，血压的调节，各种反射活动的协调等。这种广义的稳态是通过机体的调节机制即稳态机制实现的。因此稳态及其调节是生理学的中心议题。

二、人体生理功能的调节

当内、外环境发生改变时，机体的各项功能活动必须及时做出适应性反应才能维持内环境的稳态，保证各项生命活动的正常进行。机体功能活动的这种适应性反应过程称为调节（regulation）。人体各种生理机能的调节是通过神经调节、体液调节、自身调节三种途径实现的，主要是以反馈控制（feedback control）的形式进行。

（一） 神经调节

神经调节（neuroregulation）是人体生理功能活动的最重要的调节方式，它是指通过神经系统的活动，对机体各组织、器官、系统进行的调节，基本方式是反射（reflex）。

反射（reflex）是机体在中枢神经系统的参与下，对内、外环境的刺激发生的规律性、适应性反应。反射是神经调节的基本形式，其基本结构基础是反射弧（reflex arc），由感受器（receptor）、传入神经纤维（afferent nerve fiber）、反射中枢（reflex center）、传出神经纤维（efferent nerve fiber）和效应器（effector）5 个基本环节组成（图1-2）。感受器是接受刺激的结构，是一种能量换能器，可把各种能量形式的刺激转化为生物电信号——神经冲动；效应器是产生反应的器官；反射中枢是位于中枢神经系统内、参与和完成某一反射活动的神经细胞群，对传入神经冲动进行加工处理（即整合作用，integration），并发出冲动经传出神经传至所支配的效应器，使之产生适应性反应；传入神经纤维和传出神经纤维是分别将感受器和效应器与反射中枢联系起来的通路。神经调节是一个闭合回路的反射过程，是人体生命活动的自动控制机制的重要调控环节之一。反射弧中任何一个环节被阻断反射都不能完成。一些药物可以通过影响反射弧的某些环节来发挥药理作用，例如，拔牙时局部注射麻醉剂可以阻断神经纤维上的神经冲动的传导，组织疼痛信号向大脑皮质传导，从而达到麻醉止痛的效果。

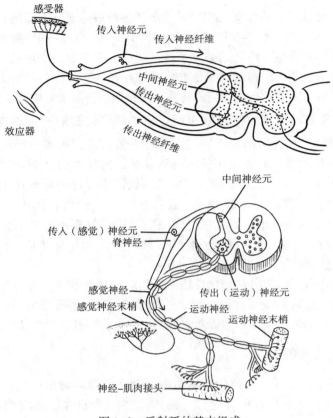

图1-2 反射弧的基本组成

反射活动分为两种，一种称为非条件反射（unconditional reflex），另一种称为条件反射（conditional relflex）。非条件反射是人体先天就具有的维持生命的基本反射活动，其反射弧和反应都是固定的。条件反射是后天通过学习获得的，是个体在生活过程中逐渐建立起来的反射活动。

神经调节具有反应快、准确、作用时间短的特点。

（二）体液调节

体液调节（humoral regulation）是指机体的某些器官或组织细胞所分泌的特殊化学物质，经体液途径运输到达全身所作用的各器官、组织的靶细胞上的受体，调节其功能的调节方式。这些特殊的化学物质可以是内分泌细胞分泌的激素（如甲状腺素、胰岛素、糖皮质激素等），可以通过血液或淋巴循环运输到全身靶细胞上的受体进行调节作用，称为全身性体液调节（general humoral regulation）；也可以是某些组织细胞产生的特殊化学物质（如组胺、缓激肽、5-羟色胺、细胞因子等），或代谢产物（如 CO_2、乳酸等），不通过血液循环的运输，而是通过周围组织液的扩散，作用于邻近的细胞后，在局部发挥特定的生理作用，称为局部性体液调节（local humoral regulation）。

上述体液途径中，特殊的化学物质经血液运输到达靶细胞发挥其作用的方式称为远距分泌（telecrine），经组织液扩散作用于邻近细胞发挥作用的方式称为旁分泌（paracrine）。下丘脑的一些神经元兼具内分泌功能，这种由神经元分泌激素经血液运输到远隔部位调节靶细胞活动的分泌方式称为神经分泌（neurocrine）。

此外，体内大多数内分泌腺或内分泌细胞直接或间接受中枢神经系统控制，激素分泌活动及体液调节就成为神经调节的一个环节，相当于传出通路的延伸部分，这种方式称为神经——体液调节（neuro-humoral regulation）。例如，运动时交感神经兴奋，肾上腺素分泌增加，引起心跳加快加强，使心输出量增加，血压升高，血液循环加快等反应，就属于神经——体液调节。

神经调节的特点是比较迅速而精确，作用部位有限；体液调节的特点是比较缓慢、持久而弥散，影响部位广泛，主要调节新陈代谢、生长发育、生殖等较为缓慢的生理过程，两者相互配合使生理功能调节更趋于完善。

（三）自身调节

自身调节（autoregulation）是指某些器官或组织、细胞在内、外环境变化时，不依赖于神经或体液调节，而由自身活动的改变所产生的适应性反应的调节。例如，心肌收缩力在一定范围内与收缩前心肌纤维的初长度呈正相关；肾血流量在血压为 $80\sim180$ mmHg 变动时保持相对稳定，不随全身血压变化而波动；脑血流量在全身血压变动于 $60\sim140$ mmHg 时仍然可以维持恒定。

自身调节是一种局部调节，其主要特点是：调节强度弱、影响范围小、灵敏度较低、常局限在某些器官或组织细胞内，但其调节准确、稳定，对于该器官或组织细胞的生理活动的功能调节有一定意义。

由此可见，神经调节、体液调节和自身调节三者是人体生理功能调节过程中相辅相成，不可缺少的三个环节。

三、人体生理功能调节的控制论原理

人体生理功能的各种调节机制之所以能够准确地将人体各项功能活动调控在一个适当的水平，可以用控制论（cybernetics）的原理加以解释，其调控过程与工程技术的控制论有着共同特点和规律。"控制论"是 20 世纪 40 年代由美国应用数学家 Norbert Wiener 建立的。控制论将控制系统分为非自动控制系统、自动控制系统（反馈控制系统）和前馈控制系统，体内各种生理功能的调节主要是以反馈控制形式进行的，有些情况下还有前馈控制形式。

（一）非自动控制系统

非自动控制系统是一个开环系统（open-loop system），仅由控制系统向受控系统发出指令，而受控系统不能反馈改变控制系统的活动，其控制方式是单向的，使控制系统无自动控制的能力。这种调控方式在人体内不多见，因此不再赘述。

（二）自动控制系统（反馈控制系统）

自动控制系统实际上就是反馈控制系统，是一个闭环系统（closed-loop system），其特点是在控制部分和受控部分之间存在着双向信息联系，即控制系统（如神经、体液调节）具有自动控制的能力。控制部分发出信息，控制受控部分的活动，受控系统（如效应器、靶器官、靶细胞）产生的效应（称之为输出变量），通过检测装置的检测并由其不断发出反馈信息返回到控制系统，纠正或调整控制系统对受控系统的影响，从而实现自动而精确的调节过程。

因此，反馈控制系统是一个闭环系统，由受控部分发出的反馈信息反过来影响控制部分活动的过程称为反馈（feedback）。根据反馈信息对控制部分的作用效果，可将反馈分为负反馈和正反馈。

1. 负反馈控制系统

负反馈（negative feedback）指反馈信息的作用与控制信息的作用相反，从而减弱或抑制控制系统的活动。在正常生理情况下，负反馈是机体最普遍的一种反馈控制形式，人体内的控制系统绝大部分属于负反馈控制系统，该系统在维持内环境稳态中起着非常重要的作用。负反馈调节意义在于维持系统的稳态。正常机体内，血液中的葡萄糖以及其他物质的浓度，都是在负反馈控制系统的作用下保持稳定的。在负反馈控制系统中设置有一定的调定点（set point），相当于各种生理指标所需维持的一个适当水平，如体温的37℃、平均动脉压的100mmHg就是相应的自动控制系统的调定点，控制系统对受控系统的活动调节以这个调定点为基准，即规定受控系统的活动只能在接近调定点的一个狭小范围内变动。

负反馈调控的结果就是要使各项生理指标能维持在调定点所设置的水平。为此，反馈信息首先需要与调定点进行比较，如出现差异，则控制部分将根据偏差信息调整原有活动，修正原来发出的信号，从而使受控部分的活动也做出相应的改变（图1-3）。然而，在不同的条件下，调定点是可以发生变动的。例如，原发性高血压患者，血压的调定点即被设定在较高的水平，因而动脉血压也就保持在一个较高水平。通常将调定点发生变动的过程，称为重调定（resetting）。

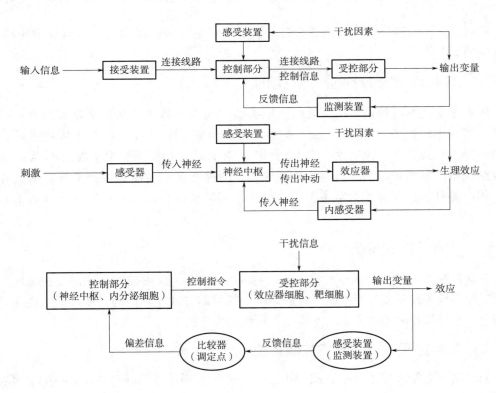

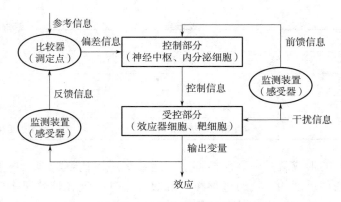

图 1-3　反馈控制系统模式图

2. 正反馈控制系统

正反馈（positive feedback）指反馈信息的作用与控制信息的作用相同，从而可加强控制系统的活动。正反馈往往是不可逆的，不可能维持系统的稳态或平衡，最适于那些需要迅速发起并尽快终结的生理过程，它具有不断增强的特点。在正常人体内，这类反馈相比于负反馈来说相对较少，例如排尿反射、分娩、血液凝固过程及动作电位的形成等属于正反馈。在生理止血过程中，小血管破裂导致血小板发生黏附、聚集和释放反应，而血小板释放的特殊化学物质又吸引更多的血小板聚集在血管的破裂处，形成止血栓，产生止血效应。在分娩的时候，胎头下降压迫子宫颈，刺激特定的感受器产生传入冲动，引起垂体后叶催产素释放，子宫收缩。子宫收缩促使胎儿下降并增强对宫颈的压迫，导致更多的催产素的释放，这样促使子宫收缩不断加强直到胎儿娩出。以上案例证明，这些正反馈系统过程一旦发动，就会逐步加强、加速，直至完成。

（三）前馈控制系统

前馈控制系统（feed-forward control system）是对反馈控制系统的补充，使机体的活动更为快捷和准确。在分析负反馈控制系统时可以发现，虽然它是维持机体内环境稳态的重要方式，但是它有一定的缺陷，因为它只有在输出变量（即反馈信息）出现偏差后，才能通过反馈调节来加以纠正，因此，这种负反馈调节总要滞后一段时间才能发生，并且在纠正偏差的过程中易于矫枉过正，从而使动作出现波动。

实际上，正常机体在各种环境因素（即干扰信息）的不断影响下，仍能保持良好的稳态，这是因为前馈控制系统发挥了重要作用。正常情况下，一方面可以由控制系统发出控制信息指令受控系统的活动，另一方面，外界多种干扰信息可以通过有关的感受装置作用于控制系统，使其在受控系统的活动偏离正常范围之前，快速地发出前馈信息，及时地调整受控系统的活动，从而使整个动作快捷、准确，更富有预见性和适应性，而不至于出现较大波动和滞后的现象。这种控制系统在反馈信息尚未到达前，已受到纠正信息（即前馈信息）的影响，及时纠正其指令可能出现的偏差，这种控制形式称为前馈（feed-forward）（表 1-1）。

表 1-1　负反馈和前馈的比较

比较项目	负反馈	前馈
波动性	有波动性，会出现摇摆	无波动性，但会预见失误
预见性	无预见性，反应有滞后性	有预见性，提前做出反应

续表

比较项目	负反馈	前馈
发挥作用快慢	较慢	较快
体内的存在	极多见	多见
出现的偏差	必然出现偏差才纠正	可能发生预见偏差
功能意义	维持生理功能相对稳定	快速、稳定，维持稳态

例如，条件反射的形成就是一种前馈调节。运动员进入比赛场地，虽然尚未起跑，但可通过前馈调节，以条件反射的方式通过神经系统对心血管呼吸和骨骼肌等预先进行调控，增强其活动及功能等，以提前适应运动时机体血供和代谢增强的需要；冬泳者进入泳场还没有开始游泳之前，寒冷环境对视觉、听觉器官的刺激就已通过相应的传入途径提前影响体温调节中枢，使机体及时增加产热、减少散热，这就尽可能地避免了体温的下降；此外，食物的信号（食物的外观、气味等）在食物入口之前就可以引起唾液、胃液分泌等消化活动，也是前馈调节。可见，前馈调节的意义在于使某种生理功能得到及时而有"预见性"的调节。但前馈控制也会发生失误，如听到天气预报要降温，机体提前做出了反应，但实际上没有降温，则机体的反应失误。

参考文献

［1］朱大年．生理学［M］．7 版．北京：人民卫生出版社，2008.

［2］姚泰．生理学（八年制）［M］．北京：人民卫生出版社，2006.

［3］孙庆伟．人体生理学［M］．3 版．北京：中国医药科技出版社，2011.

［4］张建福．人体生理学［M］．2 版．北京：高等教育出版社，2010.

［5］周华．人体解剖生理学［M］．7 版．北京：人民卫生出版社，2016.

［6］Ganong W F. Review of Medical Physiology［M］. 20th ed. Los Altos Califormia：Lange Medical Publels，2000.

［7］Guyton A C，Hall E H. Textbook of Medical Physiology［M］. 11th ed. Philadelphia；wB Saunders Co，2004.

第二章 细胞的基本功能

细胞是构成人体的基本结构和功能单位。不同结构和功能的细胞都具有一些基本共性和特征，即共同的基本结构与一般功能。体内的各种生理功能和生化反应，都是在细胞及其产物（如细胞间隙中的胶原及蛋白聚糖等）的基础上进行的。因此，在了解整个人体、各系统和各器官的功能（生命活动）之前，首先应掌握细胞的基本结构和功能的一般特征。本章主要介绍细胞膜的基本结构和物质转运功能，细胞的生物电活动，细胞的跨膜信号传导及骨骼肌的兴奋和收缩，以理解细胞生命活动的机制。

第一节 细胞膜的基本结构和物质转运功能

一、细胞膜的基本结构

细胞膜又称质膜（plasma membrance），其把细胞内容物与细胞的周围环境（主要是细胞外液）分隔开来，使细胞相对独立于周围的环境而存在。质膜是一种具有主动选择性、具有特殊结构的"半透膜"，起一个通透性屏障作用，不但能使细胞内的化学成分保持相对稳定，还可以允许某些物质或离子有选择地通过。质膜中还存在各种酶、受体和抗原，使细胞能对周围环境的变化或信号及时做出反应，并利用细胞间的通信在细胞与细胞之间、细胞与细胞外液间进行信息传递，将细胞、组织、器官互相连在一起，形成一个功能整体，共同调节机体的各种生理活动。

虽然细胞膜的化学结构及特性在不同的细胞变化很大，但都具有某些共同的特性。它们一般厚为 7.5~10nm，主要由脂类、蛋白质和少量的糖类组成。其中蛋白质 55%，磷脂 25%，胆固醇 13%，其他脂类 4%，糖类 3%。它们在细胞膜中排列的方式，目前用液态镶嵌模型（fluid mosaic model）来说明。该模型的基本内容是以液晶态的脂质双分子层为基本骨架，其中镶嵌着具有不同分子结构和不同功能的蛋白质（图 2-1）。

二、细胞膜的物质转运功能

细胞膜的物质转运功能是细胞膜最重要的一种功能。细胞内液和细胞外液成分的差别（细胞内液与细胞外液主要成分见表 2-1）是由膜的选择通透性决定的，物质通过膜的难易程度，统称为膜对该物质的通透性（permeability）。细胞膜的通透性允许某些物质通过，而不允许另一些物质通过（对水通透，而对其他物质的通透性取决于其分子大小、脂溶性及所带电荷等）；且对物质的通透性是可以改变的（增大或减小）。根据液态镶嵌模型理论，细胞膜主要由脂质双分子层构成，理论上只有脂溶性物质才能通过。但细胞在新陈代谢过程中，不断地有各种物质进出细胞膜，而且其中多数是水溶性的。这些物质的跨膜转运，大多数与镶嵌在细胞膜上的蛋白质分子有关。至于一些团块状固态或液态物质的跨膜转运，则与膜的更复

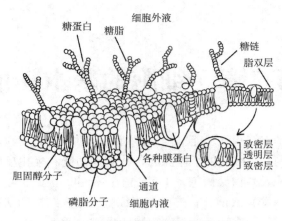

图 2-1　细胞膜的分子组成模型

杂的生物学过程有关。

表 2-1　细胞外液与细胞内液主要成分

成分	细胞外液浓度/（mmol/L）	细胞内液浓度/（mmol/L）	成分	细胞外液浓度/（mmol/L）	细胞内液浓度/（mmol/L）
Na^+	14.5	15	无机磷（Pi）	2.0	40
K^+	4.0	140	氨基酸	2.0	8.0
Ca^{2+}	1.8	0.0001（游离）	葡萄糖	5.6	1.0
Mg^{2+}	0.8	1.5	蛋白质	0.2	4.0
Cl^-	115	4.0	ATP	0	4.0

　　物质通过细胞膜的方式根据是否消耗能量分为被动转运和主动转运，根据转运方式不同又可归纳为单纯扩散、膜蛋白质介导的跨膜转运以及出胞和入胞三种主要类型。

（一）被动转运

　　被动转运（passive transport）是指小分子物质或离子顺着浓度梯度或电位梯度进行的跨膜转运，不需要额外消耗能量。根据物质的转运过程是否需要膜上蛋白质的帮助，又可将被动转运分为单纯扩散和易化扩散。

1. 简单扩散（单纯扩散）

　　简单扩散（simple diffusion）又称单纯扩散，是一种单纯的物理过程，是指分子在液体或气体中做随机的热运动，最终使它们均匀地重新分布于整个容器的过程。在生物体系中，物质的分子（离子）顺浓度梯度（或电位梯度），由膜的高浓度（高电位）一侧向膜的低浓度（低电位）一侧的跨膜转运的过程，称为单纯扩散。扩散量主要与该物质分子或离子在膜两侧的浓度梯度（差）或电位梯度（差）、膜对这一物质的通透性（permeability）、分子的大小、带电情况和温度等因素有关。

　　由于细胞膜是脂质双层膜，一些脂溶性非极性（疏水性）分子，例如，O_2、CO_2、脂肪酸、类固醇激素等可进行由高浓度向低浓度的跨膜扩散。而大多数极性（亲水性）分子或离子，由于不溶或难溶于膜的非极性区（膜磷脂的脂肪酸链所在部位），因此不能或很难通过扩散通过细胞膜。单位时间（s）物质通过单位界面（cm^2）的量称为扩散通量（flux）。它一方面取决于细胞膜两侧的浓度差（梯度）和电位差（梯度）；另一方面取决于细胞膜对该物质的通透性，即膜对该物质通过的难易程度。单纯扩散的特点是：不需要外力帮助，不消耗能量。

2. 易化扩散——膜蛋白介导的被动扩散

易化扩散（facilitated diffusion）指非脂溶性的小分子物质或带电离子在细胞膜上特殊蛋白质（包括载体、通道）的帮助下进行的顺电化学梯度的跨膜转运。根据膜上蛋白质在物质转运过程中所起的作用不同，可将其分为以下两种形式：经载体介导的易化扩散；经通道介导的易化扩散。单纯扩散与易化扩散都属于被动转运（passive transport），被动转运的主要特点是：转运物质过程的本身不需要消耗能量，是在细胞膜上的特殊蛋白质的"帮助"下，顺着浓度梯度或电位梯度进行的跨膜转运，是一个"被动"的过程。

（1）经载体的易化扩散

经载体的易化扩散（facilitated diffusion via carrier）是水溶性的小分子物质或离子在细胞膜载体蛋白的介导下顺浓度梯度进行的跨膜转运。许多具有重要生理功能的营养物质（如葡萄糖、氨基酸、核苷酸等）都是以经载体的易化扩散的方式进行的，又称载体转运（carrier transport）。载体（errier）是镶嵌在细胞膜上的一类具有特殊转运功能的功能专一的蛋白质，又称为转运体（transporter），其结构跨越细胞膜的整个脂质双分子层，并且有与被转运物特异结合的位点。载体蛋白在物质浓度较高的一侧与物质结合，通过其本身构型的变化或转动，将该物质摆渡到膜的低浓度一侧，再与该物质分离（图2-2）。

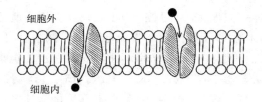

细胞外

细胞内

图2-2 载体介导的易化扩散

经载体的易化扩散具有以下特点：

1）饱和现象（saturation）。饱和现象是由于细胞膜上某种载体的数量以及该载体所具有的与被转运物结合的位点数有限，因此，在一定范围内，随着被转运物浓度的增加，载体转运物质的速率相应增加，但当浓度增加到一定程度，载体对物质的转运量已达到饱和状态后，转运物质的速率不能再继续增加。

2）结构特异性。结构特异性是由于载体蛋白分子的立体构象决定其只能特异性识别、结合与转运某种或某几种物质。例如，肾的近曲小管的葡萄糖转运体（glucose transporter, GLUT）只能识别、结合与转运天然的能被机体利用的右旋葡萄糖，而不能转运非天然的左旋葡萄糖。

3）竞争性抑制。如果某一载体可以识别、结合一种以上具有相似化学结构的物质，则两种物质会竞争与载体的结合，这就是竞争性抑制（competitive inhibition）。例如，葡萄糖转运体也能识别与转运右旋半乳糖，右旋半乳糖的存在会抑制右旋葡萄糖的转运。

（2）经离子通道的易化扩散

1）概念 经离子通道的易化扩散（facilitated diffusion through ion channel）又称通道转运，

是指一些带电离子（如 Na^+、K^+、Ca^{2+}、Cl^-等）在通道蛋白的帮助下，顺着浓度梯度或电位梯度进行的跨膜转运过程。介导这一过程的膜蛋白称为离子通道（ion channel），它是一类贯穿于脂质双分子层的、中心具有亲水性孔道的膜蛋白。当孔道开放时，离子可经孔道跨膜流动而无须与脂质双分子层相接触，从而使通透性很低的带电离子能以极快的速度跨越细胞膜（图2-3）。

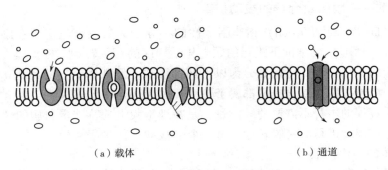

（a）载体　　　　　　　　　　　（b）通道

图2-3　经载体和通道的易化扩散

2）离子通道的特点　①离子选择性：离子选择性（ion selectivity）指每种通道都对一种或几种离子具有较高的通透能力，只允许一种或几种离子通过，而其他离子则不易或完全不能通过。故可将通道分为 Na^+ 通道、K^+ 通道、Ca^{2+} 通道、Cl^- 通道、非选择性阳离子通道等。通道对离子的选择性主要由孔道内壁所带电荷以及孔道大小决定。②转运速度快：与载体相比，通道转运离子的速度每秒可达 $10^8 \sim 10^9$ 个，远大于载体的转运速度。因此这种带电离子经通道的跨膜扩散对于细胞快速的生物电活动具有重要作用。③门控特性：闸门（gate）调控通道的开放或关闭，这一过程称为门控（gating），将离子通道又称为门控通道（gating channel）。蛋白质分子构型改变是门控的物质基础。根据通道门控的控制因素不同，可以分为三类：a. 电压门控离子通道（voltage gated ion channel）：通道的开、闭是由膜两侧电位差控制的，这类通道种类较多，如 Na^+、K^+、Ca^{2+}、Cl^- 通道等。b. 化学门控离子通道（chemically gated ion channel）：这类通道本身既是通道又是受体，配体与受体结合后通道即开放或关闭。故又称为配体门控离子通道（ligand-gated ion channel）。根据配体的来源不同，这类通道又可分为细胞外配体门控通道（extracellular ligand-gated channel）和细胞内配体门控通道（intracellular ligand-gated channel）。前者具有代表性的是 N2 型乙酰胆碱受体通道、γ 氨基丁酸受体、甘氨酸受体和离子型谷氨酸受体等，后者如 cAMP、cGMP、钙和 G 蛋白门控通道等。c. 机械门控离子通道（mechanically gated ion channel）：通道的开、闭是由某种机械刺激控制的，如内耳毛细胞上的离子通道。

离子通道可被某种化学物质或药物所阻断，这些物质称为通道阻断剂。如河豚毒素可阻断 Na^+ 通道，四乙胺可阻断 K^+ 通道。

除门控通道外，还有少数非门控通道，这类通道可以不需要特殊刺激而一直保持开放状态，如神经细胞膜上的钾通道。

另外，细胞膜上除了离子通道外，还存在由水孔蛋白（aquaporin，AQP）构成的水通道（water channel）。水通道提高了细胞膜对水的通透性和转运能力。目前已鉴定出十多种水孔蛋白。水孔蛋白是由 4 个亚单位所构成的四聚体，每个单体都是一个独立的通道。这些水孔蛋白的分布及功能具有组织特异性。在一些进行水分子高效跨膜转运的细胞，如近端肾小管上皮细胞、胆囊上皮细胞、呼吸道上皮细胞和肺泡上皮细胞等都存在水通道。

（二）主动转运

主动转运（active transport）是小分子物质或离子在细胞膜上特殊蛋白质的帮助下，通过细胞耗能的过程，逆浓度梯度和（或）电位梯度所进行的跨膜转运。根据物质转运过程中是否需要 ATP 直接供给能量，可将其分为原发性主动转运和继发性主动转运。

1. 原发性主动转运

原发性主动转运（primary active transport）是细胞膜上具有 ATP 酶活性的特殊蛋白质即离子泵（ion pump），直接水解 ATP 获得能量，帮助一种或以上的物质逆浓度梯度和（或）电位梯度进行跨膜转运。离子泵具有分解 ATP 为 ADP 的能力，又叫 ATP 酶，并利用高能磷酸键储存的能量，完成细胞跨膜转运。由于物质转运的方向是逆着电化学梯度进行，因而转运的结果是建立或维持这些物质在膜两侧的浓度梯度。在生物体内有很多离子泵，例如普遍存在于所有细胞膜上的钠—钾泵，存在于内质网膜上的钙泵，以及存在于胃腺壁细胞膜上的氢泵。下面重点介绍钠—钾泵的功能。

钠—钾泵（sodium-potassium pump），简称钠泵，是由 α 和 β 两个亚单位构成的二聚体蛋白。因 α 催化亚单位需要在膜内 Na^+ 和膜外 K^+ 共同参与下才具有 ATP 酶活性，故钠泵又称 Na^+-K^+ 依赖式 ATP 酶（$Na^+-K^+-ATPase$）。钠泵每水解 1 分子 ATP 可逆着浓度梯度将 3 个 Na^+ 移出胞外，2 个 K^+ 移入胞内。具体过程是，当 ATP 酶（E）结合并水解 1 分子 ATP 为 ADP 时，1 个无机磷（Pi）被转移到酶分子上使之成为高能形式（E-P），同时将在胞内结合的 3 个 Na^+ 释放到胞外，并与胞外的 2 个 K^+ 结合，然后 E-P 的 Pi 被释放，回到原来的 E 形式，将结合的 K^+ 释放入胞内，再与胞内 Na^+ 结合开始另一个周期（图 2-4）。

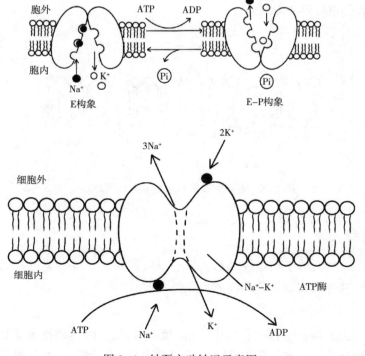

图 2-4 钠泵主动转运示意图

钠泵活动具有以下重要的生理意义：①建立和维持 Na^+ 及 K^+ 在细胞内外的浓度梯度，该梯度是细胞生物电产生的重要条件之一；②细胞内高浓度的 K^+ 是细胞内许多代谢反应所必需的；③维持细胞内液的正常渗透压和细胞容积的相对稳定；④细胞外较高的 Na^+ 浓度所贮存的势能可用于其他物质，如葡萄糖、氨基酸逆着浓度梯度进行继发性主动转运，以及提供 $Na^+–H^+$ 交换及 $Na^+–Ca^{2+}$ 交换的动力等；⑤具有生电作用，这是因为钠泵在转运 Na^+、K^+ 过程中正电荷向细胞内、外转移的数量不对等，由此会造成一定程度膜电位的变化。

一些治疗心脏病的药物，如毒毛花苷、洋地黄就是与心肌细胞膜上的钠泵的特定部位结合，阻止钠泵的功能，从而减小细胞内外 Na^+ 的浓度梯度，与此相关的 $Na^+–Ca^{2+}$ 交换量也随之减少，使细胞内的 Ca^{2+} 浓度增加，从而产生强心作用。

2. 继发性主动转运

继发性主动转运（secondary active transport）是指物质逆着电化学浓度梯度转运时，所需的能量不是直接来自 ATP 的分解，而是借助于原发性主动转运建立的某离子浓度梯度所具有的势能，在载体帮助下逆浓度梯度和（或）电位梯度所进行的跨膜转运。

体内最普遍的继发主动转运是借助于钠泵的工作建立的细胞内外 Na^+ 浓度梯度来实现的，Na^+ 顺浓度差跨膜转运时所释放出来的势能，可用于其他物质逆浓度差的跨膜转运，这种物质转运的过程，又称联合转运（cotransport）。继发性主动转运通常由膜上存在的、被称为转运体（transporter）的膜蛋白完成。如果被转运的物质与 Na^+ 转运的方向相同，称为同向转运（symport）；如果被转运的物质与 Na^+ 转运的方向相反，称为反向转运（antiport）或交换（exchange）（图 2-5）。其具有以下特点：①以钠泵介导的原发主动转运为基础，首先是钠泵通过耗能的过程建立起细胞内、外 Na^+ 的浓度梯度；②Na^+ 与另外几种物质的转运偶联进行，当 Na^+ 顺浓度梯度扩散时，其释放的势能供给另一些物质如葡萄糖、氨基酸或一些离子，如 Ca^{2+}、H^+、Cl^- 等逆浓度梯度的转运；③ATP 只是间接为这些物质逆浓度梯度的转运供能，因而对这些物质而言是继发性主动转运。

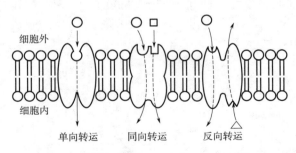

图 2-5 葡萄糖和氨基酸的继发性主动转运

（三）出胞和入胞

生物细胞对于一些大分子物质或固态、液态物质团块，还可以通过膜的更为复杂的结构和功能的改变，使之进出细胞，分别称为出胞和入胞。

1. 出胞

胞吐作用（exocytosis）也称出胞作用，指细胞把大分子内容物排出细胞的过程。主要见于神经末梢的递质释放和细胞的分泌活动中（包括内分泌细胞分泌的激素和外分泌腺分泌的酶原颗粒等）。大分子内容物在细胞内合成后，被一层膜性物质包裹后形成囊泡，贮存其中。当细胞受到特殊化学物质刺激或细胞膜的电位改变时，细胞膜上 Ca^{2+} 通道开放，Ca^{2+} 进入细胞内，胞质中 Ca^{2+} 浓度瞬时增加，触发囊泡膜与细胞膜融合，进而破裂形成小孔，囊泡内容物一次性地全部排出胞外，同时囊泡膜伸展开来，成为细胞膜的一部分（图 2-6）。

2. 入胞

胞吞作用（endocytosis）也称入胞作用，指细胞外某些物质团块（如蛋白质、脂肪颗粒、老化的红细胞、侵入体内的细菌或异物等）进入细胞的过程。如果进入的是固体物质，此过程称为吞噬（phag-ocytosis）；如为液体，则称为吞饮（pinocytosisp）。入胞过程首先是物质被细胞膜识别，接着与这些物质相接触的部分膜发生内陷或伸出伪足，逐渐将其包裹，然后包裹的细胞膜融合断裂，使这些物质连同包裹它的细胞膜进入细胞内，形成吞噬泡或吞饮泡后与溶酶体融合，其内容物被溶酶体内所含的各种酶消化分解（图 2-6）。

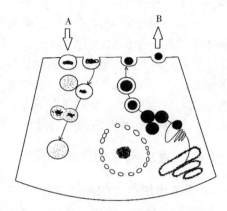

图 2-6　出胞与入胞示意图

出胞和入胞作用均是消耗能量的复杂过程，其能量主要来自细胞内线粒体氧化过程中形成的 ATP。

第二节　细胞的生物电活动

一切活的细胞和组织不论在安静时还是活动时，均表现有电的活动，称为生物电（bioelectricity）。临床上广泛应用的心电图（ECG）、脑电图（EEG）、肌电图（EMG）、胃电图（EGG）等，就是心脏、大脑皮层、骨骼肌、胃平滑肌活动时，通过特殊的仪器装置记录下来的生物电活动的图形。因此研究生物电活动对了解基本的生命活动，尤其是一些特殊的组织（如神经系统、肌肉等）的功能活动具有重要的意义。通常所说的生物电是指位于细胞膜两侧的电位差，即跨膜电位（transmembrane potential）。本节所要介绍的就是细胞的跨膜电位以及它的产生原理和其变化规律。生物电活动主要包括细胞在安静时的静息电位和受到刺激后产生的动作电位及局部电位。

一、静息电位

（一）细胞的静息电位

静息电位（resting potential，RP）指细胞在静息状态下存在于细胞膜两侧的电位差，也称为跨膜静息电位（transmembrane resting potential），简称膜电位（membrane potential，MP）。细胞在静息状态下，由于细胞内外 K^+ 浓度的差别和细胞膜对 K^+ 有较高的通透性，K^+ 的外流使得膜内电位低于膜外电位。在生理学上通常设定膜外电位为 0，膜内电位则为负值，即细胞在静息状态下，膜外电位高于膜内电位。膜电位的绝对值代表电位差的大小，而膜电位的符号说明了膜内电位与膜外电位的关系，静息电位负值即是膜内电位低于膜外电位的数值。

如果静息电位减小（绝对值减小），即表明膜内外电位差变小；反之，如果静息电位变大（绝对值变大），则表明膜内外电位差变大。

经测定，大多数细胞的静息电位都在 $-100 \sim -10mV$。例如，枪乌贼巨大神经轴突和蛙骨骼肌的静息电位为 $-70 \sim -50mV$，哺乳动物的神经、肌肉的静息电位为 $-90 \sim -70mV$；人的红细胞为 $-10 \sim -6mV$ 等。

通常，只要细胞没有受到外来刺激并保持正常的代谢，神经和肌肉细胞的静息电位可以长时间保持在一个恒定值上。因此，常把静息状态下膜两侧所保持的内负外正状态称为膜的极化（polarization）；当静息电位的数值向膜内负值减小（绝对值减小）的方向变化时，称为去极化（depolarization）；当膜内电位高于膜外电位时，称为反极化（reversepolarization）；当静息电位的负值加大（绝对值加大），称为膜的超极化（hyperpolarization）；细胞在去极化、反极化后向静息电位方向恢复的过程，则称为复极化（repolarization）。

（二）静息电位的产生机制

1. 静息电位产生的离子基础

在静息状态下，细胞膜两侧某些带电离子的不均衡分布，以及膜在不同情况下，对这些离子具有选择通透性，是静息电位形成的离子基础。现已知道，神经和肌肉细胞内 K^+ 浓度比细胞外高约 30 倍，细胞外 Na^+ 浓度比细胞内高约 12 倍，细胞外 Cl^- 浓度则比细胞内高约 30 倍，而细胞内绝大部分负离子是大的蛋白质离子（A^-）。因此，如果细胞膜允许这些离子自由通过的话，将顺浓度差产生 K^+、A^- 的外流及 Na^+、Cl^- 的内流。但是，细胞处于静息状态时，细胞膜对 K^+ 的通透性大，对 Na^+ 的通透性很小，仅为 K^+ 的通透性的 $1/100 \sim 1/50$，而对 A^- 则几乎没有通透性。所以，细胞处于静息时，发生的离子流动主要是 K^+ 的外流。K^+ 的外流必然有正电荷的向外转移，结果引起细胞内正电荷的减少，而细胞外正电荷的增多，形成细胞膜外侧电位高而细胞膜内侧电位低的电位差。可见，K^+ 的外流是静息电位形成的离子基础，推动 K^+ 外流的动力是膜内外的 K^+ 浓度差。

2. 静息电位值接近 K^+ 平衡电位

早在 1902 年 Bernstein 就明确提出，细胞膜内外两侧 K^+ 的不均衡分布和安静时细胞膜对 K^+ 有通透性，可能是细胞保持内负外正的极化状态的基础。前已述及，由于细胞内 K^+ 浓度大大超过细胞外，故在静息时，膜内 K^+ 可顺着浓度梯度扩散至膜外。但这种扩散并不能无限地进行下去，这是因为转移到膜外的 K^+ 所造成的外正内负的电场力，对 K^+ 的继续外移起阻碍作用，而且 K^+ 移出得越多，这种电场力也会越大。随着 K^+ 扩散的进行，当阻碍 K^+ 继续外流的电场力与促使 K^+ 外流的浓度梯度作用力达到平衡时，K^+ 的跨膜的净移动就会等于零，不再出现 K^+ 的净外流，而膜电位也将维持在这一平衡状态。此时的跨膜电位（静息电位）也称 K^+ 平衡电位（K^+ equilibrium potential，E_K）。因此，通常静息电位又被称为 K^+ 的平衡电位。

二、动作电位

（一）细胞动作电位的产生

动作电位（action potential，AP）是指可兴奋细胞受到有效的刺激时，在静息电位的基础上，发生的一次膜电位快速而短暂的逆转、并且可以扩布的电位变化。动作电位的过程中，先是细胞膜迅速去极化，膜内电位由原来的内负外正状态迅速减小，直到零电位；继而膜内正电位增加，成为内正外负，这一极化状态的倒转称为反极化。从 0 到 20~40mV 这一部分反极化电位，称为超射（overshoot），这一数值称为超射值。但是刺激所引起的电位逆转是非常短暂的，很快就出现复极化过程，膜内电位正值减小，负值增加，直到恢复至刺激前原有膜内为负、膜外为正的极化状态，这一过程称为复极化。动作电位的幅度为静息电位加上超射部分，一般为 90~130mV（图 2-7），是一种快速而连续的变化，不像静息电位是一个稳定的电位差；动作电位一旦产生就会迅速向外扩布，而静息电位则不能扩布；动作电位的产生标志着细胞的兴奋，而静息电位则标志着细胞处于静息状态。

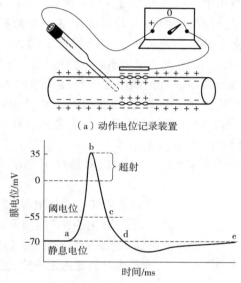

（a）动作电位记录装置

（b）动作电位（ab：动作电位上升支；be：动作电位下降支；abc：锋电位；cd：去极化后电位；de：超级化后电位）

图 2-7 神经纤维动作电位模式图

（二）动作电位的特点

1. 全或无现象

动作电位一旦爆发就会达到最大值，其变化幅度不会随刺激强度的增加而增大，即动作电位要么不产生（无），一旦产生幅度就达到最大（全），这就是全或无（all or none）现象。

2. 不衰减性扩布

动作电位一旦爆发，它就会立即向整个细胞膜扩布，它的幅度和速度不会因为传布距离的延长而减小，这就是不衰减性扩布。

3. 脉冲式发放

由于不应期的存在，动作电位不可能发生融合，它们之间总有一定的间隔，而呈脉冲式波形。

（三） 细胞动作电位产生机制

1. 动作电位的上升支

细胞膜外 Na^+ 浓度比细胞内高，它有从膜外向细胞内扩散的趋势，而能否进入细胞内，则取决于细胞膜上的 Na^+ 通道的功能状态。当膜受到一次有效刺激时，使静息时只对 K^+ 有通透性变为主要对 Na^+ 具有通透性，首先是膜上的少量 Na^+ 通道被"激活"开放，对 Na^+ 的通透性开始增大，少量 Na^+ 便顺其电化学梯度快速内流，使膜去极化；膜的去极化会使较多的 Na^+ 通道开放，导致膜进一步去极化；而去极化的增大，又促进更多的 Na^+ 通道开放，膜对 Na^+ 的通透性进一步增加。如此反复促进 Na^+ 内流，称为 Na^+ 内流的再生性循环（regenerative circulation）（图 2-8）。这种正反馈作用使膜以极大的速率去极化，Na^+ 以很强的电化学驱动力快速内流而产生强大的内向电流，使细胞内正电荷迅速增加，导致膜内负电位迅速减小，直至膜内变为正电位，电位急剧上升，快速去极化与反极化，达到超射值，这就形成了动作电位的上升支（去极相）。动作电位的大小接近 Na^+ 平衡电位。由于 Na^+ 带着正电荷快速内流，在膜内形成的正电场力增大到足以对抗顺电化学梯度所致的 Na^+ 内流时，Na^+ 的跨膜净内流就停止，膜两侧的跨膜电位出现了一个新的平衡点，此时的跨膜电位就是 Na^+ 平衡电位（Na^+ equilibrium potential，E_{Na}）。也可以根据 Nernst 公式，代入膜内、膜外 Na^+ 浓度而计算出来。动作电位达到超射值的大小，差不多与 Nernst 公式计算的结果相一致，这就说明动作电位的上升相是由于膜受到刺激后对 Na^+ 的通透性突然增大，引起 Na^+ 快速而大量内流的结果。

综上所述，动作电位的上升支的机制是：有效刺激→膜去极化→Na^+ 通道开放→少量 Na^+ 内流→膜进一步去极化→更多的 Na^+ 通道开放→Na^+ 以很强的电化学驱动力快速内流→驱使膜电位接近 E_{Na}。

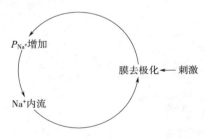

图 2-8　钠通道通透性的再生性
循环过程示意图

2. 动作电位的下降支

在动作电位的过程中，膜对 Na^+ 通透性的增加是一过性的，所经历的时间非常短暂，Na^+ 通道很快"失活"。接着便出现膜结构中的电压门控性 K^+ 通道的开放，膜又恢复了对 K^+ 的通透性，K^+ 电导增加，于是 K^+ 顺着电化学梯度流出膜外，使膜电位又向着内负外正的静息电位水平恢复，形成动作电位的下降支（复极相）（图 2-7）。实验中，如果使用 K^+ 通道阻断剂四乙铵（tetraethylammonium，TEA），对动作电位的上升支没有影响，而使其复极过程则大大延缓。从而可以证明 K^+ 的外流形成动作电位的下降支。

3. 钠泵在复极后的作用

上述膜电位虽然已恢复到原先的静息电位，实际上在膜两侧原有的离子浓度尚未恢复。据测算，细胞每兴奋一次进入膜内的 Na^+ 量大约能使膜内的 Na^+ 浓度增加八万分之一，K^+ 外流量也与此数值相当。也就是说，即使细胞连续多次兴奋，短时间内也不可能明显地改变膜内高 K^+ 和膜外高 Na^+ 的离子分布的基本状态。但是，钠泵对膜内 Na^+、膜外 K^+ 的增多很敏感，在每次兴奋的恢复时期内，钠泵就开始转运，将进入膜内的钠泵出，同时泵回流出的 K^+，以恢复并维持兴奋前的离子不均衡分布状态。通常认为，锋电位以后出现的超极化后电位，是因为在复极时生电性钠泵的作用，使迅速外流的 K^+ 积聚于膜外侧附近，因而暂时阻碍了 K^+ 外流的结果。

（四）动作电位产生条件

1. 刺激引起细胞产生动作电位的条件

所谓刺激（stimulus）泛指引起细胞发生反应的环境变化，如化学、机械、温度、光和电等不同种类的刺激。任何刺激要引起细胞产生动作电位（即兴奋），其刺激强度对时间的变化率及刺激的持续时间必须达到某一最低有效值，并且这 3 个参数是互相影响的，当其中一个值变化时，其余的值也会发生相应的变化；在实验中经常使用的电刺激，其刺激强度对时间的变化率是固定的，所以这里主要讨论能使细胞发生兴奋所需的刺激强度和刺激持续时间。

（1）刺激强度

要引起组织兴奋，刺激应有一定强度。在刺激的持续时间以及刺激强度对时间的变化率不变的情况下，刚能引起细胞兴奋（或产生动作电位）的最小刺激强度，称为阈强度（threshold intensity），简称阈值（threshold）；等于阈值的刺激称为阈刺激（threshold stimulus），大于阈值的刺激称为阈上刺激（suprathreshold stimulus）；小于阈值的刺激称为阈下刺激（subthreshold stimulus）。

对于同一个细胞来说，无论使用何种性质的刺激，一次刺激只要达到阈刺激或阈上刺激，就能使一个细胞产生动作电位，而且其波形和幅度都相同；一次阈下刺激不能引起动作电位。

（2）刺激作用的时间

刺激需要一定的作用时间。如刺激作用的时间太短，不会引起细胞发生兴奋。

（3）刺激强度对时间的变化率

产生动作电位不但要求刺激达到一定强度和作用时间，而且要求刺激强度对时间的变化率足够大。对电刺激而言，所谓刺激强度对时间的变化率是指单位时间内电流强度的变化率（dI/dt），即刺激波的上升和下降速率。若变化率太慢，即使刺激强度很大，也不能引起动作电位。通常都是将其强度对时间的变化率固定。

2. 阈电位

在外加的有效刺激（阈刺激或阈上刺激）的作用下，使膜去极化达到某一临界值时，爆发一次动作电位，这个临界膜电位的数值，称为阈电位（threshold potential），这是生理学的一个非常重要的概念。对于神经细胞和骨骼肌细胞来说，就是在外加的有效刺激的作用下，使细胞膜上 Na^+ 通道大量开放，引起 Na^+ 快速内流，爆发动作电位的临界膜电位数值。一般可兴奋细胞的阈电位，比静息电位的绝对值小 $10 \sim 20mV$，神经和骨骼肌的阈电位一般为 $-70 \sim -50mV$。

引起细胞产生动作电位的关键在于：能否使静息电位减小到阈电位水平，而与导致静息电位减小的手段或刺激方式无关。阈电位对动作电位的发生起一种触发作用，静息电位一旦达到阈电位水平，此时的去极化就不再依赖于外加的刺激强度，静息电位的变化成为一种"自动"过程，直至动作电位结束。阈刺激和阈上刺激能使静息电位去极化到阈电位水平，因此能引起细胞兴奋；而一次阈下刺激不能使静息电位减小到阈电位水平，因而不能使之兴奋（即不能产生动作电位）。

三、组织的兴奋和兴奋性

（一）组织的兴奋和可兴奋细胞

1. 组织的兴奋和兴奋性的定义

广义地说，兴奋（excitation）是指活的组织或细胞对外界刺激发生反应的过程。表现为在有效的刺激作用下，活的组织或细胞的功能由相对静止开始活动或由活动较弱变为活动较强的过程，如骨骼肌开始收缩、心率的加快、腺体分泌增加等。而在现代生理学中，对于大多数细胞来说，兴奋是指活的组织细胞在有效的刺激作用下，产生动作电位的过程。兴奋性（excitability）是指可兴奋细胞具有对刺激产生动作电位的能力或特性。

2. 可兴奋细胞

一般来说，活的细胞都是可兴奋细胞。在生理学中，可兴奋细胞（excitable cell）是指那些受到有效刺激后，能产生动作电位的神经细胞、肌细胞和部分腺细胞。在这些细胞膜上都具有电压门控 Na^+ 通道或 Ca^{2+} 通道，受刺激后这些离子通道被激活而产生动作电位。

可兴奋细胞在受到刺激后的一个共同特征是：首先产生电变化，即产生动作电位，然后才出现肉眼可见的机械变化，如肌肉收缩、腺体分泌等；对于神经元来讲，动作电位则是它们主要的活动形式，其通过产生、传导动作电位进行信息处理，完成对生理功能的调节。

（二）影响组织兴奋性的因素

1. 影响组织兴奋性的因素

（1）静息电位的水平

静息电位的绝对值增大，其与阈电位的差距增大，此时兴奋性降低；反之则兴奋性增高。

（2）阈电位水平

阈电位上移，其与静息电位的差距增大，此时兴奋性降低；反之则兴奋性增高。

（3）离子通道的状态

引起动作电位去极相的主要离子通道处于失活状态时，此时的通道关闭且不能被激活，细胞的兴奋性下降到零；只有当该通道处于备用状态或恢复至备用（复活）后，细胞才具有正常的兴奋性。

2. 阈刺激的大小与兴奋性的关系

阈刺激或阈强度是衡量组织兴奋性最常用的指标。测定组织阈刺激或阈强度的大小，可以近似地反映组织、细胞兴奋性的高低。对不同的组织来说，阈强度大表明其兴奋性低，意味着需要更大的刺激强度才能引起兴奋；反之则意味着兴奋性高。同一组织或同一细胞的兴奋性变化也可用阈刺激来衡量，当细胞的兴奋性升高时，引起动作电位的阈刺激会降低；反之，当细胞的兴奋性降低时，需要更大的阈刺激才能引起动作电位。因此，阈刺激或阈强度的大小与组织、细胞的兴奋性高低呈反比的关系。

（三）细胞兴奋后的兴奋性阶段性变化

可兴奋细胞在接受一次有效刺激发生兴奋的过程中，以及随后的一段时间内，由于膜上离子通道状态的改变，其兴奋性将发生一系列有规律的阶段性变化，然后才恢复正常水平。

其兴奋性的阶段性变化可依次分为以下几个时期（图 2-9）。

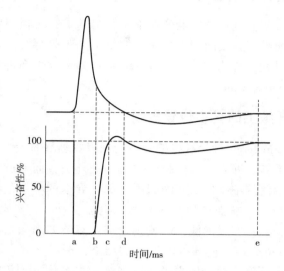

图 2-9　动作电位与其兴奋性的周期性变化关系示意图

1. 绝对不应期

绝对不应期（absolute refractory period，ARP）是指在细胞受到一次有效的刺激而发生兴奋的最初一段时间，对继之而来的无论多么强大的刺激，都不能使细胞再次兴奋的时期。即在此期间，因为 Na^+ 通道完全处于失活状态，刺激强度虽然无限大，也不能发生新的兴奋，此时细胞的兴奋性可以看作为零。在神经纤维，绝对不应期大约相当于锋电位发生的时间，即从去极化开始到复极达 -55mV 的这段时间内。

绝对不应期的存在具有重要的生理意义，即细胞在受到连续刺激时，不可能连续发生兴奋，落入绝对不应期的刺激是无效的，所以锋电位不会发生叠加，而且产生锋电位的最高频率也受到绝对不应期的限制。细胞能发生兴奋的最大频率是绝对不应期的倒数，如蛙的有髓神经纤维的绝对不应期为 2ms（即 0.002s），因此，其每秒产生的动作电位数在理论上不可能超过 500 次。

2. 相对不应期

相对不应期（relative refractory period，RRP）是指绝对不应期之后的一段时间内，必须用阈上刺激才能引起细胞发生兴奋。在时间上，它相当于去极化后电位的前半期，在此期，Na^+ 通道处于部分复活、部分失活的状态。因此要引起细胞兴奋，就需要更强的刺激。

3. 超常期

超常期（supernormal period，SNP）是指在相对不应期之后，细胞的兴奋性稍高于正常，用略低于阈值的刺激即可引起新的兴奋。在时间上，此期相当于去极化后电位的后半期，此时 Na^+ 通道基本上恢复到静息状态，膜电位距离阈电位较近，易于达到阈电位的水平，故其兴奋性高于正常。

4. 低常期

低常期（subnormal period）是指在超常期之后，细胞的兴奋性稍低于正常，此期相当于超极化后电位的时期，此时膜电位距离阈电位较远，需要较大的刺激强度才能引起细胞的兴奋。

四、兴奋在同一细胞上的传导

所谓兴奋的传导，实质上就是动作电位在细胞膜上的扩布。当细胞膜某处受到刺激产生动作电位后，它可以迅速沿细胞膜向周围扩布，使整个细胞膜都发生一次动作电位。动作电位在同一细胞上的扩布过程，称为传导（conduction）；如果发生在神经纤维上，传导的动作电位又称为神经冲动（nerve impulse）。

（一）无髓神经纤维上的兴奋传导机制

当一条无髓（unmyelinated）神经纤维的一端受到有效刺激而产生动作电位时，该处的膜两侧出现了电位的暂时倒转，即兴奋部位膜电位为内正外负，而邻近未兴奋膜仍处于内负外正的极化状态。由于膜两侧的细胞外液和细胞内液都是导电的，于是在神经纤维的兴奋段与未兴奋段之间出现了电位差，从而产生由正到负的电流流动。其流动的方向是，在膜外侧，电流由未兴奋区流向兴奋点；在膜内侧，电流则由兴奋点流向未兴奋区，这种局部流动的电流称为局部电流（local current）。局部电流流动的结果，造成与兴奋点相邻的未兴奋区膜内侧电位上升，膜外侧电位下降，即产生去极化。当这种去极化达到阈电位时，则触发相邻的未兴奋区爆发动作电位，使它转变为新的兴奋点。就这样兴奋膜与相邻的未兴奋膜之间，产生的局部电流不断地向前移动 ［图 2-10（a）］，使在原兴奋点产生的动作电位，迅速地传播出去，直到整个细胞膜都发生动作电位。可见，动作电位的传导是局部电流作用的结果。

（二）有髓神经纤维上的兴奋传导机制

有髓（myelinated）的神经纤维在轴突外面包有相当厚的髓鞘，它是由施万细胞（schwann cell）重复折叠成筒状、环绕而形成的一个多层的脂质鞘（该脂质又称鞘磷脂）。髓鞘阻抗很大，局部电流或刺激很难通过它而使细胞兴奋。因此只有在髓鞘暂时中断的郎飞结（ranviernode）处，阻抗较小而电流易于通过，兴奋才能发生。所以在有髓神经纤维，局部电流是由一个郎飞结跳跃到邻近的一个郎飞结 ［图 2-10（b）］，为跳跃式传导（saltatory conduction），传导速度比无髓神经纤维快得多。而且，在单位长度内每传导一次兴奋所涉及的跨膜离子移动的总数要少得多，因此它是一种耗能少的传导方式。

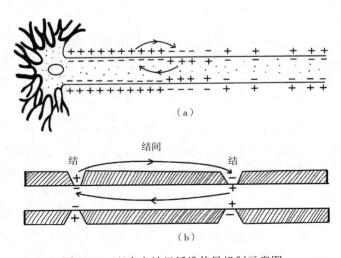

图 2-10　兴奋在神经纤维传导机制示意图

第三节　细胞的跨膜信号转导

各种不同形式的外界信号（如神经递质、激素、药物和细胞因子等）作用于细胞时，除了少数类固醇激素和甲状腺激素以外，通常并不进入细胞内或直接影响细胞内过程，而是作用于细胞的表面，通过引起膜结构中一种或数种特殊蛋白质分子的变构作用，将各种外界信息以新的信号形式传递到膜内，从而引发被作用的细胞相应的功能改变，如出现细胞的电反应或其他功能的变化，这一系列的过程称为细胞的跨膜信号转导（transmembrane signal transduction），这几乎是所有细胞的一个基本功能。

细胞的跨膜信号转导虽然涉及多种刺激信号在多种细胞引发的多种功能的改变，但转导的过程都是通过少数几种类似的途径或方式实现的，其中所涉及的一些膜蛋白质均具有由相近基因家族编码的结构同源性。此外，人们已经知道，即使同样是递质，并不一定以一种跨膜信号转导方式起作用，甚至即使是同一种递质，在不同的膜部位也可以通过不同的信号转导方式影响细胞的生理功能。

根据细胞膜上感受信号物质的蛋白质分子的结构和功能的不同，跨膜信号的路径大致可分为：离子通道型受体介导的扩膜信号转导、G蛋白耦联型受体介导的信号转导和酶耦联型受体介导的跨膜信号转导三大类。

一、离子通道型受体介导的扩膜信号转导

离子通道型受体也称为促离子型受体（ionotropic receptor），受体蛋白的本身就是离子通道。

根据促使这类通道开放的刺激信号的不同，将它们分为电压门控通道、化学门控通道和机械门控通道三种类型。

（一）电压门控通道

电压门控通道（voltage gated ion channel）是接受电信号的"受体"。在这类通道蛋白的分子结构中，有一些对跨膜电位的改变很敏感的基团或亚单位，跨膜电位的改变可使这些基团或亚单位发生移位或变构，通过通道的开放、关闭和离子的跨膜流动把信号传递到细胞内部，从而引起膜内功能的变化。因此这类通道的活动主要与动作电位的形成有关，如神经、骨骼肌细胞膜上的 Na^+ 通道、K^+ 通道、Ca^{2+} 通道等。

电压门控通道主要分布在神经的轴突、骨骼肌和心肌膜上，使之具有产生可传导动作电位或出现自律性兴奋的能力。

（二）化学门控通道

化学门控通道（chemically gated ion channel）主要存在于肌细胞终板膜、神经的突触后膜以及某些嗅、味感受细胞膜上。它由若干相同或不同的亚单位组成，这些亚单位围绕膜上的一个孔道排布，本身既有信号物质的结合位点，又有离子通道的结构。当这类受体与其配体结合而被激活时，通过离子通道蛋白构象的改变，使通道开放，相应的离子由通道进出细胞。故又称为配体门控通道（ligand gated ion channel）。为了表明化学门控通道也具有受体的

功能，可以称它们为通道型受体，又由于它们激活时，直接引起跨膜离子的流动，故也可称为促离子型受体。

运动神经纤维末梢所支配的骨骼肌细胞膜上的化学门控通道，是目前研究得比较清楚的通道之一。早已知道，运动神经末梢释放乙酰胆碱（acetylcholine，ACh），与对应的肌细胞膜（终板膜）上的 N 型受体相结合，引起终板膜电位改变。该受体已被提纯，它的分子结构和在膜中的存在形式也被阐明。它是一个相对分子质量约为 290000 的蛋白质，为一五聚体，由 α、β、γ 和 δ 4 种亚单位构成（图 2-11）。每个亚单位都有 4 个跨膜疏水区的 α 螺旋，分别称为 M、M2、M3 和 M4，5 个亚单位中的 M2 共同构成通道的内壁。2 个 α 亚单位上存在着与乙酰胆碱结合的位点。当 2 分子乙酰胆碱与 2 个 α 亚单位上的乙酰胆碱结合位点结合时，则导致蛋白质分子变构，离子通道开放，发生 Na^+ 的内流和 K^+ 的外流，其中 Na^+ 的内流远大于 K^+ 的外流，因而引起终板膜的去极化，此为终板电位，最终可以引起动作电位的产生，从而完成跨膜信号的转导。

目前认为，通过离子通道耦联型受体的跨膜信号传递的化学物质，除了乙酰胆碱外，还有谷氨酸、甘氨酸、γ-氨基丁酸（GABA）、5-羟色胺等。

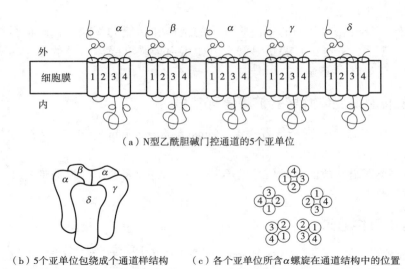

（a）N型乙酰胆碱门控通道的5个亚单位

（b）5个亚单位包绕成个通道样结构　　（c）各个亚单位所含α螺旋在通道结构中的位置

图 2-11　N 型乙酰胆碱门控通道的分子结构示意图

（三）机械门控通道

机械门控通道（mechanically gated ion channel）是接受机械刺激的"受体"。体内存在着许多能感受机械性刺激并引起细胞功能改变的感受器细胞，能对所受到的机械性刺激发生反应，内耳耳蜗的毛细胞即是其中的一种。近年的研究证实，毛细胞的顶部存在机械门控离子通道，当毛细胞顶部的静纤毛处于相对静止状态时，有小部分机械敏感性膜通道开放，并有少量内向离子流，当纤毛向一侧弯曲时，通道进一步开放，大量阳离子内流，引起去极化；当纤毛向相反方向弯曲时，通道关闭，内向离子流停止，并有外向离子流，造成膜的超级化。

二、G 蛋白耦联型受体介导的信号转导

G 蛋白耦联型受体介导的信号转导是通过膜受体，G 蛋白、G 蛋白效应器和第二信使等

一系列存在于细胞膜和胞质中的信号分子的活动实现的。

（一）参与 G 蛋白耦联型受体介导的信号转导的信号分子

1. G 蛋白耦联型受体

G 蛋白耦联型受体（G protein-linked receptor）也称为促代谢型受体（metabotropic receptor），包括肾上腺素能 α 和 β 受体、ACh 受体、5-HT 受体以及大多数肽类激素受体、嗅觉受体等，总数多达千余种。这类膜受体在分子结构上属于同一个超家族，它们最显著的特点是：每种受体都有一条 7 次穿膜的肽链，因而也称为 7 次跨膜受体。这类受体分子的膜外侧和跨膜螺旋的内部都具有与配体结合的部位，在膜内侧有结合 G 蛋白的部位。通过与配体结合后的构象变化来结合并激活 G 蛋白。

2. G 蛋白

G 蛋白（G protein）是鸟苷酸结合蛋白（guanine nucleoside binding protein）的简称，是耦联膜受体与效应器酶之间的转导蛋白，是一类需要三磷酸鸟苷（guanosine triphosphate，GTP）激活的具有信息转导功能的蛋白质。

（1）G 蛋白的构成

G 蛋白位于细胞膜上，是由 α、β、γ 3 个亚基组成的异源三聚体。α 亚基起催化作用，它含有结合 GTP 或二磷酸鸟苷（guanosine diphosphate，GDP）特异性的位点，又具有 GTP 酶的活性；β、γ 亚单位结合紧密，起着调节 α 亚单位的作用。

（2）G 蛋白的种类

G 蛋白有很多种类，差异主要在 α 亚基。根据 α 亚基的结构和功能可将 G 蛋白分为：Gs、Gi、Gq 和 G12 四个家族。其中，Gs 为激活型 G 蛋白，Gi 为抑制型 G 蛋白。

（3）G 蛋白的存在形式

1）当 G 蛋白与 GDP 结合时，称为失活型 G 蛋白。此时 α 亚基与 GDP 结合，并与 β、γ 亚单位构成无活性的三聚体［图 2-12（a）］。

2）当 G 蛋白与 GTP 结合时，称为激活型 G 蛋白［图 2-12（c）］，与失活型 G 蛋白之间可以相互转化。

（4）失活型

G 蛋白与激活型 G 蛋白的相互转换，在信号转导的级联反应中起着分子开关的作用当细胞外的信号分子（如某种激素）与 G 蛋白耦联受体结合后，活化的受体即与失活型 G 蛋白中的 α 亚基结合，并使其发生构象变化［图 2-12（b）］，导致 α 亚基与 GDP 解离，而与胞质中的 GTP 结合，即形成激活型 G 蛋白［图 2-12（c）］。随后，活化的 α 亚基即与 β、γ 亚基以及活化的受体解离，最终形成 α 亚基-GTP 复合物和 β、γ 亚基两部分，两者均可进一步激活 G 蛋白效应器，将信号传向细胞内。

3. G 蛋白效应器

G 蛋白效应器（G protein effector）是指催化生成第二信使的酶和离子通道。G 蛋白调控的酶包括：腺苷酸环化酶（adenylate cyclase，AC）、磷脂酶 C（phospholipase C，PLC）、cGMP 磷酸 E 酯酶（phosphodiesterase，PDE）等，它们都能催化生成或分解第二信使，完成细胞外信号向细胞内的转导。此外，某些离子通道也可以接受 G 蛋白直接或间接的调控。

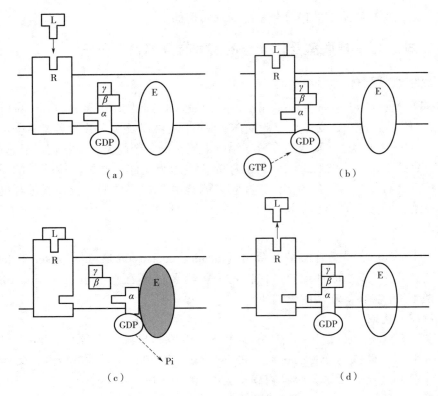

图 2-12　G 蛋白的激活过程

4. 第二信使

第二信使（second messenger）是指第一信使（激素、递质、细胞因子等信号分子）作用于细胞膜后生成的细胞内信号分子，它们将细胞外信号分子携带的信息转入胞内。第二信使有：环磷酸腺苷（cyclic adenosine monophosphate，cAMP）、三磷酸肌醇（inositol triphosphate，IP3）、二酰甘油（diacylglycerol，DG）、环磷酸鸟苷（cyclice guanosine monophosphate，cGMP）和 Ca^{2+} 等。

5. 蛋白激酶

根据蛋白激酶（proteinkinase）磷酸化底物蛋白机制的不同分为两类：

1）丝氨酸/苏氨酸蛋白激酶在蛋白激酶中占大部分，它们可使底物蛋白丝氨酸/苏氨酸残基磷酸化。

2）酪氨酸蛋白激酶在蛋白激酶中数量较少，它们可使底物蛋白酪氨酸残基磷酸化。

根据激活蛋白激酶的第二信使的不同，又可将蛋白激酶分为两类：①依赖于 cAMP 的蛋白激酶，或称为蛋白激酶 A（protein kinase A，PKA）。②依赖于 Ca^{2+} 的蛋白激酶，或称为蛋白激酶 C（protein kinase C，PKC）。蛋白激酶可将 ATP 分子上的磷酸基团转移至底物蛋白使其磷酸化，磷酸化的底物其电荷量和构象发生变化，导致其生物学特性发生改变。

（二）参与 G 蛋白耦联型受体介导的信号转导的主要途径

1. 受体—G 蛋白—AC—cAMP—PKA 途径

参与这一途径的 G 蛋白包括 Gs 和 Gi 两种。许多肽类激素和儿茶酚胺类物质与细胞膜 G

蛋白耦联受体结合后，激活的 G 蛋白为 Gs（stimulatory G protein），Gs 可进一步激活膜上的腺苷酸环化酶（AC），它能分解胞质内的 ATP 生成第二信使 cAMP，迅速提高细胞内 cAMP 浓度。

cAMP 主要激活 PKA，并通过 PKA 的底物蛋白（如酶、离子通道、转录因子等）磷酸化，完成信号转导功能。此外，cAMP 也可不经蛋白激酶，直接结合并改变离子通道的活性。另有一些激素与细胞膜受体结合后，激活另一类具有不同 α 亚基结构的 G 蛋白即 Gi（inhibitory G protein），Gi 可抑制 AC 的活性，从而降低细胞内 cAMP 的水平。

在不同类型的细胞中，由于 PKA 的底物蛋白不同，导致 cAMP 在不同的靶细胞中具有不同的功能。如在胃黏膜的壁细胞，PKA 的激活可促进胃酸的分泌；在心肌细胞，PKA 可使 Ca^+ 通道磷酸化，增加细胞膜上有效的 Ca^{2+} 通道数目，使心肌收缩力增加等。

2. 受体—G 蛋白—PLC 途径

许多配体与受体结合后，可激活另一类称为 Gq 的 G 蛋白，由其 α 或 β、γ 亚基激活磷脂酶 C（PLC），PLC 可将膜脂质中含量很少的磷脂酰二磷酸肌醇（phosphatidylinositol 4，5-biphosphate，PIP_2）快速水解为三磷酸肌醇（IP_3）和二酰甘油（DG）。IP_3 被激活后导致肌质网释放 Ca^{2+}。Ca^{2+} 是第二信使，在信号转导中发挥重要作用；二酰甘油可激活 Ca^{2+} 和 PKC，PKC 可进一步使下游靶蛋白磷酸化，产生生物学效应（图 2-13）。

除了以上两条途径外，G 蛋白耦联受体还可以通过磷脂酶 A_2（phospholipase A_2，PLA_2）以及直接调节 Ca^{2+} 途径实现跨膜信号转导。

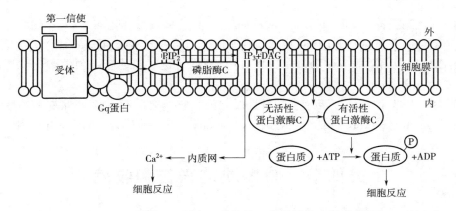

图 2-13　受体—G 蛋白—磷脂酶 C 信号转导途径示意图

三、酶耦联型受体介导的跨膜信号转导

酶耦联型受体都是跨膜蛋白，膜外部分具有与配体结合的受体结构，膜内侧部分自身具有酶的活性，或者可直接结合并激活胞质中的酶而不需要 G 蛋白的参与。酶耦联型受体重要的是酪氨酸激酶受体，又称受体酪氨酸激酶（receptor tyrosine kinase，RTK），此外，还有鸟苷酸环化酶受体、酪氨酸磷酸酯酶受体、丝氨酸/苏氨酸激酶受体等。

（一）酪氨酸激酶受体

酪氨酸激酶受体（tyrosine kinase receptor，TKR）是细胞表面一大类重要的受体家族，包括胰岛素和多种肽类生长因子的受体。当膜外配体与受体结合后，可激活受体的酪氨酸蛋白激酶活性，使受体自身或下游蛋白的酪氨酸发生磷酸化，随即引起一系列蛋白激酶参与的磷酸化级联反应，最终导致细胞生理活动和（或）基因表达的改变。这条通路不需要 G 蛋白的参与，也没有第二信使的产生，而是通过受体本身的酪氨酸蛋白激酶的激活，来完成跨膜信号转导。由酪氨酸激酶受体介导的信号通路具有广泛的功能，包括调节细胞的增殖与分化，促进细胞的存活，以及调节细胞代谢（图 2-14）。

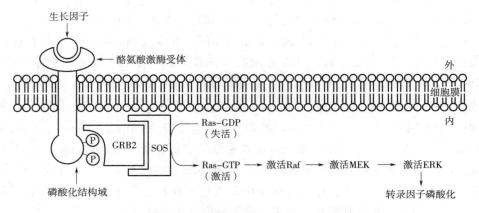

图 2-14　酪氨酸激酶受体介导的信号转导途径

（二）鸟苷酸环化酶受体

鸟苷酸环化酶受体（guanylyl cyclase receptor）具有鸟苷酸环化酶（GC）的活性，配体与膜外侧受体结合后，可激活膜内侧的 GC，其能催化胞质内的 GTP 生成 cGMP，后者激活 PKG（依赖于 cGMP 的蛋白激酶或称为蛋白激酶 G），PKG 可进一步使靶蛋白磷酸化，从而影响细胞功能。

综上所述，以上各条信号转导通路不是孤立的，它们之间存在着错综复杂的联系，形成信号网络（signaling network）或相互对话（cross talk）。其中还有许多问题有待阐明。

第四节　骨骼肌的兴奋和收缩

人体各种形式的运动，主要靠肌细胞的收缩（contraction）活动来完成。骨骼肌、心肌和平滑肌在结构和功能上虽然各有特点，但从分子水平来看，各种收缩活动都与细胞内所含的收缩蛋白，主要是肌凝蛋白和肌动蛋白之间的相互作用有关。本节以目前研究最充分的骨骼肌为例来说明肌肉的收缩活动及其机制。

骨骼肌是体内最多的组织，约占体重的 40%。在大多数肌肉中，肌束和肌纤维都呈平行排列，它们两端都和由结缔组织构成的腱相融合，后者附着在骨骼上。通常四肢的骨骼肌在两端附着点之间至少要跨过一个关节，通过肌肉的收缩和舒张（relaxation），就能引起肢体的屈曲和伸直。机体内的每根骨骼肌纤维均接受一个运动神经末梢支配，只有在支配它们的神经纤维有神经冲动传来时，才能进行收缩。因此，人体所有的骨骼肌活动，都是在中枢神经系统的控制下完成的。

一、神经肌肉接头的兴奋传递

运动神经肌肉接头处的兴奋传递，是由神经末梢释放的乙酰胆碱（ACh）中介的。实现这一过程的部位称为神经肌肉接头（neuromuscular junction）。由神经传来的兴奋就是通过这个接头部位而传向肌肉的。

（一）神经肌肉接头结构

神经肌肉接头处是由接头前膜、接头间隙和接头后膜（终板膜）3 部分组成（图 2-15）。

1. 接头前膜

运动神经纤维末梢失去髓鞘，以裸露的小分支末梢嵌入肌细胞凹陷中，但它并不与其直接接触。这样，突触末梢的神经膜即为接头前膜（prejunctional membrane）。在接头前膜内的轴浆中含有许多线粒体，并有大量直径约为 50nm 的突触囊泡（synapticvesicle），囊泡内贮存乙酰胆碱分子，当需要时，乙酰胆碱以囊泡为单位，成批地向接头间隙释放，称为量子式释放（quantal release）；在前膜上还分布有电压门控 Ca^{2+} 通道。

2. 接头间隙

在接头前膜与接头后膜之间有一宽 20～50nm 的接头间隙（junctional cleft），间隙内充满细胞外液，主要含有 Na^+、Ca^{2+}、Cl^-、Mg^{2+}、K^+ 等。

3. 接头后膜

与接头前膜相对应的特化的肌细胞膜称为接头后膜（post junctional membrane）或称为终板膜（end plate membrane）。与一般肌细胞膜相比，终板膜的特征是：①终板膜为特化了的肌膜，它与普通肌膜相连，但比普通肌膜厚，并形成许多有凹陷的皱褶以增加其表面积；②终板膜的皱褶上存在大量 ACh 受体（N_2-ACh receptor），即 N_2 型-ACh 受体离子通道（N_2-ACh receptor cation channel），能与乙酰胆碱发生特异性结合，进而引起生理效应；③终板膜表面存在大量乙酰胆碱酯酶，可使乙酰胆碱及时水解失活。

（二）神经肌肉接头处兴奋传递

1. 乙酰胆碱的释放

当运动神经元处于安静状态时，神经末梢只有少量囊泡随机地、自发性释放乙酰胆碱，使终板膜产生微小的去极化，不能对肌细胞产生明显影响。

当运动神经元兴奋时，神经冲动传至神经末梢，接头前膜去极化和膜上的电压门控 Ca^{2+} 通道开放，细胞外液中 Ca^{2+} 顺着浓度梯度流至接头前膜内（外液中 Ca^{2+} 浓度比前膜内高 2 万倍），Ca^{2+} 的内流触发轴浆中的囊泡向接头前膜内壁移动，囊泡膜和接头前膜接触而发生融合、破裂，以胞吐的方式使贮存在囊泡中的乙酰胆碱分子"倾囊"式释放（以一个囊泡作为一个释放单位，就是一个量子）进入接头间隙，递质的这种释放方式称为量子释放。

2. 终板电位的形成

乙酰胆碱释放后，大约经过 10 μs 即可通过接头间隙到达接头后膜，与该处的化学门控通道-N_2 型乙酰胆碱受体（N_2-ACh-R）结合，使通道开放，导致 Na^+、K^+ 等产生跨膜移动（以 Na^+ 内流为主），使流入接头后膜（终板膜）的 Na^+ 多于 K^+ 外流，结果使终板膜发生去极

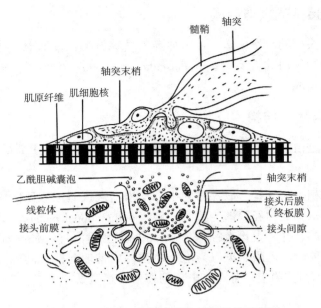

图 2-15　神经肌肉接头处的超微结构示意图

化，产生终板电位（end plate potential，EPP）（图 2-16）。终板膜本身没有电压门控 Na⁺ 通道，不会产生动作电位。因此，终板电位是一种局部电位，它具有局部电位的一般特征，可通过电紧张性扩布刺激周围肌膜上的电压门控 Na⁺ 通道，使之产生动作电位，并传播至整个肌细胞膜。

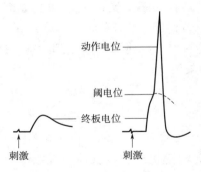

图 2-16　终版电位和动作
电位的比较示意图

由上述可知，所谓终板电位就是接头前膜释放的乙酰胆碱和相应受体结合后，在终板膜产生的一种去极化型的局部电位。终板电位幅度可达 50～70mV，大大超过相邻肌细胞膜的阈电位，很容易引起邻近肌细胞膜爆发动作电位，发生一次收缩。所以神经肌肉接头的兴奋传递通常是一对一的，即一次神经兴奋保证能引起肌细胞的一次兴奋。

3. 乙酰胆碱的降解

接头前膜释放到接头间隙的乙酰胆碱，并没有进入肌细胞内，它只起到传递信息的作用，很快即被存在于接头间隙中及后膜上的乙酰胆碱酯酶水解为胆碱和乙酸而失效。胆碱酯酶的活性很高，大约在 1.0ms 内即可将一次神经冲动所释放的乙酰胆碱降解。如果这种降解作用受到抑制或破坏，则会因乙酰胆碱的积聚而引起受支配的骨骼肌的持续兴奋和收缩。

综上所述，神经肌肉接头处的兴奋传递的过程是：神经纤维动作电位→接头前膜去极化→电压门控 Ca²⁺ 通道开放→Ca²⁺ 进入前膜→前膜释放 ACh→ACh 激活后膜 ACh 受体，通道开放口终板膜对 Na⁺、K⁺ 通透性增高→Na⁺ 内流（占主要）和 K⁺ 外流→终板膜去极化，称为终板电位，电紧张性扩布至邻近肌膜→达阈电位→动作电位。

许多药物和病理因素可作用于神经肌肉接头兴奋传递中的不同环节，从而影响兴奋的正常传递和肌肉的收缩。简箭毒（tubocurarine）、α-银环蛇毒可特异性地阻断终板膜上的 ACh 受体通道，使神经肌肉接头的传递功能丧失，肌肉松弛；临床上经常使用简箭毒类化合物作为肌松剂；新斯的明等乙酰胆碱酯酶抑制剂可抑制乙酰胆碱酯酶的活性，增加 ACh 在接头间隙内的浓度，因而可改善肌无力患者的症状。

二、骨骼肌结构特点

骨骼肌由大量成束状的肌纤维组成，每条肌纤维就是一个肌细胞，其直径约 $60\mu m$，长度为数毫米到数十厘米。与一般细胞相比，骨骼肌细胞在结构上最突出的特点是：它们含有大量的肌原纤维和丰富的肌管系统，且这些结构在排列上是高度规则有序的。

（一）肌小节

1. 肌原纤维的结构特点

每个肌细胞含有大量直径 $1\sim2\mu m$ 的纤维状结构，称为肌原纤维（myofibril），它们沿肌细胞的长轴平行排列，纵贯细胞全长，在一个细胞中可达上千条之多。光镜下可见每一条肌原纤维全长都呈现有规则的明、暗交替，分别称为明带（I band）和暗带（A band）。因而整个肌细胞也呈现明、暗交替的横纹。暗带的长度比较固定，由粗肌丝组成，不论肌肉处于静止、受到被动牵拉或进行收缩时，都保持 $1.5\mu m$ 或 $1.6\mu m$ 的长度。在暗带中央有一段相对透明的区域称 H 带（H band），其宽度随细肌丝的伸入而变窄。在 H 带中央有一条横向的暗线，称 M 线，它把成束的粗肌丝固定在一定位置上。明带的长度是可变的，在一定范围内可因肌肉被动牵拉而变长，也可因肌肉缩短而变短。明带由细肌丝组成，中央也有一条横向的暗线，称为 Z 线，将明带一分为二，每侧长度都是 $1.0\mu m$。

2. 肌小节的组成

相邻两 Z 线之间的区域，是肌肉收缩和舒张的最基本单位，它包含一个位于中间部分的暗带和两侧各 1/2 的明带，称为肌小节（sarcomere）（图 2-17）。肌小节的长度为 $1.5\sim3.5\mu m$，骨骼肌安静时，肌小节长度通常为 $2.0\sim2.2\mu m$。细肌丝由 Z 线向两侧明带伸出，它的游离端在肌小节长度小于 $3.5\mu m$ 的情况下，必须有一段要伸入至暗带，直到 H 带边缘，和粗肌丝处于交错的重叠状态。如果由两侧 Z 线伸入暗带的细肌丝未能相遇而隔开一段距离，这就形成了较透明的 H 带。肌肉被动拉长时，肌纤维长度增大，这时细肌丝由暗带重叠区拉出，使明带长度增大，H 带也相应地增大；而在肌肉缩短时明带和 H 带同时变短。

粗、细肌丝相互重叠时，在空间上是呈严格规则排列的。图 2-17 下方表示在肌小节的不同位置将肌原纤维横切时，横断面上看到的粗、细两种肌丝的分布情况。通常在明带的横断面上只有细肌丝，它们所在的位置相当于一个正六边形的各顶点；在通过 H 带的横断面上只有粗肌丝，它们都处于正三角形的各顶点上；在 H 带两侧的暗带的横断面上，可看到粗、细肌丝交错排列的情况，每一个粗肌丝正好处于以 6 条细肌丝为顶点的正六边形的中央，这就为收缩时粗、细肌丝之间的相互作用准备了条件。

（二）肌管系统

骨骼肌细胞肌管系统是指包绕在每一条肌原纤维肌周围的膜性囊管状结构。它实际上是由两组独立的管道系统（即横管系统和纵管系统）所组成。

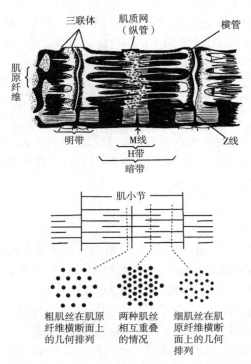

图 2-17　骨骼肌的肌原纤维和肌管系统示意图

1. 横管系统

横管系统（transverse tubular system）简称 T 系统（T-system），是肌细胞膜从表面横向伸入肌纤维内部的小管系统，走行方向与肌原纤维相垂直。其在相当于 Z 线水平或明带和暗带交界面的位置由表面凹陷进入细胞内部，伸入每一肌原纤维之间，反复分支，相互交通，呈盲管状，管腔通过肌膜凹入处的小孔与细胞外液相通。横管系统的作用是将肌细胞兴奋时出现在肌膜上的电变化传到肌细胞内部。

2. 纵管系统

纵管系统（longitudinal tubular system）即肌质网（sarcoplasmic reticulum），简称 L 系统（L-system）。它们的走行方向和肌原纤维的纵轴平行。肌质网紧靠横管处形成特殊的膨大，称为终末池（terminalcistern），它使纵管以较大的面积和横管相接近。肌质网内的 Ca^{2+} 浓度大大高于肌质的 Ca^{2+} 浓度。目前已经证明，在肌质网膜上存在着 L 型 Ca^{2+} 通道，当它开放时，肌质网内的 Ca^{2+} 顺浓度梯度流至肌质。另外，在肌质网膜上还存在着一种 $Ca^{2+}-Mg^{2+}$ 依赖式 ATP 酶（Ca^{2+} 泵），在 Ca^{2+} 和 Mg^{2+} 存在的情况下，分解 ATP 以获得能量，将 Ca^{2+} 从肌质逆浓度差转运到肌质网内。纵管系统的作用是：通过对 Ca^{2+} 的贮存、释放和再摄取，触发肌小节的收缩和舒张。

3. 三联体

肌质网的终末池与横管之间存在着特殊的空间关系。每一个横管和来自两侧的终末池构成的复合体，称三联体（triad）结构（图 2-17），也称三联管。横管与纵管的膜在三联体结构处并不接触，中间隔约 12nm 的间隙，故这两种小管的内腔并不相通，这种结构有利于细胞内、外之间的信息传递。三联体是把横管膜上的电变化和细胞内收缩过程耦联起来的关键部位。

三、骨骼肌细胞的兴奋—收缩耦联

肌纤维的收缩总是在动作电位发生后数秒才开始出现。肌膜上的兴奋过程（即产生的动作电位）必须通过某种中介环节，才能引起以肌丝滑行为基础的肌肉收缩。把肌膜以动作电位为特征的兴奋和以肌丝滑行为特征的收缩两者联系起来的中介过程，称为兴奋—收缩耦联（excitation-contraction coupling）。Ca^{2+} 在耦联过程中起了关键性作用。一般认为，兴奋—收缩耦联过程包括以下 3 个主要步骤：

（一）兴奋向肌细胞深部的传递

横管膜是肌细胞膜的延伸部分，具有与肌膜相似的特性。当肌细胞膜产生动作电位时，这一电位变化可通过陷入细胞内部的横管膜传递并激活 T 管膜和终末池上的 L 型 Ca^{2+} 通道。

（二）Ca^{2+} 的释放

被激活的终末池上的 L 型 Ca^{2+} 通道开放，Ca^{2+} 顺浓度差以易化扩散的形式，从肌质网内向肌质内扩散，增高 100 倍之多。当 Ca^{2+} 到达粗、细肌丝交错区时，即触发肌丝滑行。

据分析，肌肉安静时，肌细胞内 90% 以上的 Ca^{2+} 贮存在终末池结构中。横管膜上发生的电变化通过何种途径传递给了相距不远的纵管膜上的 L 型 Ca^{2+} 通道的结构蛋白，引起后者分子变构，使通道开放，尚不太清楚。

（三）Ca^{2+} 的回摄

肌质中的 Ca^{2+} 回摄与肌质网膜上的 Ca^{2+} 泵有关。当肌质内的 Ca^{2+} 浓度升高的同时，也激活了肌质网膜上的 Ca^{2+} 泵，它是一种 Ca^{2+}-Mg^{2+} ATP 酶，已被提纯，是一种特殊的离子转运蛋白，占肌质网蛋白质总量的 60%。在 Mg^{2+} 存在时，它可以分解 ATP 以获得能量，逆浓度差把 Ca^{2+} 由肌质转运回肌质网内。这样就使肌质中 Ca^{2+} 浓度降低，引起肌肉舒张。

综上所述可知，引起兴奋—收缩耦联的结构基础是三联体（在心肌是二联体），其耦联因子是 Ca^{2+}。

四、骨骼肌的收缩机制

根据骨骼肌微细结构的形态学特点以及它们在肌肉收缩时的改变，Huxley 等在 20 世纪 50 年代初期提出了肌肉收缩的滑行学说（sliding theory）。该学说认为：肌肉的缩短是由于肌小节中细肌丝在粗肌丝之间的滑行，即当肌肉收缩时，由 Z 线发出的细肌丝在横桥的作用下，向暗带中央滑动，结果相邻的 Z 线互相靠近，肌小节长度变短，从而导致肌丝以至整条肌纤维和整块肌肉的缩短。

滑行现象最直接的证据是：肌肉收缩时并无暗带长度的变化，而只能看到明带长度的缩短；与此同时也看到暗带中央 H 带相应地变窄。这说明在肌肉收缩时粗肌丝和细肌丝并没有缩短，只是细肌丝向暗带中央移动，和粗肌丝发生了更大程度的重叠。滑行学说需要进一步说明的问题是：肌肉收缩时究竟是什么力量促使细肌丝和粗肌丝之间相互滑行。

由于生物化学和分子生物学以及相关学科的发展，该学说已经基本上从组成肌丝的蛋白质分子结构水平得到阐明。

（一）肌丝的分子组成

1. 粗肌丝

粗肌丝主要由肌凝蛋白（myosin，也称肌球蛋白）组成（图2-18）。一条粗肌丝含200~300个肌凝蛋白分子，其相对分子质量为500000，分子长度为150nm。每个肌凝蛋白分子呈长杆状，分为头部和尾部。在组成粗肌丝时，各尾部朝向M线聚合成束，形成粗肌丝的主干；头部有规则地裸露在M线两侧的粗肌丝主干的表面，形成横桥（cross-bridge），是肌凝蛋白分子的活性部分。在肌肉安静时，横桥与主干的方向相垂直，由粗肌丝表面突出约6nm。

横桥

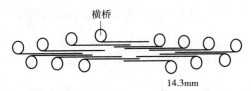

14.3mm

（a）肌凝蛋白分子的长杆状部分横向聚合，形成粗肌丝的主干，球状部裸露在表面，形成横桥

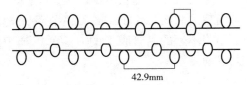

42.9mm

（b）横桥在粗肌丝表面的几何移动

图2-18　粗肌丝中肌凝蛋白分子的排列示意图

横桥在粗肌丝表面的分布位置规则，即在同一平面上有2个横桥相对伸出，每隔14.3nm的距离伸出一对，但与上一对形成60°夹角，如此依次排下去，到第4对时又与第1对相平行，且与第1对相隔42.9nm。整条主干中只有在M线两侧各100 nm范围内为无横桥区，每一横桥正好有一条细肌丝与之相对，所以每一条粗肌丝周围有6条细肌丝相对（图2-19），这种对应关系对粗、细肌丝的相互作用是十分有利的。

2. 细肌丝

细肌丝由肌动蛋白（actin，也称肌动蛋白）、原肌凝蛋白（tropomyosin）和肌钙蛋白（troponin，也称原宁蛋白）组成（图2-20）。

1）肌动蛋白。细肌丝中肌动蛋白的含量最多，它与肌丝滑行有直接关系。肌动蛋白分子单体呈球状，这些单体聚合成两串并行的念珠状，在细肌丝中拧成双股。

2）原肌凝蛋白也呈双股螺旋结构，缠绕在肌动蛋白双螺旋的"沟壁"上，并与之平行。在肌肉安静时，其位置正好在肌动蛋白与横桥之间，阻碍横桥与肌动蛋白的结合。

3）肌钙蛋白。肌钙蛋白在细丝上不直接和肌动蛋白分子相连接，而以一定的间隔定位于原肌凝蛋白的双螺旋结构上。肌钙蛋白分子呈球形，由C、T、I 3个亚单位组成：C亚单位中含有Ca^{2+}的结合位点，对Ca^{2+}有很大的亲和力；T亚单位的作用是把整个肌钙蛋白分子

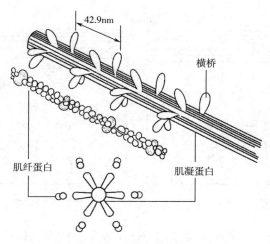

图 2-19　粗、细肌丝的相互关系模式图

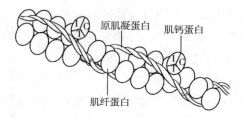

图 2-20　细肌丝的分子组成

结合于原肌凝蛋白上；I 亚单位的作用是在 C 亚单位与 Ca^{2+} 结合时，把信息传给原肌凝蛋白，引起后者分子构象改变，解除它对肌动蛋白和横桥相互结合的阻碍作用。

由上述可知，肌凝蛋白、肌动蛋白与肌肉的收缩过程直接有关，故合称为肌细胞的收缩蛋白质；原肌凝蛋白和肌钙蛋白不直接参与肌丝间的相互作用，只影响和控制收缩蛋白质之间的相互作用，故合称为调节蛋白质。

（二）肌肉收缩的基本过程

在肌肉安静时，肌质中的 Ca^{2+} 浓度低于 $10^{-7} mol/L$。当躯体运动神经冲动到达末梢，释放乙酰胆碱引起肌细胞膜兴奋，通过兴奋—收缩耦联过程，引起肌质网内 Ca^{2+} 的释放。肌质中的 Ca^{2+} 浓度瞬时升高至 $10^{-5} mol/L$，启动了横桥与肌动蛋白结合、扭动、复位的过程，则称为一个横桥周期（cross-bridge cycle）。肌肉收缩的基本过程包括（图 2-21）。

1. 在肌肉处于舒张状态时，横桥处于高势能状态

肌肉处于舒张时，横桥结合 ATP 并将其分解，释放的能量用于竖起横桥，使横桥保持与细肌丝垂直的位置。此时的横桥则处于高势能状态，即与细肌丝的肌动蛋白的亲和力高，但由于细肌丝肌动蛋白上的位点被遮盖，结合无法实现。此时，ATP 分解产生的 ADP 和无机磷酸仍结合在横桥上。

2. 横桥与肌动蛋白结合

当胞质内 Ca^{2+} 浓度升高，细肌丝中的肌钙蛋白亚单位 C 与 Ca^{2+} 结合（一个分子可结合 4 个 Ca^{2+}），引起整个肌钙蛋白分子变构，进而导致原肌凝蛋白分子变构，使原肌凝蛋白的双

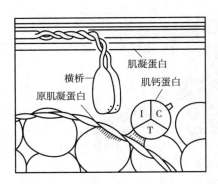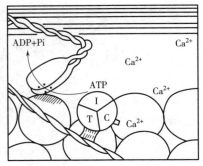

图 2-21　骨骼肌静息时（左）及收缩时（右）粗、细肌丝相互作用示意图

螺旋结构发生扭转和移位，暴露了肌动蛋白分子上的活性位点，横桥与肌动蛋白结合。

3. 滑行

横桥拖动细肌丝向肌小节中央的方向滑行横桥与肌动蛋白的结合导致横桥构象发生改变，其头部向桥臂方向（M 线方向）扭动 $45°$，拖动细肌丝向肌小节中央的方向滑行，使肌小节长度缩短。与此同时，横桥与 ADP 和无机磷酸解离。

4. 横桥的解离

横桥头部结合一个 ATP 分子，并与肌动蛋白解离在 ADP 解离的位点，横桥头部结合一个 ATP 分子，与肌动蛋白的亲和力降低，并与之解离。随后，分解 ATP 释放的能量使横桥重新竖起，回到步骤 1。横桥再以同一方式与细肌丝另一作用点结合，出现新的横桥扭动，使细肌丝继续向肌小节中央滑动。横桥在肌动蛋白上做一次扭动，可将单个肌小节缩短约 10nm，从而使整个肌细胞和整块肌肉缩短。

（三）肌肉的舒张

当钙泵把 Ca^{2+} 泵入肌质网腔后，此时肌质中 Ca^{2+} 浓度降低（低于 $10^{-7}mol/L$），则 Ca^{2+} 与肌钙蛋白 C 亚单位分离，肌钙蛋白和原肌凝蛋白恢复原先的构型，原肌凝蛋白再次掩盖肌动蛋白上的活性位点，阻止横桥与肌动蛋白的相互作用，细肌丝回到肌肉收缩前的位置，出现肌肉舒张。

由上可知，横桥所具有的生化特性对于肌丝的滑行有重要意义。横桥的主要作用是：①在一定 Ca^{2+} 浓度下，可以和肌动蛋白分子发生可逆性结合，拉动细肌丝向暗带中央滑行，继而与肌动蛋白解离、复位；②具有 ATP 酶的作用，可以分解 ATP 而获得能量。横桥的这种酶活性，只有在它同肌动蛋白结合之后才被激活。由此，横桥和细肌丝中肌动蛋白分子的结合，是引起肌丝滑行的必要条件。

五、骨骼肌的收缩形式及影响因素

骨骼肌的收缩可表现为肌肉的长度或张力的机械变化，其收缩形式取决于外加刺激的条件和收缩时所遇到的负荷大小，以及肌肉本身的功能状态。

肌肉在体内或实验条件下可能遇到的负荷有两种：前负荷和后负荷。前负荷（preload）是指肌肉收缩前所承受的负荷，这样导致肌肉在收缩前就处于某种被拉长的状态，使它在具有一定初长度（initial length）的情况下发生收缩。后负荷（afterload）是指肌肉开始收缩时才遇到的负荷或阻力，它不改变肌肉收缩前的初长度，但它是肌肉缩短的阻力。

（一）骨骼肌收缩的基本形式

1. 等长收缩和等张收缩

（1）等长收缩（isometric contraction）

等长收缩是指当肌肉收缩时，仅产生张力的增加而长度不变的收缩形式。在整体情况下，试图移动一个超过肌肉收缩所能产生的最大张力的后负荷时，肌肉即产生此种形式的收缩。因为其收缩无位移，所以肌肉没有做功。

（2）等张收缩（isotonic contraction）

等张收缩是指当肌肉收缩时张力基本不变，而仅长度缩短的收缩形式。肌肉在开始缩短前，先有肌张力的增加，当张力超过后负荷时，才表现为肌肉的缩短，从肌肉开始缩短直至收缩结束，张力不再变化而保持恒定。肌肉作等张收缩形式的收缩时，出现了长度的缩短，故可完成一定的机械外功；外功的大小等于位移与所移动负荷重量的乘积。

值得指出的是，整体情况下的肌肉收缩一般不表现单纯的等长收缩或等张收缩，而是两者兼有，但却有所侧重的复合形式。例如，肌肉维持身体姿势或负重时，以张力变化为主，近于等长收缩；四肢肌肉的运动往往以长度变化为主，则近于等张收缩。

2. 单收缩和强直收缩

（1）单收缩

单收缩（single twitch）是指肌肉（单个细胞或整块肌肉）受到一次短促的有效刺激而产生的一次收缩（图2-22）。其全过程可分为3个时期：①潜伏期，指从刺激开始到肌肉开始收缩的一段时间；②收缩期，指从肌肉开始收缩到肌肉收缩的顶峰点（长度最短或张力最大）的一段时间；③舒张期，指从收缩高峰开始到恢复原状的一段时间。以蛙腓肠肌为例，一个单收缩的持续时间约为0.11s，其中潜伏期约为0.01s，舒张期比收缩期的时间长。

（2）强直收缩

强直收缩（tetanic contraction）是指因连续刺激而引起肌肉持续缩短的状态。肌肉的收缩形式与刺激频率有

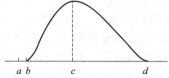

图2-22　骨骼肌单收缩示意图

一定关系。如果用连续的脉冲刺激相继作用于肌肉，当后一个刺激落在前一个刺激引起一次收缩的舒张期之后，则肌肉出现一次单收缩，表现为连续的单收缩；如果后一个刺激落在前一次收缩的舒张期或者收缩期，则肌肉可在尚处于一定程度缩短或张力存在的基础上，发生一次新的更强的收缩，这种现象称为收缩总和（summation）。收缩总和的大小取决于两个刺激间隔的时程，刺激间隔越短，收缩总和的幅度越大，甚至处于持续缩短的状态。

强直收缩又可分成两种形式：

1）不完全强直收缩。当连续刺激间隔时间很短，前一刺激引起肌肉收缩的舒张过程尚未结束，后一刺激落在其舒张期，从而引起新的收缩。其特点是每次新的收缩都出现在前次收缩的舒张期过程中，在描记曲线上形成锯齿状的波形，这种收缩形式，称为不完全强直收缩（incomplete tetanus）。

2）完全强直收缩。如果刺激频率继续增大，后一刺激落在前一刺激所引起收缩的收缩期内，收缩期还未结束又接受了新的刺激，于是在原先收缩的基础上再次产生新的收缩，使

收缩波完全融合，肌肉处于持续缩短状态，描记曲线上的锯齿型消失，这种收缩形式，称为完全强直收缩（complete tetanus）（图2-23）。

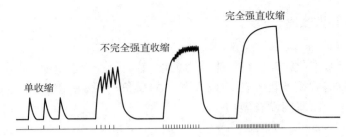

图2-23　骨骼肌的单收缩、不完全强直收缩、完全强直收缩示意图

图下方线条代表不同刺激频率

正常人体内由运动神经传到骨骼肌的兴奋都是连续的，所以体内骨骼肌收缩都属于完全强直收缩。完全直收缩产生的张力比单收缩大4倍左右，这是因为肌肉在接受连续刺激时，可使肌质中的Ca^{2+}浓度维持在一个较高的水平。因此，强直收缩可以产生更大的收缩效果。

应当指出，收缩过程中单个肌纤维的电活动和机械活动有一重要区别，即机械收缩过程并不表现不应期，故强直收缩时所记录的收缩波可以完全融合；但动作电位由于有不应期，故无论频率多高，也绝不可能产生融合现象。

（二）影响骨骼肌收缩效能的因素

1. 前负荷或初长度对骨骼肌收缩的影响

在单根骨骼肌纤维，如果把后负荷固定在某一数值，改变前负荷（即改变肌肉的初长度），观察肌肉作等长收缩时所产生的张力变化情况，可以绘制出长度—张力关系曲线（length-tension relation curve）。由曲线可知，在一定范围内，肌肉收缩产生的张力与初长度成正比关系。

肌肉的初长度随前负荷增大而增加，肌肉张力也随着增大。当达到某一前负荷时，肌肉张力将达到最大，将此时的前负荷称为最适前负荷（optimal preload），此时的初长度称为最适初长度（optimal initial length）。如果再增加前负荷，就引起肌肉最大张力减小。

骨骼肌在体内所处的自然长度（即肌小节的静息长度）为2.0~2.2μm，大致相当于它们的最适初长度。此时，粗、细肌丝处于最理想的重叠状态，使肌肉收缩时，每一横桥附近都有能与之起作用的细肌丝存在，因此可产生最佳的收缩效果；肌小节静息长度小于2.0μm，此时细肌丝过多地深入暗带，将在M线附近蜷曲或穿过M线进入对侧，起作用的横桥数减少，使收缩效果减低；肌小节静息长度大于2.2μm，使细肌丝有一段从粗肌丝间拉出，H带变宽，使靠近暗带中央的一些横桥没有细肌丝与之作用，致使收缩相应减弱；肌小节静息长度大于3.5μm，细肌丝则全部脱离暗带，横桥与细肌丝之间不能发生相互作用，即使受刺激也不能产生任何张力或缩短的变化。

2. 后负荷对骨骼肌收缩的影响

实验条件下，使前负荷固定不变，观察在一定的后负荷条件下，肌肉长度、张力和速度的变化过程。开始时，由于遇到后负荷的阻力，肌肉不能立即缩短，而肌张力增加，以克服后负荷；当增加的张力等于后负荷时，肌肉则以一定的速度缩短，并移动负荷，直到收缩结束，然后再逐渐舒张（图2-24）。

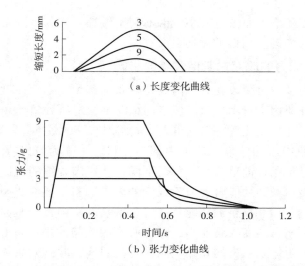

（a）长度变化曲线

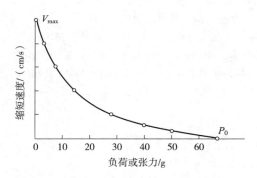

（b）张力变化曲线

图 2-24　不同负荷对肌肉单收缩所产生的张力和缩短长度的影响

从图 2-24 可以看出：①肌肉在有后负荷的条件下收缩时，总是张力产生在前，缩短出现在后；②后负荷越大，肌肉在缩短前产生张力越大，肌肉出现外部缩短的时间越晚，缩短初速度和肌肉缩短的长度也越小。

把同一肌肉在不同后负荷条件下，所产生的张力和它出现缩短时的初速度之间的关系绘成曲线，这称为张力—速度关系曲线（tension-velocity relation curve）（图 2-25）。

图 2-25　骨骼肌的张力—速度关系曲线

从该曲线可知，随着后负荷的增加，肌肉产生的张力增大，但相应的缩短速度变小，两者之间不呈直线关系而呈曲线关系。这说明：①在一定后负荷范围内，肌肉收缩产生的张力与缩短初速度大致呈反比关系；②当后负荷增加到某一数值时，肌肉产生的张力可能达到它的最大限度，而不出现肌肉缩短，此时缩短初速度即为零，在该图中就是曲线与横坐标相交的 P 处。P 为骨骼肌收缩的最大张力（maximal tension），此时，肌肉的收缩形式仅表现为等长收缩；在 P_0 位置左侧的曲线上，随着后负荷的减小，等张收缩的张力越来越小，而缩短速度则越来越快。因此在理论上，后负荷为零时，缩短速度达到最大值，这称为骨骼肌的最大缩短速度（maximal shorting velocity，V_{max}）。

上面实验也说明了肌肉在不同后负荷时，做功大小和功率输出的情况。不难看出，后负荷过大时，虽然肌肉的张力增大，但缩短程度和缩短速度将减小，不利于做功；而后负荷过小时，缩短程度和速度随增大而张力减小，也不利于做功；在其他因素不变时，当后负荷相当于最大张力的 30% 左右时，肌肉的做功最大。

3. 肌肉本身收缩能力的改变对肌肉收缩的影响

前面讨论的前负荷和后负荷改变对肌肉收缩时张力产生、缩短速度、缩短总长度以及做功能力等的影响，是在肌肉本身功能状态恒定的情况下，对所处负荷条件改变所作的不同反应。但肌肉本身状态也是可以改变的，它可以影响肌肉收缩的效率。

通常把能够影响肌肉收缩效果的肌肉内部功能状态，称为肌肉收缩能力（contratility），它与影响肌肉收缩的外部条件前负荷和后负荷不同。从肌肉收缩的机制分析，决定肌肉产生张力、缩短速度和程度以及做功能力等力学改变的内在因素主要有兴奋—收缩耦联过程、胞质内 Ca^{2+} 浓度、肌肉内蛋白和横桥的功能特性等。缺氧、酸中毒、肌肉中能源物质缺乏等可以通过影响这些内在因素，改变收缩能力，降低肌肉的收缩效果；而 Ca^{2+}、咖啡因、肾上腺素等体液因素则可能通过影响肌肉的收缩机制而提高肌肉的收缩效果。目前，尚难以简单地根据肌肉某项力学指标的改变来衡量收缩能力的变化。

参考文献

［1］ 孙庆伟. 人体生理学［M］. 3 版. 北京：中国医药科技出版社，2011.

［2］ 张建福. 人体生理学［M］. 2 版. 北京：高等教育出版社，2010.

［3］ 朱大年. 生理学［M］. 7 版. 北京：人民卫生出版社，2008.

［4］ 姚泰. 生理学（八年制）［M］. 北京：人民卫生出版杜，2005.

［5］ 王庭槐. 生理学［M］. 2 版. 北京：高等教育出版社，2008.

［6］ 朱妙章. 大学生理学［M］. 北京：高等教育出版社，2009.

［7］ 周华. 人体解剖生理学［M］. 7 版. 北京：人民卫生出版社，2016.

［8］ Guyton A C，Hall J E. Textbook of Medical Physiology［M］. 11th ed. Philadelphia：WB Saunders Co，2005.

［9］ Boron W F，Boulpaep E L. Medical Physiology［M］. 2nd ed. Philadelphia：WB Saunders Co，2008.

第三章 血液

血液（blood）是存在于心血管腔内的流体组织，由血细胞（blood cell）和血浆（plasma）组成。在心脏舒缩活动的推动下，血液在心血管系统内循环流动，将由肺吸入的 O_2 和消化道吸收的营养物质运送到全身各组织细胞；将组织细胞的代谢产物（如 CO_2、尿素等）运送到肺、肾等器官并排出体外，保障了细胞代谢的正常进行。体内产生的一些生物活性物质（如激素）经血液运输到其他组织器官，对这些器官的功能进行调节，起到信息传递的作用。血液中含有多种缓冲物质，形成酸、碱缓冲对，可以缓冲血液的酸碱变化，维持血浆 pH 的恒定。血液中还含有多种免疫细胞（如粒细胞、单核细胞和淋巴细胞等）和免疫分子（如抗体、补体和其他细胞因子），可以杀灭病原微生物，吞噬、清除体内衰老、死亡、突变的细胞，中和病原微生物产生的毒素，对机体起到免疫保护作用。血液中有血小板和多种凝血因子，参与机体的生理性止血过程，防止出血。血液中还含有许多抗凝血物质，可阻止血液的非正常凝固，防止血栓形成，保证血液循环的通畅。由此可见，血液在维持机体内环境稳态中起重要作用。

血液对于生命的维持和机体各部分实现正常生理功能具有重要意义。如果流经体内任何器官的血流量不足，均可能造成严重的组织损伤甚至危及生命。许多疾病可以导致血液的成分或性质发生特殊的变化，所以检查血液的这些特殊变化，对于一些疾病的诊断具有重要的价值。

第一节 血液的基本组成和特性

一、血液的基本组成

血液由血浆（plasma）和悬存于其中的血细胞（blood cell）组成。血细胞包括红细胞（red blood cell，RBC）、白细胞（white blood cell，WBC）和血小板（platelet）（图 3-1）。

（一）血细胞

1. 血细胞组成

血细胞可分为红细胞（erythrocyte 或 red blood cell，RBC）、白细胞（leukocyte 或 white blood cell，WBC）和血小板（thrombocyte 或 platelet）3 类。其中红细胞的数量最多，约占血细胞总数的 99%，白细胞数量最少，约占血细胞总数的 0.1%。

将经抗凝的血液置于比容管中离心后，由于血细胞和血浆的比重不同，血液被分为 3 层，

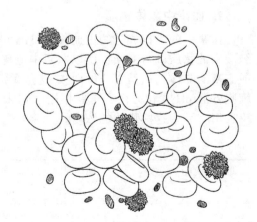

图 3-1 血液组成模式图

上层淡黄色透明液体为血浆，占总体积的 50%～60%；下层是深红色不透明的为红细胞层，占总体积的 40%～50%，二者之间有一薄层灰白色不透明薄层，是白细胞和血小板，约占总体积的 1%，（图 3-2）。血细胞在血液中所占的容积百分比称为血细胞比容（hematocrit）。

2. 血细胞比容

在全血中，血细胞所占全血的容积百分比称为血细胞比容。由于白细胞和血小板仅占总容积的 0.15%～1%，故血细胞比容接近于红细胞比容，临床上用"红细胞比容（hematocrit，HCT）"代替血细胞比容。正常成年男性的红细胞比容为 40%～50%；成年女性为 37%～48%；新生儿为 55%。红细胞比容的大小主要反映红细胞和血浆的相对含量。红细胞增多或血浆量减少时，红细胞比容增大。反之，红细胞减少或血浆量增多时，红细胞比容减少。严重贫血时，红细胞比容减小；严重脱水使血浆浓缩时，红细胞比容可增大。

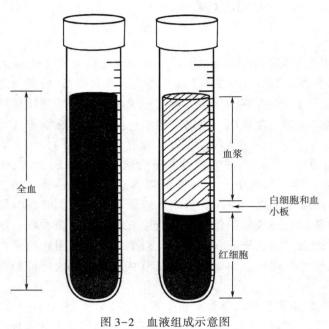

图 3-2　血液组成示意图

（二）血浆

血浆的主要成分是水和溶解于水中的小分子物质、蛋白质、O_2 和 CO_2 等。血浆中水的含量约为 93%，对维持循环血量相对恒定有密切关系，多种电解质、小分子有机化合物和一些气体溶解其中。低分子物质占血浆总量的 2%，包括多种电解质（electrolyte）和小分子有机化合物，如营养物质、代谢产物和激素等。

1. 血浆中晶体物质

血浆中的无机成分约占血浆重量的 1%。由于这些溶质和水都很容易透过毛细血管壁与组织液中的物质进行交换，所以血浆中电解质的含量与组织液基本相同（表 3-1）。血浆中含量最丰富的晶体物质是 Na^+ 和 Cl^-，这些无机离子在维持细胞膜兴奋性、细胞外液渗透压和缓冲细胞外液 pH 变化方面有重要作用。临床上通过检测循环血浆中各种电解质的浓度，可大致反映组织液中这些物质的浓度。

表 3-1　人体各部分体液中电解质浓度　　　　单位：mmol/L

正离子	血浆	组织液	细胞内液	负离子	血浆	组织液	细胞内液
Na^+	153	145	10	Cl^-	111	117	3
K^+	4.3	4	159	HCO_3^-	27	28	7
Ca^{2+}	5.4	3	1	蛋白质/（g·L^{-1}）	18	—	45
Mg^{2+}	2.2	2	40	其他	9	9	155

2. 血浆蛋白

血浆蛋白（plasma protein）是血浆中多种蛋白质的总称，正常含量为 65～85g/L。从表 3-1 中可以看出，血浆与组织液的主要差别是组织液中蛋白质的含量很少。用盐析法可将血浆蛋白分为清（白）蛋白（albumin，A）、球蛋白（globulin，G）和纤维蛋白原（fibrinogen，Fg）三类，其含量分别为 40～48g/L、15～30g/L、2～4g/L。清蛋白与球蛋白之比（A/G）值为 1.5～2.5∶1。肝脏能合成全部的清蛋白、纤维蛋白原和部分球蛋白，浆细胞能合成 γ-球蛋白。因此，清蛋白和纤维蛋白原减少，或 AVG 的比值倒置（即 A<G），可反映肝功能降低而有诊断价值。用滤纸电泳或醋酸纤维素薄膜电泳可将血浆蛋白分为清蛋白、α_1、α_2、β、γ-球蛋白及纤维蛋白原 6 种成分，并可通过电泳图的密度扫描对电泳条带进行定量。用分辨率更高的方法（如聚丙烯酰胺凝胶电泳和免疫电泳）还可将血浆蛋白进一步区分为 200 多种组分。除了几种主要的血浆蛋白成分相对恒定外，其他微量成分是经常变动的，其结构与功能还不完全清楚，因此对血浆蛋白尚难做出统一的分类。

正常成人血浆中蛋白质的含量为 65～85g/L，其中清蛋白为 40～48g/L，球蛋白为 15～30g/L，清蛋白与球蛋白浓度的比值（A/G）为 1.5～2.5。除 γ-球蛋白来自浆细胞外，清蛋白和大多数球蛋白主要由肝产生。肝病时常引起血浆白蛋白与球蛋白的比值下降。

3. 血浆蛋白的生理功能

血浆蛋白质的主要生理功能：①维持血浆胶体渗透压：血浆胶体渗透压（plasma colloid osmotic pressure）的大小取决于各种蛋白质的浓度和分子大小，白蛋白的浓度较高，分子最小，因此血浆胶体渗透压主要由白蛋白维持；②维持正常的血浆酸碱度：血浆中的蛋白质为弱酸，部分以负离子形式存在，和它的钠盐组成缓冲对，缓冲血浆的酸碱变化，维持正常的血浆 pH；③运输作用：血浆中白蛋白、球蛋白可作为载体运输激素、脂质、离子、维生素及代谢废物等低分子物质，它与激素结合可维持激素在血液中较长的半衰期；④营养作用：血浆蛋白可被组织摄取，分解生成氨基酸供组织蛋白的合成，或转变成其他含氮物质，或氧化分解供能；⑤凝血—抗凝血与纤溶—抗纤溶作用：绝大多数凝血因子、生理性抗凝物质是血浆蛋白，同时有些血浆蛋白又与纤溶—抗纤溶作用有关，这两组作用相反的蛋白质间的对立统一，保证了血流的畅通；⑥催化作用：血浆中存在多种酶，如血浆功能酶、外分泌酶和细胞酶，测定这些酶活性的有助于疾病的诊断；⑦免疫作用：抵御病原微生物（如细菌、病毒、真菌等）的入侵，参与机体免疫功能的多种免疫球蛋白（immunoglobulin，Ig）、补体（complement，C）等的构成。

二、血容量

血容量（blood volume）简称血量，指循环系统中存在的血液总量，是血浆和血细胞的总和。全身血液的大部分在心血管系统中快速循环流动，称为循环血量（circulatory blood volume）；小部分血液滞留在肝、肺、腹腔静脉及皮下静脉丛内，流动很慢，称为贮存血（reserved blood volume）。在运动或大出血等情况下，贮存血量可被动员，补充循环血量。

正常成人的血液总量占体重的 7%～8%（成年女性较相同身高的男性稍低），即每千克体重有 70～80mL 血液。因此，体重为 60kg 的人，血量为 4.2～4.8L。幼儿体内含水量较多，其血液总量约占体重的 9%。

在正常情况下，由于神经、体液的调节，血量保持相对恒定，这是维持正常血压和各组织、器官正常血液供应的必要条件。当出现急性大失血时，若出血量不超过血液总量的 10%，经过机体代偿可以自行恢复，完全不会影响正常生理功能。失血量在血液总量的 10%～15% 时，也很少引起血流动力学改变，经过代偿仍可自行恢复。如失血量超过血液总量的 25%～30% 时，机体难于自行恢复，必须进行输血等抢救措施，否则会危及生命。

三、血液的理化特性

（一）血液的比重

正常人全血的比重（specific gravity）为 1.050～1.060。血液中红细胞数量越多，全血的比重就越大。血浆的比重为 1.025～1.030，其高低主要取决于血浆中血浆蛋白的含量。红细胞的比重为 1.090～1.092，与红细胞内血红蛋白的含量呈正相关。白细胞的比重为 1.050～1.065，血小板的比重为 1.030～1.042，淋巴细胞的比重为 1.050～1.066，中性粒细胞的比重为 1.070～1.092。利用不同血细胞及血浆比重的差异，可采用离心的方法将血液中的不同成分进行分离，分别获取红细胞、白细胞、血小板及血浆等不同成分。也可利用红细胞和血浆比重的差异进行红细胞沉降率的测定。

（二）血液的密度

正常成人全血密度（density）为 1.050～1.060。全血密度和红细胞数量成正相关。血浆密度为 1.025～1.030，其高低主要取决于血浆中血浆蛋白的含量。根据血细胞及血浆密度的差异，可以进行血细胞的分离和红细胞沉降率的测定。

（三）血液的黏度

液体的黏度（viscosity）来源于液体内部分子或颗粒间的摩擦，即内摩擦。血液的黏度比水高，如果以水的黏度为 1，当温度为 37℃ 时全血的相对黏度为 4～5，血浆的相对黏度为 1.6～2.4。当温度不变时，全血的黏度主要取决于血细胞比容的高低，血浆的黏度主要取决于血浆蛋白的含量。血液的黏度是形成血流阻力和影响微循环正常灌注的重要因素之一。当某些疾病使微循环处的血流速度显著减慢时，血液黏度升高，红细胞可发生叠连和聚集，使血流阻力明显增大，血压升高，微循环的灌流量将显著降低。

（四）血浆渗透压

1. 血浆渗透压

血浆渗透压可分为晶体渗透压和胶体渗透压两部分。渗透压（osmotic pressure）通常是指一种液体所具有的吸引水分子透过单位面积半透膜的力量。溶液渗透压的高低取决于溶液中溶质颗粒数目的多少，而与溶质的种类及颗粒的大小无关。血浆总渗透压约为 300mOsm/L，约相当于 770kPa 或 5790mmHg。

血浆渗透压主要来自溶解于其中的晶体物质，特别是电解质（主要是 Na^+ 和 Cl^-），由晶体物质所形成的渗透压称为晶体渗透压（crystal osmotic pressure）；由蛋白质形成的渗透压称为胶体渗透压（colloid osmnotic pressure），血浆中虽含有丰富的蛋白质，但蛋白质的相对分子质量较大，其数量相对较晶体物质少，所以产生的胶体渗透压很小，约相当于 25mmHg，仅占血浆总渗透压的 0.4%。由于组织液中蛋白质很少，所以组织液的胶体渗透压低于血浆胶体渗透压。在血浆蛋白中，清蛋白的相对分子质量最小，但其分子数远多于球蛋白和纤维蛋白原，故血浆胶体渗透压主要来自清蛋白。若清蛋白明显减少，即使球蛋白增加以维持血浆蛋白总量不变，血浆胶体渗透压也会明显降低。

水及晶体物质可自由通过毛细血管壁，故血浆与组织液中晶体物质的浓度及其所形成的晶体渗透压基本相等；细胞外液中的晶体物质大部分不易通过细胞膜，因此，细胞外液的晶体渗透压保持相对稳定，对于维持细胞内、外水的平衡和细胞的正常体积极为重要。当细胞外液晶体渗透压降低时，水将进入细胞，可引起细胞肿胀，甚至破裂；当细胞外液晶体渗透压增高时，可因细胞内的水移出细胞而导致细胞皱缩。血浆蛋白不易通过毛细血管壁，所形成的血浆胶体渗透压，有利于维持血管内外水的平衡和正常的血浆容量。据研究，1g 白蛋白可使 18mL 水保留在血管内。当血浆蛋白浓度降低时，可因血浆胶体渗透压降低而使液体滞留于血管外，引起组织水肿和血浆容量降低。

2. 等渗溶液与等张溶液

通常将渗透压与血浆相等的溶液称为等渗溶液（iso-osmotic solution），渗透压高于正常血浆的为高渗溶液（hyperosmotie solution），渗透压低于正常血浆的则为低渗溶液（hypoosmotic solution）。将红细胞置于等渗液中，由于细胞内外的渗透压相等，红细胞能保持正常形态。若将红细胞置于高渗溶液中，红细胞内的水分子由于受到细胞外渗透压的吸引而渗出，细胞将发生皱缩。相反，将红细胞置于低渗液中，细胞外水分子受到细胞内渗透压的吸引而进入细胞内，红细胞将发生肿胀变形，甚至破裂溶血（图 3-3）。

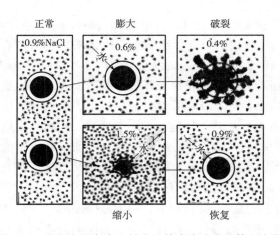

图 3-3 红细胞在高渗、低渗及等渗溶液中的体积变化

一般将红细胞置于其中能够保持正常形态和大小的溶液称为等张溶液（isotonic solution）。不能自由透过细胞膜的电解质，其等渗溶液也是等张溶液，如 0.9% 的 NaCl 溶液，既是等渗溶液，也是等张溶液，所以称为"生理盐水"。可以透过细胞膜的物质，其等渗溶液不是等张液。如 1.9% 的尿素，其渗透压与血浆相等，为等渗溶液，但将红细胞置于其中后将发生溶血。这是因为尿素分子易于透过细胞膜，尿素分子透入红细胞后，吸引水分子进入细胞，使红细胞发生肿胀、破裂，出现溶血。

（五）血浆 pH

血浆缓冲对与血浆 pH 血浆具有 相对恒定的酸碱度，正常人血浆 pH 为 7.35~7.45。血液中有强大的缓冲系统，以保证血液 pH 的相对稳定。缓冲系统主要由弱酸及其相应的弱酸盐组成，两者比例的恒定，是血浆 pH 稳定的基础。

血浆内的缓冲系统（buffer system）包括 $NaHCO_3/H_2CO_3$、蛋白质钠盐/蛋白质和 Na_2HPO_4/NaH_2PO_4 3 个主要缓冲对，其中以 $NaHCO_3/H_2CO_3$ 缓冲对最为重要。两者之比为 20∶1，即可保持血液 pH 在 7.4。红细胞中的主要缓冲系统有 $KHCO_3/H_2CO_3$、KHb/HHb、$KHbO_2/HHbO_2$、K_2HPO_4/KH_2PO_4，其中以 KHb/HHb、$KHbO_2/HHbO_2$ 最为重要。由于有上述缓冲系统的作用，一般酸性或碱性物质进入血液时，对血浆 pH 的影响很小，特别是在肺和肾不断排除体内过多酸碱的情况下，血浆 pH 波动较小。在一些情况下，如果血浆 pH 低于 7.35，可引起酸中毒；如高于 7.45，则可引起碱中毒。

第二节　血细胞生理

血液中的三种血细胞（红细胞、白细胞和血小板），均起源于骨髓造血干细胞。血细胞的生成过程称为造血（hemopoiesis）。

一、血细胞生成部位和一般过程

（一）造血起源与变迁

所有血细胞均起源于造血器官中的造血干细胞（hematopoietic stem cell，HSC）。能够生成并支持造血细胞存活增殖，发育分化的组织器官称为造血器官。在个体发育过程中，造血器官有一个变迁的过程。卵黄囊（yolk sac）壁上的血岛（blood island）是人类血管和原始造血发生的最初部位。从胚胎的第 6 周开始，肝脏开始造血，主要生成红细胞和粒细胞。在此阶段，脾、胸腺和淋巴结也参与了造血活动。至胚胎第 5 个月时肝、脾造血减弱，出生后完全停止。当胚胎发育到第 4 个月时，骨髓（bone marow）开始出现造血活动，以后逐渐取代肝、脾造血。出生后，骨髓是生成各种血细胞的主要场所。脾、胸腺和淋巴结则成为淋巴细胞产生和成熟的主要场所。在造血需求增加时，肝、脾又可重新恢复造血的功能，称为髓外造血（extramedullary hematopoiesis），具有代偿作用。

5 岁以下的儿童全身的骨髓均为红骨髓（red bone marrow）。5~7 岁后骨髓中开始出现脂肪细胞（fatty cell）。随着年龄的增长，红骨髓由远心端向近心端逐渐开始脂肪化，脂肪化的骨髓称为黄骨髓（yellow bone marrow）。至 18 岁时，红骨髓仅存在于扁骨、短骨及长骨的近心端。成年后造血组织存在的部位虽然有所减少，但造血组织的总量已很充裕，足够维持正常造血的需要。所以，正常成年人如果出现髓外造血已无代偿意义，而是造血功能紊乱的表现。

（二）造血微环境

上述造血中心的迁移依赖于各造血组织中造血微环境的形成，也就是说，造血需要有一个特殊的造血微环境来支持（图 3-4）。

造血微环境（hemopoietic microenvironment）是指机体内造血过程中造血干细胞定居、存活、增殖分化和成熟所必须具备的特殊环境，包括造血基质细胞（stromal cell）、基质细胞分泌的细胞外基质（extracellular matrix，ECM）和多种造血调节因子，以及进入造血组织的末

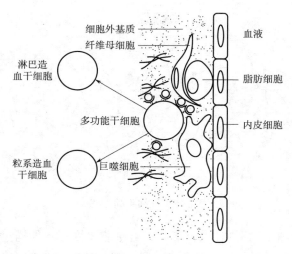

图 3-4 造血微环境

梢神经和微血管系统等。在血细胞生成的全过程中，造血微环境始终起调控、诱导和支持的作用。

（三）造血过程

各类血细胞的发育、成熟是一个连续而又分为 3 个阶段的过程：①造血干细胞（hemo-poietic stem cell，HSC）阶段，该阶段的造血干细胞既能通过自我更新以保持本身数量的稳定，又能分化形成各系定向祖细胞；②定向祖细胞（committed progenitor）阶段，处于这个阶段的造血干细胞已经限定了进一步分化的方向，它们可以区分为多系定向祖细胞、红系祖细胞、粒—单核系祖细胞、巨核系祖细胞和 T、B 淋巴系祖细胞；③前体细胞（precursor）阶段，此时的造血干细胞已经发育成为形态上可以辨认的各系幼稚细胞，这些细胞进一步分化成熟为具有特殊功能的各类成熟血细胞，然后有规律地释放进入血液循环。

二、红细胞生理

（一）红细胞的形态和数量

正常的红细胞呈双凹圆碟形，平均直径约 8μm，周边最厚处约 2.5μm，中央最薄处约 1μm，体积约 90μm³（图 3-5）。红细胞是血液中数量最多的血细胞，我国正常成年男性红细胞计数为（4.5~5.5）×10¹²/L，平均 5.0×10¹²/L；女性为（3.8~4.6）×10¹²/L，平均 4.2×10¹²/L；新生儿在 6.0×10¹²/L 以上。红细胞内的蛋白质主要是血红蛋白（hemoglobin，Hb）。

我国正常成年男性血红蛋白浓度为 120~160g/L，女性为 110~150g/L；新生儿（5d 内）较高，可达 200g/L 以上，6 月龄时降至最低值，1 岁以后又逐渐升高，青春期达到成人范围。妇女在妊娠后期由于血浆量的相对增多，单位容积血液中红细胞数减少。长期居住高原的居民红细胞数和血红蛋白量均高于海平面的居民。

（二）红细胞的生理特性

1. 可塑变形性

可塑变形性红细胞在全身血管中循环运行，经常要挤过口径比它自身外径小的毛细血管

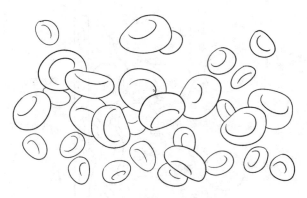

图 3-5　红细胞的形态

和血窦孔隙（脾窦内皮细胞的裂隙仅 0.5μm），红细胞要变形才能通过，在通过后恢复原形，这种变形称为可塑变形性（deformability）。影响红细胞变形能力的因素有：①红细胞表面积与体积之比：其比值越大变形能力越强，双凹圆碟形的红细胞表面积与体积的比值大于球形红细胞，变形能力大；②红细胞内的黏度：黏度越大其变形能力越小。红细胞内血红蛋白浓度增高或变性，黏度将增大；③红细胞膜的弹性：其弹性大，变形能力强，膜弹性降低则红细胞变形能力降低。

2. 悬浮稳定性

将加入抗凝剂的血液置于血沉管中垂直静置，红细胞会因比重大而下沉，但正常情况下红细胞下沉的速度非常缓慢，红细胞能相对稳定地悬浮于血浆之中，这种特性称为悬浮稳定性（suspension stability）。其大小可以用血沉来衡量，通常以红细胞在第一小时末在血浆中下沉的距离表示红细胞沉降速度，称为红细胞沉降率（erythrocyte sedimentation rate，ESR），简称血沉。用魏氏法检测红细胞沉降率的正常值，男性为 0~15mm/h，女性为 0~20mm/h。红细胞沉降率越大表示红细胞悬浮稳定性越小。

红细胞在血浆中具有悬浮稳定性是由于红细胞与血浆之间相互摩擦阻碍红细胞下沉的结果。其悬浮稳定性的大小与红细胞是否易于叠连有关。红细胞叠连（rouleaux formation）现象是指许多红细胞凹面相贴重叠在一起。红细胞叠连之后，其表面积与体积的比值减小，与血浆摩擦减小，所以血沉加快。影响红细胞发生叠连的因素主要在于血浆成分的变化，而不在红细胞本身。若将血沉加快患者的红细胞放入正常人的血浆之中，形成叠连的程度和红细胞沉降的速度并不加快；反之，如果将正常人的红细胞置于血沉较快的患者血浆中，红细胞会很快发生叠连而沉降加快。通常血浆中球蛋白、纤维蛋白原及胆固醇含量增多时，可加速红细胞叠连；血浆中清蛋白、卵磷脂含量增多时，红细胞叠连减少。此外，红细胞表面存在带负电荷的唾液蛋白，当带负电荷的清蛋白增多时，由于同种电荷相斥，使红细胞保持悬浮稳定性，当某些因素使血浆中带正电荷的蛋白质增多或降低红细胞表面负电荷时，则叠连增快，其详细机制还不清楚。某些疾病（如活动性肺结核和风湿热等）血沉加快，主要原因是红细胞发生了叠连。

3. 渗透脆性

红细胞的渗透脆性（osmotic fragility）是指红细胞在低渗盐溶液中膨胀破裂的特性，简称为脆性。红细胞在等渗的 0.9%NaCl 溶液中可保持正常形态和大小。若将红细胞悬浮于一系列浓度递减的低渗 NaCl 溶液中，水将在渗透压差的作用下渗透入红细胞，于是红细胞由正常的双凹圆碟型逐渐胀大，当体积增加 30% 时，红细胞变成球形；体积增加 45%～60% 时，红细胞会破裂而发生溶血，这时红细胞中的血红蛋白逸出细胞，仅留下一个双凹圆碟形的细胞膜空壳，称为影细胞（ghost cell）。当 NaCl 浓度降至 0.42% 时，部分红细胞开始破裂而发生溶血；当 NaCl 浓度降至 0.35% 时，则全部红细胞破裂而溶血。这一现象说明红细胞对低渗盐溶液有一定的抵抗力。

因此，红细胞渗透脆性的大小可用红细胞对低渗盐溶液的抵抗力来表示。若红细胞膜对低渗盐溶液抵抗力越小，表示渗透脆性越高，如衰老红细胞、球形红细胞等在低渗盐溶液中容易破裂，渗透脆性高。若红细胞膜对低渗盐溶液抵抗力越大，表示渗透脆性越小，如初成熟的红细胞对低渗盐溶液的抵抗力高，渗透脆性小。有些疾病可影响红细胞的渗透脆性，如遗传性球形红细胞增多症患者的红细胞渗透脆性变大。故测定红细胞渗透脆性有助于一些疾病的临床诊断。

（三）红细胞的功能

1. 运输氧气和二氧化碳

红细胞的主要功能是运输 O_2 和 CO_2。红细胞的双凹圆碟形使气体交换面积较大，由细胞中心到细胞表面的距离较短，因此气体进出红细胞的扩散距离也较短，有利于 O_2 和 CO_2 的跨膜转运。

（1）红细胞运输 O_2

红细胞运输 O_2 的功能是靠细胞内的血红蛋白（Hb）来实现的，一旦红细胞破裂，血红蛋白逸出，将丧失运输气体的功能；在血液中，由红细胞运输的 O_2 约为溶解于血浆中 O_2 的 70 倍。每克纯血红蛋白能结合 1.39mL 的 O_2，因此，正常男性每 100mL 血液的血红蛋白能携带 O_2 约 21mL，女性约 19mL。

（2）红细胞运输 CO_2

红细胞运输 CO_2 的功能主要是由于红细胞内含有丰富的碳酸酐酶，它能使 CO_2 和 H_2O 生成 H_2CO_3 的可逆反应速度加快数千倍。从组织扩散进入血液的大部分 CO_2 与红细胞内的 H_2O 发生反应，生成 H_2CO_3，H_2CO_3 再解离出 H^+ 和 HCO_3^-。在红细胞的参与下，通过化学结合形式运输 CO_2 的量约为溶解于血浆中的 CO_2 量的 18 倍。血液中 88% 的 CO_2 以 HCO_3^- 的形式运输，7% 的 CO_2 以氨基甲酸血红蛋白的形式运输，仅有很少量的 CO_2 溶解于血浆中运输。

2. 缓冲体液酸碱度

红细胞胞内有多种缓冲对，对机体所产生的酸性或碱性物质具有缓冲能力。

3. 免疫功能

近年来，发现红细胞的表面存在补体 C3b 受体，它能吸附抗原—补体（抗体），形成免疫复合物，再运载给吞噬细胞，予以吞噬或杀灭。

（四）红细胞的生成及调节

1. 原料

蛋白质和铁是合成血红蛋白的基本原料，而叶酸及维生素 B_{12} 是促使红细胞成熟的物质。此外，红细胞的生成还需要氨基酸，维生素 B_6、维生素 B_2、维生素 C、维生素 E 和微量元素铜、锰、钴、锌等的参与。

（1）维生素 B_{12}

维生素 B_{12} 是一种含钴（Co）的维生素，也称氰钴铵、钴胺素（cobalamin），为水溶性红色结晶。人和动物体内不能合成可利用的维生素 B_{12}。人体所需要的维生素 B_{12} 主要依靠从动物性食品中获得，以肝、肾和心含量最多，植物性食品中维生素 B_{12} 含量极少。食物中的维生素 B_{12} 在胃内经胃酸和胃蛋白酶作用分离出来后，先在胃内与来自唾液的 R-蛋白结合成复合物。到十二指肠后，在胰蛋白酶的参与下，维生素 B_{12} 与胃底黏膜壁细胞分泌的内因子（intrinsic factor，IF）结合形成维生素 B_{12}-IF 复合体，可抵抗肠道消化酶对维生素 B_{12} 的破坏。维生素 B_{12}-IF 复合体在有 Ca^{2+}、Mg^{2+} 及 pH 5 的条件下，与回肠末端肠黏膜绒毛上的特殊受体结合，通过入胞作用，维生素 B_{12} 进入肠上皮细胞，然后在线粒体内与转钴蛋白 II（transcobalamine II，TC II）结合后进入门静脉，被运到组织中，参与红细胞的生成。当胃大部分被切除或胃腺细胞损伤（如严重的萎缩性胃炎），机体缺乏 IF，或体内产生抗 IF 的抗体时，可发生维生素 B_{12} 吸收不良，影响红细胞的增殖和成熟，导致巨幼红细胞性贫血（megaloblastic anemia）。成人每天约需要维生素 B_{12} 2~5μg，而体内贮存量为 4~5mg，可供 3~5 年使用，故一般情况下不会缺乏维生素 B_{12}。

（2）叶酸（folic acid）

叶酸是一种氨基酸，化学名为蝶酰谷氨酸（pteroylglutamic acid，PGA），黄色结晶，水溶性。食物中所含的都是叶酸盐，其中 90% 是甲基型多谷氨酸盐，10% 是还原型单谷氨酸盐。叶酸盐主要来自肝、酵母及植物性食品。叶酸是以蝶酰单谷氨酸的形式进入小肠黏膜细胞，在叶酸还原酶的催化下先后转化为二氢叶酸和四氢叶酸，四氢叶酸进入组织细胞后，转变为多谷氨酸盐，才能参与 DNA 的合成。叶酸的活化需要维生素 B_{12} 的参与，因此，维生素 B_{12} 缺乏时，叶酸的利用率下降，可引起叶酸的相对不足。叶酸吸收障碍后 2~7 个月内导致叶酸缺乏，也引起与维生素 B_{12} 缺乏时相似的巨幼红细胞性贫血。

（3）铁（iron）

铁是合成血红蛋白（Hb）所必须的原料。铁的来源包括内源性和外源性。红细胞破坏释放的铁为内源铁，几乎可以完全被利用；由体外摄取来的铁为外源铁。

成人每天需要 20~30mg 铁用于红细胞生成，但每天只需从食物中吸收 1mg 以补充排泄的铁，其余 95% 均来自体内铁的再利用。再利用的铁主要来自破坏了的红细胞。衰老的红细胞被巨噬细胞（macrophage）吞噬后，血红蛋白被分解而释放出血红素中的 Fe^{2+}，释放出的铁与铁蛋白（ermitin）结合成为 Fe^{3+} 后聚集成铁黄素颗粒，存于巨噬细胞内。贮存于铁蛋白中的 Fe^{3+}，先还原成 Fe^{2+}，再脱离铁蛋白，然后与运铁蛋白（rasferin）结合而被利用。所以，Fe^{3+} 是铁的贮存形式，Fe^{2+} 是铁的可利用形式。由于慢性出血等原因，体内贮存的铁减少，或造血功能增强而供铁不够，使 Hb 的合成不足，可引起小细胞低色素性贫血（microcytic hypochromic anemia），如缺铁性贫血（iron deficiency anemia）。

 临床联系

巨幼细胞贫血

巨幼细胞贫血（megaloblastic anemia，MA）是由于叶酸或维生素 B_{12} 缺乏或某些影响核苷酸代谢的药物导致细胞核脱氧核糖核酸（DNA）合成障碍所致的贫血。

巨幼细胞贫血的临床表现：患者面色苍白、乏力、头昏、头晕、心悸；口腔黏膜、舌乳头萎缩，纳差、恶心、呕吐、腹胀、腹泻或便秘；肢体麻木、感觉障碍；共济失调或步态不稳；时有抑郁、失眠、记忆减退；重者全血细胞减少，反复感染和出血等。治疗原则：应积极治疗原发病，补充叶酸和维生素 B_{12} 以及对症处理等。

2. 生成过程

红细胞生成同样是从造血干细胞开始→多系造血祖细胞→红系定向祖细胞→原红细胞→早幼红细胞→中幼红细胞→晚幼红细胞→网织红细胞→成熟的红细胞。由于网织红细胞存在的时间较短，循环血液中网织红细胞的数量仅占红细胞总数的 0.5%～1.5%。当骨髓造血功能增强时，大量网织红细胞释放入血，血液中网织红细胞计数可高达 30%～50%。故可通过循环血液中网织红细胞的计数，来了解骨髓造血功能的盛衰。

3. 生成调节

成年人体内约有 $25×10^{12}$ 个红细胞，每小时约有 0.8% 的红细胞被更新，也就是说，每分钟约有 $160×10^6$ 个红细胞生成；但当机体需要（如失血或某些疾病使红细胞寿命缩短）时，红细胞的生成率还能在正常基础上增加数倍。

目前已经知道，红系祖细胞可以分为两个不同发育阶段的亚群：其早期红系祖细胞，称为爆式红系集落形成单位（BFU-E）；晚期红系祖细胞，称为红系集落形成单位（CFU-E）。它们主要受到 3 种调节因子的调节：

（1）促红细胞生成素

促红细胞生成素（erythropoietin，EPO）是机体促进红细胞生成的最重要的调节物。它对红细胞生成的调节作用是：促进早期和晚期红系祖细胞增殖，并向形态可识别的前体细胞分化；加速前体细胞的增殖、分化并促进骨髓网织红细胞的释放；保持血中红细胞数量相对稳定。

生理情况下，血浆中有一定量的 EPO，可维持正常的红细胞生成。当其完全缺乏时，骨髓中几乎没有红细胞生成。任何引起肾氧供应不足的因素，如贫血、缺氧或肾血流量减少，均可促进 EPO 的合成与分泌，使其在血浆中的含量增加。因此，严重肾功能不全的患者常因EPO 的缺乏，而发生肾性贫血（renalanemia）。

此外，肝也能生成少量EPO。晚期肾病患者，肾源性 EPO 生成已基本停止，但肝产生的EPO 可促使骨髓继续产生红细胞，但生成的红细胞量只是机体需要量的 1/3～1/2。目前已有重组的人类 EPO 用于临床。

（2）性激素

雄激素可提高血浆中 EPO 的浓度，促进红细胞的生成。若切除动物双肾或给予抗 EPO抗体，则可阻断雄激素的促红细胞生成作用。因此，雄激素主要通过刺激 EPO 的产生而促进红细胞生成。雌激素可降低红系祖细胞对 EPO 的反应性，抑制红细胞的生成。雌激素和雄激素对红细胞的不同效应，可能是造成男性红细胞数和血红蛋白量高于女性的原因之一。此外，甲状腺激素和生长激素，也可增加红细胞生成。

（3）爆式促进激活物

爆式促进激活物（burst promoting activator，BPA）是一类糖蛋白，是促进早期红系造血祖细胞增殖的主要调节因子。它以早期红系祖细胞 BFU-E 为作用的靶细胞，可能促进 BFU-E 从细胞周期的静息状态（G_0 期）进入 DNA 合成期，加速早期祖细胞的增殖活动。

（五）红细胞的寿命与破坏

红细胞的破坏是指机体对衰老和有缺陷的红细胞的清除过程，主要由脾、肝及骨髓中的单核—巨噬细胞系统完成。红细胞在血液中的平均寿命约为 120d，平均每个红细胞在血管内循环流动约为 27km，正常情况下红细胞每天生理性破坏占总量的 0.8%~1.0%。

当红细胞衰老时，其变形能力减弱而脆性增大，在血流湍急处可因机械冲击而破裂（称为血管内破坏）；在通过微小孔隙时容易滞留在脾和骨髓中被巨噬细胞所吞噬（称为血管外破坏）。红细胞在血管内破损而发生溶血时，所释放出的血红蛋白分解为铁、珠蛋白和卟啉，铁和珠蛋白被再利用而卟啉进入胆色素代谢；释放出的血红蛋白会与触珠蛋白（一种血浆球蛋白）结合，但当溶血达到或超过 100mg 血红蛋白/100mL 血浆时，血浆中的触珠蛋白不足以结合全部的血红蛋白，未能与触珠蛋白结合的血红蛋白则由肾排出，出现血红蛋白尿。另外，红细胞系统在骨髓内分化成熟的过程中，可由于营养因素或先天性细胞膜、酶、血红蛋白结构异常等因素，在有核细胞阶段或释放入周围血循环中立刻破裂而溶血，称为原位溶血或无效造血（ineffective erythropoiesis），常见于珠蛋白生成障碍性贫血和巨幼红细胞性贫血，也可见于骨髓被肿瘤细胞浸润时。

三、白细胞生理

（一）白细胞的形态和数量

白细胞（leukocyte 或 white blood cell，WBC）是一类不均一的有核血细胞。正常成年人白细胞数是（4.0~10）$\times 10^9$/L。

根据白细胞形态、功能和来源可分为粒细胞（granulocyte）、单核细胞（monocyte）和淋巴细胞（lymphocyte）3 大类。根据粒细胞胞质颗粒的嗜色性不同，粒细胞可分为中性粒细胞（neutrophil）、嗜酸性粒细胞（eosinophil）和嗜碱性粒细胞（basophil）。正常情况下，不同类型的白细胞在血液中数量是不同的（表 3-2），其中中性粒细胞占白细胞总数的 50%~70%，嗜酸性粒细胞占 0.5%~5%，嗜碱性粒细胞占 0~1%，单核细胞占 3%~8%，淋巴细胞占 20%~40%。

随着机体的生理性变化，白细胞的数目也有较大的变化。白细胞数目变异范围较大。新生儿白细胞数较高，一般在 15×10^9/L 左右，出生后 3 天到 3 个月约为 10×10^9/L；新生儿血液中的白细胞主要为中性粒细胞，随后淋巴细胞逐渐增多，可达白细胞总数的 70%，3~4 岁后淋巴细胞逐渐减少，至青春期时与成人基本相同。一天中，下午白细胞数较清晨时高；进食、疼痛及情绪激动时也可使白细胞数显著增多；剧烈运动时可高达 35×10^9/L，运动停止后数小时内恢复至原来水平，这主要是循环池的粒细胞重新分配所致；女性在妊娠末期白细胞数波动于（12~17）$\times 10^9$/L，分娩时可高达 34×10^9/L，分娩后 2~5d 恢复到正常水平。

表 3-2　人类血液中白细胞总数及其分类计数

细胞种类		均数（×10⁹）/L	百分比/%
粒细胞	中性粒细胞	2.0~7.0	50~70
	嗜酸性粒细胞	0.02~0.5	0.5~5.0
	嗜碱性粒细胞	0.01~0.1	0~1.0
单核细胞		0.12~0.8	3.0~8.0
淋巴细胞		0.8~4.0	20~40
总数		4.0~10.0	

（二）白细胞的生理特性

白细胞具有变形性、游走性、化学趋化性以及较强的吞噬能力。除淋巴细胞外，白细胞都能伸出伪足做变形运动，借变形运动白细胞可以穿过血管壁，这一过程称为白细胞渗出（leukopedesis）；白细胞具有向某些化学物质游走的特性，称为趋化性（chemotaxis）。能吸引白细胞发生定向运动的化学物质称为趋化因子（chemokine），包括：人体细胞的降解产物、抗原—抗体复合物、毒素和细菌等。白细胞借助于血液的运输，游走到细菌等异物周围后，能把异物包围起来并吞入胞质内形成吞噬体，这一过程称为吞噬（phagocytosis）。

吞噬体与胞质内溶酶体结合，由溶酶体所释放的蛋白水解酶、过氧化物酶及酸性水解酶等，将细菌或异物水解、消化。各类白细胞都含有某些酶，如蛋白酶、多肽酶、淀粉酶、酯酶和脱氧核糖核酸酶等，进而可将趋化因子消化、杀灭。

（三）白细胞的功能

1. 中性粒细胞

粒细胞中多数为中性粒细胞，核呈分叶状，故又称为多形核白细胞（polymorphonuclear leukocyte）。它们在血管内停留的时间平均只有 6~8h，很快穿过血管壁进入组织发挥作用，而且进入组织后不再返回血液。在血管内的中性粒细胞，约有一半随血液进行循环，称为循环池（circulating pool），通常进行外周血液的白细胞计数即反映这部分白细胞的数量；另一半中性粒细胞附着在小血管壁，称为边缘池（marginal pool）。这两部分细胞可以互相交换，保持动态平衡。此外，在骨髓中还贮备有约 $2.5×10^{12}$ 成熟的中性粒细胞，为外周血中性粒细胞总数的 15~25 倍。当机体需要时可大量进入循环血液。

中性粒细胞具有很强的吞噬活性，是血液中最主要的吞噬细胞之一。其功能是：①在细菌感染或急性炎症反应时，可吞噬、杀死细菌及其他的病原微生物，调节炎症反应。它处于机体抵御病原微生物特别是化脓性细菌入侵的第一线，当组织发生炎症时，可趋化、变形游走到炎症部位，吞噬细菌；中性粒细胞内含有大量溶酶体酶，能将吞噬入细胞的细菌和组织碎片分解；可将入侵的细菌包围在一个局部，使之在人体内不能扩散；当中性粒细胞数减少到 $1×10^9$/L 时，可使机体抵抗力明显降低而容易发生感染；当中性粒细胞在吞噬了数十个细菌后，其本身即解体，释出各种溶酶体酶，可溶解周围组织而形成脓肿。②中性粒细胞可吞噬、清除衰老的红细胞和抗原—抗体复合物及机体坏死的细胞等。

2. 嗜碱性粒细胞

嗜碱性粒细胞的平均循环时间是 12h。该细胞的胞质中存在碱性染色颗粒，颗粒内含有肝素、组胺、嗜酸性粒细胞趋化因子 A 和过敏性慢反应物质等多种生物活性物质。其释放的组胺和过敏性慢反应物质可使毛细血管壁通透性增加，局部充血水肿，并可使支气管平滑肌收缩，从而引起哮喘、荨麻疹等过敏反应症状；它所释放的肝素具有抗凝血作用，有利于保持血管的通畅，使吞噬细胞能够到达抗原入侵的部位而将其破坏。故嗜碱性粒细胞的主要作用是：参与人体的变态反应，与速发型过敏反应密切相关。

3. 嗜酸性粒细胞

嗜酸性粒细胞（eosinophil）的数量有明显的昼夜周期性变化，清晨较少、午夜增多，这可能与糖皮质激素释放的昼夜波动有关。当血液中糖皮质激素浓度增高时，嗜酸性粒细胞数减少。

嗜酸性粒细胞胞质内含有较大的嗜酸性颗粒，其中含有过氧化物酶和碱性蛋白，无溶菌酶，因此它虽有微弱的吞噬能力，但基本上无杀菌作用。嗜酸性粒细胞的主要作用是：①限制嗜碱性粒细胞和肥大细胞在速发型过敏反应中的作用。嗜酸性粒细胞被激活时，能吞噬嗜碱性粒细胞和肥大细胞所释放的颗粒，使它们所含的生物活性物质不能发挥作用；嗜酸性粒细胞能释放组胺酶，可破坏嗜碱性粒细胞所释放的组胺活性；嗜酸性粒细胞产生的前列腺素 E，能抑制嗜碱性粒细胞合成和释放生物活性物质。②参与对蠕虫的免疫反应。在特异性免疫球蛋白 IgE 抗体和补体 C3 的作用下，嗜酸性粒细胞可通过其细胞表面的 Fc 受体和 C3 受体黏着于蠕虫上，释放颗粒内所含的碱性蛋白和过氧化物酶等，损伤蠕虫体。在有寄生虫感染、过敏反应等情况下，常伴有嗜酸性粒细胞增多。

4. 单核细胞

单核细胞的胞体较大，直径约 $15\mu m$，在血液中的吞噬能力较弱；当它们渗出血管外进入组织（如肝、脾、肺及淋巴结等部位）分化成巨噬细胞后，具有比中性粒细胞更强的吞噬能力。此时，细胞内的溶酶体颗粒和线粒体的数目增多，可以吞噬更多、颗粒更大的细菌（约5 倍于中性粒细胞）；此外，巨噬细胞的溶酶体还含有大量的酯酶，能够消化某些细菌（如结核分枝杆菌）的脂膜等。

所以，单核—巨噬细胞的主要作用是：吞噬、清除衰老的红细胞和血小板；通过其吞噬或胞饮作用，将进入细胞内的致病物，如病原微生物（细菌、病毒）、原虫异物等，在溶酶体酶的作用下将其杀灭；参与被激活的淋巴细胞的特异性免疫功能，可识别和杀伤肿瘤细胞。

5. 淋巴细胞

淋巴细胞是特异性的免疫细胞，在免疫应答反应过程中起核心作用。根据细胞生长发育的过程、细胞表面标志和功能不同，可将淋巴细胞分成 T 淋巴细胞和 B 淋巴细胞两大类。T淋巴细胞是由骨髓生成的淋巴干细胞，在胸腺激素的作用下发育成熟的，占淋巴总数的70%～80%，其功能是参与细胞免疫，如破坏肿瘤细胞及异体细胞等；B 淋巴细胞是在骨髓和肠道淋巴组织中发育成熟的，可产生免疫抗体，主要参与体液免疫。

（四）白细胞的生成及调节

白细胞与其他血细胞一样，起源于骨髓中的造血干细胞；在细胞发育过程中都经历定向祖细胞、可识别的前体细胞等阶段而生成具有各种功能的成熟白细胞。

白细胞的分化和增殖受到造血生长因子（hematopoietic growth factor，HGF）的调节。这些因子均属糖蛋白，由淋巴细胞、单核—巨噬细胞、成纤维细胞和内皮细胞等合成和分泌。

它们有的可以影响多系造血祖细胞的增殖和分化；有的可刺激中性粒细胞、单核细胞和嗜酸性粒细胞的生成。此外，还有一类抑制因子，如乳铁蛋白和转化生长因子-β等，可直接抑制白细胞的增殖、生长，限制造血生长因子的释放或作用。

（五）白细胞的寿命与破坏

各种白细胞的寿命长短不一，很难准确判断。一般来说，中性粒细胞在循环血液中停留8h左右即进入组织，3～4d后即衰老死亡，或经消化道黏膜从胃肠道排出；若有细菌入侵，粒细胞在吞噬活动中可因释放出的溶酶体酶过多而发生"自我溶解"，与被杀灭的细菌和组织碎片一起构成脓液。

四、血小板生理

（一）血小板的形态和数量

血小板是从骨髓中成熟的巨核细胞脱落下来的具有生物活性的小块胞质。呈双凸圆盘状，直径为2～4μm，除了不具有细胞核外，其他主要的细胞结构都基本存在。正常成年人血小板的计数值为（100～300）×10^9/L，可有6%～10%的变动，无明显性别差异，但可因所处的情况不同而有所波动，通常午后较清晨时多；冬季较春季多；静脉较毛细血管多；剧烈运动后及妊娠中、晚期增多。如血小板过少（少于50×10^9/L时），则有出血倾向，使皮肤和黏膜下出现瘀点，甚至出现大块紫癜或瘀斑。

（二）血小板的生理特性

1. 黏附作用

血小板黏着于其他物质表面的过程称为血小板黏附（platelet adhesion）。当血管内皮细胞受损暴露内膜下的胶原组织时，血小板立即黏附于胶原组织上。参与血小板黏附的主要成分包括血小板膜糖蛋白、血管内皮下组织和血浆成分（主要是 von Willebrand 因子，简称vWF）。

黏附可能的机制是：受损的血管壁暴露内皮下的胶原组织，vWF 与胶原纤维结合，引起 vWF 变构，然后与血小板膜糖蛋白结合，因此 vWF 是血小板黏附于胶原纤维上的中介物；此外，在 Ca^{2+} 的参与下，血小板也能黏附于损伤部位间质中的纤维蛋白原上，起到促进止血作用。血小板膜糖蛋白和血浆 vWF 缺乏或胶原纤维变性都可引起血小板黏附功能减弱，表现出血倾向。

2. 聚集作用

血小板之间相互黏着的过程称为聚集（aggregation）。有许多因素可引起血小板的聚集。促进血小板聚集的物质称为致聚剂（或诱导剂）。生理性致聚剂有：ADP、肾上腺素、5-羟色胺、组胺、胶原、凝血酶、前列腺素类物质等；病理性致聚剂有细菌、病毒、免疫复合物、药物等。血小板聚集过程通常有两个时相：①第一相聚集，该聚集相因血小板能解聚，故也称为可逆性聚集相，常与低浓度 ADP 所引起的作用有关；②第二相聚集，该聚集相因血小板不能解聚，故也称为不可逆性聚集相，与血小板释放高浓度 ADP 有关。研究发现，血小板释放的血栓素 A_2（thromboxane A_2，TXA_2）具有很强的促进血小板聚集和缩血管作用。当血小板被激活，其内的磷脂酶 A_2 也被激活，进而裂解膜磷脂，释放出花生四烯酸，后者在环氧酶作用下，生成前列腺素 Gr（PGGr）和前列腺素 H_2（PGH_2），并进一步在血小板的血栓烷合成酶的催化下生成 TXA_2。TXA_2 可降低血小板内 cAMP 的浓度，对血小板的聚集具有促进作用。阿司匹林（aspirin）能抑制环氧酶的活性，减少 TXA_2 的生成，可对抗血小板的聚集，防止血栓的形成。

3. 释放作用

血小板激活后，释放其贮存在致密体、α 颗粒或溶酶体的内容物的过程称为血小板释放（pletelet release）或血小板分泌（platelet secretion）。致密体释放的物质主要有 ADP、ATP、5-羟色胺、Ca^{2+}；α 颗粒中释放的物质有 β-血小板巨球蛋白、血小板因子 4（PF）、vWF、纤维蛋白原、PF_5、PDGF 等；溶酶体释放的物质主要是酸性蛋白水解酶和组织蛋白水解酶。血小板释放的这些物质与血小板的生理功能密切相关。能引起血小板聚集的因素，大多数也能引起血小板的释放反应，而且血小板的黏附、聚集与释放几乎是同步发生的。引起血小板释放的机制还不完全清楚，目前认为可能与血小板内 Ca^{2+} 浓度及微管和骨架蛋白的收缩有关。

4. 收缩作用

血小板具有收缩能力。血小板的收缩与其含有的收缩蛋白有关。血小板活化后，胞质内 Ca^{2+} 浓度升高，可引起血小板的收缩反应。临床上可根据体外血块的回缩情况大致估计血小板的数量或功能是否正常。

5. 吸附作用

血小板表面可吸附血浆中多种凝血因子，有利于血液凝固和生理止血。

（三）血小板的功能

1. 参与生理性止血的全过程

生理性止血包括血管收缩、血小板血栓的形成和纤维蛋白凝块的形成和维持。

2. 参与凝血功能

血小板在血液凝固的过程中具有重要作用：①激活的血小板可释放血小板第三因子（PF3）为凝血因子提供磷脂表面，参与内外源性凝血途径中的 I、X 因子的激活；②血小板能够吸附多种凝血因子，增加局部凝血因子的浓度，加速凝血过程；③血小板内收缩蛋白的收缩，可使血块收缩。

3. 抑制和促进纤维蛋白溶解

纤维蛋白形成的早期，血小板释放 PF_5，可抑制纤维蛋白的溶解；血小板黏附、聚集后释放 5-羟色胺，可刺激血管内皮细胞释放血管激活物，激活纤溶酶原，促进纤维蛋白降解。

4. 维护血管壁的完整性

血小板可以随时沉着于血管壁以填补内皮细胞脱落留下的空隙，并能融入内皮细胞对其进行修复。当血小板数量减少时，皮肤和黏膜可出现瘀点甚至紫癜，称为血小板减少性紫癜。

（四）血小板的生成调节及破坏

1. 血小板生成的调节

巨核细胞从骨髓造血干细胞分化而来，而血小板由巨核细胞的胞质裂解脱落而形成。其过程是：早期的巨核系祖细胞→较晚期的巨核系祖细胞→巨核细胞→成熟巨核细胞，胞质伸向骨髓窦腔并裂解脱落成为血小板，随之进入血液。

目前认为，血小板的生成主要受由肝、肾产生的血小板生成素（thrombopoietin，TPO）的调节。它能刺激造血干细胞向巨核系祖细胞方向分化，并特异地促进巨核系祖细胞的增殖、分化，促进巨核细胞成熟和释放血小板。

2. 血小板的破坏

血小板进入血液后，寿命为 7~14d，一般只在最初两天具有生理功能。衰老的血小板主要在脾、肝和肺组织中被吞噬。

 临床联系

原发性血小板减少性紫癜

原发性血小板减少性紫癜（idiopathic thrombocytopenic purpura，ITP）是一种原因不明的免疫性综合征，是一种导致外周血中血小板减少的出血性疾病。以广泛的皮肤黏膜及内脏出血、血小板减少、骨髓巨核细胞发育成熟障碍、血小板生存时间缩短及抗血小板自身抗体出现等为特征。临床上，该病可分为急性型和慢性型，前者多见于 10 岁以下的儿童，后者好发于 40 岁以下的女性；男女之比约为 1：4。急性型多发生于急性病毒性上呼吸道感染之后，起病急，伴有畏寒、发热，表现皮肤、黏膜、内脏出血：可有全身皮肤瘀点、紫癜、瘀斑，鼻和牙龈出血，严重时可出现呕血、黑便，颅内出血时可致头痛、意识障碍，甚至死亡。慢性型起病隐袭，甚或无症状，可表现皮肤、黏膜出血，外伤后不易止血，女性者可月经过多导致出血性贫血。

在治疗上，可采用糖皮质激素、脾切除、免疫抑制剂、血小板输注或血浆置换等。

第三节　血液凝固与纤维蛋白溶解

正常情况下，小血管破损后引起的出血可在几分钟内自行停止，此现象称为生理性止血（physiological hemostasis）。临床上测定从出血到停止出血的间隔时间称为出血时间（bleeding time），正常值为 1~3min。其长短反映生理性止血功能的状态。当血小板减少或其功能缺陷时，出血时间延长，甚至出血不止。

一、生理性止血的基本过程

生理性止血过程主要包括：血管收缩、血小板血栓形成和血液凝固 3 个时期（图 3-6）。这 3 个时期既相继发生，又相互重叠。

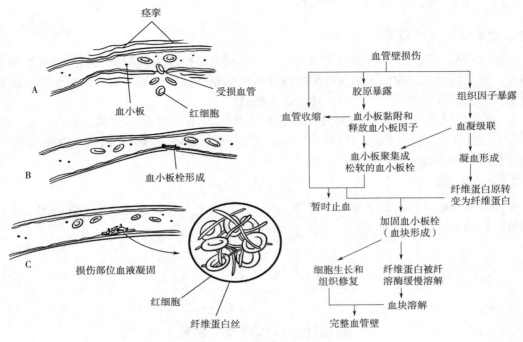

图 3-6　生理性止血过程

(一) 血管收缩期

小血管受损后立即引起受损伤处及邻近的血管收缩。若破损不大，血管破口可自行封闭。引起血管收缩的原因有：①损伤刺激反射性引起血管收缩；②损伤处的血管内皮细胞以及黏附于该处的血小板释放缩血管物质，如 5-羟色胺、血栓素 A_2（TXA_2）、儿茶酚胺、内皮素（ET）等，它们促使血管收缩；③血管壁的损伤引起局部的血管肌源性收缩。收缩的血管血流速度减慢甚至被阻断，从而限制出血。

(二) 血小板血栓形成期

血管收缩的同时，被激活的血小板迅速地黏附、聚集在血管破损处，形成一个松软的止血栓阻塞伤口，封闭出血，实现初步止血。

(三) 血液凝固期

血管受损的同时，血浆及组织中的凝血系统被激活，在局部很快出现血液凝固，使血浆中可溶性的纤维蛋白原转变成不溶性的纤维蛋白，并交织成网，以加固止血栓。最后，局部纤维组织增生，并长入血凝块，达到永久性止血。

通常在凝血系统被激活的同时，血浆中的抗凝与纤维蛋白溶解系统也被激活，以限制凝血过程，防止血凝块不断增大，确保正常的血液循环。

二、血液凝固

血液凝固（blood coagulation）简称血凝，是指血液由可流动的液态转变成不能流动的凝胶状固态的过程。血凝的实质是血浆中的可溶性纤维蛋白原转变成不溶性的纤维蛋白的过程。从出血到出现凝血的间隔时间，称为凝血时间（coagulation time），正常为 2~8min，试管测定法为 5~15min。血液凝固 1~2h 后，血块发生收缩，并释出淡黄色的液体，即血清（serum）。血清与血浆的区别在于：血清缺乏在凝血过程中被消耗掉的一些凝血因子，但增添了少量的在血液凝固过程中由血管内皮细胞和血小板释放的化学物质。目前认为，血液凝固是由一系列凝血因子参与的复杂的蛋白水解过程。

（一）凝血因子

血浆与组织中直接参与血液凝固的物质，统称为凝血因子（coagulation factor 或 clotting factor），参与凝血的因子有十多种，其中由国际凝血因子命名委员会根据发现的先后顺序，以罗马数字编号的有 12 种，即凝血因子Ⅰ~Ⅻ（简称 FⅠ~FⅫ，其中 FⅥ 是血清中 FV 的活化形式，即 FV，故因子Ⅵ不是一个独立的凝血因子）。此外，还有前激肽释放酶、高分子激肽原以及血小板磷脂等可直接参与凝血过程（表 3-3）。

表 3-3　按国际命名法编号的凝血因子

编号	同义名	编号	同义名
因子Ⅰ	纤维蛋白原	因子Ⅷ	抗血友病因子（AHF）
因子Ⅱ	凝血酶原	因子Ⅸ	血浆凝血激酶（PTC）
因子Ⅲ	组织凝血激酶	因子Ⅹ	Stuart-Prower 因子
因子Ⅳ	Ca^{2+}	因子Ⅺ	血浆凝血激酶前质（PTA）
因子Ⅴ	前加速素	因子Ⅻ	接触因子
因子Ⅶ	前转变素	因子ⅩⅢ	纤维蛋白稳定因子

（二）凝血过程

传统观点将凝血反应分为凝血酶原激活物生成（Ⅹ→Ⅹa）、凝血酶生成（Ⅱ→Ⅱa）和纤维蛋白生成（Ⅰ→Ⅰa）三个阶段：

凝血因子Ⅹ激活是血液凝固的第一阶段，正常情况下有两条途径可以激活凝血因子Ⅹ，分别称为内源性凝血途径和外源性凝血途径。实际上，凝血反应第一阶段形成凝血因子Ⅹa复合物后，内、外两条凝血途径汇合，形成共同途径，最终完成血液凝固过程。

1. 内源性凝血途径（intrinsic pathway）

该途径的特点是凝血过程开始于凝血因子Ⅻ的活化，参与凝血反应的所有凝血因子都来自血液中（或者说存在于血管内）。正常情况下，凝血因子Ⅺ以非激活的酶原状态存在于血液中，没有活性。当血管内皮受损伤时，血管内膜下的胶原纤维暴露，凝血因子Ⅻ与胶原纤维接触而被激活，成为有活性的Ⅻa。Ⅻa 一方面可以使凝血因子Ⅺ激活；另一方面，Ⅻa 还可以激活前激肽释放酶，使之成为有活性的激肽释放酶（kalikrein，K）。激肽释放酶反过来可以激活大量的凝血因子Ⅻ。这是一种正反馈调节，它可以使凝血因子Ⅻ在瞬间内大量激活。由凝血因子Ⅻ激活到凝血因子Ⅺ激活的过程称接触活化或表面激活。除了上述物质之外，表面激活还需要有高分子激肽原的存在。高分子激肽原是一种载体，可将血液中的前激肽释放酶和凝血因子Ⅺ运送到Ⅻa附近，加速凝血因子Ⅻ和凝血因子Ⅺ的活化，这一方面促进凝血系统激活，有利于血液凝固和血栓形成。

但另一方面，凝血因子Ⅻ的大量活化也激活了纤维蛋白溶解系统，起抗凝血、促进血栓溶解的作用。凝血因子Ⅺa在Ca^{2+}的存在下又激活因子区生成Ⅸa。因子Ⅸa和因子Ⅷa被Ca^{2+}连接到血小板磷脂表面上，形成一个复合物又催化被Ca^{2+}连接在血小板磷脂表面上的X因子，使之激活成Xa（图3-7）。在这个催化过程中。因子Ⅸa起蛋白水解酶作用，使X因子激活，而Ⅷa是一种辅助因子，它可使Ⅸa因子激活因子X的速度加快20万倍。由于缺乏因子Ⅷ、Ⅸ和Ⅺ的人，凝血过程缓慢，轻微外伤可经起出血不止，分别称为甲型、乙型和丙型血友病。Xa和Ⅴa因子也被连接在磷脂表面（PL），形成一个复合物——凝血酶原激活物（凝血酶原酶）。

2. 外源性凝血途径（extrinsic pathway）

由受损伤的组织释放凝血因子Ⅲ（组织因子，TF，也称组织凝血激酶）开始，除了凝血因子Ⅰ来自血管外之外，参与凝血反应的所有其他凝血因子均存在于血液中。正常情况下，血细胞和血管内皮细胞不表达凝血因子Ⅲ。血液中只有约0.5%的凝血因子Ⅶ处于活化状态（Ⅶa），少量活化的Ⅶa不能发挥凝血作用。当内皮损伤时，暴露因子Ⅲ，它是因子Ⅶ的受体，因子Ⅶ与因子Ⅲ接触，因子Ⅲ非水解地激活因子Ⅶ为因子Ⅶa。随后因子Ⅲ、Ⅶa和Ca^{2+}形成一份子复合物，蛋白水解X为Xa。因子Ⅲ是辅助因子，它能使Ⅶa催化因子X激活的效力增加1000倍；生成的因子Xa又能反过来激活因子Ⅶ，因而可使更多的因子X激活，形成外源性凝血途径的正反馈效应。此外，因子Ⅶa/Ⅲ复合物还能激活因子Ⅸ生成因子Ⅸa（图3-7）。

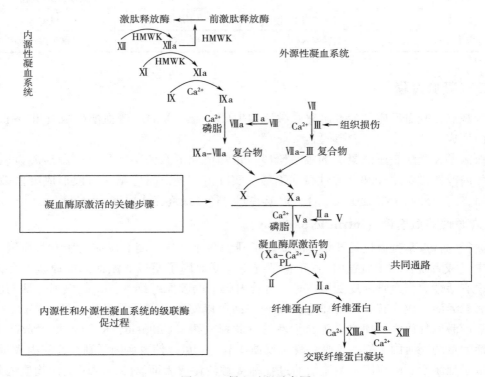

图3-7 凝血过程示意图

3. 共同途径（common pathway）

是指凝血因子 X 的激活到纤维蛋白形成的过程，它是内、外凝血系统发展的共同途径。至凝血因子 X 活化为止，两条途径汇合，形成共同反应途径。活化的 Xa 因子除继续催化凝血酶原（因子 II）变成凝血酶（IIa），最终使纤维蛋白原转变成纤维蛋白，除形成凝血块外，还可以大量激活血浆中的凝血因子 VIII，VIIIa 反过来又加速了凝血因子 X 的活化，形成正反馈调节，使凝血反应更加快速、猛烈。凝血酶 IIa 形成后又可反过来使凝血因子 V、VIII 和 XI 的激活，使凝血反应再次加速。IIa 还使纤维蛋白稳定因子（XIII）激活，使可溶性纤维蛋白单体聚集成不溶性纤维蛋白多聚体，形成血纤维，包绕、网络血细胞形成血凝块，使血液由流动状态变成不流动的凝胶状态，最终完成血液凝固过程（图 3-7）。

三、体内的抗凝血系统

在正常情况下，引起机体凝血系统激活的因素经常存在，经常会有少量的凝血因子被激活。但少量激活的凝血因子并不被凝血反应的"瀑布效应"所放大，发展成广泛的血栓形成。

即使组织损伤出血时，凝血过程也仅限于受损的局部组织，不会扩展到全身引起血液循环障碍。这意味着体内还存在着与凝血系统相对抗的抗凝系统（anticoagulation system），它们在不同的水平和部位调节着凝血反应，以对抗凝血过程。凝血系统和抗凝系统相互对抗，保持动态平衡，既可以防止组织损伤时发生大量出血，又可以防止轻微损伤引发广泛的血栓形成，导致血液循环障碍。正常的抗凝机制是由细胞（单核—巨噬细胞、肝细胞）和体液两方面的因素来完成。抗凝系统中主要的抗凝物质有丝氨酸蛋白酶抑制物、蛋白 C 系统、组织因子途径抑制物、肝素。

四、纤维蛋白溶解系统

纤维蛋白溶解系统简称纤溶系统（fibrinolytic system），是指纤溶酶原在纤溶酶激活物的作用下被激活，然后使纤维蛋白和纤维蛋白原降解，凝血块（血栓）溶解、液化的过程。纤维蛋白被分解液化的过程称为纤维蛋白溶解（fibrinolysis），简称纤溶。纤溶过程是正常人体的重要生理功能，它与血液凝固存在着既矛盾又统一的动态平衡关系，其主要作用是将沉积在血管内外的纤维蛋白溶解而保持血管畅通，防止血栓形成，或使已形成的血栓溶解，血流再通。此外，纤溶系统还参与组织修复、血管再生等过程。纤溶系统功能亢进表现出血倾向；纤溶系统功能低下则可出现血栓形成倾向。

纤溶系统主要包括：纤维蛋白溶解酶原（plasminogen），简称纤溶酶原，又称血浆素原；纤溶酶（plasmin），又称血浆素；纤溶酶原激活物与纤溶抑制物。纤溶可分为纤溶酶原的激活与纤维蛋白（或纤维蛋白原）的降解两个基本阶段（图 3-8）。

（一）纤溶酶原的激活

纤溶酶原是血浆中的一种单链 β-球蛋白，它在肝、骨髓、嗜酸性粒细胞和肾中合成，然后进入血液。正常情况下，血浆中纤溶酶原无活性。纤溶酶原很容易被它的作用底物——纤维蛋白吸附。纤溶酶原在激活物的作用下发生有限水解，脱下一段肽链而被激活成具有催化活性的纤溶酶。

体内主要存在两种生理性纤溶酶原激活物，包括组织型纤溶酶原激活物（tssue-type plas-

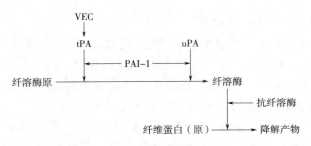

图 3-8　纤溶蛋白溶解系统的激活与抑制

minogen activator，tPA）和尿激酶型纤溶酶原激活物（urokinase-type plasminogen activator，uPA）。

　　tPA 是血液中主要的内源性纤溶酶原激活物，属于丝氨酸蛋白酶。在生理情况下，tPA 主要由血管内皮细胞合成。uPA 是血液中仅次于 tPA 的生理性纤溶酶原激活物，主要由肾小管、集合管上皮细胞产生。一般认为，uPA 主要是溶解血管外的纤维蛋白而发挥一定的生理或病理作用，如在排卵、着床和肿瘤转移过程中促进细胞迁移，溶解尿液中的血凝块，其次才是清除血浆中的纤维蛋白。此外，血凝过程启动后激活的ⅪⅠ因子也通过激活激肽释放酶而启动纤溶过程。临床常用的溶栓药物尿激酶（UK）可直接激活纤溶酶原而使纤维蛋白溶解。

（二）纤维蛋白的降解

　　纤溶酶属于丝氨酸蛋白酶，可水解纤维蛋白和纤维蛋白原使之降解为可溶性的小肽，这些小肽统称为纤维蛋白降解产物，其中部分小肽还具有抗凝血作用。纤溶酶是血浆中活性最强的蛋白酶，最敏感的底物是纤维蛋白和纤维蛋白原，但其特异性较差，除主要降解纤维蛋白及纤维蛋白原外，对因子Ⅱ、因子Ⅴ、因子Ⅷ、因子Ⅹ、因子Ⅺ等凝血因子及补体也有一定降解作用。当纤溶亢进时，可因凝血因子的大量分解及纤维蛋白降解产物的抗凝作用而发生出血倾向。

第四节　血型与输血

　　血型（blood group）通常是指红细胞膜上特异性抗原的类型。1901 年奥地利人 Landsteiner 发现了第一个人类血型系统即 ABO 血型系统，从此为人类揭开了血型的奥秘，使输血成为安全度较大的临床治疗手段。迄今已发现 ABO、Rh、MNSs、Lutheran、Kell、Lewis、Duff 及 Kidd 等 30 种不同的红细胞血型系统。其中 ABO 血型系统是临床实践中意义最大的血型系统，其次是 Rh 血型系统。由于血型是由遗传决定的，血型鉴定对法医学和人类学的研究也具有重要价值。

一、血型与红细胞凝集

　　血型（blood group）是指红细胞膜上存在的特异性抗原的类型。若将血型不相容的两个人的血滴放在玻片上混合，红细胞马上会凝集成簇，这种现象称为红细胞凝集（agglutination）。现已知道，不同人的血液其抗原类型存在差异，人们把血细胞表面上含有的抗原物质，称为凝集原（agglutinogen），即血型抗原，其本质是镶嵌于红细胞膜上的一些特异蛋白质、糖蛋白或糖脂，它们在凝集反应中起抗原作用；而在血清中则含有与之相对应的特异性抗体，则称为凝集素（agglutinin），即血型抗体，其本质是溶解血浆中的 γ-球蛋白。

当含有某种凝集原的血细胞和另一种与之相对应的血清凝集素相遇时，就会发生一系列的反应，使红细胞凝集成团，进而出现溶血现象，即凝集反应（agglutination reaction）。当人体输入血型不同的血液时，在血管内也可发生同样的情况，这些凝集成簇的红细胞可能堵塞毛细血管，溶血将损伤肾小管，同时常伴发过敏性反应，严重时可危及生命。因此，血型的鉴定在输血和器官移植时具有重要的意义。

现代免疫学已经证实，红细胞的凝集反应就是抗原—抗体免疫反应，凝集原就是抗原，凝集素就是抗体。医学上较重要的血型系统是 ABO、Rh、MNSs、Lutheran、Kell、Lewis、Duff 及 Kidd 等，将这些血型的血液输入血型不相容的受血者，都可产生溶血性输血反应。与临床关系最密切的是 ABO 血型系统和 Rh 血型系统。

（一）ABO 血型系统

1. ABO 血型的分类依据

ABO 血型系统依据红细胞膜上所含凝集原类型而将人类血液分成四种血型（表 3-4）。

表 3-4 ABO 血型抗原、抗体及其凝集反应

血型	红细胞表面的抗原（凝集原）	血清中的抗体（凝集素）	凝集试验	
			A 型血清（含抗 B）	B 型血清（含抗 A）
A	A	抗 B	-	+
B	B	抗 A	+	-
AB	A 及 B	无	+	+
O	无	抗 A 及抗 B	-	-

注 +表示有凝集反应，-表示无凝集反应。

（1）血型抗原

ABO 血型是根据红细胞膜上有无 A、B 两种血型抗原（凝集原）划分的。根据红细胞上 A、B 两种血型抗原的存在情况，红细胞可以分成 A、B、AB 和 O 四种类型。凡红细胞只含 A 凝集原的，称 A 型；含 B 凝集原的称 B 型；A、B 两种凝集原都含有的为 AB 型；A、B 两种凝集原都没有的为 O 型（图 3-9）。ABO 血型抗原除主要存在于红细胞表面之外，也广泛存在于血浆、唾液、骨骼、毛发等组织中，但含量较低。ABO 血型抗原在胚胎发育 6 周时即出现，但抗原表达较弱，出生后 3~4 岁时抗原表达才达到成年人水平。出生后一般情况下血型抗原终生维持不变。

ABO 血型抗原属于大分子糖蛋白，但抗原特异性仅取决于分子侧链上的糖基。ABO 血型系统有其共同的血型抗原物质——H 抗原。在 H 抗原上连接一个乙酰半乳糖胺，即为 A 血型抗原（A 型血）；如连接的是半乳糖，则为 B 血型抗原（B 型血）；如果仅有 H 抗原，则为 O 型血。ABH 三种血型抗原还有一个共同的前身物质，由 4 个糖基组成。在 H 基因编码的岩藻糖糖基转移酶的作用下，岩藻糖被连接到前身物质上，形成 H 血型抗原（图 3-10）。如果没有岩藻糖糖基转移酶，则不能形成 H 抗原，称为"孟买型"。孟买型不含 A、B、H 抗原，用抗 A、抗 B 诊断血清进行常规血型鉴定时，其反应特性与 O 型血相同，容易发生误判。孟买型血型在中国人当中极其稀有，因其红细胞上无 A、B、H 抗原，血清中除有抗 A、抗 B 抗体外，尚有抗 H 抗体，唾液中可以找到 A 或 B 抗原。

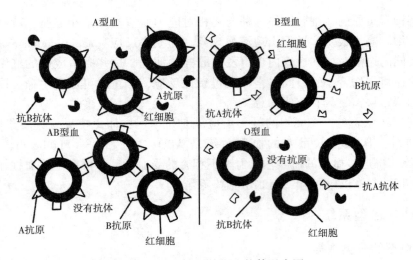

图 3-9　ABO 血型抗原和抗体示意图

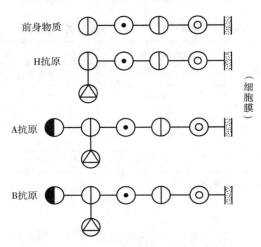

图 3-10　ABO 抗原物质结构示意图

（2）血型抗体

自然状态下，ABO 血型系统的抗体（凝集素）属天然抗体，在婴儿出生后半年即在血液中出现。这类抗体属大分子的 IgM 抗体，正常情况下不能通过胎盘。因此，母婴血型不同时，在妊娠期间母亲的血型抗体不会通过胎盘进入胎儿体内，造成胎儿的红细胞凝集破坏。如果机体免疫系统有机会接触异体血型抗原物质（如输血或分娩时子宫血窦开放，胎儿红细胞进入母体），则会刺激母体产生免疫抗体。与天然抗体不同，免疫抗体属于小分子的 IgG 能通过胎盘进入胎儿体内，引起胎儿溶血。

不同血型人的血浆中含抗 A、抗 B 或抗 H 血型抗体，除特殊的"孟买型"外，三重抗体不会同时存在同一个人的血液中。同一个人不含与自身血型抗原对应的抗体。A 型人血浆中只有抗 B 抗体；B 型人血浆中只有抗 A 抗体；AB 型人的血浆中抗 A、抗 B 抗体两种都没有（有抗 H）；O 型人血浆中同时含抗 A、抗 B 两种抗体。孟买型血型的红细胞上 A、B、H 三种抗原都没有，但血浆中却同时存在抗 A、抗 B 和抗 H 三种抗体。

2. ABO 血型鉴定

血型鉴定就是利用抗原能与相应的抗体发生特异性结合，使红细胞发生凝集的原理，用已知的抗血清试剂（抗体）去检测红细胞上的抗原，根据红细胞有无凝集现象来推断红细胞上凝集原的类型，从而推知血型。用抗 A 和抗 B 两种抗血清一般能准确鉴定出大部分 ABO 血型，但由于 A 型和 B 型还都存在多个亚型，另外，还有特殊的"孟买型"，所以用上述两种抗血清试剂进行 ABO 血型鉴定时，有时会遇到困难，此时需要用特殊试剂才能正确判断。

正确的血型鉴定是保证安全输血的基础。在一般输血中必须保证 ABO 血型系统相合才能输血。鉴定 ABO 血型的方法是：在玻片上分别滴上一滴抗 B、一滴抗 A，在每一滴血清上再加一滴待测红细胞悬液，轻轻摇动，使红细胞和血清混匀，观察有无凝集现象。若待测红细胞与抗 B 血清发生凝集反应，而与抗 A 血清未发生凝集反应，为 B 型；待测红细胞与抗 A 血清发生凝集反应，与抗 B 血清未发生凝集反应，为 A 型；待测红细胞与抗 A、抗 B 血清均发生凝集反应，为 AB 型；待测红细胞与抗 A、抗 B 血清均不发生凝集反应，为 O 型（图 3-11）。

3. ABO 血型的遗传

ABO 血型是由遗传决定的，即由染色体上的 A、B、O 三个等位基因控制的。在一对染色体上只可能出现上述三个基因中的两个，一个来自父体，另一个来自母体。三个基因的上述组合称为基因型，共有 6 种可能的组合，即 OO、OA、OB、AA、BB 和 AB（表 3-5），每个人只存在其中的一种。由于 O 基因是无功能的隐性基因，故在红细胞上不表达抗原，A 和 B 基因是显性基因，可在红细胞上表达强的抗原 A 或抗原 B。因此，6 种基因型只有 4 种表现型，即血型。基因型为 OO 者，因不产生抗原，其血型为 O 型；基因型为 OA 或 AA 者，产生 A 抗原，其血型为 A 型；基因型为 OB 或者 BB 者，产生 B 抗原，其血型为 B 型；基因型为 AB 者，可产生 A 抗原和 B 抗原，血型为 AB 型。由此可见，血型相同的人其遗传基因型不一定相同。了解血型遗传的规律，就可以从父母的血型来推出其子女的基因型和血型，从而可用于亲子鉴定。例如，父母为 B 型，其子女基因型可能为 BB 或 BO 或 OO，子女可能的血型为 B 和 O 型，不可能是 A 和 AB 型，依此类推。但用 ABO 血型遗传规律作亲子鉴定只能做出否定的结论，不能做出肯定的判断。

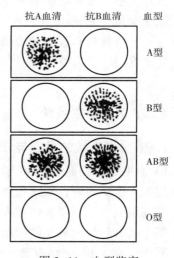

图 3-11 血型鉴定

表 3-5 ABO 血型的遗传类型

基因型	表现型
OO	O
AA，AO	A
BB，BO	B
AB	AB

知识延伸

一个人的血型会发生改变吗

血型是由遗传基因决定的，故在通常情况下，人的血型不可以改变。但在某些病理情况下，红细胞的血型抗原可能会发生改变。如约有1/3急性白血病者，其血型抗原会有所减弱，结果使原先的A型血变为O型。这可能是由于该病患者的红细胞生成障碍，未成熟的红细胞大量进入血液，而这种幼稚红细胞表面的血型抗原性较弱，与相应的抗A或抗B血清的凝集作用可能很弱，甚至不凝集，以致化验血型时被确定为O型血。当疾病缓解后，由于正常的红细胞分化成熟，原来的红细胞抗原又会重新出现，患者的血型因而又可恢复。血型抗原的减弱不仅表现在ABO血型系统，在Rh、MN系统也有不同程度的减弱。

此外，许多恶性肿瘤（如胃癌、宫颈癌、乳腺癌、肺癌、胰腺癌等）的癌组织中的血型物质可完全或部分消失；某些传染病，如结核、肝病、黑热病等，由于患者血浆蛋白紊乱，球蛋白反应性增多，也可发生血型的改变。

另外，由于细菌也会带有与ABO型系统相似的抗原，当细菌入血后，产生菌血症，此时患者血中含有细菌的血型抗原，化验血型时；血型可能由发病前的A型或B型变为AB型，也可能由发病前的O型转变为A型或B型。当然这种改变是暂时的，病原菌被杀灭后，患者则恢复其发病前的血型。

（二）Rh 血型系统

1. Rh 血型系统的发现与分型

Rh血型系统发现于1940年，Landsteiner和Wiener用恒河猴（Rhesus monkey）的红细胞重复注射入家兔体内，使家兔血清中产生抗恒河猴红细胞的抗体，再用含这种抗体的血清与人的红细胞混合，发现在白种人中约有85%的人红细胞可被这种血清凝集，表明这些人的红细胞膜上具有与恒河猴相同的抗原，故称为Rh阳性血型；另有约15%的人红细胞不被这种血清凝集，称为Rh阴性血型。这种血型系统即称为Rh血型系统。在我国各族人群中，汉族和其他大部分民族的人属Rh阳性的约占99%，Rh阴性的人只占1%左右。但是在某些少数民族中，Rh阴性的人较多，如塔塔尔族为15.8%，苗族为12.3%，布依族和乌孜别克族为8.7%。在这些民族居住的地区，Rh血型问题应受到特别的重视。

现已发现四十多种Rh抗原（也称Rh因子），与临床关系密切的是D、E、C、c、e 5种，其中D抗原的抗原性最强。医学上通常将红细胞膜上含有D抗原者称为Rh阳性，而红细胞膜上缺乏D抗原者称Rh阴性。

2. Rh 血型系统在医学上的意义

Rh血型的医学意义在于Rh阴性血型的稀有性。在ABO和Rh血型都完全吻合的情况下输血，不会引起任何的红细胞凝集现象，不会产生溶血反应，也不会刺激接受血液者的免疫系统产生抗体。由于我国汉族人群中Rh血型的阴性率不足1%，因此，大多情况下不会遇到Rh血型不合的问题。问题在于那些极少数Rh阴性人群。这些人因某些原因（输血或妊娠）

接受过血 Rh 阳性血型的红细胞后，受者即可产生抗 Rh 抗体。当这些抗体再次与 Rh 阳性红细胞相遇时将发生抗原抗体反应引起溶血。

人的血清中不存在抗 Rh 的抗体，只有当 Rh 阴性的人接受 Rh 阳性的血液后，通过体液免疫才产生抗 Rh 的抗体。该抗体是一种不完全抗体 IgG，相对分子质量较小，能通过胎盘。因此，Rh 阴性的受血者第一次接受 Rh 阳性的血液输血后，一般不产生明显的反应；但在第二次或多次再接受输入 Rh 阳性的血液时，即可发生抗原—抗体反应，输入的 Rh 阳性红细胞即被凝集而溶血。

二、输血

输血（transfusion）已成为治疗某些疾病、抢救伤员生命和保证一些手术得以顺利进行的重要手段。但是，为了保证输血的安全和提高输血的效果，必须遵守输血原则，注意输血的安全、有效和节约。

（一）输血原则

1. 同型输血

同型输血在准备输血之前首先必须保证供血者和受血者的 ABO（H）血型相合，对于生育年龄的妇女和需要反复输血的病人来说，还必须使供血者和受血者的 Rh 血型相合，以避免 Rh 血型不合引起的溶血反应。只要条件允许，无论 ABO 还是 Rh 血型都要尽量做到同型输血。

2. 交叉配血

即使在 ABO 血型相同的人之间进行输血，在输血之前也必须做交叉配血试验（crossmatch test），即把供血者的红细胞与受血者的血清进行配合，这称为交叉配血的主侧；将受血者的红细胞和供血者的血清做配合试验，这称为交叉配血试验的次侧（图 3-12）。这样，既可鉴定血型测受血定是否有误，又能发现他们的红细胞或血清中是否存在其他不相容的凝集原或凝集素。如果交叉配血试验的两侧都没有凝集反应，即为配血相合，可以输血；如果主侧有凝集反应则为配血不合，不能输血；如果主侧无凝集反应，而次侧有凝集反应，则只能在紧急情况下输血（如将 O 血型输给其他血型的受血者，或 AB 型受血者接受其他血型血液），但输血时不宜太快太多，只能一次、少量缓慢进行，并密切观察，如发生输血反应则应立即停止输血。

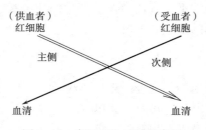

图 3-12　交叉配血试验示意图

（二）输血类型

根据供血者的来源，输血可分为异体输血（allogenetic transfusion）和自体输血（autologous transfusion）；根据输注血液的成分可分为全血输血和成分输血（transfusion of blood components）。

异体输血较为常用，但近年来自体输血正在迅速发展。自体输血是指在手术前先抽取并保存患者自己的一部分血液，在以后进行手术时可以按需要再将血液输给患者自己。在给予补充铁剂的情况下，可以根据患者的情况分次抽取血液，例如，在 3 周时间内共抽取 1000～1500mL 血液并保存。由于重组人类促红细胞生成素（rhEPO）在自身供血中的应用，使自体输血更容易被接受。自体输血的主要优点是：①可减少血源传播性疾病的传播（如艾滋病、肝炎、疟疾、大细胞病毒感染等）；②防止与输注异体血细胞有关的并发症，如血型不合引起的溶血和异体白细胞引起的发热反应等；③多次取血可刺激骨髓红系造血，有利于促进取血后血细胞量的恢复。

随着医学和科学技术的进步，由于血液成分分离机的广泛应用以及分离技术和成分血质量不断提高，输血疗法已经从原来的单纯输全血发展为成分输血，即把人血中的各种有效成分（如红细胞、粒细胞、血小板和血浆）分别制备成高纯度或高浓度的制品再进行输注。不同疾病的患者对输血有不同的要求，严重贫血的患者，主要是红细胞数量不足，血液总量不一定减少，故以输注浓缩红细胞悬液为佳；大面积烧伤患者，主要是创伤面渗出使血浆丢失，故应输注血浆或血浆代用品（如右旋糖酐溶液等）；对某些出血性疾病的患者，可根据病因输入浓缩的血小板悬液或含凝血因子的新鲜血浆以促进止血和凝血过程。

（三）白细胞、血小板血型与器官移植

人类白细胞上有许多抗原，可大致分为三类：①红细胞血型抗原，如 ABO（H）；②白细胞分化抗原（cluster of diferentiation，CD），不同的 CD 抗原出现于白细胞发育的不同阶段，目前已经发现 100 多种 CD 抗原；③人类白细胞抗原（HLA）。HLA 抗原系统是人类最主要的组织相容性复合物（MHC）。这些抗原不是白细胞所特有的，也广泛存在于全身的组织细胞上，是机体免疫系统识别自己与非己的主要依据，与器官移植时的排异反应密切相关，所以 HLA 抗原也称"移植抗原"。

血小板抗原系统通常分为血小板异性抗原和血小板非特异性抗原两类。血小板非特异性抗原与红细胞血型抗原、白细胞血型抗原有关；血小板特异性抗原是血小板所特有的抗原，只存在于血小板上。血小板特异性抗原的抗原性较强，反复输注血小板的病人，会诱发机体产生针对血小板特异性抗原的抗体，使血小板破坏，引起输血后血小板减少，严重者会出血，称输血后紫癜。母婴血小板血型不合，还会发生新生儿免疫性血小板减少症，其发生机制类似于母婴红细胞血型不合引起的新生儿溶血。

参考文献

[1] 姚泰. 生理学 [M].5 版. 北京：人民卫生出版社，2000.

[2] 姚泰. 生理学 [M]. 北京：人民卫生出版社，2001.

[3] 姚泰. 生理学 [M]. 北京：人民卫生出版社，2005.

[4] 孙庆伟. 人体生理学 [M].3 版. 北京：中国医药科技出版社，2011.

[5] 张建福. 人体生理学 [M].2 版. 北京：高等教育出版社，2010.

[6] 王瑞元. 运动生理学 [M]. 北京：人民体育出版社，2011.

[7] 刘先国. 生理学 [M]. 北京：科学出版社，2003.

[8] 蒋正尧. 生理学 [M]. 北京：科学出版社，2005.

［9］范少光. 人体生理学［M］. 北京：北京大学医学出版社，2006.

［10］Pocock G，Richards C D. Human Physiology［M］. 2nd ed. New York：Oxford University Press，1999.

［11］Stuart Ira Fox. Human Physiology［M］. Boston：McGraw-Hill，2004.

［12］Ganong W F. Review of Medical Physiology［M］. 21st ed. New York：McGraw Hll，2003.

［13］Guyton A C，Hall J E. Textbook of Medical Physiology［M］. 10th ed. Philadelphia ：WB Saunders Co，2000.

第四章　心血管生理

血液在心血管系统（cardiovascular system）内按一定方向，周而复始地循环流动，称为血液循环（blood circulation）。心血管系统包括心脏、动脉、毛细血管和静脉。心脏是推动血液流动的动力器官，起着"血泵"的作用。心脏推动血液由动脉流到毛细血管，血液在此处与组织细胞进行物质交换和气体交换，以后毛细血管汇集成静脉流回心脏。

血液循环完成物质运输功能，把消化道吸收的营养物质和由肺吸入的氧运送到各组织；同时将组织细胞的代谢产物运送到排泄器官；将体内各内分泌腺分泌的激素或其他体液因素运送到靶细胞，实现体液调节；运输热量参与体温调节。血液的不断循环，是维持内环境稳定和实现血液防卫功能的重要条件。因此，当机体循环功能发生障碍时，新陈代谢将不能正常进行，体内的重要器官的功能也将受到严重损害，甚至危及生命。

第一节　心肌细胞的生物电活动及其生理特性

根据组织学与电生理学的特点，可将构成心脏结构与功能单位的心肌细胞分为两类：①普通的心肌细胞，包括心房肌和心室肌，含有丰富的肌原纤维，执行收缩功能，又称为工作细胞（working cell）。这些细胞具有兴奋性、传导性和收缩性，但不具有自动节律性，故又称为非自律细胞（non-autorhythmic cell）；②特殊分化的心肌细胞，它们组成了心脏的特殊传导系统（specific conduction system），例如，窦房结中的起搏细胞（pacemaker cell，P 细胞）、房室束细胞（atrio ventricular bundle，A-V bundle）和浦肯野细胞（Purkinje cell）等，它们除了具有兴奋性和传导性之外，还具有自动产生节律性兴奋的特性，故称为自律细胞（autorhythmic cell）。这类细胞含肌原纤维甚少或完全缺乏，故收缩功能基本丧失。两类心肌细胞各司其职，相互配合，共同完成心脏的有效泵血功能。

根据生物电活动特征，特别是动作电位 0 期去极化的速度，又将心肌细胞分为：快反应细胞（rapid response cell）和慢反应细胞（slow response cell）。再结合其自律性，可大致将心肌细胞分为以下 4 种类型（图 4-1）。

一、心肌细胞的生物电活动

不同类型的心肌细胞的跨膜电位，不仅幅度和持续时间各不相同，而且波形及其形成的离子基础也有一定的差别（图 4-2）。

在第二章中曾述及在电生理学中，电流的方向是以正离子在膜两侧的流动方向来命名，正离子外流或负离子内流称外向电流（outward current），正离子内流或负离子外流称内向电流（inward current）。外向电流导致膜内电位向负电性转化，促使膜复极化；内向电流导致膜内电位向正电性转化，促使膜去极化。

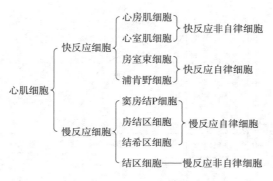

图 4-1　心肌细胞的分类

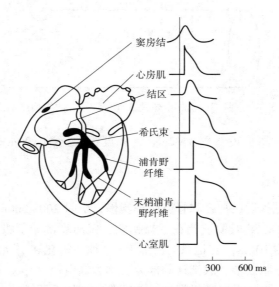

图 4-2　心脏各部分心肌细胞的跨膜电位模式图

（一）心室肌细胞的静息电位

心室肌细胞的静息电位（resting potential，RP）是指人和哺乳类动物的心室肌细胞在静息状态下，膜两侧所存在的电位差，即膜外为正，膜内为负的极化状态。若以膜外电位为 0，膜内电位约 $-90mV$。故心室肌细胞的静息电位为 $-90mV$；而在自律细胞不存在稳定的静息电位，只有最大复极电位，窦房结起搏细胞的最大复极电位约为 $-70mV$，浦肯野自律细胞的最大复极电位约为 $-90mV$。

（二）心室肌细胞的动作电位形成过程

心室肌动作电位（action potential，AP）的主要特征是：去极化（0 期）迅速，复极过程缓慢，有平台期，持续时间长，分为 1、2、3、4 期（图 4-3）。

虚线表示机械收缩曲线。

1. 去极化过程（0 期）

心室肌细胞和其他活组织一样，在适宜刺激作用下发生兴奋时，其膜内电位将从静息时的极化状态下的 $-90mV$ 迅速上升到 $30mV$ 左右，也即出现去极化、反极化过程，形成了动作

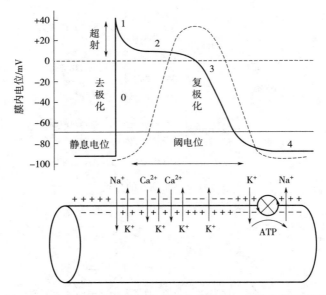

图 4-3　心室肌细胞动作电位及其离子转运、收缩曲线示意图

电位的升支。该期持续时间很短（仅 1~2ms），幅度很大（约 120mV），速度快，最大速率（V_{max}）可达 200~400V/s。

2. 复极化过程

心室肌细胞的复极过程远比神经和骨骼肌细胞慢，历时 200~300ms，包括三个阶段：

1）复极 1 期（快速复极初期）：指在复极初期，仅出现部分复极，膜内电位由 30mV 迅速下降到 0 左右，耗时约 10 ms。在记录的波形上，0 期去极化和 1 期复极化期间的变化速度极快，呈一个向上的尖锋状波形，故把这两部分合称为锋电位（spike potential）。

2）复极 2 期（平台期，缓慢复极期）：此期膜内电位下降非常缓慢，停滞于接近 0 水平，形成等电位状态，故又称平台期（plateau）。此期是心室肌细胞区别于神经和骨骼肌细胞动作电位的主要特征，持续 100~150ms，是心室肌细胞动作电位持续时间较长的主要原因，与心肌的兴奋—收缩耦联、心室肌的不应期长、不会产生强直收缩等特性密切相关。

3）复极 3 期（快速复极末期）：继平台期之后，膜内电位由 0 左右较快地下降到 -90mV，完成整个复极化过程，持续 100~150ms。

4）复极 4 期（静息期）：这是 3 期膜复极完毕、膜电位恢复至静息电位的时期。在心室肌细胞或其他非自律细胞，4 期膜电位基本稳定于静息电位水平，故 4 期又可称为静息期。

（三）自律细胞的跨膜电位及其形成机制——4 期自动去极化是基本特征

心脏的非自律细胞，即工作细胞（如心室肌、心房肌细胞）在没有外来刺激时，不能自动地产生动作电位，4 期的膜电位是稳定的，只有在外来的有效刺激作用下，才产生一次动作电位，而心脏的自律细胞（如窦房结的 P 细胞、浦肯野细胞）4 期膜电位不稳定，这是该两类细胞的最重要的区别。

在心脏自律细胞的动作电位 3 期复极末，达到最大复极电位（maximal repolarization potential，MRP）或称最大舒张电位（maximal diastolic potential，MDP）之后，4 期的膜电位并不稳定于这一水平，而是立即开始自动去极化，当达阈电位水平时，即爆发一次新的动作电位。这种过程周而复始，动作电位就不断地产生。这种 4 期自动去极化（phase 4 spontaneous depolarization）具有随时间而递增的特点，但其去极化速度远比心室肌 0 期去极化缓慢。

自律细胞 4 期缓慢、自动去极化是其产生自动节律兴奋的基础。但不同类型的自律细胞，4 期自动去极化速度和机制各不相同。

1. 窦房结细胞的动作电位

窦房结细胞动作电位的特征窦 房结内含有丰富的自律细胞，称为 P 细胞（pacemaker cell），属于慢反应自律细胞（slow response autorhythmic cell）。其动作电位复极后出现明显的 4 期自动去极化，其跨膜电位具有许多不同于心室肌快反应细胞和浦肯野快反应自律细胞的特征（图 4-4）。

2. 浦肯野细胞的动作电位

（1）浦肯野细胞动作电位的特点

浦肯野细胞（Purkinjecell）是一种快反应自律细胞（fast response autorhythmic cell），它的动作电位可明显区分为 5 期，即 0、1、2、3、4 期。除 4 期外，其动作电位的形态和离子基础与快反应非自律细胞（心室肌细胞）相似。其突出的特点是：4 期的膜电位并不稳定于一固定水平，也是自动去极化［图 4-4（b）］。

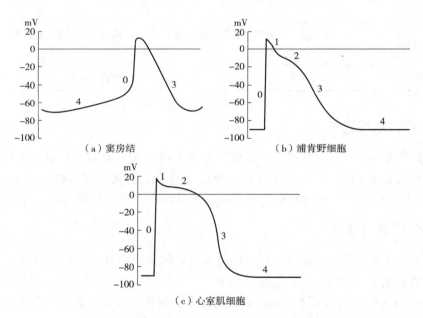

（a）窦房结　　（b）浦肯野细胞　　（c）心室肌细胞

图 4-4　心脏不同部位的心理细胞动作电位的比较

（2）浦肯野细胞动作电位的形成机制

浦肯野细胞的最大复极电位约 -90mV，阈电位 -70mV 左右。目前认为，浦肯野细胞的 4 期自动去极化主要是由 Na^+ 内流的时间依从性增强所引起。

（四）快反应细胞和慢反应细胞电生理特性的比较

根据动作电位 0 期去极化的速度及产生机制不同，把心肌细胞所产生的动作电位分为两大类：快反应动作电位和慢反应动作电位，而产生这两类不同电位的细胞分别称为快反应细胞和慢反应细胞，其电生理特性具有不同的特点（表 4-1）。

表 4-1 心肌快反应细胞与慢反应细胞的比较

电生理特性及其他		快反应细胞	慢反应细胞
动作电位类型		快反应电位	慢反应电位
通道激活、失活及 0 期速度		快	慢
主要离子流		快通道开放，快 Na^+ 内流	慢通道开放，慢 Ca^{2+} 内流
静息电位		—	$-70 \sim -40mV$
阈电位		$-70 \sim -60mV$	$-40 \sim -30mV$
动作电位	去极化幅度	大（100~130mV）	小（35~75mV）
	去极化速度	快（100~130V/s）	慢（1~10V/s）
	时程	0、1、2、3、4（5 期）	0、3、4（3 期）
	超射	20~35mV	0~15mV
	传导速度	0.5~3.0m/s	0.01~0.10m/s
有效不应期终止的时限		3 期末（复极完毕之前）	4 期初（可延长至复极完毕之后，因而出现阻滞）
所在部位		心房肌，心室肌，除窦房结、房室交界以外的心传导组织	窦房结、房室交界；病理情况下，快反应细胞可转变为慢反应细胞
阻断剂		河豚毒素	维拉帕米、Mn^{2+}

二、心肌的生理特性

心肌细胞有兴奋性、自动节律性、传导性和收缩性。前三者是以心肌的生物电活动为基础，故又称为电生理特性；而后者是以收缩蛋白之间的生物化学和生物物理反应为基础的，是心肌的一种机械特性。心肌组织的这些生理特性共同决定着心脏的活动。

（一）心肌的兴奋性

心肌细胞和神经、骨骼肌细胞一样，都是可兴奋的组织，具有对刺激产生兴奋（动作电位）的能力或特性，即兴奋性（excitability）。衡量心肌兴奋性的高低，采用刺激的阈值（threshold）作为指标。阈值低者表示心肌兴奋性高，阈值高者表示心肌兴奋性低。

（二）心肌的自动节律性

心肌细胞的自动节律性（autorhythmicity）简称自律性，是指心肌的自律细胞在没有外来刺激的条件下，能够自动地、有节律地发生兴奋的特性（能力）。心肌的自律细胞 4 期自动去极化是自律性产生的电生理基础。心肌细胞自动兴奋频率的高低是衡量自律性的指标，其自律性的高低常可发生改变。

（三）心肌的传导性

心肌的传导性（conductivity）是指心肌细胞具有传导兴奋的能力或特性。通常将动作电位的传播速度作为衡量心肌传导性的指标。

（四）心肌的收缩性

心肌的收缩性是指肌丝滑行的能力，以肌丝收缩蛋白相互作用为基础，是机械特性，但它与电反应及特定的离子流有密切的关系。就收缩性质和原理看，心肌和骨骼肌基本相同，但心肌的收缩有其自身的特点。

第二节　心脏的泵血与充盈

心脏是推动血液流动的动力器官，泵血是其主要的功能。心脏通过心房、心室的有序而节律性的缩、舒活动，以及相应的心瓣膜开启与关闭，使血液获得能量在循环系统中沿着单一方向循环流动。心脏在其中对血液起着驱动的作用，通常称之为心脏的泵血功能（cardi-acpump function）。当心脏收缩时将血液射入动脉，并通过动脉系统将血液分配到全身各器官、组织；心脏舒张时则通过静脉系统使血液回流到心脏。心脏的这种节律性的缩、舒活动是周期性进行的，因此它是血液循环得以实现其周而复始的生理学基础。

一、心率和心动周期

（一）心率

单位时间内（每分钟）心脏跳动的次数，称为心率（heartrate，HR）。正常成年人安静状态下，心率可于 $60 \sim 100$ 次/min 之间变动，平均 75 次/min 左右，低于 60 次/min 的称为心动过缓（bradycardia），超过 100 次/min 的称为心动过速（tachycardia）。心率受年龄、性别和其他因素影响。儿童心率较快，初生儿可达 130 次/min，随着年龄增长而逐渐减慢，至青春期接近成人的频率。在成人中，女性较男性稍快；吸气时较呼气时快；肌肉活动增加或情绪激动时较快；安静或睡眠时较慢；经常进行体力劳动或体育锻炼的人心率较慢。

（二）心动周期

心脏每收缩和舒张一次，构成一个机械活动周期，称为心动周期（cardiac cycle）。在一个心动周期中，心房和心室各自具有收缩期（systole）和舒张期（diastole）（图4-5）。

心房和心室的心动周期在发生的时间上虽有先后，心房收缩在先，心室收缩在后，但每个心动周期的时程相同。由于在心脏泵血过程中，心室所起的作用远比心房重要得多，所以通常所称的心动周期，都是指心室的收缩和舒张的活动周期。

心动周期的时程长短与心率呈反比关系。成年人的平均心率约为 75 次/min，则每一心动周期的时间约为 0.8s。此时，在每一心动周期中，左、右心房同步的收缩期约 0.1s，舒张期约 0.7s。心房收缩期结束后，左右心室同步收缩，持续 0.3s，心室舒张期为 0.5s。在心室舒张期的前 0.4s，心房也处于舒张期，因此，这一时期是心房和心室同时都处于舒张状态，称为全心舒张期。由于血液的射出与回心主要靠心室的缩、舒活动，故以心室的缩、舒活动作为心脏活动的标志，于是就把心室的收缩期和舒张期称为心缩期和心舒期。心率增快时心动周期的时间将缩短，收缩期和舒张期的时间均相应缩短，但以舒张期的缩短更为明显，故心动周期中收缩期所占的时间比例增大。因此，长时间的心率增快，使心肌工作时间相对延长，休息的时间相对缩短，不利于心脏的持久活动。在临床上，常见的快速型心律失常往往有发生心力衰竭（heart failure）的危险，显然与此有关。

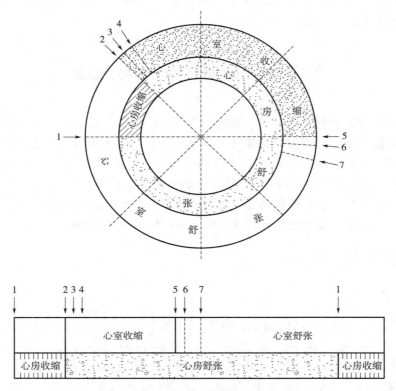

图 4-5　心动周期示意图

二、心脏的泵血与充盈过程及其机制

在心脏泵血过程中，一般以心室作为心动周期的核心，以左心室的缩、舒活动为重点。在每一心动周期中，随着心室缩、舒活动，心室内的压力和容积，以及瓣膜的启闭和血流的方向等方面均将发生一系列的周期性变化，并通常以心房收缩作为描述心动周期的起始点。现以左心室为例，说明心室泵血和充盈过程，以便了解心脏泵血及充盈机制。

（一）心房收缩期

心房收缩前心脏处于全心舒张期，心房仅是在全心舒张期，心房和心室腔内的压力均较低，几乎与大气压相近。而外周静脉压力稍高于大气压，故静脉血不断地通过腔静脉回流入右心房，并经此流人右心室，持续充盈心室，这是右心室的重要充盈过程；与此同时，肺静脉内的动脉血不断地回流入左心房，并通过左心房持续充盈左心室，这是动脉血对左心室的重要充盈阶段。由于此时心室内压远比主动脉内压为低，故主动脉瓣是关闭的。因此，在心室舒张期的大部分时间里，心房只是血液从静脉返回心室的一个通道。

心房收缩具有初级泵的功能心房开始收缩时，其容积变小，内压升高，此时房室瓣是开放的，心房将其内的血液进一步挤入心室，使仍处于舒张状态的心室得到进一步的充盈。由于心房肌较薄，收缩时间短，通过心房收缩将血液挤入心室的血量，约占心室充盈总血量的25%，对心室的充盈仅起辅助作用，这就是心房初级泵（primary pump）的功能。而大约75%的血液是由大静脉经心房直接流入心室的，这是心室的主动充盈过程，因此，可以认为心房的收缩对心室的充盈所起的作用不是主要的。心房收缩期持续0.1s，随后转入舒张期，较长地处于舒张状态。

当发生心房纤维性颤动时，虽然心房已不能正常收缩，心室的充盈量可能稍有减少，但一般不至于严重影响心室的血液充盈和射血功能。

（二）心室的收缩泵血期

心房收缩期结束后，心房进入舒张期；此时心室开始收缩，是为心室收缩期（ventricular systole）。心室收缩是心动周期的主要环节，对心动周期中心室腔内的压力和容积，以及心脏瓣膜的启闭和血流的方向等方面的变化均发挥重要的作用。可将心室收缩期分为等容收缩期和射血期两个时期，后者又可分为快速射血期和减慢射血期。

1. 心室等容收缩期

当心房进入舒张期，心室开始收缩。心室内压急速升高。当心室内压超过心房内压时，导致房室瓣关闭，阻止血液倒流入心房；但此时室内压尚低于主动脉压，因此半月瓣也仍处于关闭状态，心室暂时成为一个封闭心腔。心腔内的血液不进不出，而其容积不变。所以从房室瓣关闭到主动脉瓣开启前的这段时间，心室肌的收缩不能改变心室的容积，故称为等容收缩期（period of isovolumic contraction）。因心肌纤维的缩短不明显，又称为等长收缩期（period of isometric contraction），这一时期历时约0.05 s。此期的特点是：4个瓣膜均关闭，室内压急剧上升。当主动脉压升高或心肌收缩力减弱时，等容收缩期将延长。

2. 心室射血期

当心室收缩引起的室内压升高超过主动脉压时，主动脉瓣（半月瓣）开放，血液射入主动脉，即为心室射血期（period of ventricular ejection）。此期按照射血的快、慢分成两期。

1）快速射血期在射血的早期，由于心室肌的强烈收缩，心室内压急剧上升达到顶峰，血液迅速由心室射入主动脉，心室容积迅速缩小，称为快速射血期（period of rapid ejection）。此期约历时0.1s。心室射出的血量占总射血量的2/3。

2）减慢射血期快速射血期之后，心室内血液减少，心室的收缩减弱，室内压下降，射血速度逐步减慢，称为减慢射血期（period of slow ejection）。该期从心室内压最高值起，到心室开始舒张之前，历时约为0.15s。在这一时期中，心室内压和主动脉压均由最高值逐步下降，以致心室容积达最小值，但心室腔内仍有60~80mL血液。

实际上，在快速射血期的中期或稍后之后，心室内压已经低于主动脉压，但此时因为心室内的血液具有较高的动能，故仍可在惯性的作用下逆着压力梯度，继续流入主动脉。

（三）心室的舒张与充盈期

减慢射血期之后，心室开始舒张，称为心室舒张期（period of ventricular diastole），可区分为等容舒张期和心室充盈期，后者又分为快速充盈期和减慢充盈期。

1. 心室等容舒张期

射血后，心室肌开始舒张，室内压急剧下降，主动脉内的血液向心室方向反流，推动半月瓣关闭。但此时室内压仍高于房内压，故房室瓣依然处于关闭状态。心室又再度成为一个封闭心腔。

从半月瓣关闭至房室瓣开启前这一段时间内，心室舒张，没有血液进出，容积不变，故称之为等容舒张期（period of isovolumic relaxation），该期的时程为 0.06～0.08s。此期的特点是 4 个瓣膜均关闭，室内压急剧下降。

2. 心室充盈期

随着心室肌的舒张，室内压进一步下降，当室内压低于房内压时，积聚在心房内的血液，冲开房室瓣进入心室，使心室充盈。

（1）快速充盈期

房室瓣开启的初期，室内压低于房内压，加之心室舒张的"抽吸"作用，使血液迅速流向心室，心室容积迅速上升。该期进入心室的血量为总充盈量的 2/3，是心室充盈过程中的主要部分。这一时期称为快速充盈期（period of rapid filling），历时约为 0.11s。此时，因心室仍在继续舒张，以致心室内压不但低于心房压，而且低于大静脉内压，从而导致大静脉内的血液因心室的"抽吸"作用，通过心房而长驱直入地回流入心室。

（2）减慢充盈期

随着心室内血液充盈量的不断增加，大静脉、心房和心室之间的压力梯度逐步减小，心室充盈速度减慢，心室容积进一步增大，称为减慢充盈期（period of reduced filling）。此期历时约为 0.22s。在心室舒张的最后 0.1s，下一个心动周期的心房收缩期开始，又可使心室充盈量再增加约 25%。因此，可以把心动周期中的心房收缩看作心室充盈期的最后阶段。心动周期就如此周而复始地进行。

右心室活动与左心室相同且同步，唯一的差异是右心室的压力水平远比左心室为低，仅为左心室的 1/6～1/5。因此，在心动周期中右心室内压的变化要比左心室内压小得多。

综上所述，在一个心动周期中，心室的收缩和舒张是导致心房和心室之间以及心室和动脉之间产生压力梯度（pressure gradient）的根本原因，而压力梯度是推动血液在相应腔室之间流动的主要动力。瓣膜的启、闭保证了血液只能沿着一个方向流动并且影响室内压力的变化，房室瓣的及时关闭，保证了心室收缩时室内压迅速上升；主动脉瓣的及时关闭，保证了心室舒张时室内压迅速下降。所以，在一个心动周期中，如果发生心室颤动，心脏泵血活动立即停止，后果十分严重。

三、心脏泵血功能的评价

心脏的功能是不停顿地泵血，以适应机体活动和新陈代谢的需要。及时、准确地对心脏的泵血功能进行评价，在临床医疗实践及实验研究工作中既有理论意义，又有应用价值。

（一）评定心脏泵血功能的指标

1. 每搏输出量和射血分数

一侧心室每次收缩所射出的血液量，称为每搏输出（stroke volume，SV），简称搏出量。

搏出量等于心室舒张末期容积与心室收缩末期容积之差。正常成年人安静状态下左心室舒张末期容积约为125mL，收缩末期容积约为55mL，搏出量为70mL。表明每次心脏搏动，心室只射出心室腔内的部分血液。搏出量与心室舒张末期容积的百分比，称为射血分数（ejection fraction，EF），即射血分数=搏出量（mL）/心室舒张末期容积（mL）×100%。正常成人静息时，射血分数为55%~60%。心脏在正常工作范围内活动时，搏出量始终和心室舒张末期容积相适应，当心室舒张末期容积增加时，搏出量也相应增加，而射血分数基本不变。不难看出，射血分数是一个能够反映心室泵血效率的指标，在临床实践中具有重要意义。如在心室异常扩大、心功能减退时，其搏出量与正常人可无显著差别，但它和异常扩大的心室舒张末期容积已不相适应，此时射血分数已明显降低，表明心脏的泵血功能已经减弱。因此，射血分数对早期发现心脏泵血功能的异常具有重要意义。

2. 每分输出量和心指数

一侧心室每分钟射出的血液量，称为每分心输出量（minute volume），简称心输出量（cardiac output，CO），它等于每搏输出量与心率的乘积，左、右两心室的输出量基本相等。正常成年人安静状态下平均心率为75次/min，平均搏出量为70mL，则每分心输出量约为5L/min（4.5~6.0L/min）。心输出量与机体新陈代谢水平相适应，女性比同体重男性的心输出量约低10%。青年人的心输出量比老年人高。健康人在剧烈运动时心输出量可高达25~35L/min，而在麻醉状态下则可降低到2.5L/min。

研究资料表明，人体静息时的心输出量并不与体重成正比，而与体表面积（body surface area）成正比。因此，用心指数比较不同个体的心脏功能比用心输出量更全面。每平方米体表面积的心输出量，称为心指数（cardiac index，CI），即心指数=心输出量/体表面积。成年人体表面积1.6~1.7m²，安静时心输出量为5~6L，则心指数为3.0~3.5L/（min·m²）。在安静和空腹状态下测定的心指数，称为静息心指数（resting cardiac index）。心指数在不同的生理情况下是不同的，出生时为2.5L/（min·m²），10岁左右可达4L/（min·m²）以上，以后随年龄增长而逐渐下降，到80岁时只有2L/（min·m²）。妊娠、进食、运动和情绪紧张时，心指数数均可增高；在肌肉运动时，心指数的增大程度常与运动强度大致上成比例。

3. 心脏做功

心脏做功是维持心输出量和血液流动的前提，是评定心脏泵血功能的指标。左心室一次收缩所做的功，称为每搏功（stroke work）。它使心室以一定的压强将一定量的血液推入主动脉，同时赋予血液适当的动能以加速其流动。一般情况下，左心室的动能仅为压强能的一小部分，故可忽略不计。左心室搏出功可以用搏出量与心室射血期平均压的乘积来表示。而心室射血期平均压力等于射血期左心室内压与左心室舒张末期内压之差，即每搏功=搏出量×（射血期左心室内压−左心室舒张末期内压）。

（二）心脏泵血功能的贮备

心脏泵血功能贮备或称心力贮备（cardiac reserve）是指心输出量随机体代谢需要而增加的能力。心力贮备能力的大小反映了心脏的健康程度。例如，健康成年人静息时，心率为75次/min，搏出量为70mL，心输出量为5L/min左右；强体力劳动或激烈的运动，心率可达180~200次/min，搏出量可增加到150~170mL，心输出量可达25~30L/min，为静息时的5~6倍。心力贮备可用心脏每分钟能够射出的最大血量来表示，即心脏的最大输出量。有些优秀的运动员，心脏的最大输出量可达 35L/min，是安静时心输出量的 7 倍以上。而某些心脏病患者在运动或劳动时，因心力贮备低，心输出量不能相应增加，则可出现气急、心悸等症状。所以，心力贮备的大小反映了心脏泵血功能对机体代谢需求的适应能力。心力贮备的大小主要取决于每搏输出量和心率能够增加的程度。故心力贮备包括搏出量的贮备和心率贮备两部分。

1. 搏出量的贮备

搏出量是心室舒张末期容积与心室收缩末期容积之差，故搏出量贮备应包括：收缩期贮备和舒张期贮备。

收缩期贮备是指进一步增强射血的能力，即静息状态下，心室收缩末期容积与做最大限度射血时心室收缩末期容积之差值，如静息时心室收缩末期容积为 75mL/min，当心肌做最大收缩时，搏出量增多，心室内残留的血量相应减少，此时心室收缩末期容积为 15~20mL，故收缩期容积贮备为 55~60mL，舒张期贮备是指心室舒张时进一步扩大的程度，即做最大限度舒张所能增加的充盈血量。

在静息状态下，心室舒张末期容量约为 125mL，由于心室扩大的程度有限，最大限度舒张时，心室舒张末期容量为 140mL 左右故舒张期容积贮备只有 15mL 左右，远比收缩期贮备小。因此，收缩期贮备是搏出量贮备的主要部分，它是通过提高心肌收缩力而实现的。

2. 心率贮备

在一定范围内增快心率并保持搏出量不变，心输出量可增加至静息状态时的 2~2.5 倍。因此，心率贮备是心力贮备的另一个重要因素。在健康的成人，能使心输出量增加的最高心率为 160~180 次/min，如果心率超过这个上限，则因舒张期过短，心室充盈不足，导致搏出量下降，使心输出量反而降低。

在做剧烈活动时，由于交感—肾上腺系统活动增强，机体可通过动用心率贮备和收缩期贮备使心输出量增加。长期训练的运动员，心肌纤维粗，收缩力强，搏出量增多，故具有较大的收缩期贮备；同时由于心室收缩和舒张的速度明显加快，故心率贮备也增加。

临床上心衰的患者，心肌收缩力减弱，搏出量减少，射血后心室内残余血量增多，心室舒张末期容积增大，收缩期贮备和舒张期贮备均降低，导致心率代偿性增快，以保证心输出量不致过低，从而心率贮备已被动用；当患者的心率增快至 120~140 次/min 时，心输出量开始下降。所以，心衰患者的心力贮备显著地低于正常人。

四、心脏泵血功能的调节

心脏泵血功能的调节主要是指影响心输出量的因素及其调节机制。心输出量等于搏出量乘以心率，凡能影响搏出量和心率的因素，均可影响心输出量。

（一）搏出对心脏泵血功能的调节——包括前、后负荷及心肌收缩能力 3 个因素

前已述及，搏出量等于心室舒张末期容积和心室收缩末期容积之差，所以搏出量的大小取决于心室舒张和收缩能力。心室收缩是面临着动脉压（后负荷）的阻力进行的，而当心室舒张时被拉长的初长度是由心室收缩前（即舒张末期）所承受的负荷（前负荷）所决定的。因此，心脏的前负荷、心肌本身的收缩能力和后负荷，都会影响到心肌的收缩强度和速度，进而影响搏出量。

对搏出量和搏出功调节的研究，一直是心脏生理学中最基本的重要课题之一。从 20 世纪

到 21 世纪初，众多的学者对此进行了大量的实验工作。目前对搏出量的调节主要归纳为以下三个方面。

1. 心室前负荷对搏出量的影响——异长自身调节

（1）心室的前负荷和初长度

心室前负荷（preload）是指心肌收缩前所承受的负荷。它使心肌在收缩前就处于一定程度的被拉长的状态，即具有一定的初长度（initial length）。这个初长度取决于心室舒张末期容积，它反映了心室前负荷的大小，即心室舒张末期容积（包括静脉回心血量和原先的余血量）相当于心室的前负荷。这一血量在心室内所产生的压力决定了心肌在收缩前的初长度。在一定范围内，心室舒张末期容积（压力）越大，则初长度越长，心室收缩力越强，搏出量和搏出功越大。这一现象在 20 世纪初，由 Starling 在离体犬的心脏实验中发现，故被称为 Starling 心的定律（cardiac law）。

由于测量心室内压比测定心室容积方便，并且心室舒张末期容积与心室舒张末期压力之间具有良好的相关性，故在实验中采用舒张末期压力（end-diastolic pressure，P_{ed}）来反映前负荷。

（2）异长自身调节的概念

心室前负荷通过改变心肌细胞的初长度，以引起心肌收缩强度的改变，从而对搏出量进行的调节，称为异长自身调节（heterometric auto regulation）。

研究发现，在心肌的功能状态和动脉血压保持相对恒定的条件下，增加静脉回流量，可使心室舒张末期压力增加，即心室收缩前所承受的前负荷随之增大，心肌的初长度也相应增长，结果导致心肌的收缩力增强，搏出量增多。但是当前负荷增大到超过一定的限度后，心肌纤维的初长度就不再明显增长，搏出量也不再增加。

（3）心室功能曲线

在犬的在体心脏上，以左心室舒张末期为横坐标，左心室搏出功为纵坐标，观察了左心室舒张末期压与左心室搏出功之间的关系，发现随着心室舒张末期压的增大，心室收缩产生的搏出功和搏出量也增加。并绘制了表示心室舒张末期压与心室搏出功关系的曲线，称为心室功能曲线（ventricular function curve），也称为 Frank Starling 曲线（图 4-6）。

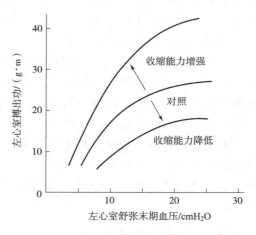

图 4-6　心室功能曲线

2. 心室后负荷对搏出量的影响

心肌的后负荷（afterload）是指心肌收缩后所承受的负荷。心室射血过程中，必须克服大动脉血压的阻力，才能使心室血液冲开主动脉瓣进入主动脉。因此，大动脉血压是心室收缩时所遇到的后负荷，又称为压力负荷（pressure load）。

动脉血压的变化将会影响心室肌的收缩过程，从而影响搏出量。在心率、心肌初长和收缩能力均保持不变的条件下，如动脉血压增高，将使射血阻力增加，致使心室等容收缩期延长，射血期缩短，心室肌缩短的速度和幅度降低，射血速度减慢，搏出量减少。此时，心室内剩余血量增加，如果静脉回流量不变，则心舒末期充盈量增加，心肌收缩力量增强，直到足以克服增大的后负荷，恢复搏出量到原有水平，从而使得机体在动脉血压突然升高的情况下，能够维持适当的搏出量。如果动脉血压持续增高，还需要通过增加心肌收缩能力，以维持适当的搏出量。心室肌将因长期处于收缩加强状态而逐渐肥厚，随后发生病理改变，导致泵血功能减退，严重时发生心力衰竭。

3. 心肌收缩能力对搏出量的影响——等长自身调节

心肌收缩能力（myocardial contractility）是指心肌不依赖于前、后负荷而改变其本身收缩力的内在特性，又称心肌变力状态（inotropicstate）。机体通过心肌细胞本身收缩能力的改变，使心脏的搏出量和搏出功发生相应改变，使心脏泵血功能的增强与初长度无关的调节过程，称为心搏出量的等长自身调节（homometric autoregulation）。心肌收缩能力主要依赖于心肌细胞兴奋—收缩耦联过程中被活化的横桥数目和肌凝蛋白中 ATP 酶的活性。

心肌收缩能力受自主神经和许多体液因素的影响。如支配心脏的交感神经及血中儿茶酚胺浓度的增高以及某些强心药物（如洋地黄的作用等），都能增强心肌收缩能力，使搏出量和每搏功增加；而乙酰胆碱、低氧、酸中毒和心力衰竭等均可使心肌收缩能力减弱，结果导致搏出量减少。

因此，凡能影响心肌收缩能力的因素，都能通过等长自身调节来改变搏出量。

（二）心率对心脏功能的调节

心率在一定范围内变化，可影响搏出量或心输出量。在一定限度内，心率增快则心输出量增加。如果心率过快，超过 180 次/min，心动周期缩短，心室充盈期明显缩短，充盈量减少，搏出量可减少到仅有正常时的一半左右，心输出量也开始下降；反之，如果心率太慢，低于 40 次/min，由于心室舒张过长，心室充盈早已达到极限，再增加心室舒张时间，也无助于心室的进一步充盈，不能相应地提高搏出量，所以心输出量也会减少。由此可见，心率的变化对心输出量的影响是有限度的，只有心率在最适宜时，心输出量才能达到最大值，心率过快或过慢都将使心输出量减少。

久经锻炼的运动员，心肌发育较好，收缩力量增强，心舒期相对延长，由于心肌发达，心舒张时，心室的抽吸力也较强，两者均可使心室充盈量增加。此外，交感神经—肾上腺系统的兴奋因久经训练而降低。因此，运动员的心率在超过 180 次/min 时，搏出量和心输出量还能增加，只有心率超过 200 次/min 时，心输出量才下降。

在完整的机体，心率受到神经和体液因素的调控。交感神经活动增强时心率加快；迷走神经活动增强时心率减慢。循环血液中的肾上腺素、去甲肾上腺素和甲状腺素的水平增高，可导致心率加快。此外，心率还受体温变化的影响，体温每升高 1℃，心率可增加 12～18 次/min。

五、体表心电图

在正常人体，由窦房结发出的一次兴奋，按一定的途径和时程，依次传向心房和心室，引起整个心脏的兴奋。故在每一个心动周期中，心脏各部分兴奋过程中出现的电变化的传播方向、途径、次序和时间都有一定的规律。这种生物电变化通过心脏周围的导电组织和体液，反映到身体表面，使身体各部位在每一心动周期中也都发生有规律的电变化。将测量电极放置在人体表面的一定部位记录出来的心脏电变化曲线，就是临床上记录的心电图（electrocardiogram，ECG）。心电图反映心脏兴奋的产生、传导和恢复过程中的生物电变化，而与心脏的机械收缩活动无直接关系。

（一）心电图的导联

描记心电图时将金属电极分别安置在体表任何两点，再用导联线连接心电图机的正负两端，借以构成电路，称为心电图的导联。目前，临床上常用的导联包括标准导联（Ⅰ、Ⅱ、Ⅲ），加压单极肢体导联（avR、avL、avF）及胸导联（V_1、V_2、V_3、V_4、V_5、V_6）。标准导联描记的 ECG 波形，反映双极下的相对电位差；单极肢体导联和胸导联能直接反映电极下的心肌电变化。

（二）标准 Ⅱ 导联记录的正常心电图各波和间期及其生理意义

在 ECG 记录纸上，有横线和纵线标出长和宽均为 1mm 的方格。横线代表时间，一般 ECG 机的走纸速度为 25mm/s，则每一小格相当于 0.04s；纵线代表电压，如定标电压为 1mV/10mm，则每小格相当于 0.1mV。因此，可以在记录纸上测量出 ECG 各波的电位数值和经历的时间（图 4-7）。

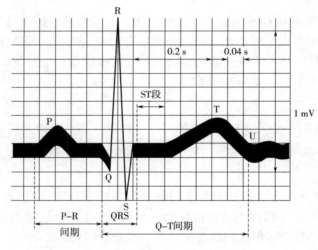

图 4-7　正常人的心电图

测量电极安放位置和连线方式（也称导联方式）不同，记录到的心电图在波形上有所不同，但基本上都包括一个 P 波（P wave）、一个 QRS 波群（QRS complex）和一个 T 波（T wave），有时在 T 波后，还出现一个小的 U 波（U wave）。除各波的形状有特定意义外，各波以及它们之间的时程关系也具有重要的理论和临床意义。

1. P 波

心电图中的 P 波反映左、右两心房的去极化过程。P 波波形小而圆钝，历时 0.08~0.11s，波幅不超过 0.25mV。

2. QRS 波群

QRS 波群反映左、右两心室的去极化过程。典型的 QRS 波群，包括 3 个紧密相连的电位波动：第一个向下波为 Q 波，以后是高而尖峭的向上的 R 波，最后是一个向下的 S 波。但在不同导联中，这 3 个波不一定都出现，各波波幅在不同导联中变化较大；正常 QRS 波群历时 0.06~0.10s，代表心室肌兴奋扩布所需的时间。

3. T 波

T 波反映心室复极化过程。可呈直立、倒置、双向或低平。波幅一般为 0.1~0.8mV，历时 0.05~0.25s，在 R 波较高的导联中，T 波不应低于 R 波的 1/10。T 波的方向与 QRS 波群的主波方向相同。

4. U 波

U 波是 T 波后可能出现的一个低而宽的波，方向一般与 T 波一致，历时 0.1~0.3s，波幅大多在 0.05mV 以下。U 波的意义和成因均不十分清楚。推测可能与浦肯野纤维网的复极化有关。

5. P-R 间期（或 PQ 间期）

P-R 间期指从 P 波起点到 QRS 波起点间的时程，P-R 间期代表由窦房结产生的兴奋经心房、房室交界和房室束到达心室的时程，并引起心室开始兴奋所需要的时间，故也称为房室传导时间，历时 0.12~0.20s。在房室传导阻滞时，P-R 间期延长。

6. P-R 段

P-R 段指从 P 波终点到 QRS 波起点之间的时程，通常与基线处在同一水平。

P-R 段形成的原因是由于兴奋冲动通过心房后在向心室传导过程中的电位变化，由于在通过房室交界区时的传导非常缓慢，形成的电位变化也很微弱，一般记录不出来，故在 P 波之后，曲线又回到基线水平，成为 P-R 段。

7. Q-T 间期

Q-T 间期指从 QRS 波起点到 T 波终点的时程，代表从心室开始去极化到完全复极化所经历的时间。QT 间期与心率有密切关系，心率越慢，Q-T 间期越长。

8. ST 段

ST 段指从 QRS 波群终点到 T 波起点之间的、与基线平齐的线段，它代表心室各部分心肌细胞均处于去极化状态（相当于动作电位的平台期），各部分之间的电位差很小，曲线恢复到基线水平。该段的异常压低或抬高常提示心肌缺血或损伤。

第三节　血管生理

血管可分为动脉（artery）、毛细血管（capillary）和静脉（vein）三大类。各类血管有自己的结构特点，在血液循环系统中各自发挥着不同的生理作用。

一、各类血管的功能特点

由心室射出的血液流经动脉、毛细血管和静脉的脉管系统，然后返回心房。由于各类血管所处的部位及中膜结构的不同，故血管的功能有很大的差异。根据生理功能的不同，将血管分为以下几类：

（一）弹性贮器血管

弹性贮器血管（windkessel vessel）是指主动脉、肺动脉主干及其发出的最大分支。这些血管的管壁坚厚，含有丰富的弹性纤维，有明显的可扩张性和弹性。左心室收缩射血时，主动脉压升高，一方面推动动脉内的血液向前流动，另一方面，使主动脉被动扩张，容量增大，将一部分血液暂时贮存起来；左心室舒张时，被动扩张的大动脉管壁弹性回缩，将射血期多容纳的那部分血液继续向外周推动输出，使整个血管系统内血液仍在向前流动。大动脉的这种功能称为弹性贮器作用（windkessel effect）。其作用是使心脏间断的射血变成血管系统中连续的血流，并能减小每个心动周期中血压的过度波动。

（二）分配血管

分配血管（distribution vessel）是指从弹性贮器血管以后到分支为小动脉前的动脉管道，其功能是将血液输送至各器官、组织。

（三）阻力血管

阻力血管（resistance vessel）主要是指小动脉和微动脉。其管径小，管壁中弹性纤维少，富含平滑肌纤维。由于在该类血管中，血液流速快，口径小，对血流的阻力大，故称为阻力血管。又因为这类血管处于毛细血管前，所以又称为毛细血管前阻力血管（precapillary resistance vessel）。其功能是控制所在器官、组织的血流阻力和血流量。

（四）毛细血管前括约肌

毛细血管前括约肌（precapillary sphincter）是指在毛细血管前阻力血管的末端、真毛细血管的起始部环绕的平滑肌纤维。功能是通过其舒缩活动可控制其后的毛细血管开闭，从而可决定某一时间内进入真毛细血管的血流量。

（五）交换血管

交换血管（exchange vessel）是指真毛细血管（true capillary），其数量极多，口径细，管壁薄（仅由单层内皮细胞构成），通透性高，总内表面积大，血流速度极慢。其是血管内血液与血管外组织液进行物质交换的重要部位。

（六）毛细血管后阻力血管

毛细血管后阻力血管（postcapillary resistance vessel）是指微静脉（venules）。微静脉管径小，对血流也有一定的阻力。其舒缩活动可影响毛细血管前阻力和毛细血管后阻力的比值，从而改变毛细血管血压和血容量，影响体液在血管内和组织间隙内的分配。

（七）容量血管

容量血管（capacitance vessel）系指微静脉、小静脉、中静脉直至大静脉的整个静脉系统。静脉的数量多，口径大，管壁薄，具有可扩张性。因此容量大，能够容纳 60%～70% 的循环血量。其口径的轻微变化可导致静脉血容量的明显变化，故容量血管起着贮血库作用。

（八）短路血管

短路血管（shunt vessel）是指在一些血管床中的小动脉和小静脉之间的吻合支，主要分布在手指、足趾、耳郭等处的皮肤中。它们参与体温调节活动，开放时形成短路，使血流由动脉直接流入静脉，大量血液通过皮肤散热；短路关闭时，可以保温。

二、血管系统中的血流动力学

血液在心血管系统中流动的一系列物理学问题属于血流动力学（hemodynamics）的范畴。血流动力学主要是研究血流量、血流阻力、压力及其相互之间的关系。但血管是有弹性的管道，血液含有血细胞和胶体物质等多种成分，不是理想液体。因此，血流动力学除与一般流体力学有共同点外，还有其自身的特点。

（一）血流

1. 血流量

血流量（blood flow）指单位时间内流过血管某一截面的血量，也称容积速度（volume velocity），单位为 mL/min 或 L/min。根据流体力学原理，血流量（Q）的大小与推动血流的压力（即血管两端的压力差）成正比，与血流的阻力成反比。

2. 血流速度

血流速度（velocity of blood flow）是指血液中的一个质点在血管中流动的线速度，通常指平均线速度。血流速度与血流量成正比，与血管的总横截面积（总口径）成反比，血管总口径大者，其线速度小。因此，血流速度在主动脉最快（20cm/s），在毛细血管最慢（0.03cm/s）（图4-8）。

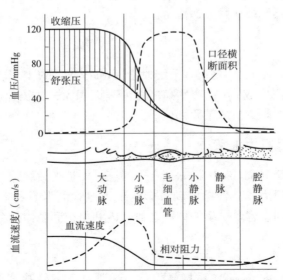

图4-8 血管系统各段阻力、压力、横截面积及血流速度的关系示意图

3. 血流方式

血液在血管内流动的方式可分为层流和湍流两类。

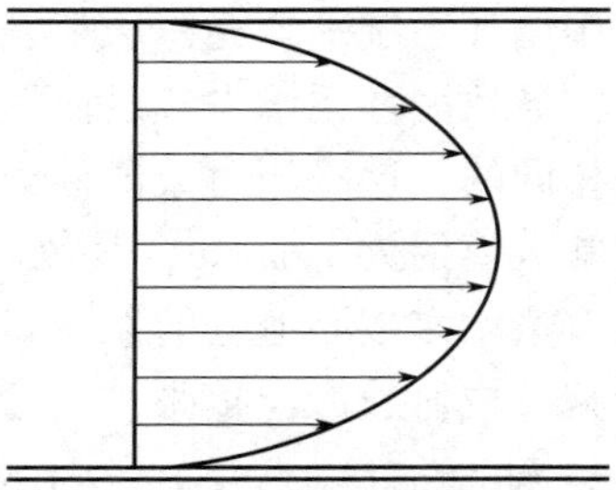

（1）层流

层流（laminar flow）是指液体每个质点的流动方向都一致，与血管长轴平行。但各质点的流速不同，血管轴心处流速最快，靠近管壁流速慢（因和血管壁发生摩擦），从而由轴心向管壁，各层液体的流速依次递减，在血管纵剖面上的连线成为一抛物线（图4-9）。

（2）湍流

湍流（turbulent flow）是指在流速快、血管口径大、血液黏滞性低或遇到障碍以及流经血管分叉和粗糙面时，

图4-9　层流时各层血管的流速模式图

血液中各个质点的流动方向不再一致，出现的旋涡，从而使血流的总阻力远远大于层流。正常情况下发生湍流的部位多在心室及主动脉，若外周血管管道中出现狭窄区或管壁中有粥样斑块时，则可使该处的血流速度大增，而在其下游处形成湍流区，产生杂音。

（二）血流阻力

血流阻力（resistance of blood flow）是指血液在血管内向前流动时所遇到的阻力。它来源于血液流动时血液与管壁之间以及血液内部的摩擦力。血流阻力（R）与血管的半径（r）、长度（L）以及血液黏滞度（η）密切相关。

根据泊肃叶定律（Poisseuille law），血液流动时，单位时间内的血流量与血管两端的压力差及血管半径的4次方成正比，与血管长度和血液黏滞度成反比。也就是说在体内灌注各器官的动脉压比较接近，故由心室射出的血液在各器官之间的分配，主要决定于器官阻力血管的口径。当某一器官内阻力血管的半径增大或缩小一倍时，其血液灌流量将增加或减少16倍。

正常时，在整个体循环的阻力中，小动脉和微动脉是产生血流阻力的主要部位，小动脉和微动脉的口径稍有变化，血流阻力就可发生很大的变化；毛细血管的口径虽然比小动脉小，但总数多，总横截面积极大，故阻力较小。在循环系统中，心脏和大血管处于"中心"，而小动脉和微动脉则属于外周部分，因此，在生理学中，将小动脉和微动脉处的血流阻力，称为外周阻力（peripheral resistance），其舒、缩活动对血流阻力和血流量进行有效的调节。

（三）血压的形成

血压（blood pressure，BP）是指流动着的血液对于单位面积血管壁的侧压力。动脉内的血压称为动脉血压，静脉内的血压称为静脉血压，毛细血管内的血压称为毛细血管血压。血液流经各类血管时，受到的阻力不同，流速不同，因而各类血管的血压也各不相同。

医学上所指的血压，一般是指肱动脉血压。若是从其他部位的动脉（如股动脉）测量的血压，则应加以注明。血压的数值在医学上传统习惯采用毫米汞柱（mmHg）表示，法定计量单位用千帕（kPa），两种单位的换算关系为：1mmHg = 0.133kPa或133Pa。此外，还可用厘米水柱表示，换算关系为：$1cmH_2O = 0.098kPa$或98Pa。

形成血压的前提是：心血管系统内必须有血液充盈（其充盈的程度采用循环系统平均充盈压表示），此外，还必须具备两个基本因素：一是心脏射血，二是存在外周阻力。

1. 循环系统内的血液充盈

形成动脉血压的前提是心血管系统内必须有足够的血液充盈。循环系统中血液充盈的程

度可用循环系统平均充盈压来表示。当采用人工的方法使动物心脏暂时停止射血，血流也就停止，导致循环系统中各段血管的压力很快取得平衡，此时在循环系统中各处所测得的压力都是相同的，这一压力数值称为体循环平均充盈压（mean systemic circulatory filling pressure）。其正常数值约为7mmHg，其数值的大小取决于血液总量和循环系统总容量之间的相对关系。如果血量增多或心血管的总容量缩小（血管收缩），则体循环平均充盈压较高；反之，如果血量减少或血管广泛扩张，则较低。

2. 动脉血压形成的基本因素

（1）心脏射血是形成血压的动力

心脏收缩时将血液射入主动脉。它所释放的能量可分为两部分，一部分推动血液向前流动（搏出量的1/3流至外周），这是血液的动能；另一部分是血液对血管壁形成侧压力，并使血管壁扩张（搏出量的2/3贮存在主动脉和大动脉内），这是血液的势能。一旦心脏射血停止，血压就会立即下降，说明心脏的收缩是形成血压的动力（图4-10）。

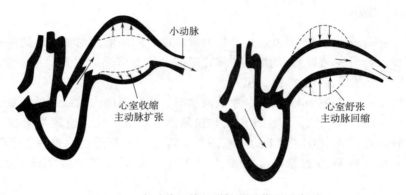

图4-10　主动脉血管的弹性贮器作用示意图

（2）外周阻力和弹性贮器血管弹性回缩是形成血压的条件

除动力外，要形成血压还必须有阻力，阻止血液顺利地流向外周，才能使大动脉膨胀产生侧压力，从而在心舒期，大动脉能够发生弹性回缩，又将这一部分势能转变成推动血液的动能，使血液继续向前流动。外周阻力可以阻碍血液的流动，使血液暂时滞留于阻力血管前管道内而构成压力，而大动脉管壁的弹性回缩，才推动了血液持续的流动，对血管壁又产生侧压力。所以，小动脉和微动脉所构成的外周阻力以及弹性贮器血管弹性回缩是形成血压的重要条件。

三、动脉血压和动脉脉搏

（一）动脉血压的正常值及其生理变动

在一个心动周期中，动脉血压（arterial blood pressure）随着心室的收缩和舒张而发生规律性的波动。在心室收缩时，主动脉血压的最高值，称为收缩压（systolic pressure），心室舒张末期，主动脉血压的最低值，称为舒张压（diastolic pressure）。收缩压和舒张压的差值称为脉搏压（pulse pressure），简称脉压（图4-11）。

在一个心动周期中，每一瞬间动脉血压的平均值，称为平均动脉压（mean arterial pressure），约等于舒张压+1/3脉压。临床上动脉血压的习惯写法是收缩压/舒张压。

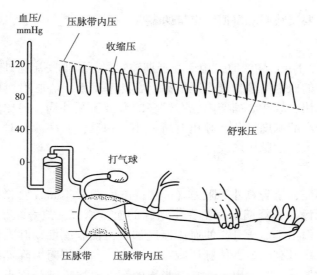

图 4-11　测量肱动脉血压示意图

动脉血压通常指主动脉血压。但由于在大动脉中血压降落很小，测量不便，所以临床上均以测量肱动脉血压为准。正常人安静状态下，动脉血压较为稳定，变动范围较小。健康成人收缩压为 100～120mmHg，舒张压为 60～80mmHg，脉压为 30～40mmHg，平均动脉压为 100mmHg 左右（图 4-12）。

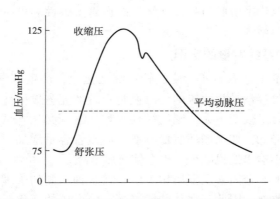

图 4-12　收缩压、舒张压和平均动脉压的关系示意图

（二）影响动脉血压的因素

根据血压形成的原理，心血管内血液充盈是血压形成的前提，心脏的射血和外周阻力的存在是形成血压的基本条件。因此，凡能影响血量、动力和阻力的因索，都能影响动脉血压。

1. 每搏输出量

每搏输出量（stroke volume，SV）增加，心缩期射入主动脉的血量增多，管壁所受的侧压力加大，收缩压明显升高，同时血液外流速度加快，故到舒张期末，大动脉内存留的血量与每搏输出量增加之前相比增加并不很多。因此，当每搏输出量增加而外周阻力和心率变化不大时，血压的升高主要表现为收缩压的升高，舒张压的升高不多，故脉压增大。反之，当每搏输出量减少时，则主要使收缩压降低，舒张压降低不多，脉压减小。可见，在一般情况下，收缩压的高低主要反映心脏每搏输出量的多少。

2. 心率

心率（heart rate，HR）增快时，由于心舒期缩短，舒张期间流向外周的血液减少，故心舒期末主动脉内存留的血量增多，舒张压增高；在此基础上，心脏射血可使动脉血压也相应升高，使血流速度加快，故在心缩期内也有较多的血液流至外周，但比较起来，收缩压升高的幅度不如舒张压升高的幅度显著，脉压有所减小；相反，心率减慢时，舒张压降低的幅度比收缩压降低的幅度大，故脉压增大。

3. 外周阻力

如果心排血量不变，全身总外周阻力（total peripheral resistance）增加时，则心舒期内血液流向外周的速度减慢，心舒期末存留在主动脉的血量增多，故舒张压升高；在此基础上，收缩压也相应升高；但由于血压升高使血流速度加快，使收缩期动脉内血量增加并不多，故收缩压升高不如舒张压升高明显，使脉压减小；反之，当外周阻力降低时，舒张压降低比收缩压降低明显，使脉压增大。所以，通常舒张压的高低主要反映外周阻力的大小。原发性高血压就是由于阻力血管口径变小而使外周阻力过高，故表现为舒张压升高明显。

4. 主动脉和大动脉的弹性贮器作用

由于主动脉和大动脉的弹性贮器作用，使其管壁的可扩张性和弹性增加，起缓冲血压变化的作用，使收缩压不至于过高，舒张压不至于过低，脉压适中；同时保证了血流的连续性，不至于发生中断现象。一般大动脉的弹性在短时间内不会有明显的变化，但老年时，血管壁中胶原纤维增生，逐渐取代平滑肌与弹性纤维，故血管壁弹性和可扩张性降低，致使收缩压升高，舒张压降低，脉压增大。

5. 循环血量与血管系统容量的比例

循环血量与血管容量相适应，才能使血管足够地充盈，产生一定的体循环平均充盈压。正常时，循环血量与血管容量是相适应的，故血管系统的充盈度变化不大。失血后，循环血量减少，此时如果血管容量改变不大，则体循环平均充盈压必然降低，回心血量减少，心输出量减少，血压将显著降低；如果循环血量不变，而血管容量增加，血液将充盈在扩张的血管中，回心血量减少，心输出量也减少，也会使血压下降。

在整体情况下，以上 5 个因素是密切相关的。在各种不同的生理情况下，上述各种影响血压的因素都可能发生改变，因此，在某种情况下动脉血压的变化，往往是各种因素相互作用的综合结果。

四、微循环

微循环（microcirculation）是指微动脉和微静脉之间的血液循环。血液循环的基本功能是实现血液和组织之间的物质交换，这一功能就是在微循环部位完成的。

（一）微循环的组成及通路

1. 微循环的组成

由于各器官、组织的结构与功能不同，故微循环的结构和组成也不一样。典型的微循环由微动脉、后微动脉、毛细血管前括约肌、真毛细血管、通血毛细血管（或称直捷通路）、动—静脉吻合支（arterio-venous anastomosis）和微静脉 7 部分组成（图 4-13）。在这些组成中，除微动脉、真毛细血管和微静脉三者不能缺少外，其余成分并不一定出现在所有的微循环结构中。

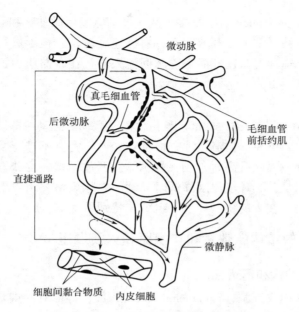

图 4-13 肠系膜微循环模式图

微动脉的管壁有完整的环形平滑肌，在神经和体液因素的调控下，可作舒、缩活动，从而控制整个微循环的血流量，是微循环的"总闸门"；后微动脉和毛细血管前括约肌的舒、缩状态决定其所属毛细血管的血流量，它们是微循环的"分闸古门"；微静脉是微循环的"后闸门"，又称后阻力血管。

2. 微循环的通路

从微动脉到微静脉通常有 3 条通路。

（1）迂回通路

迂回通路（circuitous channel）又称为营养通路（nutritional channel），是指血液从微动脉经后微动脉、毛细血管前括约肌、真毛细血管网后汇集到微静脉的通路。该通路的途径长、流速慢、管壁薄、通透性好、迂回曲折、交错成网、穿插于各细胞间隙，因此它是血液与组织细胞进行物质交换的主要场所。

真毛细血管是轮流交替开放的。安静时，肌肉中大约只有 20% 的真毛细血管处于开放状态。

其开放与关闭受后微动脉和毛细血管前括约肌的控制，而后微动脉和毛细血管前括约肌的舒、缩活动则主要受局部代谢产物（如 CO_2、H^+、组胺、激肽等）的影响。当一处的真毛细血管关闭后，该处将积聚代谢产物，由此引起后微动脉及局部毛细血管前括约肌舒张，使相应的真毛细血管开放；与此同时，开放状态的真毛细血管，则由于代谢产物被清除，毛细血管前括约肌收缩而进入关闭状态。

如此继续下去，就造成了不同部位的毛细血管网的交替开放现象。一般情况下，后微动脉和毛细血管前括约肌的舒缩交替 5～10 次/min；当组织代谢水平增高时，局部代谢产物增多，开放的真毛细血管数量增加，流经微循环的血流量也增多，以与当时的组织代谢水平相适应。

（2）直捷通路

直捷通路（thoroughfare channel）是指血液从微动脉经后微动脉和通血毛细血管而直接进入微静脉的通路。该通路经常处于开放状态，血流速度较快，很少进行物质交换，它的主要功能是使一部分血液迅速通过微循环而由静脉回流入心。在骨骼肌中这类通路较多，而在皮肤、甲皱等处较少。

（3）动—静脉短路

动—静脉短路（arterio-venous shunt）是指血液从微动脉经动—静脉吻合支直接回流到微静脉的通路。该通路血管壁厚，血流迅速，血液流经时，完全不进行物质交换，而是在体温调节中发挥作用。当环境温度升高时，动—静脉短路开放增多，皮肤血流量增加，使皮肤温度升高，有利于发散热量；当环境温度降低时，动—静脉短路关闭，皮肤血流量减少，有利于保存体热。这类通路，在人的皮肤和皮下组织（特别是手掌、足底、耳廓等处）较多。

（二）毛细血管的结构、数量和交换面积以及血压

1. 毛细血管壁的结构和通透性

毛细血管壁由单层内皮细胞（endothelial cell）构成，外面有一层基膜包围，其总厚度约 $0.5\mu m$。内皮细胞之间相互连接处存在着细微的裂隙，成为沟通毛细血管内外的孔道。

另外，人体各种组织中毛细血管壁的通透性是不同的。如在脑，毛细血管的内皮细胞之间紧密连接，一般情况下，只允许水和脂溶性分子直接通过，而肝内毛细血管壁的裂隙较大，清蛋白分子可自由通过。

2. 毛细血管的数量和交换面积

据估计，人体全身约有 400 亿根毛细血管。不同器官组织中，毛细血管的密度有很大的差异，如在心肌脑、肝和肾的毛细血管密度为 $2500\sim3000$ 根/mm^3；在骨骼肌为 $100\sim400$ 根/mm^2；骨、脂肪和结缔组织中毛细血管密度较低。假设毛细血管的平均半径为 3um，平均长度为 $750\mu m$，则每根毛细血管的表面积约为 $14000\mu m^2$。由于微静脉的起始段也有交换功能，故估计每根毛细血管的有效交换面积为 $22000\mu m^2$。由此可以估计，全身毛细血管总的有效交换面积将近 $1000m^2$。

3. 毛细血管的血压

用直接测量法测得毛细血管的血压，在近动脉端为 $30\sim40mmHg$，在毛细血管的中段约为 $25mmHg$，在近静脉端为 $10\sim15mmHg$。毛细血管血压的高低取决于毛细血管前阻力和毛细血管后阻力之比。一般说来，这一比值为 $5:1$ 时，毛细血管的平均动脉压约为 $20mmHg$。比值增大时，毛细血管的血压就降低；反之，比值变小时，毛细血管的血压就升高。

（三）微循环的生理特点

1. 血压低

血液到达微循环时，由于沿途不断地克服了血管阻力，结果导致毛细血管内的血压已经很低。由此为组织液的生成及其回流提供了动力。

2. 血流速度慢

毛细血管总横截面积大，因而血流速度缓慢，这保证了血流通过毛细血管处时，血液与细胞有充分的时间进行物质交换和气体交换。

3. 潜在血容量大

如果仅使人的肝毛细血管全部开放，即可容纳全身的循环血量。

4. 灌流量易变

当某一微循环功能单位开放时，其血液灌流量明显增多，关闭时则其血液澈流量锐减。

（四）微循环血流量的调节

微循环中的血流受微动脉、后微动脉、毛细血管前括约肌和微静脉的控制，而它们又接受神经和体液因子的调节。

1. 神经调节

微动脉和微静脉接受交感神经的支配，并以微动脉为主。当交感神经兴奋（如低 O_2、损伤和疼痛等）时，微动脉、后微动脉和微静脉收缩，使微循环的血液灌流量减少。在机体内，支配微循环的交感缩血管纤维经常发放低频冲动，以保持血管平滑肌的紧张性。当交感神经紧张性增高时，微动脉收缩，毛细血管前阻力增大，毛细血管内的血压下降，血流减少；当微静脉等容量血管收缩时，毛细血管后阻力增大，毛细血管内血压升高。

2. 体液调节

血液和组织液中能够影响微循环血管平滑肌舒缩状态的体液因素主要有去甲肾上腺素、肾上腺素、血管升压素、血管紧张素 Ⅱ 及局部代谢产物等。

（1）去甲肾上腺素（NE）、肾上腺素（E）、血管升压素（vasopressin，VP）、血管紧张素 Ⅱ（angiotensin Ⅱ，Ang Ⅱ）的调节

它们对微循环中的前、后阻力血管均起收缩作用，直接影响毛细血管中的血流量和血压。

（2）局部代谢产物的调节

局部代谢产物包括 CO_2、乳酸、腺苷、组胺、K^+、H^+等，这些物质都起局部舒张血管作用。前已述及，在安静状态下，组织代谢水平较低，局部代谢产物积聚较慢，毛细血管括前约肌处于收缩状态，真毛细血管关闭；当局部组织中代谢产物积聚增多时，该处的后微动脉和毛细血管前括约肌舒张而导致真毛细血管开放；当局部的代谢产物被清除，后微动脉和毛细血管前括约肌又收缩，使真毛细血管重新关闭，如此周而复始。

五、组织液的生成与回流

组织液（interstitial fluid）是存在于组织细胞间隙内的细胞外液，其绝大部分呈胶冻状，一般不能自由流动，仅有极少部分呈液态，可以自由流动。因此，在正常情况下，组织液不会因重力作用而流至身体低垂部分。组织液胶冻的基质是胶原纤维与透明质酸细丝，其中的各种离子成分与血浆基本相同，其蛋白质的含量明显低于血浆。

（一）组织液的生成

组织液是血浆中的液体从毛细血管壁滤过而形成的。组织液生成的过程，也就是血液中

的液体滤过到组织间隙的过程。液体移动的方向取决于 4 种力量的相互作用，即毛细血管血压，与组织液胶体渗透压方向相同，是促进液体从毛细血管壁向管外滤出的力量；血浆胶体渗透压和组织液静水压的作用方向一致，是将液体从毛细血管外回吸进入血管内的力量。滤出力量与回吸力量之差称为有效滤过压（effective filtration pressure，EFP）（图 4-14）。

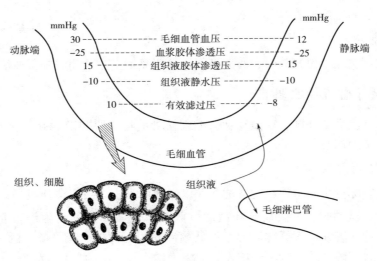

图 4-14　组织液生成与回流示意图
+代表液体滤出毛细血管的力量；−代表液体吸收回毛细血管的力量

（二）组织液的回流

流经毛细血管的血浆量，有 0.5%～2% 在毛细血管动脉端以滤过的方式进入组织间隙，形成组织液，然后再回流到血管中。其返回的途径为：①90% 组织液在毛细血管静脉端重吸收回血液中；②10% 则流入毛细淋巴管内，成为淋巴液，后经淋巴系统进入大静脉。如果因某种原因使组织液生成过多或回流障碍，则动态平衡破坏，以致组织间隙中有过多液体潴留，使组织发生肿胀，形成水肿（edema）。

（三）血液和组织液之间的物质交换

由于毛细血管壁的通透性很大，故能使血液和组织液之间的物质交换得以在这里进行。在组织和细胞之间充满着组织液，它是组织和细胞直接所处的环境。组织和细胞通过细胞膜与组织液进行物质交换，而组织和血液之间则通过毛细血管壁发生物质交换。所以，组织液是组织、细胞与血液之间进行物质交换和气体交换的中介物。

血液和组织液之间的物质交换有以下几种方式：

1. 扩散

扩散（diffusion）是血液和组织液之间进行物质交换最主要的方式。扩散的速率与该溶质在血浆和组织液中的浓度差、管壁对其通透性。有效交换面积等方面成正比，与毛细血管壁的厚度成反比。脂溶性物质（如 O_2、CO_2 等）可直接通过细胞膜进行扩散，而水溶性物质（如 Na^+、Cl^-、葡萄糖、尿素等）则通过毛细血管壁上的小孔进行扩散。

2. 滤过和重吸收

当毛细血管壁两侧的静水压不等时，水分子就会通过毛细血管壁上的小孔从压力高的一侧向压力低的一侧流动，称为滤过（filtration）。另外，由于血浆内蛋白质等胶体物质形成的胶体渗透压能从组织液中吸收水分子，称为重吸收（reabsorption）。血液和组织液之间通过这两种方式进行的物质交换，仅占总物质交换的一小部分，不起重要作用，但对于组织液的生成具有重要重义。

3. 胞饮

在毛细血管内皮细胞一侧的液体，可被内皮细胞膜包围，并吞饮入细胞内，即为胞饮。一般分子较大的物质如血浆蛋白质等，多用这种方式进行交换。

（四）影响组织液生成与回流的因素

1. 毛细血管血压

毛细血管血压升高，组织液生成增多；毛细血管血压降低，组织液生成减少。微动脉扩张、肌运动或炎症部位均可发生毛细血管血压升高；右心衰竭时，静脉回流受阻，使毛细血管血压逆行性升高，组织液的生成也会增加，并可产生水肿。

2. 血浆胶体渗透压

血浆胶体渗透压降低时，有效滤过压增大，组织液生成增多，如某些肾疾病，大量血浆蛋白质随尿排出，使血浆胶体渗透压下降，有效滤过压增大，产生水肿。

3. 淋巴回流

正常时，一部分组织液经淋巴管回流入血液，保持组织液生成量和回流量的平衡。淋巴回流受阻（如丝虫病）时，组织液积聚在受阻淋巴管前面部位的组织间隙中，可产生水肿。

4. 毛细血管壁的通透性

在烧伤、变态反应时，局部组织释放大量组胺，使毛细血管壁通透性加大，部分血浆蛋白渗出，使组织液胶体渗透压升高，血浆胶体渗透压降低，有效滤过压增大，组织液生成增多，回流减少，出现局部水肿。

六、淋巴液的生成与回流

淋巴系统（lymphatic system）是组织液回流入血液的一个重要的辅助系统。毛细淋巴管以稍膨大的盲端起始于组织间隙，彼此吻合成网，并逐渐汇合成大的淋巴管。全身的淋巴液经淋巴管收集，最后由右淋巴导管和胸导管汇入静脉。

（一）淋巴液的生成与回流

组织液进入淋巴管，即成为淋巴液（lymph fluid）。淋巴液的成分和该组织的组织液非常接近。毛细淋巴管壁由单层内皮细胞组成，管壁外无基膜，故通透性极高。相邻的内皮细胞边缘呈叠瓦状互相覆盖，形成只向管内开放的单向活瓣。组织液及其中的红细胞、细菌等可经此进入淋巴管而不倒流。当组织液增多时，组织中的胶原纤维和毛细淋巴管之间的胶原细丝，可将互相重叠的内皮细胞边缘拉开，使细胞间出现较大的缝隙。因此，组织液（包括其中的血浆蛋白质分子）可以自由地进入毛细淋巴管。

正常成人在安静状态下，每天生成的淋巴液总量为 2~4L，每小时约有 120mL 流回血液循环，其中约 100mL 经由胸导管，20mL 经由右淋巴导管进入血液。

组织液进入淋巴管的动力是：组织液和毛细淋巴管内淋巴液的压力差。凡能增加组织液压力的因素，均能加快淋巴液的生成速度。如毛细血管血压升高、血浆胶体渗透压降低、组织液胶体渗透压升高、毛细血管壁通透性增加等因素，均能增加淋巴液的回流量。毛细淋巴管汇合成集合淋巴管，其管壁平滑肌的收缩活动及其管腔内的瓣膜，共同构成了淋巴管泵，促进淋巴回流；另外，骨骼肌节律性的收缩，邻近动脉的搏动以及外部物体对组织的压迫和按摩等，也能增加淋巴液的回流量。

（二）淋巴液回流的生理意义

1. 回收蛋白质

由毛细血管动脉端滤出的血浆蛋白分子只能通过毛细淋巴管进入淋巴液，再转运回血液。每天由淋巴液带到血液的蛋白质多达 75~200g，从而维持了血浆蛋白的正常浓度，并使组织液中蛋白质浓度保持较低水平。

2. 运输脂肪及其他营养物质

对营养物质（特别是脂肪）的吸收起重要作用。经小肠黏膜吸收的脂肪 80%~90% 经由小肠绒毛的毛细淋巴管进入血液，因此，小肠的淋巴液呈乳糜状。少量的胆固醇和磷脂也经淋巴管吸收并被运输进入血液循环。

3. 调节体液平衡

淋巴管系统是组织液回流入血液的一个重要辅助系统，在调节血浆量与组织液量的平衡中起重要作用。

4. 防御和免疫功能

当组织受损伤时，就会有红细胞、异物、细菌等进入组织间隙，这些物质可被回流的淋巴液带走。淋巴液在回流的途中要经过多个淋巴结，淋巴结的淋巴窦内有大量巨噬细胞，能清除破碎的红细胞、细菌或其他微粒。此外，淋巴结能释放贮存的淋巴细胞和单核细胞，参与机体的免疫和防御功能。

第四节　器官循环

一、冠脉循环

（一）冠脉循环的解剖特点

冠脉循环（coronary circulation）是指供应心脏本身的血液循环。冠状动脉起自主动脉根部，分左、右两支，其分布存在个体差异。一般来说，左冠状动脉主要供应左心室的前部，右冠状动脉主要供应左心室的后部和右心室。人类的窦房结由右冠状动脉供血的为 70%，左冠状动脉为 25%，两侧共同供血的为 5%。房室结由右冠状动脉供血的为 80%，左冠状动脉为 10%，两侧共同供血的为 10%。

冠脉循环的主要解剖特点是：①途径短。左、右冠状动脉主干行走于心脏表面，其分支常以垂直于心脏表面的方向穿入心肌深层，直到心内膜下层分支成网，使冠脉血管容易在心肌收缩时受到压迫。②毛细血管密度高。心肌的毛细血管网分布极为丰富，毛细血管数与心肌纤维数的比例为1∶1。在心肌横断截面上，每平方毫米面积内有2500~3000根毛细血管。因此，心肌与冠脉血液间物质交换迅速。③侧支吻合少。冠状动脉之间的侧支吻合较细小，血流量少。因此，当冠状动脉突然阻塞时不易很快建立侧支循环，常可导致心肌梗死。但如果冠脉阻塞是缓慢形成的，侧支可逐渐扩张建立新的侧支循环，起代偿作用。

（二）冠脉循环的生理特点

1. 途径短、流速快

血液从主动脉根部起，经过全部冠状血管到右心房，只需6~8s。

2. 血压较高

冠状动脉直接开口于主动脉根部，且血流途径短，并直接流入较小血管中，其血压仍能维持在较高的水平。

3. 血流量大

成人心脏重约300g（占体重的0.5%）。在安静状态下，全部冠脉血流量为250mL/min，占心输出量的4%~5%；体力劳动或运动时，冠脉血流量可为静息时的4倍。

4. 动—静脉血氧差大

心肌摄氧能力很强。动脉血流经心脏后，其中65%~70%的氧被心肌摄取，比骨骼肌的摄氧率高1倍。经冠脉循环后的静脉血氧贮备已很小，当机体进行剧烈运动耗氧量增加时，几乎不可能再提高摄氧率，心肌必须通过提高冠脉血液流量来弥补需氧量的增加。所以，扩张冠脉、增加血流量是运动时增加供氧的主要途径。

5. 心肌供血主要是在心舒期

心肌的节律性收缩对冠脉血流量的影响较大，可随心动周期而波动。这是因为冠脉血管大部分分支深埋于心肌内，心缩时，挤压埋于其中的血管，使血流减慢、受阻；心舒时，心肌壁受到的挤压力减小，冠状血管开放，血液流量增多，故心肌供血主要是在心舒期。

图4-15显示犬的左右冠脉血液流量在一个心动周期内的变化。在左心室等容收缩期内，心肌强烈收缩，压迫血管，使左冠脉血流突然减慢、暂停，甚至倒流。在左心室快速射血期，主动脉血压急剧升高，冠脉血压也随着升高，但因心肌收缩挤压血管，故冠脉血液流量仅少量增加。至减慢射血期，主动脉血压有所下降，冠脉血液流量再次下降；在等容舒张期开始时，心肌对冠脉的挤压作用减弱或消失，冠脉血流阻力急剧减小，使冠脉血流量快速增加。在舒张早期，冠脉血液流量达最高峰。然后又逐渐减少。通常在收缩期，左心室血流量只有舒张期的20%~30%，当心肌收缩加强时，心缩期血流量所占的比例更小。由此可见，动脉舒张压的高低和心舒期的长短是影响冠脉血流量的重要因素，体循环外周阻力增大时，动脉舒张压升高，冠脉血流量增多。心率加快时，由于心动周期缩短主要是心舒期缩短，冠脉血流量也减少。右心室肌比较薄弱，收缩时对血流的影响不如左心室明显，在安静情况下，右心室收缩期的血流量和舒张期的血流量相差不多，甚至多于后者。

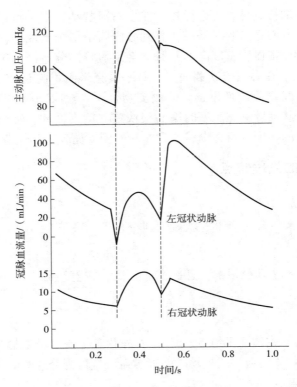

图 4-15　一个心动周期中左、右冠状动脉血流量和主动脉血压的变化情况示意图

（三）冠脉血流的调节

对冠脉血流量进行调节的各种因素中，最重要的是心肌本身的代谢水平。交感和副交感神经也支配冠脉血管平滑肌，但它们的调节作用是次要的。

1. 心肌代谢水平的影响

心肌收缩的能量来源几乎全靠有氧代谢。实验证明，冠脉血流量和心肌代谢水平呈正相关，在消除神经和体液因素的影响后，这种关系依然存在。当心肌代谢增强或氧耗量增多、氧分压降低时，使冠脉舒张，其血流量可突然增多，可达安静时的 5 倍以上。通常认为，此时冠脉血管舒张主要是由于心肌代谢产物的作用，包括腺苷（adenosine）、H^+、CO_2、乳酸、缓激肽等，其中腺苷最为重要。腺苷是在心肌代谢增强和局部组织氧含量降低时，ATP 分解为 ADP 和 AMP，在 5′-核苷酸酶的作用下，使 AMP 分解而产生的。它具有强烈的舒张小动脉的作用，腺苷生成后几秒内即被破坏，因此不会引起其他器官的血管舒张。心肌的其他代谢产物也有舒张冠脉的作用。

2. 神经调节

冠脉受迷走神经和交感神经的支配。刺激交感神经，可使冠脉先收缩后舒张。初期出现的冠脉收缩是由于交感神经可激活冠脉平滑肌 α 受体，使血管收缩，这是它的直接作用；而后期出现冠脉舒张，则是因交感神经兴奋又同时激活心肌的 β 受体，使心率加快、心肌收缩加强、氧耗量增加、代谢加速、代谢产物增多所造成的继发反应。平时此缩血管作用往往被强大的继发性舒血管作用所掩盖，因此交感神经兴奋常引起冠脉舒张。当给予 β 受体阻断剂后，再刺激交感神经，则只表现出直接的冠脉收缩反应。

迷走神经对冠脉的直接作用是使冠脉舒张，但在完整机体刺激迷走神经，对冠脉血流量影响较小，这可能是由于迷走神经对冠脉的直接舒血管作用被心脏活动减弱、心肌代谢降低所引起的继发性缩血管作用所抵消。

总之，在整体情况下，冠脉血流最主要由心脏本身的代谢水平来调节。神经因素对冠脉血流量的影响在很短时间内就被心脏代谢的改变所引起的血流变化所掩盖。

3. 激素的调节

肾上腺素和去甲肾上腺素可通过增强心肌代谢活动和氧耗量使冠脉血液流量增加；也可直接作用于冠脉血管的 α 或 β 受体，引起冠脉血管收缩或舒张。甲状腺素增多时，心肌代谢加强，氧耗量增加，冠脉舒张，冠脉血流量增加。大剂量血管升压素和血管紧张素 II 能使冠状动脉收缩，冠脉血流量减少。

二、肺循环

肺循环（pulmonary circulation）是指右心室射出的静脉血通过肺泡壁与肺泡气进行气体交换而转变成动脉血返回左心房的血液循环。主要功能是从肺泡气中摄取 O_2，排出 CO_2，进行气体交换。

（一）肺循环的生理特点

1. 循环途径短、血流阻力小

肺动脉主干长 4cm，随即分为左、右两支，再分为若干小支进入肺泡壁形成毛细血管网，最后汇入肺静脉流回左心房。整个肺循环途径比体循环短得多。肺动脉分支短、管径大．管壁薄，可扩张性大，血管的总横截面积大，加上肺循环的全部血管都位于比大气压低的胸膜腔内，因此肺循环的血流阻力小。

2. 血压较低

因右心室的收缩能力弱，故肺循环的血压较低，仅为体循环的 $1/6 \sim 1/4$，右心室收缩压平均约为 22mmHg，舒张压为 $0 \sim 1$mmHg，肺动脉收缩压和右心室收缩压相同，舒张压为 8mmHg，平均动脉压约 13mmHg。用间接方法可测得肺循环毛细血管平均血压为 7mmHg。肺循环的终点，即肺静脉和左心房内压力为 $1 \sim 4$mmHg，肺静脉压平均约 2mmHg。可见整个肺循环的血压较低。当左心功能不全时，可引起肺淤血和肺水肿，导致呼吸功能障碍。

3. 肺毛细血管的有效滤过压为负值，故无组织液生成

由于肺毛细血管的血压（7mmHg）低于血浆胶体渗透压（25mmHg），因此肺泡间隙中基本上没有组织液生成。另外，由于胸膜腔内的压力为负压，使肺泡膜与毛细血管壁紧密相贴，有利于肺泡与血液之间的气体交换。在左心衰竭时，肺静脉及肺毛细血管血压升高，可导致液体积聚在肺泡内或肺的组织间腺中而形成肺水肿。

4. 肺血管的管壁薄，顺应性大

与体循环相比较，肺组织和肺血管可扩张性好、顺应性大，故肺血容量的变化范围大。平静时，肺血容量约为 450mL，占全身总血量的 9%。用力呼气时，肺的血容量可减少至 200mL 左右；而在深吸气时可增加到 1000mL 左右。因其容量大，变化范围也大，故肺循环有贮血库作用。当机体失血时，肺循环可将一部分血液转移至体循环，起代偿作用。

肺循环的血容量受到呼吸周期的影响，从而对左心室输出量和动脉血压发生影响。在吸气时，由腔静脉回流入右心房的血量增多，右心室射出血量增多。由于肺扩张时可将肺循环的血管牵拉扩张，使其容量增大，能容纳较多的血液，而由肺静脉回流入左心房的血液则减少。但经几次心搏后，扩张的肺循环血管已被充盈，故肺静脉回流入左心房的血液则逐渐增多；在呼气时，发生相反的过程。因此，在吸气开始时，动脉血压下降，到吸气相的后半期降到最低点，以后逐渐回升，在呼气相的后半期达到最高点。在呼吸周期中出现的这种血压波动，称为动脉血压的呼吸波。

（二）肺循环血流量的调节

1. 神经调节

血管受交感神经和迷走神经支配。刺激交感神经可产生缩血管作用，肺血管阻力增大；刺激迷走神经则引起轻度舒血管作用，肺血管阻力稍有降低。

2. 低氧和 CO_2 的作用

低氧可引起肺血管平滑肌收缩，血流阻力增大，肺动脉压升高。有人推测，其可能是低氧使肺组织产生一种缩血管物质所致。长期生活在高原低氧环境下，常发生肺动脉高压，右心负荷加重而导致右心室肥厚。CO_2 分压升高也可引起肺血管收缩反应，其机制尚不清楚。

3. 血管活性物质的影响

肾上腺素、去甲肾上腺素、血管紧张素 II 、血栓烷 A_2 、PGF_2 、组胺、5-羟色胺等均能使肺循环的微动脉收缩；ACh 和异丙肾上腺素能使肺血管舒张。

三、脑循环

脑的血液供应来自颈内动脉与椎动脉。大脑半球的前 2/3 脑区由颈内动脉供血，大脑半球的后 1/3 脑区及小脑和脑干由椎动脉供血。脑静脉注入静脉窦，主要通过颈内静脉注入腔静脉。

脑循环（cerebral circulation）主要是为脑组织供氧、供能、提供营养物质排出代谢产物以维持脑的内环境稳态。

（一）脑循环的特点

1. 脑血流量大，耗氧量多

在安静情况下，100g 脑的血液流量为 $50 \sim 60 mL/min$。整个脑的血流量约为 720mL/min. 可见，脑的重量虽仅占体重的 2%，但血流量却占心输出量的 15% 左右。在安静情况下，100g 脑耗氧量 $3 \sim 3.5 mL/min$，或者说，整个脑的耗氧量约占全身耗氧量的 20%。

2. 脑血流量变化小

大脑位于骨性颅腔内，容积较为固定。颅内为脑、脑血管和脑脊液所充满，三者容积的总和也是固定的。由于脑组织是不可压缩的，故脑血管舒缩受到相当的限制，血液流量的变化较小。

3. 局部化学环境影响大

尤其以血液中 CO_2 分压升高和 O_2 分压降低时，使脑血管扩张，脑血流量更明显增加。

4. 神经因素对脑血管活动的调节作用小

脑血管的神经支配少，其作用较弱。故在各种心血管反射中，对脑的血流量影响较小。

5. 存在血—脑屏障和血—脑脊液屏障

脑内由于存在血—脑屏障和血—脑脊液屏障，使许多物质不易进入脑组织，从而发挥了重要的保护作用。

（二）脑血流量的调节

1. 脑血管的自身调节

由于脑血管的舒、缩受到限制，故脑的血流量主要取决于脑的动脉和静脉的压力差以及脑血管的血流阻力。在正常情况下，颈内静脉压接近右心房压，变化不大，故影响脑血流的主要因素是颈动脉血压。颈动脉血压升高时，脑血流量可相应增加；反之则降低。

正常情况下，脑循环的灌注压为 80~100mmHg，平均动脉压降低或颅内压升高都可使脑的灌注压降低。但平均动脉压在 60~140mmHg 的范围内变化时，脑血管可通过自身调节的机制使脑血流量保持恒定。平均动脉压降低到 60mmHg 以下时，脑血流量减少，引起脑的功能障碍；反之，当平均动脉压超过脑血管自身调节的上限时，脑血流量显著增加。

2. 体液调节

脑血流量与大脑的代谢密切相关。当血液的 CO_2 分压升高或 O_2 分压降低时，脑的阻力血管舒张，血流量增加，其增加的程度几乎与 H^+ 浓度成正比，因此认为 CO_2 过多引起血管扩张是通过 H^+ 的作用来实现的；CO_2 进入组织后，与组织中的水分子结合，形成 H_2CO_3，后者再解离，产生 H^+。H^+ 浓度增高，可抑制脑神经元活动。但 H^+ 浓度增加时，脑血流量增多，可清除增多的 H^+ 和 CO_2，使脑组织局部内环境趋于正常，有利于神经元的正常活动；实验观察到，当脑静脉血 O_2 分压由正常时的 35mmHg 降至 30mmHg 以下时，将引起脑血管扩张，血液流量增多，表明脑血管对血氧减少很敏感。血液中 O_2 分压升高时，会引起脑血管中等程度的收缩。

3. 脑代谢产物的影响

脑各部分的血流量与该部分脑组织的代谢活动程度有关。当脑的某一部分活动加强时，该部分的血液流量就增多。如握拳时，对侧大脑皮层运动区的血流量增加。代谢活动加强引起局部脑血流增加的机制，可能是由代谢产物（如 H^+、K^+、腺苷）以及氧分压降低，引起脑血管扩张所致。

4. 神经调节

脑血管接受交感缩血管纤维和副交感舒血管纤维的支配，但神经因素在脑血管活动调节中所起作用很小。切断支配脑血管的神经后，脑血流量无明显变化。

（三）血—脑脊液屏障和血—脑屏障

1. 血—脑脊液屏障

脑脊液（cerebrospinal fluid，CSF）形成的原理与组织液不完全相同，它主要由脑室的脉络丛分泌，其次来自室管膜细胞的分泌以及血浆经毛细血管壁的滤过而生成。脑脊液的成分与血浆及身体其他部分的组织液不同，其中蛋白质的含量极微，葡萄糖含量也较血浆少，

Na^+、Mg^{2+}的浓度比血浆高，K^+、HCO_3^-和Ca^{2+}则比血浆低。可见，血液和脑脊液之间的物质交换不是被动的转移过程，而是主动的运输过程，同时血液中的一些大分子物质也难以进入脑脊液。在血液和脑脊液之间似乎存在一种特殊屏障，称为血—脑脊液屏障（blood-cerebro-spinal fluid barrier，BCFB）。这种屏障对不同物质的通透性是不同的。如 O_2、CO_2 等脂溶性物质容易通过，但许多离子通过则很困难。血—脑脊液屏障的基础，可能与在无孔的毛细血管和脉络丛细胞中，存在运输各种物质的不同的载体系统有关。

2. 血—脑屏障

血液和脑组织之间也有类似屏障，可限制物质在血液和脑组织之间的自由交换，称为血—脑屏障（blood-brain barrier，BBB）。脂溶性物质（如 O_2、CO_2）以及某些麻醉剂和乙醇等，易于通过血—脑屏障；而不同的水溶性物质的通透性有很大差别，并不一定和分子的大小相关。例如，对葡萄糖和氨基酸的通透性较高，而对甘露醇、蔗糖等物质的通透性很低，甚至不能通过。可见脑内毛细血管处的物质交换和身体其他部位毛细血管处的不同，它也是一种主动的运输过程。

在电镜下，可见脑内大多数毛细血管表面都被星状胶质细胞伸出的突起（称血管周足）所包围。因此，毛细血管内的血液和神经元之间的物质交换可能要通过胶质细胞。故可认为，毛细血管的内皮、基膜和星状胶质细胞的血管周足等结构可能就是血—脑屏障的形态学基础。另外，毛细血管壁对各种物质特殊的通透性也和这种屏障作用有重要关系。

血—脑脊液屏障和血—脑屏障的存在，对于保持脑组织周围稳定的化学环境和防止血液中有害物质侵入脑内具有重要的生理意义。

参考文献

[1] 姚泰. 生理学［M］. 6 版. 北京：人民卫生出版社，2003.

[2] 张建福. 人体生理学［M］. 2 版. 北京：高等教育出版社，2010.

[3] 孙庆伟. 人体生理学［M］. 3 版. 北京：中国医药科技出版社，2011.

[4] 朱妙章. 大学生理学［M］. 北京：高等教育出版社，2009.

[5] 朱思明. 生理学纲要［M］. 北京：北京科学技术出版社，2003.

[6] Guyton A C，Hall J E. Textbook of Medical Physiology［M］. 11th ed. Philadelphia：WB Saunders Co，2000.

[7] Adoshima J，Izumo S. The cellular and molecular response of cardiac myocytes to mechanical stress［M］. Annu Rev Physiol，1997（59）：551-554.

[8] Michel C C. Starling：the formulation of his hypothesis of microvascular fluid exchange and its significance after 100 year［J］. Exp Physiology，1997（82）：1-5.

[9] Berne R M，Ievy M N. Cardiovascular Physiology［M］. 8th ed. St. Louis：Mos-by-Year Book，Inc，2001.

第五章　呼吸生理

呼吸（respiration）是指机体与外界环境之间进行气体交换的过程。通过呼吸，机体从外界环境摄取新陈代谢所需要的 O_2，排出代谢所产生的 CO_2。体重 70kg 的人，体内储存的 O_2 量约为 1550mL，在基础状态下，机体的耗氧量约为 250mL/min，体内储存的全部 O_2 大约仅够维持机体正常代谢 6min 左右。因此，呼吸是维持机体生命活动所必须的基本生理过程之一，呼吸一旦停止，生命便将终结。

在人和高等动物呼吸的全过程由相互衔接并同时进行的三个环节来完成（图 5-1）：外呼吸（external respiration）或肺呼吸，包括肺通气（肺与外界环境之间的气体交换过程）和肺换气（肺泡与肺毛细血管血液之间的气体交换过程）；气体在血液中的运输；内呼吸（internal respiration）或组织呼吸，即组织换气（组织毛细血管与组织细胞之间的气体交换过程），有时也包括细胞内的生物氧化过程。其中肺通气是整个呼吸的基础。肺通气的动力来源于呼吸运动，因此，狭义的呼吸仅指呼吸运动。

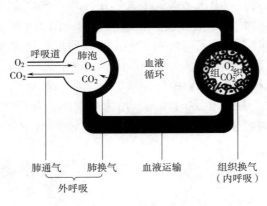

图 5-1　呼吸全过程示意图

第一节　肺通气

肺通气（pulmonary ventilation）是指肺与外界环境之间进行气体交换的过程。实现肺通气的器官包括呼吸道、肺泡、胸廓等。呼吸道是气体进出肺的通道，具有加温、加湿、过滤、清洁吸入气体以及防御反射等保护作用；肺泡是肺换气的主要场所；胸廓肌的节律性运动是肺通气的原动力。

一、肺通气的原理

气体进出肺受到两个因素的作用：一是推动气体流动的动力，二是阻止其流动的阻力。

动力必须克服阻力，才能实现肺通气。

（一）肺通气的动力——呼吸运动

推动气体出、入肺的动力取决于肺内压力与大气压之间的压力差。在一定的海拔高度，外界环境的压力，即大气压是相对恒定的。因此，在自然呼吸情况下，肺泡与外界环境之间的压力差由肺内压决定。肺内压的高低取决于肺容积的改变，而肺本身不具有主动扩大和缩小的能力，它的扩大和缩小依赖于呼吸肌的收缩和舒张引起的胸廓运动。可见，肺泡与外界环境之间的压力差是肺通气的直接动力，呼吸肌收缩和舒张引起的节律性呼吸运动则是肺通气的原动力。

1. 呼吸运动

参与呼吸运动的肌肉称为呼吸肌，包括吸气肌和呼气肌。吸气肌主要有肋间外肌和膈肌，还有一些辅助吸气肌，如斜角肌、胸锁乳突肌等；呼气肌主要有肋间内肌和腹肌。

（1）呼吸运动的过程

呼吸运动包括吸气运动（inspiratory movement）和呼气运动（exspiratory movement）。平静呼吸时，吸气运动主要通过的吸气肌即膈肌和肋间外肌的收缩实现。平静吸气时，肋间外肌收缩，肋骨上抬并外展，增加胸廓的前后径和左右径；膈肌收缩，穹窿顶下移（平静吸气时下降 1~2cm；深吸气时可达 10cm，此时胸腔容积增大 250mL），增大胸廓的上下径。胸廓容积扩大，肺容积随之增大，肺内压下降低于大气压，外界气体流入肺内，这就是吸气的过程。平静呼吸时，呼气运动并不是由呼气肌收缩引起的，而是由膈肌和肋间外肌舒张所致。当吸气肌停止收缩而舒张时，肋骨和胸骨因重力作用而回位，胸廓回位，肺弹性回位容积缩小，肺内压升高，肺内压高于大气压，气体由肺流出，这就是呼气过程。

用力吸气时，除膈肌和肋间外肌收缩外，辅助吸气肌（斜角肌、胸锁乳突肌等）也参与收缩，使胸廓进一步扩大，吸入更多的气体。用力呼气时，除吸气肌舒张外，还有呼气肌（肋间内肌、腹肌等）参与收缩，使胸廓进一步缩小，加强呼气（图 5-2）。

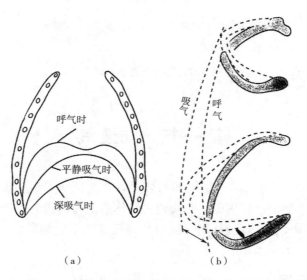

图 5-2　呼吸肌活动引起的胸廓容积变化示意图

（2）呼吸运动的形式

根据参与活动的呼吸肌的主次、多少和用力程度，将呼吸运动分为不同的形式。①腹式呼吸和胸式呼吸：如果呼吸运动主要由膈肌活动引起，则腹壁起伏动作更明显，称为腹式呼吸（abdominal breathing）。婴幼儿的肋骨趋于水平位置不易上提，以腹式呼吸为主。练瑜伽功时常要求做深而慢的腹式呼吸。在妊娠后期、肥胖、腹膜炎等情况下膈肌活动受限时，主要以肋间外肌活动为主，此时胸部起伏明显，称为胸式呼吸（thoracic breathing）。一般情况下，成人的呼吸运动是腹式和胸式并存的混合式呼吸。②平静呼吸和用力呼吸：安静状态下，正常人的呼吸运动平稳而均匀，每分钟 12~18 次，吸气是主动的，呼气是被动的，这种呼吸运动称为平静呼吸（eupnea）。当机体运动、吸入气中 CO_2 含量增加或 O_2 含量减少，或通气阻力增高时，呼吸运动加深加快，此时不仅参与的吸气肌数量更多，收缩更强，而且呼气肌也参与收缩，这种呼吸运动称为用力呼吸（forced breathing）或深呼吸（deep breathing）。在缺氧、CO_2 增多或肺通气阻力增大较严重的情况下，可出现呼吸困难（dyspnea），表现为呼吸运动显著加深、鼻翼扇动、张口耸肩，同时还会有胸部困压感，甚至出现紫绀，并有呼吸频率、深度和节律的异常。

2. 呼吸时肺内压的变化

肺内压（intrapulmonary pressure）是指肺泡内的压力。在呼吸运动中，肺内压呈周期性波动（图 5-3）。吸气时，肺容积增大，肺内压下降，当肺内压低于大气压（若以大气压为 0，则肺内压为负值）时，外界气体被吸入肺泡。随着肺内气体的增加，肺内压也逐渐升高，至吸气末，肺内压升高到与大气压相等，气体停止流动。呼气时，肺容积减小，肺内压升高并超过大气压（若以大气压为 0，则肺内压为正值），气体由肺呼出，随着肺内气体的减少，肺内压也逐渐下降，至呼气末，肺内压又降到与大气压相等，气体又停止流动。

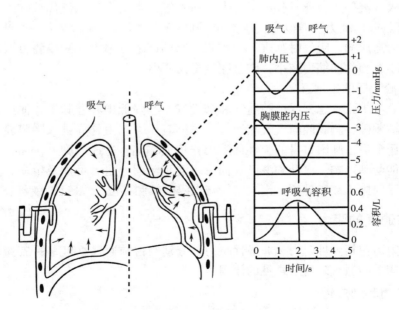

图 5-3　呼吸时肺内压、胸膜腔内压的变化

呼吸过程中肺内压变化的程度，与呼吸运动的缓急、深浅和呼吸道是否通畅等有关。平静呼吸时，呼吸运动缓和，肺内压波动较小，吸气时为$-2\sim-1$mmHg；呼气时为$1\sim2$mmHg。

用力呼吸或呼吸道不够通畅时，肺内压波动幅度增大，如紧闭声门并尽力做呼吸运动，吸气时肺内压可低至$-100\sim-30$mmHg，呼气时可高达$60\sim140$mmHg。

由此可见，肺内压的周期性交替升降是引起肺通气的直接动力。根据这一原理，在自然呼吸停止时，可以用人为的方法建立肺内压和大气压之间的压力差，维持肺通气，这就是人工呼吸（artificial respiration）。人工呼吸分为正压法和负压法两种。前者是施以正压引起吸气的人工呼吸，如口对口人工呼吸。后者是施以负压引起吸气的人工呼吸，如节律性地举臂压背或挤压胸廓。不同类型的人工呼吸机可实施正压或负压人工呼吸。

3. 胸膜腔内压

胸膜腔（pleuralcavity）是由黏附于胸廓内壁的胸膜壁层与黏附于肺的胸膜脏层围成的密闭、潜在的腔隙。胸膜腔内的压力称为胸膜腔内压（intrapleural pressure），简称胸内压。胸膜腔内没有气体，有约$10\mu m$厚的薄层浆液。浆液作用有：一是将胸膜的脏层与壁层紧贴在一起，不易分开，使肺能跟随胸廓被动地运动；二是减少呼吸运动中两层胸膜之间的摩擦，起润滑作用。

（1）胸膜腔负压形成的原因——肺的回缩力

从胎儿期开始，胸廓的生长速度比肺快，胸廓的自然容积比肺的自然容积大；成年时，胸廓的自然容积比肺的自然容积大$2\sim3$倍。由于胸膜腔的密闭性以及两层胸膜之间液体分子的吸附力，从胎儿出生后第一次呼吸开始，肺即被胸廓牵引处于扩张状态，而出现向内的弹性回缩力。随着胸廓和肺的不断发育，这种趋势逐渐加大，胸内负压绝对值也相应加大。由此，胸膜腔受到两种外力的作用：一是使肺泡扩张的肺内压；二是使肺泡缩小的肺回缩力。胸膜腔内压是这两种方向相反的力的代数和，即胸膜腔内压=肺内压-肺回缩力。在吸气末或呼气末时，呼吸气流停止，此时肺内压与大气压相等，可用大气压值代替肺内压值，即胸膜腔内压=大气压-肺回缩力。若以大气压为0，则胸膜腔内压=-肺回缩力。可见，胸膜腔负压是由肺的回缩力造成的。吸气时肺进一步扩张，肺的回缩力增大，胸膜腔负压加大；呼气时肺扩张程度缩小，肺的回缩力减小，胸膜腔负压也减小。

（2）胸膜腔负压的生理意义

①维持肺处于扩张状态，保证肺通气和肺换气；②降低中心静脉压，促进血液和淋巴回流。如果胸膜被刺破，胸膜腔与大气相通，气体顺着压力差由外界进入胸膜腔，两层胸膜分开，胸膜腔负压消失，肺因自身的弹性回缩力作用而塌陷，造成气胸（pneumothorax）。气胸时不但通气功能受到影响，血液和淋巴液回流也受到阻碍，重者可危及生命。如果一侧出现气胸，患侧胸膜腔内压高于健侧，出现气管与纵隔向健侧移位，纵隔随呼吸运动而发生摆动。

（二）肺通气的阻力

肺通气的阻力包括弹性阻力和非弹性阻力，分别约占肺通气总阻力的70%及30%。通气阻力增大是临床上肺通气障碍最常见的原因。

1. 弹性阻力和顺应性

弹性阻力（elastic resistance）指弹性物体对抗外力作用引起变形的力。肺通气的弹性阻力包括肺的弹性阻力和胸廓的弹性阻力。在气流停止的状态下，弹性阻力仍然存在，故属于静态阻力。弹性阻力大的物体不易发生变形，弹性阻力小者易变形。

顺应性（compliance，C）是指在外力作用下，弹性组织的可扩张性。顺应性与弹性阻力呈反变关系。顺应性越大，弹性阻力越小，组织越易扩张，反之亦然，故弹性阻力的大小可用顺应性来度量，顺应性（C）=1/弹性阻力（R），即：顺应性（C）指单位压力（Δp）作用下所引起弹性物体容积（ΔV）的变化，也即 $C = \Delta V/\Delta p$（L/cmH$_2$O）。

肺和胸廓均为弹性组织，故其弹性阻力的大小也可用顺应性来表示：

$$C = \Delta V/\Delta p \text{（L/cmH}_2\text{O）}$$

（1）肺的弹性阻力和顺应性

肺在被动扩张时产生弹性回缩力，其方向与肺扩张方向相反，是吸气的阻力和呼气的动力。肺的顺应性（lung compliance，C_T）为：肺的顺应性（C_T）=肺容积变化（ΔV）/跨肺压变化（Δp）（L/cmH$_2$O）式中的跨肺压指肺内压与胸膜腔内压之差。

胎儿发育至 30 周左右时，肺泡型细胞才开始合成和分泌表面活性物质。早产儿可因缺乏肺泡表面活性物质，使肺泡过度回缩而形成肺不张。同时由于肺组织表面张力过高，促使肺毛细血管内的液体滤入肺泡，形成一层透明膜，阻碍气体交换，发生新生儿呼吸窘迫综合征（neonatal respiratory distress syndrome，NRDS）或称肺透明膜病，导致死亡。由于肺泡液可进入羊水，可通过检查羊水中表面活性物质的含量和成分，来判断肺组织发育的成熟程度。糖皮质激素能加速肺泡型细胞成熟，促进其分泌表面活性物质，可用于预防 NRDS 的发生。而胰岛素作用则相反，糖尿病患者的胎儿受高血糖刺激，胰岛素分泌过多，可导致 NRDS。

（2）胸廓的弹性阻力和顺应性

胸廓的弹性阻力与肺的弹性阻力不同。肺的弹性阻力总是吸气的阻力；而胸廓弹性阻力的作用方向，则依其所处位置而发生变化。胸廓在自然容积位置时，肺容量相当于肺总量的67%左右，此时胸廓无变形，不表现出弹性回缩力；当肺容量小于肺总量的 67% 时，胸廓被牵引向内而缩小，其弹性阻力向外，成为吸气的动力和呼气的阻力；当肺容量大于肺总量的67% 时，胸廓被牵引向外而扩大，其弹性阻力向内，成为吸气的阻力和呼气的动力。

胸廓的弹性阻力可用胸廓顺应性（thoracic compliance，C_r）表示，即胸廓的顺应性（C_T）=胸腔容积变化（ΔV）/跨壁压变化（Δp）（L/cmH$_2$O）。式中跨壁压为胸膜腔内压与大气压之差。成人胸廓顺应性也是 0.2L/cmH$_2$O。胸廓顺应性可因肥胖、胸廓畸形、胸膜增厚和腹内占位性病变等而降低，但少见由此引起的肺通气障碍，故临床意义较小。

（3）肺和胸廓的总弹性阻力和总顺应性

由于肺和胸廓是串联排列，所以肺和胸廓的总弹性阻力是两者弹性阻力之和。因为顺应性是弹性阻力的倒数，故肺和胸廓的总顺应性（C_{LT}）可列式如下，因此，在测得肺顺应性 C_L 和胸廓顺应性 C_T 后，即可计算出肺和胸廓的总顺应性，正常成人 C_L 和 C_T 都是 0.2L/cmH$_2$O，所以肺和胸廓的总顺应性 C_T 为 0.1L/cmH$_2$O。

$$1/C_{LT} = 1/C_L + 1/C_T \text{（L/cmH}_2\text{O）}$$

2. 非弹性阻力

（1）非弹性阻力的概念

非弹性阻力（non-elastic resistance）包括惯性阻力、黏滞阻力和气道阻力。惯性阻力（inertial resistance）指气流在发动、变速、换向时，因气流和组织惯性所产生的阻止肺通气的力。黏滞阻力（viscous resistance）来自呼吸时组织相对位移所发生的摩擦力。平静呼吸时，惯性阻力和黏滞阻力较小，可以忽略不计。气道阻力（airway resistance）是气体流经气道时，气体分子之间以及气体分子与气道壁之间的摩擦力，占非弹性阻力 80% ~ 90%，它是非弹性阻力的主要成分。故非弹性阻力只在气体流动时产生，并随气流加快而增加，是一种动态阻力。成人平静呼吸时的总气道阻力为 $1~3$ cmH$_2$O／（L·s），即每秒推动 1L 气体流动需要 $1~3$cmH$_2$O 的压力差。

（2）气道阻力的分布

大部分气道阻力存在于上呼吸道。鼻腔的阻力最大，约占气道总阻力的 50%，是经口腔呼吸阻力的 2~3 倍，故呼吸困难时，常张口呼吸，临床上气管切开术可大大减低气道阻力，改善肺通气功能；声门约占气道总阻力的 25%；气管和支气管约占气道总阻力的 15%；直径小于 2mm 的细支气管仅占 10%，故做肺功能测定时，常不能发现这些部位的早期病变。

（3）影响气道阻力的因素

1）气流速度：气流速度快则阻力大，反之则小。

2）气流形式：气流形式有层流（laminar flow）和湍流（turbulent flow）。层流阻力小，湍流阻力大，气流太快或气道不畅时易生湍流。如气道内有异物、肿瘤或渗出液时，可用清除异物、减轻黏膜肿胀和排痰等方法减少湍流，以降低气道阻力。

3）气道管径：气道管径是影响气道阻力的主要因素，层流时流体阻力与气道半径 4 次方成反比，管径缩小时阻力增高。

二、肺通气功能的评价指标

肺通气过程受到呼吸肌收缩活动、肺和胸廓的弹性以及气道阻力等多种因素的影响。呼吸肌麻痹、肺和胸廓的弹性发生改变、气胸等引起肺的扩张受限，发生限制性通气不足（restrictive hypoventilation）；而支气管平滑肌痉挛、气道内异物、气管和支气管等黏膜腺体分泌过多，以及气道外肿瘤压迫引起的气道口径减小或呼吸道阻塞时，则出现阻塞性通气不足（obstructive hypoventilation）。对患者肺通气功能的测定，不仅可明确是否存在肺通气功能障碍及其障碍程度，还能鉴别肺通气功能降低的类型。

（一）肺容积和肺容量

1. 肺容积

肺容积（pulmonny volume）是指肺内气体的容积。在呼吸运动过程中，肺容积呈周期性的变化。通常将肺容积分为潮气量、补吸气量、补呼气量和余气量四种不重叠的基本肺容积（图5-4）。

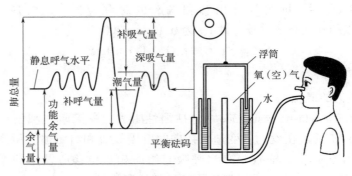

图5-4 肺容量及其组成

（1）潮气量

平静呼吸时每次吸入或呼出的气体量称为潮气量（tidal volume，TV）。正常成人潮气量为 400~600mL，平均 500mL，其中 75% 来自膈肌的活动。运动时，潮气量增大，最大可达肺活量。潮气量的大小取决于呼吸肌收缩的强度、胸廓和肺的机械特性以及机体的代谢水平。

（2）补吸气量或吸气储备量

平静吸气末，再用力吸气所能吸入的气体量称为补吸气量（inspiratory reserve volume，IRV）。正常成人补吸气量为 1500~2000mL。补吸气量反映吸气的储备量。

（3）补呼气量或呼气储备量

平静呼气末，再用力呼气所能呼出的气体量称为补呼气量（expiratory reserve volume，ERV）。正常成人补呼气量为 900~1200mL。补呼气量反映呼气的储备量。补呼气量的个体差异较大，同时也因体位的不同而变化。

（4）余气量或残气量

最大呼气末，尚存留于肺内的气体量称为余气量（residual volume，RV，也称残气量）。正常成人余气量为 1000~1500mL。余气量的存在是由于在最大呼气末，细支气管特别是呼吸性细支气管关闭所致。余气量的存在可避免肺泡在低肺容积条件下发生塌陷。一旦肺泡发生塌陷，则需要极大的跨肺压才能实现肺泡的再扩张。支气管哮喘和肺气肿患者的余气量会增加。因为余气量这部分气体是无法呼出的，所以法医可根据这一事实来判断初生儿死亡是在产前还是产后，若死于产前，则其肺内无气体，肺放入水中即下沉。若死于产后，由于进行过呼吸，肺内有气体，肺就浮在水面。

2. 肺容量

肺容积中两项或两项以上的相加称为肺容量（pulmonary capacity），包括深吸气量、功能余气量、肺活量和肺总量。

（1）深吸气量

平静呼气末做最大吸气所能吸入的气体量称为深吸气量（inspiratory capacity，IC），是潮气量与补吸气量之和，是衡量最大通气潜力的指标之一。

（2）功能余气量

平静呼气末肺内存留的气体量称为功能余气量（functional residual capacity，FRC），它等于补呼气量与余气量之和。正常成人约 2500mL。肺气肿时功能余气量增加，而肺实质性病变时则减少。功能余气量的生理意义是，缓冲肺泡气中 $p(O_2)$ 和 $p(CO_2)$ 在呼吸过程中的变化幅度，防止肺泡塌陷，有利于肺换气。

（3）肺活量

尽力吸气后，从肺内所能呼出的最大气体量称为肺活（vitalcapacity，VC）。它是补吸气量、潮气量和补呼气量之和。正常成人肺活量男性约为 3500mL，女性约为 2500mL。

肺活量反映一次呼气的最大能力。其测定方法简单，重复性好，是检测肺通气功能的常用指标。但是，肺活量的个体差异大，只适宜做自身比较。因其测定不受呼气时间限制，不能充分反映肺组织的弹性状况和气道的通畅程度。肺气肿、支气管哮喘患者，虽然肺组织弹性降低或气道狭窄，肺通气功能已受到损害，呼气时间延长，但肺活量仍可正常。

（4）用力呼气量

最大吸气后，尽力尽快地呼气，在一定时间内所能呼出的最大气体量称为用力肺活量

（forced vital capacity，FVC）。记录第 1s 末（forced expiratory volume in 1 second，FEV1）、第 2s 末（FEV2）、第 3s 末（FEV₃）所呼出气体量占用力肺活量的百分数称为用力呼气量，旧称时间肺活最（timed vital capacity）。正常成人在第 1s 末（FEV1/FVC）约为 80%，此值临床意义最大。第 2s 末及第 3s 末分别为 96% 及 99%。哮喘等气道阻塞性患者，FEV1 降幅大于 FVC，所以 FEV1/FVC 下降。肺纤维化等限制性肺疾病患者，FEV1 和 FVC 均下降，但 FEV1/FVC 可正常或大于 80%。

（5）肺总量

肺所能容纳的最大气量称为肺总（total lung capacity，TLC），是肺活量与余气量之和。肺总量可因性别、年龄、身材、运动锻炼情况和体位而异。正常成人男性约为 5000mL，女性约为 3500mL。

在上述指标中，潮气量、深吸气量和补呼气量是辅助指标，一般不作为肺容积和肺容量异常的依据。肺活量过低为异常，余气量、功能余气量和肺总量过低或过高均为异常，这后四个指标常用于肺通气功能测定。用力呼气量能反映肺通气功能的动态状况，是评价肺通气功能的较好指标。

（二）肺通气量和肺泡通气量

1. 肺通气量

每分钟吸入或呼出的肺气体总量称为肺通气量（pulmonary ventilation capacity），它等于潮气量×呼吸频率。正常成人平静呼吸时潮气量为 500mL，呼吸频率为 12～18 次/min，肺通气量则为 6～9L/min。该值随性别、年龄、身材和运动水平而异，剧烈运动或强力劳动时可达 70L/min 以上。为了便于个体之间比较，测定应在基础条件下进行，以每平方米体表面积的通气量为单位来计算。

2. 最大随意通气量

尽力以最快速度、最大深度呼吸时的每分通气量称为最大随意通气量（maximal voluntary ventilation）。它反映单位时间内，发挥全部肺通气能力时的通气量，是估计个人能进行多大运动量的生理指标之一。通常仅测定 10s 或 15s 最深最快的吸入或呼出的气体量，再转换成每分钟的最大通气量。正常可达 100～150L/min。用平静呼吸时每分通气量与最大随意通气量进行比较，可了解通气功能的贮备能力，常用通气贮百分比表示：

通气贮量百分比 =（最大随意通气量−每分平静通气量）/最大随意通气量×100%。其正常值等于或大于 93%。肺或胸廓顺应性降低、呼吸肌收缩力减弱或气道阻力增大时，最大随意通气量减小。

3. 无效腔和肺泡通气量

（1）无效腔

从鼻至终末细支气管气道内的气体，不参与肺泡与血液之间的气体交换。这部分气道的容积称为解剖无效腔（anatomical dead space）。解剖无效腔与体重相关，约为 2.2mL/kg，正常成人约 150mL。进入肺泡的气体，可因血流在肺内分布不均，不能全部与血液进行气体交换，未能进行气体交换的这些肺泡容量，称为肺泡无效腔（alveolar dead space）。解剖无效腔与肺泡无效腔合称生理无效腔（physiological dead space）（图 5-5）。健康人平卧时生理无效腔等于或接近解剖无效腔。

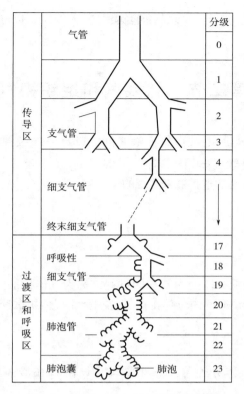

图 5-5　气管—支气管树分级示意图

（2）肺泡通气量

由于无效腔的存在，每次吸入的新鲜空气不能都进入肺泡与血液进行气体交换。因此，每次吸气时，肺泡实际更新的气量等于潮气量减去无效腔容量。

如潮气量为 500mL，无效腔为 150mL，每次吸入肺泡的新鲜空气量为 350mL。若功能余气量为 2500mL，则每次吸气仅更新了肺内气体的 1/7 左右。当潮气量减少或功能余气量增加时，肺泡气体更新均降低。故每分钟吸入肺泡的新鲜空气量，称为肺泡通气量（alveolar ventilation）。即肺泡通气量=（潮气量-无效腔容量）×呼吸频率。例如，潮气量 500mL，呼吸频率 16 次，则每分通气量为 8000mL，肺泡通气量 5600mL；再如，潮气量 1000mL，呼吸频率 8 次，则每分通气量仍为 8000mL，而肺泡通气量增至 6800mL。可见，深而慢的呼吸比浅而快的呼吸换气效率高，但也相应增加呼吸功。

（三）呼吸功

呼吸功（work of breathing）是指在一次呼吸过程中，呼吸肌克服呼吸阻力实现肺通气所做的功，用于克服肺和胸廓的弹性阻力和非弹性阻力。通常以一次呼吸过程中的跨壁压变化乘以肺容积变化来表示，功的单位是焦耳（J）。如果跨壁压的单位用 cmH_2O，肺容积的单位用 L，则 1J=10.2L·cmH_2O。正常人平静呼吸时，每一次呼吸做的功很小，仅约 0.25J。劳动或运动时，呼吸加深，潮气量加大时，呼吸做功增加。在病理情况下，弹性阻力或非弹性阻力增大时，呼吸功都可增大。单位时间所做的功，即功率，用瓦（W）作单位。正常人平静呼吸的频率如果是 12 次/min（即每次呼吸历时 5s），则呼吸的平均功率为 0.25/5s = 0.05W，即 50mW。平静呼吸时，呼吸耗能仅占全身总耗能的 3%~5%。剧烈运动时，呼吸耗能虽然可升高 25~50 倍，但由于全身总耗能也增大数十倍，所以呼吸耗能仍只占总耗能的很小一部分。

第二节　肺换气和组织换气

呼吸气体交换是指肺泡与肺毛细血管血液之间，以及毛细血管血液与组织细胞之间 O_2 和 CO_2 的交换。前者称为肺换气（gas exchange in the lung），后者称为组织换气（gas exchange in the tissue）。这两种换气都是通过扩散来实现的。

一、气体交换的原理

（一）气体扩散

气体分子从高分压处向低分压处净转移的过程，称为气体扩散（diffusion）。体内气体交换是以扩散的方式进行的。单位时间内气体扩散的容积称为气体扩散速率（diffusionrate，D）。

影响气体交换因素有：

1. 气体分压差

气体与液体相遇时，气体分子可溶解于液体中，溶解在液体中的气体也可以从液体中逸出。

溶解的气体分子从液体中逸出的力，称为张力（tension），也可以说气体的张力就是气体在液体中的分压。

在混合气体中，每种气体分子运动所产生的压力，称为该气体的分压（partialpressure，p）。

混合气体的总压力是各气体分压之和，气体分压不受混合气体的总压力及其他气体分压的影响。

温度恒定时，各气体分压可按下式计算：

$$气体分压 = 总压力 \times 该气体的容积百分比$$

两个区域之间的分压差（Δp）是气体扩散的动力。分压差越大，扩散速率越快，反之则慢。

2. 气体的相对分子质量和溶解度

相同条件下，气体扩散速率与气体相对分子质量（MW）的平方根成反比，与气体在液体中的溶解度（S）成正比。溶解度指单位分压下溶解于单位溶液中的气体量，一般以 1 个大气压、38℃时，100mL 液体中溶解的气体毫升数来表示。溶解度与相对分子质量平方根之比称为扩散系数（diffusion coefficient），它取决于气体分子本身的特性。CO_2 的溶解度（51.5）约为 O_2（2.14）的 24 倍，CO_2 的相对分子质量（44）略大于 O_2（32），所以 CO_2 的扩散系数为 O_2 的 20 倍。

3. 扩散面积和距离

气体扩散速率与扩散面积（A）呈正比，与扩散距离（d）成反比。

4. 温度

气体扩散速率与温度（T）呈正比。人体体温相对恒定，温度因素可忽略不计。

综上所述，气体扩散速率与上述各因素关系是：

$$扩散速率=分压差×扩散面积×温度×气体溶解度/扩散距离×\sqrt{相对分子质量}$$

（二）肺泡气、血液和组织中气体的分压

人体吸入的气体是空气。空气的主要成分为 O_2、CO_2 和 N_2，其中具有生理意义的是 O_2 和 CO_2。空气中各气体的容积百分比一般不因地域不同而异，但分压却因总大气压的变动而改变。高原大气压较低，各气体的分压也低。

液体中的气体分压也称为气体的张力（tension），其数值与分压相同。表 5-1 表示肺泡气、血液（包括动脉血和静脉血）和组织中的 p（O_2）和 p（CO_2）。不同组织的 p（O_2）、p（CO_2）不同，在同一组织，它们还受组织活动水平的影响，表中反映的仅为安静状态下的大致估计值。

表 5-1 肺泡气、血液及组织中 p（O_2）及 p（CO_2）

分压	肺泡气	动脉血	静脉血	组织
p（O_2）	103	100	40	30
p（CO_2）	40	40	46	50

（三）呼吸膜

肺泡是支气管树终末盲端的膜性囊状结构，被肺循环系统的毛细血管所包绕，是肺内气体交换的主要部位。肺泡的大小与肺的扩张程度呈正比。在肺处于功能余气量时，肺泡的平均直径约 0.2mm。

在肺泡气与肺毛细血管的血液之间隔有极薄的膜性结构，在电子显微镜下，其典型结构可分为 6 层，自肺泡腔向血液依次为：①含肺表面活性物质的液体层；②肺泡上皮细胞层；③肺泡上皮细胞基膜层；④肺泡上皮与毛细血管上 B 基膜之间的间隙（基质层）；⑤毛细血管基膜层；⑥毛细血管肺泡上含活性内皮细胞层（图 5-6）。这 6 层结构组成肺泡—毛细血管膜，简称呼吸膜（respiratory membrane），它构成了肺泡气与血液之间进行气体交换的气—血屏障。

二、气体交换的过程

（一）肺换气过程

由图 5-7 可知，肺泡内的 p（O_2）（102mmHg）高于静脉血 p（O_2）（40mmHg），而 p（CO_2）（40mmHg）低于静脉血 p（CO_2）（46mmHg）。所以，O_2 由肺泡向静脉血扩散，CO_2 则由静脉血向肺泡扩散。如此交换后，静脉血即变成动脉血。由于肺通气在不断地进行，肺泡气成分保持相对稳定，保证了肺换气的持续进行。O_2 和 CO_2 扩散非常迅速，当血液流经肺毛细血管全长约 1/3，耗时约 0.3s，已基本完成肺换气。血液流经肺毛细血管全长约需 0.7s，可见肺换气有很大贮备的功能。

肺泡—动脉氧分压差（difference between alveolar arterial oxygen partial pressure，A-aDO$_2$）是一个反映肺换气功能的指标。成人一般小于 15mmHg，高龄者不超过 30mmHg，儿童为

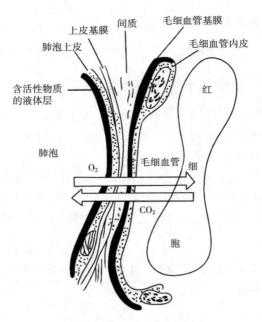

图 5-6　呼吸膜结构示意图

50mmHg。A-aDO$_2$增高，同时伴有 p（O$_2$）降低，提示肺受损所致氧合障碍，临床可见于肺间质纤维化等疾病；只有 p（O$_2$）降低而无 A-aDO$_2$增高，提示肺外病变，如呼吸中枢和神经肌肉疾病等所致的缺氧。

（二）组织换气过程

由图 5-7 可知，组织内的 p（O$_2$）（30mmHg）低于动脉血的 p（O$_2$）（102mmHg），而 p（CO$_2$）（50mmHg）则高于动脉血的 p（CO$_2$）（40mmHg）。因此，O$_2$由动脉血向组织扩散，而 CO$_2$则由组织向血液扩散。如此交换后，动脉血即变成静脉血。由于细胞不断消耗 O$_2$并产生 CO$_2$，故组织内 p（O$_2$）总是低于动脉血，分压差约为 70mmHg；而 p（CO$_2$）总是高于动脉血，分压差约为 10mmHg，从而保证了组织换气的持续进行。

组织中细胞膜两侧的 O$_2$和 CO$_2$分压差，还与细胞氧化代谢强度和组织血流量有关。如血流量不变，代谢增强，组织液中 p（O$_2$）降低，p（CO$_2$）增高；如代谢率不变，血流量增大，组织液中 p（O$_2$）升高，p（CO$_2$）降低。

三、影响肺气体交换的因素

（一）气体分压差及气体扩散速率

分压差决定气体扩散的方向，分压差和气体扩散速率也影响着气体扩散的速度，分压差与扩散速率越大，气体扩散的速度越快。扩散速率与气体分压、气体的相对分子质量、溶解度有关，肺泡与血液间的 O$_2$分压差是 CO$_2$分压差的 10 倍，而 CO$_2$的扩散系数约为 O$_2$的 20 倍，若把分压差、溶解度和分子质量 3 个因素综合起来，CO$_2$实际扩散速度约为 O$_2$的 2 倍。因此，临床上肺换气功能障碍的患者往往常见缺 O$_2$，而 CO$_2$潴留不明显，故经常通过给患者吸入 O$_2$提高肺泡气氧气分压。

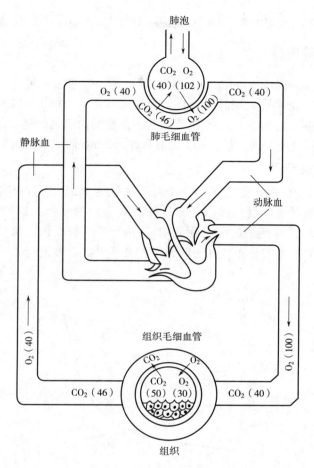

图 5-7 肺换气和组织换气示意图

（二）呼吸膜

1. 呼吸膜的厚度

肺泡与血液进行气体交换须通过呼吸膜（respiratory membrane）才能进行。O_2和CO_2的扩散速率与呼吸膜厚度成反比，呼吸膜越厚，单位时间内交换的气体量越少。呼吸膜由 6 层结构组成（图 5-6），总厚度平均约 0.6μm，最薄处只有 0.2μm，气物质的体易于通过。此外，肺毛细血管直径小，平均约 5μm，红细胞液体层需变形才能挤过肺泡毛细血管。因此，红细胞经常能接触毛细血管壁，O_2和CO_2进出红细胞膜扩散的距离短，扩散速度肺泡快。肺纤维化肺水肿、肺炎和尘肺等均可使呼吸膜厚度增加，扩散距离增大，影响肺换气效率，而出现低氧血症。运动时，由于血流加速，肺气体交换时间缩短，呼吸膜厚度对肺换气的影响更加明显。

2. 呼吸膜的面积

气体扩散速率与扩散面积成正比。正常成人两肺约有 3 亿个肺泡，呼吸膜的总面积达 70m²。平静呼吸时，参与肺换气的呼吸膜面积约 40m²，有很大的贮备面积。运动时，由于肺毛细血管开放数量和开放程度均增加，参与肺换气的扩散面积大为增加。肺不张、肺气肿、肺实变、肺毛细血管关闭或阻塞等，均导致呼吸膜扩散面积减小，影响肺换气。

（三）通气/血流比值

通气/血流比值（ventilation/perfusion ratio）是指每分肺泡通气量（Va）与每分肺血流量（Q）的比值（Va/Q）。正常成人安静时，Va约为4.2L/min，Q约为5L/min，其$Va/Q = 4.2/5 = 0.84$。肺的气体交换是在肺泡气和流经肺泡毛细血管的血液之间进行的，只有适宜的Va/Q比值，才能进行正常的气体交换，故Va/Q比值可作为衡量肺换气功能的指标。

1. Va/Q 的区域性差异

正常成人肺总的Va/Q为0.84，但肺各个局部区域的Va/Q并不相同。由于受重力影响，肺泡通气量和肺毛细血管血流量在肺内分布不均。直立位时，肺尖部的Va/Q较大，可高达3.3；肺底部Va/Q较小，可低至0.63（图5-8）。由于呼吸膜面积远超过肺换气的实际需要，所以肺泡通气和血流的不均匀分布，并不明显影响肺换气的有效进行。

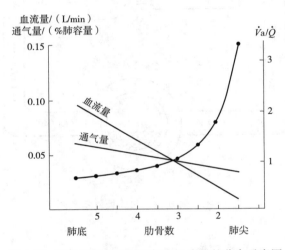

图5-8　正常人直立时肺通气和血流量的分布示意图

2. Va/Q 大于 0.84

意味着通气过剩，静脉血被充分动脉化，或肺血流量相对不足，导部分肺泡气未能与血液进行充分的气体交换，使肺泡无效腔增大。

3. Va/Q 小于 0.84

表明肺泡通气不足或肺血流相对过剩而不能被有效动脉化，部分血液流经通气不良的肺泡，未能充分进行气体交换，使$p(O_2)$较低的动脉血回到了心脏，产生了功能性动—静脉短路。这是动脉血$p(O_2)$（100mmHg）略低于肺泡气$p(O_2)$（102mmHg）的主要原因。

肺气肿、支气管哮喘等阻塞性肺疾患时，部分细支气管被阻塞，导致流经阻塞区域的血液无法进行有效的气体交换，使Va/Q比值接近于零；同时这类疾患还导致某些区域肺泡壁的破坏，使该区域的通气量不能发挥作用，Va/Q比值异常增大。总之，严重影响了肺的气体交换功能。

（四）局部器官血流量

对于组织换气而言，组织器官血流量大，有利于组织进行气体交换。如肌肉活动加强时，需氧量增加，组织细胞需从血液中吸收更多的氧。由于血液氧容量不能增加，要满足组织细胞的氧消耗，提高局部器官血流量的意义更重大。

四、肺扩散容量

在单位分压差（0.133kPa，1mmHg）的作用下，每分钟通过呼吸膜扩散的气体的毫升数称为肺扩散容量（diffusing capacity of lung，D_L），即：$D_L = \dfrac{V}{|\overline{p_A} - \overline{p_C}|}$

式中，V 代表每分钟通过呼吸膜扩散的气体量，mL/min；p_A 代表肺泡气中该气体的平均分压；p_C 代表肺毛细血管血液内该气体的平均分压。D_L 是衡量呼吸气体通过呼吸膜的能力的一种指标。正常成人安静时，O_2 的 D_L 平均约为 20mL/（min·mmHg），CO_2 的 D_L 约为 O_2 的 20 倍。运动时 D_L 增大，这是因为参与肺换气的呼吸膜面积和肺毛细血管血流量增加以及通气、血流的不均匀分布得到改善所致。在有些肺部疾病的情况下，D_L 可因有效扩散面积减小或扩散距离增加而降低。

五、组织换气

组织换气的机制、影响因素与肺换气相似，不同的是气体的交换发生于液相（血液、组织液、细胞内液）介质之间，而且扩散膜两侧 O_2 和 CO_2 的分压差随细胞内氧化代谢的强度、组织血流量而异。如果血流量不变，代谢增强，则组织液中 $p(O_2)$ 降低，$p(CO_2)$ 升高；如果代谢率不变，血流量增大，则组织液中 $p(O_2)$ 升高，$p(CO_2)$ 降低。

在组织中，由于细胞的有氧代谢，O_2 被利用并产生 CO_2。所以，$p(O_2)$ 可低至 30mmHg 以下，$p(CO_2)$ 可高达 50mmHg 以上。动脉血流经组织毛细血管时，O_2 便顺着分压差由血液向组织液和细胞扩散，CO_2 则由组织液和细胞向血液扩散（图5-7），动脉血因失去 O_2 和得到 CO_2 而变成静脉血。

第三节　气体在血液中的运输

经肺换气摄取的 O_2 必须通过血液循环运输到机体各组织器官供细胞利用；由细胞代谢产生的 CO_2 经组织换气进入血液后，也必须经循环系统运输到肺部排出体外。因此，O_2 和 CO_2 的运输是以血液为媒介的。

O_2 和 CO_2 都以物理溶解和化学结合两种形式存在于血液中。

气体在溶液中溶解的量与分压和溶解度成正比，与温度成反比。温度38℃时，1个大气压（760mmHg，101.31kPa）下，O_2 和 CO_2 在 100mL 血液中溶解的量分别是 2.36mL 和 48mL。按此计算，静脉血 $p(CO_2)$ 为 6.1kPa（46mmHg），则每 100mL 血液含溶解的 CO_2 为 $(48×6.1)/101.31 = 2.91$（mL）；动脉血 $p(O_2)$ 为 13.3kPa（100mmHg），每 100mL 血液含溶解的 O_2 为 $(2.36×13.3)/101.31 = 0.31$（mL）。安静状态下，正常成人心输出量约5L/min，因此，溶解于动脉血液中的 O_2 量约 15mL/min，溶解于静脉血液中的 CO_2 量约 145mL/min。安

静时，机体耗 O_2 量约为 250mL/min，CO_2 的生成量约为 200mL/min。显然，单靠溶解形式来运输 O_2、CO_2 不能适应机体代谢的需要。实际上，机体在进化过程中形成了非常有效的 O_2、CO_2 的化学结合运输形式。血液中的 O_2、CO_2 主要以化学结合的形式存在，而物理溶解的 O_2、CO_2 所占比例极小；化学结合可使血液对 O_2 的运输量增加 65~140 倍，对 CO_2 的运输量增加近 20 倍。

血液中以溶解形式存在的 O_2、CO_2 虽然很少，却很重要。因为必须先有溶解才能发生化学结合。在肺换气或组织换气时，进入血液的 O_2、CO_2 都是先溶解在血浆中，提高各自的分压，再出现化学结合；O_2、CO_2 从血液释放时，也是溶解的先逸出，分压下降，然后结合的 O_2、CO_2 再分离出来，补充血浆中失去的溶解的气体。在生理范围内，物理溶解和化学结合两者之间处于动态平衡。

一、氧的运输

物理溶解的 O_2 量仅占血液中 O_2 总量的 1.5%，约 98.5% 与红细胞中的血红蛋白（hemoglobin，Hb）结合形成氧合血红蛋白（oxyhemoglobin，HbO_2）并进行运输。因此，在正常情况下，O_2 几乎完全是由血红蛋白运输的。Hb 是红细胞内的色素蛋白，其分子结构特征使之成为有效的运 O_2 工具，同时也参与 CO_2 的运输。

常压下物理溶解的 O_2 量远不能满足机体代谢所需，必要时可采用高压 O_2 吸入法以提高供 O_2 效率。如在 2 个绝对大气压下物理溶解的 O_2 量可达 40mL/L，3 个绝对大气压下物理溶解量可达 60mL/L，已足够满足安静时机体代谢所需。这是实行高压氧治疗的生理学基础。

临床测定的血液氧分压，是指血液中物理溶解的氧分子产生的压力，常用于判断有无缺氧及缺氧的程度。

（一）Hb 分子结构

Hb 分子由 1 个珠蛋白和 4 个血红素（又称亚铁原卟啉）组成。每个血红素又由 4 个吡咯基构成环，中心含有一个 Fe^{2+}，Fe^{2+} 可与 O_2 结合，使 Hb 成为氧合血红蛋白（oxyhemoglobin，HbO_2）。每个珠蛋白有 4 条多肽链，每条多肽链与 1 个血红素结合形成 Hb 的亚单位，Hb 是由 4 个单体构成的四聚体。因此，一分子的 Hb 可结合 4 个 O_2 分子。一旦 Hb 分子中的某个亚单位与 O_2 结合或解离，会导致 Hb 分子的四级结构发生改变，使其他亚单位与 O_2 分子的亲和力升高或降低。这是 Hb 解离曲线呈 S 形和产生波尔效应的结构基础。

人在不同的时期，Hb 亚单位的组成也不相同。成人为 $\alpha_2\beta_2$（HbA），胎儿为 $\alpha_2\gamma_2$（HbF）。出生后不久，HbF 即被 HbA 取代。α、β 和 γ 各有 141、146 和 146 个氨基酸残基，β 与 γ 各有 37 个氨基酸残基组成。

（二）Hb 与 O_2 结合的特征

1. Hb 与 O_2 结合具有快速性和可逆性

Hb 与 O_2 的结合反应快速、可逆、不需酶催化。不论 Hb 与 O_2 结合还是解离，均取决于 $p(O_2)$ 的变化。肺部 $p(O_2)$ 高，Hb 与 O_2 结合成 HbO_2；组织处 $p(O_2)$ 低，HbO_2 迅速解离释放 O_2，形成去氧血红蛋白（deoxyhemoglobin）。如下式所示：

$$Hb + O_2 \underset{p(O_2)\text{ 低（组织）}}{\overset{p(O_2)\text{ 高（肺泡）}}{\rightleftharpoons}} HbO_2$$

2. Hb 与 O_2 结合是氧合而非氧化

Hb 中 Fe^{2+} 与 O_2 结合后仍是二价铁，所以该反应是氧合（oxygenation）而不是氧化（oxidation）。Hb 与 O_2 结合的这种特点使其成为良好的运氧载体；当 Fe^{2+} 被氧化为 Fe^{3+} 时，Hb 则丧失与 O_2 结合的能力。

3. Hb 与 O_2 结合的能力强

1 分子 Hb 可结合 4 分子 O_2，1g Hb 最多能结合 1.34～1.39mL O_2。由于正常红细胞内含有少量不能结合 O_2 的高铁 Hb，故 1g Hb 实际结合的 O_2 量低于 1.39mL，通常以 1.34mL 计算。

100mL 血液中的 Hb 所能结合的最大 O_2 量，称为 Hb 的氧容（oxygen capacity），如果健康人 100mL 血液含有 15g Hb，则 Hb 的氧容量为 20.1mL（1.34×15）O_2；而 Hb 实际结合的 O_2 量称为 Hb 的氧含量（oxygen content）；Hb 氧含量占 Hb 氧容量的百分比，称为 Hb 的氧饱和度（oxygen saturation）。如 Hb 氧含量是 20mL/100mL，则 Hb 氧饱和度是 100%；如 Hb 氧含量是 15mL/100mL，Hb 氧饱和度是 75%。通常情况下，血中溶解的 O_2 量甚少，可以忽略不计。

因此，Hb 氧容量、Hb 氧含量和 Hb 氧饱和度，也可分别视为血氧容量（oxygen capacity of blood）、血氧含量（oxygen content of blood）和血氧饱和度（oxygen saturation of blood）。

正常人安静时，动脉血氧饱和度大于 95%，静脉血氧饱和度 64%～88%。肺通气或换气功能障碍性疾病（如肺炎、肺气肿等）时血氧饱和度降低。

HbO_2 呈鲜红色，去氧 Hb 呈暗紫色。当血液中去氧 Hb 含量达 5g/100mL 以上时，皮肤、黏膜、甲床呈暗紫色，称为发绀（cyanosis），提示机体缺 O_2。机体是否出现发绀，取决于血液中 Hb 绝对浓度是否达到 5g/100mL 以上。但也有例外，如严重贫血或 CO 中毒患者，虽然存在缺 O_2 情况，但由于 Hb 达不到 5g/100mL 而不出现发绀；相反，居住高原地区的人，血中的红细胞反应性增多，虽然不存在缺 O_2 情况，但因 Hb 达到 5g/100mL 以上而出现发绀。

（三）氧解离曲线

Hb 的氧饱和度取决于当时的氧分压。以氧分压为横坐标，Hb 氧饱和度为纵坐标绘制的反映在不同 $p(O_2)$ 条件下，血氧饱和度变化情况的关系曲线称为氧解离曲线（oxygen dissociation curve）。该曲线呈 S 形的变化趋势，并具有重要的生理意义（图 5-9）。

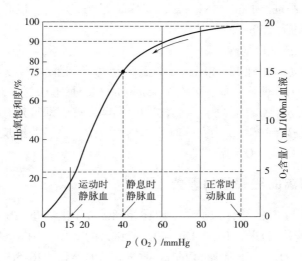

图 5-9 氧解离曲线

1. 氧解离曲线呈 S 形

Hb 与 O_2 的结合或解离曲线具有呈 S 形（sigmoid shape）特点，这与 Hb 的变构效应有关。目前已知 Hb 有两种构型：去氧 Hb 为紧密型（tense form，T 型）；HbO_2 为疏松型（relaxed form，R 型）。当 Hb 的 4 个 Fe^{2+} 分别与 O_2 结合后，盐键逐步断裂，Hb 分子由 T 型逐步变为 R 型，对 O_2 的亲和力逐步增加，R 型 Hb 对 O_2 的亲和力是 T 型的 500 倍。即 Hb 的 4 个亚单位无论结合 O_2 还是释放 O_2 时，彼此间都有协同效应。当一个 Hb 亚单位与 O_2 结合后，由于变构效应，其他亚单位更易与 O_2 结合；反之，当 HbO_2 的一个亚单位解离出 O_2 后，其他亚单位更易释放 O_2。因此，氧离曲线呈 S 形曲线，具有重要的生理意义。

2. 氧解离曲线各段的特点

（1）氧解离曲线的上段比较平坦

氧解离曲线上段相当于 p（O_2）在 60~100mmHg 的血氧饱和度。这段曲线比较平坦，反映 Hb 与 O_2 的结合特性，表明 p（O_2）在该段曲线范围内变动时，对血氧饱和度的影响不大。如 p（O_2）在 100mmHg 时，血氧饱和度为 97.4%，血氧含量约为 194mL/L；如 p（O_2）下降至 60mmHg 时，血氧饱和度为 90%，仅下降 7.4%。居住在 p（O_2）较低的高海拔地区，或肺泡 p（O_2）低的呼吸功能不全患者，只要血液 p（O_2）在 60mmHg 以上时，血氧饱和度仍能达到 90%，不至于发生明显的低 O_2 血症；反之，如 p（O_2）上升至 150mmHg 时，血氧饱和度为 100%，仅增加 2.6%。

氧解离曲线的上段变化小，提示 Hb 对血液氧含量具有较强的缓冲作用，能为机体足够的氧提供较大的安全系数。

（2）氧解离曲线中段较陡

这段曲线相当于 p（O_2）在 40~60mmHg 的血氧饱和度。

该段曲线较陡，表明血 p（O_2）稍有下降，即可引起血氧饱和度显著下降，可为组织提供较多 O_2。

p（O_2）为 40mmHg 时 [相当于混合静脉血的 p（O_2）]，血氧饱和度约为 75%，血氧含量约 144mL/L，即每升动脉血液流经组织时，释放了 50mL 的 O_2。因此，该段曲线反映了机体安静时 HbO_2 释放 O_2 的过程。血液流经组织时，释放 O_2 的量占动脉血氧含量的百分数称为氧利用系数（utilization coefficient of oxygen），安静时为 25% 左右。以心输出量 5L 计算，安静时人体每分钟 O_2 耗量约为 250mL.

（3）氧解离曲线下段坡度最陡

该段曲线相当于 p（O_2）在 15~40mmHg 的血氧饱和度，是曲线坡度最陡的一段。当组织活动加强时，组织中 p（O_2）明显降低，可降至 15mmHg，促使 HbO_2 进一步解离，血氧饱和度降至 22% 左右，从而释放大量 O_2。此时，血氧含量仅为 44mL/L，即每升血液能供给组织约 150mL 的 O_2，O_2 的利用系数提高到 75%，为安静时的 3 倍。因此，该段曲线反映血液中 O_2 的贮备能力，以适应组织活动增强时对 O_2 的需求。

（四）影响氧解离曲线偏移的因素

多种因素影响 Hb 与 O_2 的结合与解离，使在相同的 p（O_2）下 Hb 的氧饱和度发生改变，导致氧解离曲线发生偏移（图 5-10）。Hb 与 O_2 亲和力的变化常用 p_{50} 来表示，p_{50} 是指 Hb 氧饱和度达 50% 时的 p（O_2），正常血液的 p_{50} 时的 p（O_2）为 26.5mmHg。如果曲线右移，

则 p_{50} 增大，表示 Hb 对 O_2 的亲和力降低，需更高的 p（O_2）才能使 Hb 氧饱和度达到 50%；反之，氧解离曲线左移，则 p_{50} 降低，表明 Hb 对 O_2 的亲和力增大，Hb 达 50% 氧饱和度所需 p（O_2）降低。影响 Hb 运输 O_2 的因素主要有：

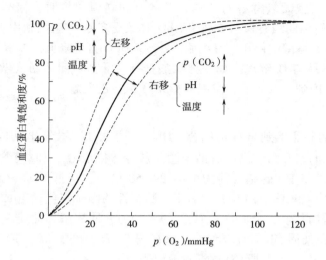

图 5-10　氧解离曲线及其影响因素

1. pH 和 p（CO_2）的影响

血液 pH 降低或 p（CO_2）升高，Hb 对 O_2 的亲和力降低，p_{50} 增大，氧解离曲线右移；反之，曲线左移。pH 和 p（CO_2）对氧合 Hb 解离曲线的影响称为波尔效应（Bohr effect）。其机制与 H^+ 浓度变化引起 Hb 不同构型间平衡的改变有关。H^+ 浓度增加时，促使 Hb 构型变为 T 型（紧密型），降低 Hb 与 O_2 的亲和力；H^+ 浓度降低时，促使 Hb 构型变为 R 型（疏松型），从而增加 Hb 与 O_2 的亲和力。

波尔效应具有重要的生理意义。在肺部，CO_2 从血液向肺泡扩散，血液 p（CO_2）和 H^+ 浓度随之降低，使 Hb 与 O_2 的亲和力增大，提高血液的摄 O_2 能力；在组织，CO_2 从组织扩散进入血液，血液 p（CO_2）和 H^+ 浓度随之升高，Hb 与 O_2 的亲和力降低，促进 HbO_2 解离，为组织提供更多的 O_2。所以，波尔效应既有利于肺毛细血管血液的氧合，又有利于组织毛细血管血液释放 O_2。

2. 温度的影响

温度升高时，Hb 对 O_2 的亲和力降低，促进 O_2 的释放，氧解离曲线右移；温度降低时，Hb 对 O_2 的亲和力增高，使血氧含量增高，氧解离曲线左移。温度变化的影响机制可能与 H^+ 活度的变化有关。温度升高时，H^+ 活度增加，降低 Hb 对 O_2 的亲和力；反之，提高 Hb 对 O_2 的亲和力。组织代谢增强（如运动）时，局部组织温度升高，CO_2 和酸性代谢产物增加，有利于 HbO_2 解离，组织可获取更多的 O_2，以适应代谢需要。低温麻醉手术时，低温既可降低组织氧耗量，又可降低 HbO_2 的解离而导致组织缺氧。此时，血液可因氧含量较高而呈红色，易于产生忽视组织缺氧现象。

3. 2,3-二磷酸甘油酸的影响

红细胞中的 2，3-二磷酸甘油酸（2，3-diphosphoglycerate，2，3-DPG）能够调节 Hb 与

O_2 的亲和力。2，3-DPG 浓度升高时，Hb 与 O_2 的亲和力降低，氧解离曲线右移；反之，曲线左移。其机制可能是 2，3-DPG 可促使 Hb 向 T 型转变的缘故。同时，红细胞内 2，3-DPG 生成增多时，可提高细胞内 H^+ 浓度，通过波尔效应影响 Hb 与 O_2 的亲和力。

2，3-DPG 是红细胞无氧酵解的产物。当贫血和高原缺氧时，糖酵解加强，红细胞内 2，3-DPG 增多，氧解离曲线右移，有利于 HbO_2 释放更多 O_2 供组织利用。用枸橼酸—葡萄糖液保存三周后的血液，糖酵解停止，红细胞内 2，3-DPG 含量降低，氧解离曲线左移，Hb 与 O_2 的亲和力增加，不易与 O_2 解离。如用柠檬酸盐—磷酸盐—葡萄糖液做抗凝剂，效果好一些。在临床上，应考虑到久贮血液在组织中释放 O_2 减少的问题。

4. 其他因素

Hb 本身的性质直接影响到与 O_2 的结合。Hb 分子中的 Fe^{2+} 被氧化成 Fe^{3+} 后，即失去运 O_2 能力。胎儿 Hb 与 O_2 的亲和力较高，有助于胎儿从母体摄取 O_2；CO 可与 O_2 竞争结合 Hb 分子中的同一位点，CO 与 Hb 的结合能力为 O_2 的 250 倍。在极低的 p（CO）下，CO 即可从 HbO_2 中取代 O_2，生成 HbCO。CO 中毒患者出现特征性的樱桃红色。当 CO 与 Hb 分子中一个血红素结合后，将增加其余三个血红素对 O_2 的亲和力，使氧解离曲线左移，不利于 O_2 的释放。所以，CO 中毒既妨碍 Hb 与 O_2 的结合，又妨碍 Hb 与 O_2 的解离。CO 与 Hb 的结合是可逆的，在 O_2 充足的环境中，O_2 可把 CO 逐渐置换出来。

（五）氧储备

在正常情况下，O_2 除维持体内的代谢消耗外，O_2 还储存在体内一小部分待用。储存在血液和肺中的 O_2 有 1300～2300mL，储存在肌红蛋白中的 O_2 有 240～500mL。肌红蛋白存在于骨骼肌、心肌和肝脏中，其化学结构与血红蛋白相似。肌红蛋白与 O_2 的亲和力比血红蛋白强，在无氧代谢肌细胞 p（O_2）极度下降时，氧合肌红蛋白才发挥作用。它能释出结合 O_2 的 90% 供肌肉代谢。红肌纤维含有的肌红蛋白多于白肌纤维。

（六）氧利用率

每 100mL 动脉血流经组织时所释放的 O_2 占动脉血氧含量的百分数，称为氧利用率。
计算方法如下：

$$氧利用率＝动脉血氧含量＝静脉血氧含量 100\%$$

动脉血氧含量安静时，动脉血 p（O_2）为 100mmHg 时的血氧饱和度约为 98%。正常人每 100mL 血液的氧含量较恒定（约 20mL）。静脉血 p（O_2）为 40mmHg 时的血氧饱和度约为 75%，则每 100mL 静脉血的氧含量应为 15mL［20×75%＝15（mL）］。因此，氧利用率为［（20－15）120］×100%＝25%。剧烈活动时肌肉的 p（O_2）可降到 20mmHg，甚至到"0"。

若以 p（O_2）在 20mmHg 为例，氧饱和度约为 35%，而静脉血的氧含量应为（35/100）×20＝7（mL）（放出 13mL 氧）。这时氧利用率则为（13/20）×100%＝65%，比安静时高 2.6 倍。在剧烈运动中，局部血流量增加 3 倍以上，氧利用率也提高 3 倍以上。因此，毛细血管血液与细胞之间的 p（O_2）差增加，使 O_2 的供应比安静时高出 9 倍或更多，氧利用率接近 100%。氧利用率可以作为评定训练程度的指标之一。

（七）氧脉搏

心脏每次搏动输出的血量所摄取的氧量，称为氧脉搏，可以用每分摄氧量除以每分心率计算。氧脉搏越高，说明心肺功能好、效率高。据研究，氧脉搏在心率为 130~140 次/min 时，最高值为 11~17mL，心率过快时则有下降趋势。但目前也有运动员在从事剧烈活动时，氧脉搏值可高达 23mL。氧脉搏可作为判定心肺功能的综合指标。

（八）氧通气当量

氧通气当量是指每分肺通气量和每分摄氧量的比值（V_E/V_{O_2}）。氧通气当量小，说明氧的摄取效率高，它是评价呼吸效率的一项重要指标。

人体在安静时每分钟肺通气量为 6L，每分摄氧量为 0.25L，这时氧通气当量为 24（6L/0.25L）。这也就是说，机体必须从 24L 的通气量中才能摄取到 1L 氧气。

在最大强度运动中，最大肺通气量可达 190L/min，最大摄氧量达 5L/min，氧通气当量可达 35，这说明在运动时肺通气能力的增加相对高于摄氧量的增加。而在相同强度运动时，优秀耐力运动员的 V_E/V_{O_2} 较一般人低，提示在相同摄氧量情况下，运动员的肺通气量比无训练者要少；在相同肺通气量情况下，运动员的摄氧量较无训练者要大，即呼吸效率高，能完成的运动强度也大。

二、二氧化碳的运输

（一）CO_2 的运输形式

血液中物理溶解运输的 CO_2 量仅占其总运输量的 5%，化学结合运输的 CO_2 量约占 95%，其中碳酸氢盐形式约占 88%，氨基甲酰血红蛋白形式约占 7%（表 5-2）。

表 5-2　平静呼吸时血液中各种形式 CO_2 的含量　单位：mL/100mL 血量

CO_2 运输形式	静脉血		动脉血		动、静脉血比较	
	含量	百分数/%	含量	百分数/%	差值	百分数/%
溶解 CO_2	2.8	5.3	2.5	5.1	0.3	7.5
碳酸氢盐	46.0	87.6	43.0	88.7	3.0	75.0
氨基甲酰血红蛋白	3.7	7.1	3.0	6.2	0.7	17.5
合计	52.5	100	48.5	100	4.0	100

1. 以碳酸氢盐（HCO_3^-）形式运输

碳酸氢盐（HCO_3^-）是 CO_2 在血液中运输的最主要形式。

（1）在组织中

从组织扩散入血的 CO_2，大部分进入红细胞内与 H_2O 反应生成 H_2CO_3，H_2CO_3 又解离成 HCO_3^-。该反应迅速、可逆。这是因为红细胞内有高浓度碳酸酐酶（carbonic anhydrase，CA），可使反应加快 5000 倍，1s 内达平衡。在此过程中，红细胞内 HCO_3^- 浓度不断增加，部分 HCO_3^- 便顺浓度梯度经红细胞膜扩散进入血浆，红细胞内负离子减少；因红细胞膜不允许正离子通过，小的负离子可以通过，故 Cl^- 经红细胞膜上的 HCO_3^--Cl^- 载体转运，由血浆进入红细胞，这一现象称为氯转移（chloride shift），以维持正、负离子的平衡。在红细胞内，HCO_3^- 与 K^+ 结合形成 $KHCO_3$，在血浆内，HCO_3^- 则与 Na^+ 结合形成 $NaHCO_3$ 进行运输（图 5-11）；

反应中产生的 H^+ 主要与 Hb 结合，Hb 是强有力的缓冲剂。

（2）在肺部

上述反应可逆，向相反方向进行。因为肺泡气 p (CO_2) 低于静脉血，血浆中溶解的 CO_2 首先扩散入肺泡；红细胞内的 HCO_3^- 和 H^+ 生成 H_2CO_3，碳酸酐酶催化 H_2CO_3 分解成 CO_2 和 H_2O，CO_2 从红细胞扩散入血浆。而血浆中的 HCO_3^- 便进入红细胞以补充消耗了的 HCO_3^-，Cl^- 则扩散出红细胞。这样以 HCO_3^- 形式运输的 CO_2 在肺部被释出。

由此可见，碳酸酐酶在 CO_2 运输中的作用非常重要。红细胞内碳酸酐酶浓度远高于血浆的浓度，血浆中生成的 HCO_3^- 很少，血浆蛋白与 CO_2 生成的氨基甲酰血浆蛋白也极少，因此，血浆不是 CO_2 运输的主要途径。使用碳酸酐酶抑制剂（如乙酰唑胺）时，应考虑到其对 CO_2 运输的影响。

动物实验显示，乙酰唑胺可使组织 p (CO_2) 由正常的 46mmHg 升高至 80mmHg。

2. 以氨基甲酰血红蛋白形式运输

部分 CO_2 进入红细胞后，可直接与 Hb 的氨基结合，生成氨基甲酰血红蛋白（carbamino-hemoglobin，HHbNHCOOH）。如下式所示：

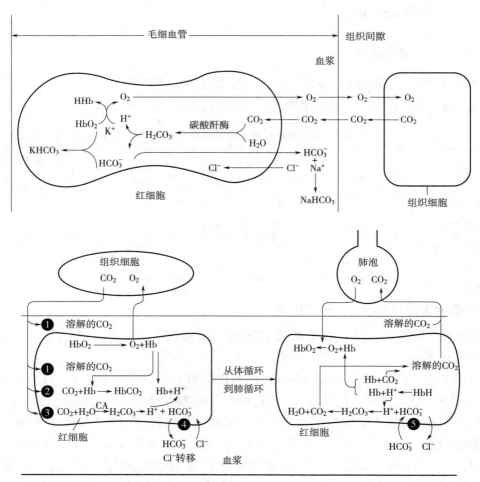

CA：碳酸酐酶

图 5-11　CO_2 在血液中的运输示意图

$$HbNH_2O_2 + H^+ + CO_2 \underset{\text{肺部}}{\overset{\text{组织}}{\rightleftharpoons}} HHbNHCOOH + O_2$$

这一反应迅速、可逆，不需酶参与，主要受氧合作用调节。HbO_2的酸性比 Hb 高，Hb 与 CO_2的亲和力远比 HbO_2高。因此，在组织处 HbO_2释放 O_2，变成 Hb 与 CO_2和 H^+结合，形成氨基甲酰血红蛋白，反应向右进行；在肺部，Hb 与 O_2结合生成 HbO_2，促使氨基甲酰血红蛋白解离，释放 CO_2和 H^+，反应向左进行。这种运输方式的效率很高，如表 5-4 所示，平静呼吸时以氨基甲酰血红蛋白形式运输的 CO_2仅占总量的 7.1%，而在肺部排出的 CO_2总量中，由氨基甲酰血红蛋白释放出来的 CO_2却占 17.5%。

（二）CO_2解离曲线及其影响因素

CO_2解离曲线（carbon dioxide dissociation curve）是表示血中 CO_2含量与 $p(CO_2)$关系的曲线（图 5-12）。血液中 CO_2含量随 $p(CO_2)$升高而增加。与氧离曲线不同，该曲线近似直线而不呈 S 形，且无饱和点，故纵坐标用浓度而不是饱和度表示。CO_2解离曲线一般用两条曲线（图 5-12）表示：一条是静脉血曲线，A 点为 $p(O_2)$ 40mmHg、$p(CO_2)$ 为 45mmHg 时血液中的 CO_2含量，约为 52mL/100mL；另一条是动脉血曲线，B 点为 $p(O_2)$ 为 100mmHg、$p(CO_2)$ 为 40mmHg 时的 CO_2含量，约为 48mL/100mL；图 5-13 表明血液流经肺部时，每 100mL 血液释出 4mL 的 CO_2。

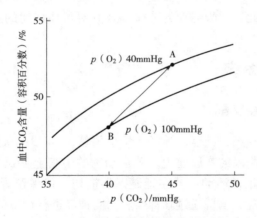

图 5-12　二氧化碳解离曲线示意图

（三）O_2与 Hb 的结合对 CO_2运输的影响

O_2与 Hb 结合可促使 CO_2释放，这一效应称为何尔登效应（Haldane effect），而去氧的 Hb 更容易结合 CO_2。从图 5-12 可以看出，在相同 $p(CO_2)$下，动脉血携带的 CO_2比静脉血少。因为 HbO_2酸性较强，而 Hb 酸性较弱；所以，Hb 易于与 CO_2和 H^+结合生成氨基甲酰血红蛋白，使 H_2CO_3解离过程中产生的 H^+被及时去除，有利于血液运输 CO_2。因此，在组织中由于 HbO_2释出 O_2而成为 Hb，经何尔登效应促使血液摄取并结合 CO_2；在肺部因 Hb 与 O_2结合，何尔登效应促使 CO_2释放。

由此可见，O_2与 CO_2的运输不是彼此孤立的，而是相互影响的。CO_2通过波尔效应影响 O_2与 Hb 的结合和解离，O_2又通过何尔登效应影响 CO_2与 Hb 的结合和释放。

（四）呼吸与酸碱平衡

血液在运输 CO_2 过程中，形成了 H_2CO_3 与 $NaHCO_3$，二者是血液中的重要缓冲物质，通常 $H_2CO_3/NaHCO_3$ 的比值为 1/20。当代谢产物中有大量酸性物质时，它们与 HCO_3^- 作用生成 H_2CO_3，后者分解为 CO_2 和 H_2O，使血中 $p（CO_2）$ 上升，导致呼吸运动加强，CO_2 排出量增加，因而血浆中 pH 的变化不大；同样的当体内碱性物质增多时，与 H_2CO_3，作用使血中 $NaHCO_3$ 等盐浓度的增高，于是 H_2CO_3 浓度和 $p（CO_2）$ 降低，导致呼吸减弱，呼吸的减弱又使 H_2CO_3 浓度逐渐回升，维持了其与 $NaHCO_3$ 的正常比值，因此对血浆 pH 的影响也较小。

由此可见，如果血液酸碱度发生变化时，呼吸机能可以及时发生代偿反应。此外，肾脏在维持酸碱平衡中也起着重要作用。总之，人体的酸碱平衡是依靠血液的缓冲作用以及呼吸和肾脏的作用共同进行调节的。

第四节　呼吸运动的调节

呼吸肌属于骨骼肌，无自律性，而呼吸运动又是呼吸肌的舒缩所引起的一种节律性活动，其深度和频率可随机体内外环境的变化而发生相应的改变，适应机体物质代谢的需求，这有赖于神经系统的调节。因此，呼吸运动的节律性及其对机体代谢的适应，都是在神经系统的调节和控制下实现的。

一、呼吸运动神经系统

（一）呼吸运动神经支配

支配膈肌的神经是膈神经，其运动神经元位于颈髓 3、4 段的灰质。肋间肌受肋间神经支配，其运动神经元在脊髓胸段的灰质前角。若在动物的中脑上下丘之间横切，基本保留了脑干，则动物的呼吸能保持正常活动；若在延髓下做横切，仅保留脊髓，则动物的呼吸停止。可见，节律性呼吸是由延髓和脑桥通过膈神经和肋间神经进行调节的。

（二）呼吸中枢

在中枢神经系统内，有许多调节呼吸运动的神经细胞群，称为呼吸中枢（respiratory center），分布在大脑皮层、间脑、脑桥、延髓和脊髓等各级中枢部位。

动物实验证明，调节呼吸运动的主要中枢在延髓和脑桥。在脑桥上部为呼吸调整中枢，有抑制吸气、调整呼吸节律的作用。脑桥下部为长吸中枢，可加强吸气。延髓既有吸气中枢，也有呼气中枢，能自动产生节律性的呼吸，所以称延髓为呼吸基本中枢。

1. 脊髓

脊髓中有支配呼吸肌的运动神经元，它们位于第 3~5 颈段（支配膈肌）和胸段（支配肋间肌和腹肌等）脊髓的前角。动物实验中（图 5-13），在延髓和脊髓之间横断（图 5-13，D 平面），呼吸运动便立即停止，说明脊髓不能产生节律性呼吸运动，只是联系高位呼吸中枢和呼吸肌的中继站。

2. 低位脑干

低位脑干指脑桥和延髓。1923年，Lumsden用横切脑干的方法对猫进行实验研究，观察到在不同平面横切脑干（图5-13），可使呼吸运动发生不同的变化。在中脑和脑桥之间横断脑干（图5-13，A平面），呼吸节律无明显变化；在延髓和脊髓之间横断（图5-13，D平面），呼吸运动则停止。表明呼吸节律产生于低位脑干，而高位脑对节律性呼吸运动的产生不是必需的。在脑桥上、中部之间横断（图5-13，B平面），呼吸将变慢变深，如再切断双侧颈迷走神经，吸气便大大延长，仅偶尔为短暂的呼气所中断，这种形式的呼吸称为长吸式呼吸（apneusis）。这一结果提示，脑桥上部有抑制吸气活动的中枢结构，称为呼吸调整中枢（pneuinotaxic center）；来自肺部的迷走神经传入冲动也有抑制吸气活动的作用。当延髓失去来自脑桥上部和迷走神经传入这两方面的抑制作用后，吸气活动便不能及时被中断，于是出现长吸式呼吸。然后在脑桥和延髓之间横断（图5-13，C平面），不论迷走神经是否完整，长吸式呼吸都消失，而呈喘息样呼吸（gasping），表现为不规则的呼吸节律。这些结果表明，在脑桥中下部可能存在着能兴奋吸气活动的长吸中枢（apneustic center）。根据以上研究资料，Lumsden提出了所谓的三级呼吸中枢学说：延髓内有喘息中枢，产生最基本的呼吸节律；脑桥下部有长吸中枢，对吸气活动产生紧张性促进作用；脑桥上部有呼吸调整中枢，对长吸中枢产生周期性抑制作用。后来的研究肯定了关于延髓有呼吸基本中枢和脑桥上部有呼吸调整中枢的结论，但未能证实脑桥中下部存在长吸中枢。

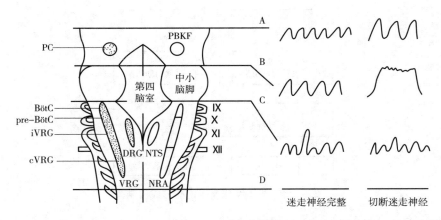

图5-13　脑干呼吸有关核团（左）和在不同平面横切脑干后呼吸的变化（右）示意图

在中枢柳经系统内，有些神经元呈节律性放电，且其节律性和呼吸周期相关，这些神经元被称为呼吸相关神经元（respiratory-related neuron）或呼吸神经元（respiratory neuron）。呼吸神经元就其自发放电相对于呼吸的时相而言，可分为不同的类型：在吸气相放电的神经元称为吸气神经元（inspiratory neuron），在呼气相放电的神经元称为呼气神经元（exspiratory neuron），在吸气相开始放电并延续至呼气相的神经元称为吸气—呼气跨时相神经元，在呼气相开始放电并延续到吸气相的神经元称为呼气—吸气跨时相神经元。

3. 高位中枢

呼吸运动还受大脑皮质、边缘系统和下丘脑等脑桥以上中枢部位的影响。大脑皮质通过皮质脊髓束和皮质脑干束在一定程度上随意控制低位脑干和脊髓呼吸神经元的活动，保证其他与呼吸运动相关的重要活动的完成，如说话、唱歌、吞咽、排便等。一定程度的随意屏气或深快呼吸也靠大脑皮质的控制实现。大脑皮质对呼吸运动的调节系统是随意的呼吸调节系统，而低位脑干则为不随意的自主呼吸节律调节系统。这两个系统的下行通路是分开的。临床上有时可观察到自主呼吸和随意呼吸分离的现象。例如，在脊髓前外侧索下行的自主呼吸通路受损后，自主节律性呼吸运动出现异常甚至停止，但病人仍可通过随意呼吸或依靠人工呼吸机来维持肺通气，如果不进行人工呼吸，一旦病人入睡，呼吸运动就会停止。

二、节律性呼吸运动的形成机制

关于呼吸节律形成的机制，至今尚未完全阐明。目前认为吸气与呼气之间的周期性转换是呼吸中枢神经元网络中不同神经元间相互作用或交互抑制的结果。背侧呼吸组吸气神经元形成吸气神经冲动，自发地递增式放电，行使神气发生器作用，产生吸气；还有一吸气切断机制，神经元使吸气切断而发生呼气。当中枢吸气发生器兴奋时，其吸气神经元的冲动传至脊髓吸气肌运动神经元，引起吸气（肺扩张）；传至吸气切断机制，使之兴奋。吸气切断机制接受来自吸气神经元、呼吸调整中枢和肺牵张感受器的冲动。来自这三方面的冲动逐渐增强，在吸气切断机制总和达到阈值时，吸气切断机制兴奋，发出冲动到吸气发生器（即背侧呼吸组）的吸气神经元，以负反馈形式终止其活动，吸气停止，转为呼气（图5-14）。切断迷走神经或损毁脑桥呼吸调整中枢，吸气切断机制达到阈值所需时间延长，吸气因而延长，呼吸变慢。

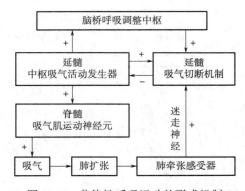

图5-14　节律性呼吸运动的形成机制

在延髓的前包钦格复合体中有自发放电的"起搏细胞"，它们的节律性兴奋引起节律性呼吸。但它们的活动受呼吸神经功能网络中兴奋性或抑制性突触的影响，受体表和体内感受器的反馈影响，还受高位中枢的调节。

三、呼吸运动的反射性调节

起源于脑的节律性呼吸活动受到来自各种感受器传入信息的反射性调节，下面讨论几种重要的反射。

（一）肺牵张反射

肺牵张反射（pulmonary stretch reflex）是指由肺的扩张或缩小引起的吸气抑制或吸气兴奋的反射，于1868年由Breuer和Hering首先报道，因此又称为黑伯反射（Hering-Breuer reflex）。其感受器分布于从气管到细支气管的平滑肌层中，其阈值低、适应慢，冲动由迷走神经纤维进入延髓，是一种负反馈调节机制。该反射包括：

1. 肺扩张反射

肺扩张反射（pulmonary inflation reflex）是肺扩张时抑制吸气活动的反射。当肺扩张时，气道受到牵拉而随之扩张，牵张感受器兴奋，冲动沿迷走神经传入延髓呼吸中枢，激活吸气切断机制，促使吸气转为呼气。其生理意义在于使吸气不至过长、过深，加速吸气向呼气的转换，加快呼吸频率。切断动物双侧迷走神经后，吸气延长、加深，呼吸变得慢而深。

实验发现，肺扩张反射的敏感性具有种属的差异，兔的肺扩张反射最强，人的敏感性最弱。

婴儿出生 4~5d 后，该反射敏感性显著减弱。成人在平静呼吸时，肺扩张反射不参与呼吸运动的调节。成人潮气量超过 1500mL 时，才能引起该反射。在肺炎、肺充血、肺水肿等病理情况下，肺顺应性降低，吸气时对气道牵张较强，可引起此反射，使呼吸变为浅而快。

2. 肺萎陷反射（pulmonary deflation reflex）

是指肺萎陷时增强吸气活动或促进呼气转换为吸气的反射。感受器也位于气道平滑肌内，但其性质尚不清楚。该反射一般在较大程度的肺萎陷时才出现，所以它在平静呼吸时并不参与调节，但对防止过深的呼气以及在气胸和肺不张等情况下可能起一定的作用。

（二）呼吸肌本体感受性反射

由呼吸肌本体感受器（肌梭、腱器官）传入冲动引起的反射性呼吸变化，称为呼吸肌本体感受性反射。在动物实验中，以及某些病人因治疗需要切断颈或胸神经背根，术后可见呼吸肌活动减弱或暂时消失，说明呼吸肌本体感受器的传入冲动在维持和调节正常呼吸中，起着一定的作用。此外，对清醒或麻醉动物和人的肢体作被动运动时，可使肺通气量增加。这是通过肌肉和关节中的本体感受器受刺激引起的反射，这种本体感受性反射在肌肉运动时增强呼吸的反应中，可能起重要作用。

（三）化学感受性反射

化学因素对呼吸运动的调节是一种反射性活动，称为化学感受性反射（chemoreceptive reflex）。化学因素指动脉血液、组织液或脑脊液中的 O_2、CO_2、H^+。

1. 化学感受器

化学感受器（chemoreceptor）是指其适宜刺激是 O_2、CO_2 和 H^+ 等化学物质的感受器。根据所在部位的不同，分为中枢化学感受器（central chemoreceptor）和外周化学感受器（peripheral chemoreceptor）。

（1）中枢化学感受器

中枢化学感受器（又称化学敏感区）位于延髓腹外侧的浅表部位（图 5-15）。在动物实验中，如果把浸有酸性溶液的滤纸片置于延髓腹外侧表面，可引起呼吸运动加强；在延髓腹外侧表面进行局部冷却或放置普鲁卡因，则呼吸抑制。中枢化学感受器的生理刺激物是脑脊液和局部细胞外液中的 H^+，而不是 CO_2 分子。若用含高浓度 CO_2 的人工脑脊髓液灌流脑室时，呼吸增强；如果保持人工脑脊髓液的 pH 不变，则含高浓度 CO_2 的人工脑脊液使肺通气量变小。中枢化学感受器不直接与动脉血接触，而是浸浴在脑脊液中。血脑屏障将脑脊液与血液分开，可限制 H^+ 和 HCO_3^- 通过，但允许 CO_2 自由通透。当动脉血 $p(CO_2)$，升高时，CO_2

迅速通过血脑屏障进入脑脊液，与水发生反应并生成 H^+ 和 HCO_3^-。由此产生的 H^+ 可刺激中枢化学感受器。中枢化学感受器的兴奋通过一定的神经联系，能刺激呼吸中枢，增强呼吸运动。

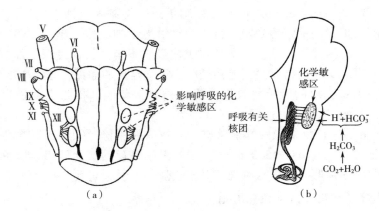

图 5-15 中枢化学感受器

由于脑脊液中碳酸酐酶含量很少，CO_2 与水的反应慢，所以对 CO_2 的反应有一定的时间延搁。血中的 H^+ 不易通过血脑屏障进入脑脊液，故血液 pH 变化对中枢化学感受器的直接作用不大。中枢化学感受器不感受缺 O_2 的刺激。

中枢化学感受器的生理功能可能是调节脑脊液的 H^+ 浓度，使中枢神经系统有一稳定的 pH 环境。

（2）外周化学感受器

外周化学感受器位于颈动脉体和主动脉体内。绝大多数外周化学感受器位于颈动脉体，其发放的冲动经舌咽神经传送到延髓中与呼吸有关的核团；而主动脉体经迷走神经将其发放的冲动传送到延髓。颈动脉体对呼吸中枢的影响远大于主动脉体。动脉血 $p(O_2)$ 降低、$p(CO_2)$ 升高或 H^+ 浓度升高时，外周化学感受器的放电频率增加，传入冲动进入延髓，反射性地引起呼吸加深加快和血液循环变化。

颈动脉体和主动脉体的血液供应非常丰富，每分钟流经它们的血量大约是各自重量的 20 倍，即每 100g 该组织的血流量每分钟 2000mL（每 100g 脑组织的血流量每分钟约为 54mL）。它们的动脉与静脉之间血液的 $p(O_2)$ 差几乎为零，即在一般情况下，外周化学感受器始终处于动脉血液的环境之中。在 CO 中毒或贫血时，血 O_2 含量虽然下降，但 $p(O_2)$ 正常，只要血流量充分，感受器传入冲动并不增加。由此可见，外周化学感受器感受的刺激是 $p(O_2)$，而不是血氧含量。当血液中 $p(O_2)$ 升高或 H^+ 浓度升高时，外周化学感受器还可因 H^+ 进入其细胞而受到刺激，引起传入冲动增加，进而兴奋呼吸运动。CO_2 容易进入外周化学感受器细胞，使细胞内 H^+ 浓度升高；血液中的 H^+ 不易进入细胞，H^+ 浓度升高时，感受器细胞内 H^+ 浓度变化较小。因此，相对而言，CO_2 对外周化学感受器的刺激作用比 H^+ 强。

外周化学感受器的作用主要是在机体发生低 O_2 时反射性地使呼吸运动加强。

2. CO_2、H^+ 和 O_2 对呼吸运动的调节

（1）CO_2 对呼吸运动的调节

CO_2 对呼吸有很强的刺激作用，是维持呼吸中枢正常兴奋和调节呼吸运动最重要的生理性化学因素。在麻醉动物或人动脉血 $p(CO_2)$ 降低时可发生呼吸暂停。吸入气中 CO_2 含量适当增加时，可加强呼吸（图 5-16）。例如，在海平面，吸入气中 CO_2 浓度增高到 1%时，肺通气量即明显增加；吸入气中 CO_2 浓度增高到 4%时，肺通气量将加倍；吸入气 CO_2 含量超过 7%时，肺通气量不能再相应增加，致使肺泡气和动脉血的 $p(CO_2)$ 显著升高，CO_2 过多可抑制中枢神经系统包括呼吸中枢的活动，引起呼吸困难、头痛、头昏，甚至昏迷，出现 CO_2 麻醉。

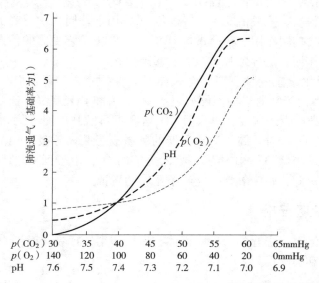

图 5-16　改变血液 $p(CO_2)$、pH 和 $p(O_2)$ 三因素之一而维持另外两个因素正常时的肺泡通气反应

CO_2 刺激呼吸运动是通过两条途径实现的：一是通过刺激中枢化学感受器再兴奋呼吸中枢；二是刺激外周化学感受器，传入冲动经窦神经和迷走神经传入延髓。两者均反射性地使呼吸加深加快，肺通气量增加。去除外周化学感受器的作用后，CO_2 引起的通气反应仅下降约 20%；动脉血 $p(CO_2)$ 只需升高 2mmHg 就可刺激中枢化学感受器，出现肺通气增强的反应；而刺激外周化学感受器，则需升高 10mmHg。但是，外周化学感受器对动脉血 $p(CO_2)$ 升高发生反应比中枢化学感受器快 5 倍，当动脉血 $p(CO_2)$ 突然增高时，外周化学感受器在引起快速的呼吸反应中可起重要作用。另外，当中枢化学感受器受到抑制、对 CO_2 的敏感性降低或产生适应后，外周化学感受器的作用就显得很重要。

因某些原因使呼吸受到刺激时，如心力衰竭或脑干损伤引起呼吸中枢的反应增强，可使肺通气量增加，呼出过多的 CO_2，肺泡气 $p(CO_2)$ 下降，血液 $p(CO_2)$ 也下降。

（2）H^+ 对呼吸的调节

动脉血中 H^+ 浓度增加时，可引起呼吸加深、加快、肺通气量增加；当 H^+ 浓度降低时，呼吸运动受到抑制，肺通气量降低。

H^+ 增强呼吸的效应是通过外周化学感受器和中枢化学感受器两个途径实现的。中枢化学感受器对 H^+ 浓度的敏感性约为外周化学感受器的 25 倍。但血液中的 H^+ 不易透过血—脑屏障，限制了它对中枢化学感受器的作用，所以只有存在于脑脊液中的 H^+ 才是中枢化学感受器有效的刺激物；血液中的 H^+ 主要通过刺激外周化学感受器促进呼吸作用。呼吸的加深、加快，使 CO_2 排出增多，$p(CO_2)$ 随之降低，在一定程度上减弱了呼吸的加强。故血中 H^+ 浓度对呼吸效应的影响不如 CO_2 明显。

（3）低 O_2 对呼吸的调节

吸入气体中 p（O_2）降低时，呼吸加深、加快，肺通气量增加。通常动脉血 p（O_2）轻度降低对呼吸的影响不大，只有当 p（O_2）降到 80mmHg 以下时，肺通气量才出现可察觉到的增加。

低 O_2 对呼吸的刺激作用完全依赖于外周化学感受器，其中最主要的是通过颈动脉体起作用。动物在切断外周化学感受器传入神经后，急性低 O_2 对呼吸的刺激效应消失。低 O_2 对呼吸中枢的直接作用是抑制性。一般情况下，轻度低 O_2 作用于外周化学感受器产生的兴奋作用能对抗对呼吸中枢的直接抑制作用。在严重低 O_2 时，外周化学感受器的传入冲动不足以克服低 O_2 对呼吸中枢的抑制作用，故导致呼吸减弱，甚至停止。

缺 O_2 引起的外周化学感受性反射，对人体具有保护意义。严重肺气肿或肺源性心脏病（简称肺心病）患者，由于肺通气功能障碍会导致低 O_2 和 CO_2 潴留。长期 CO_2 潴留使中枢化学感受器对 CO_2 的刺激产生适应性，导致对 CO_2 增多不再敏感。而外周化学感受器对低 O_2 的适应很慢，此时低 p（O_2）对外周化学感受器的刺激成为驱动呼吸作用的主要因素。在此情况下，需要维持患者适当低 O_2。如让患者吸入足够的 O_2，由于低 O_2 的驱动作用被消除，可引起患者呼吸停止。对此，临床氧疗时应给予足够的重视。

（四）防御性呼吸反射

呼吸道粘膜受刺激时，引起的一些对人体有保护作用的呼吸反射，称为防御性呼吸反射。主要有咳嗽反射和喷嚏反射：

1. 咳嗽反射（cough reflex）

是常见的重要的防御性反射。感受器位于喉、气管和支气管的粘膜内。大支气管以上部位的感受器对机械刺激敏感，二级支气管以下部位对化学刺激敏感。传入冲动经迷走神经传入延髓，触发咳嗽反射。

咳嗽时，先是一次短促或较深的吸气，继而声门紧闭，呼气肌强烈收缩，肺内压和胸膜腔内压急剧上升，然后声门突然打开，气体以高速冲出，将呼吸道内的异物或分泌物排出。剧烈咳嗽时，可因胸膜腔内压显著升高而阻碍静脉回流，使静脉压和脑脊液压升高。

2. 喷嚏反射（sneeze reflex）

是类似于咳嗽的反射，不同的是刺激作用于鼻粘膜感受器，传入神经是三叉神经，反射效应是腭垂下降，舌压向软腭，气流经鼻腔喷出，以清除鼻腔中的刺激物。

除上述反射性调节外，呼吸运动还受其他多种感受器的传入性影响，但它们的调节作用一般较弱，生理意义有限。例如，肺毛细血管充血或肺泡壁间质积液时，肺毛细血管旁感受器（juxtacapillary receptor，简称 J 感受器）受到刺激，冲动经迷走神经无髓纤维传入延髓，引起反射性呼吸暂停，伴以呼吸浅快、血压降低、心率减慢；颈动脉窦、主动脉弓、心房、心室等处的压力感受器（baro receptor）受到刺激时，可反射性抑制呼吸运动。

（五）其他感受器受刺激引起的呼吸改变

（1）血压对呼吸的影响

当人体血压升高时，可刺激颈动脉窦和主动脉弓压力感受器，反射性地引起呼吸减弱减慢；反之，血压降低，引起呼吸加强加快。

（2）疼痛对呼吸的影响

疼痛刺激可引起呼吸加深加快。手术时，若因麻醉太浅引起病人疼痛，会导致呼吸加深加快，最终可因 CO_2 排出过多而发生呼吸抑制。

（3）针刺穴位对呼吸的影响

针刺人中穴可使意外发生的呼吸暂停恢复。

四、运动与呼吸

运动时机体代谢水平提高，呼吸加深、加快，肺通气量增加。潮气量可从安静时的 500mL 增加到 2000mL，呼吸频率从 12～18 次/min 加快到 50 次/min，每分通气量从 6L 增至 100L 以上。运动开始时，通气量骤然升高，进而缓慢升高，随后达一稳态水平。运动停止时则出现相反的过程。运动时调节呼吸变化的可能机制如下。

（一）运动对呼吸的调节

1. 神经调节

（1）大脑皮层和高位中枢的神经驱动学说

人体接受暗示准备运动时，呼吸往往已经加强，显然这与条件反射有关。大脑皮层发放传出冲动引起肌肉收缩的同时，也发出冲动至脑干呼吸中枢，以调节呼吸运动。另有实验证明，下丘脑也有调节呼吸效应的功能。

（2）运动肢体反射学说

运动时，本体感受器传入冲动可反射性地引起呼吸加强。被动活动肢体，可引起快速通气反应；阻断活动肢体的传入神经后，反应消失。

2. 体液调节

运动时通气量的缓慢增加与体液因素有关。中等运动时，动脉血 p（CO_2）、H^+ 和 p（O_2）的值在保持相对稳定的同时，都随呼吸而产生周期性波动。其波动幅度与运动强度呈正相关，运动增强时波动幅度增大，通过外周和中枢化学感受器反射，可增加运动时的通气量。运动停止后，通气量不能立即恢复到安静水平，这与运动期间氧供小于氧耗，欠下了氧债有关。待偿还氧债后，通气才恢复到运动前水平。此时增强通气效应的主要刺激是 H^+ 增加。

（二）运动时合理呼吸

运动时进行合理的呼吸，有利于保持内环境的基本恒定，有利于提高训练效果和充分发挥人体的机能能力，以创造优异的运动成绩。可见合理的呼吸方法应成为该项运动技能的有机组成部分。教师应像传授动作技术一样，培养学生掌握适于该项运动特点的呼吸技巧。以下是几种改善呼吸方法的原则。

1. 减小呼吸道阻力

正常人安静时由呼吸道实现通气。通过呼吸道的呼吸，达到空气净化、湿润、温暖或冷却（当气温高于体温时）的作用。但在剧烈运动时，为减少呼吸道阻力，人们常采用以口代鼻，或口鼻并用的呼吸。其利有三：①减少肺通气阻力，增加通气；②减少呼吸肌为克服阻力而增加的额外能量消耗，推迟疲劳出现；③暴露满布血管的口腔潮湿面，增加散热途径。

据研究，运动时增加口的通气，肺通气量由仅用鼻呼吸的80L/min，增至173L/min。但应注意，在严寒季节里进行运动，张口不宜过大，尽可能使吸入空气经由口腔加温后再通过咽喉、气管入肺。

2. 提高肺泡通气效率

提高肺通气量的方法，有增加呼吸频率和增加呼吸深度两种方式。据研究，呼吸频率是随着运动强度的增加而增加，并经2~4min达到稳定状态。而呼吸深度和肺通气量则须经3~5min才达到稳定状态。剧烈运动时，呼吸频率和肺通气量迅速上升，而呼吸深度反而变浅。运动时（尤其是耐力运动），期望在吸气时肺泡腔中有更多的含O_2新鲜空气，呼气时能呼出更多的含CO_2的代谢气体，因此，提高肺泡通气量比提高肺通气量意义更大。表浅的呼吸只能使肺泡通气量下降，新鲜空气吸入减少，这是由于解剖无效腔存在的缘故。而深呼吸能吸入肺泡腔中更多的新鲜空气，使肺泡气中的空气新鲜率提高，$p（O_2）$也随之提高，最终导致O_2的扩散量增加。但过深过慢的呼吸，也能限制肺通气量进一步提高，并可导致肺换气功能受阻。上述两种情况均能增加呼吸肌的额外负担，加大其O_2的消耗，容易导致疲劳。

有意识地采取适宜的呼吸频率和较大的呼吸深度是很重要的。一般来讲，径赛运动员的呼吸频率以每分钟不超过30次为宜。爬泳运动员即使有特殊需要，也不宜超过每分钟60次。那么强调运动时的深呼吸，以偏重深吸气好还是以偏重深呼气好？当吸入气量一定时，肺泡气新鲜率的大小，则取决于呼气末或吸气前存在于肺泡腔中的功能余气量。功能余气量越少，吸入新鲜空气越多，肺泡气中的$p（O_2）$就会越高。运动中有效减少肺泡腔内功能余气量的方法是尽可能地做深呼气动作（有时也叫作深吐气），从而保证机体有更多O_2的摄入。

因此，运动时（特别是在感到呼吸困难、缺O_2严重的情况下）采用节制呼吸频率、适当加大呼吸深度的同时注重深呼气的呼吸方法，更有助于提高机体的肺泡通气量。例如，人在跑步或游泳时，因体内过多的负氧而出现"极点"现象，为有效克服或缓解"极点"，提高O_2的摄入量，应有意识地保持有节奏地深吸气与深呼气。游蛙泳时的正确呼吸应该是在水中做深呼气，将气吐尽，然后再抬头出水面吸气。

（三）合理运用憋气

或深或浅的吸气后，紧闭声门，做尽力的呼气动作，称为憋气。通常在完成最大静止用力的动作，需要憋气来配合。如大负荷的力量练习、举重运动、角力、拔河、"掰手腕"等。憋气对运动良好的作用有：①憋气时可反射性地引起肌肉张力的增加，如人的臂力和握力在憋气时最大，呼气时次之，吸气时较小；②可为有关的运动环节创造最有效的收缩条件，如短跑时憋气一方面可控制胸廓起伏，使快速摆臂动作获得相对稳定的支撑点，另一方面又避免腹肌松弛，为提高步频、步幅提供更强劲的牵引力。

人们能意识到憋气对运动有利的一面，但并不知憋气还会对人体产生负面的作用。

憋气的不良影响主要有：①长时间憋气压迫胸腔，使胸内压上升，造成静脉血回心受阻，进而心脏充盈不充分，输出量锐减，血压大幅下降，导致心肌、脑细胞、视网膜供血不全，产生头晕、恶心、耳鸣、眼黑等感觉，影响和干扰了运动的正常进行；②憋气结束，出现反射性的深呼吸，造成胸内压骤减，原先潴留于静脉的血液迅速回心，冲击心肌并使心肌过度伸展，心输出量大增，血压也骤升。这对心力储备差者，十分不利。特别是儿童的心脏因承受能力低而易使心肌过度伸展导致松弛，而老年人因血管弹性差、脆性大而容易使心、脑、眼等部位的血管破损，都会带来不良的后果。

　　由此看来，憋气对运动有利有弊。有些时候需要通过奋力和憋气才能取得最后的胜利，那么这样的憋气是有必要的，是不可避免的。正确合理的憋气方法应该是：①憋气前的吸气不要太深；②结束憋气时，为避免胸内压的骤减，使胸内压有一个缓冲、逐渐变小的过程，呼出气应逐步少许地、有节制地从声门中挤出，即采用微启声门、喉咙发出"唔"声的呼气；③憋气应用于决胜的关键时刻，不必每一个动作、每一个过程都做憋气。如跑近终点的最后冲刺、杠铃举起、摔跤制服对手的一刹那，可运用憋气。对运动员和健康人来说，一般的憋气也属于生理现象，如排便动作。有时还可以把采用适当的憋气作为提高心肺功能的手段之一，只是要遵守循序渐进的规律而已。

参考文献

［1］孙庆伟. 人体生理学［M］. 3版. 北京：中国医药科技出版社，2011.

［2］张建福. 人体生理学［M］. 2版. 北京：高等教育出版社，2010.

［3］朱大年. 生理学［M］. 7版. 北京：人民卫生出版社，2008.

［4］王瑞元. 运动生理学［M］. 北京：人民体育出版社，2011.

［5］姚泰. 生理学（八年制）［M］. 北京：人民卫生出版社，2005.

［6］王红伟. 生理学［M］. 西安：第四军医大学出版社，2008.

［7］Ganong W F. Review of Medical Physiology［M］. 北京：人民卫生出版社，2001.

［8］Seidel C. Basic Concepts in Physiology［M］. 北京：北京大学医学出版杜，2002.

［9］Robert M B. Physiology（英文影印版）［M］. 北京：北京大学医学出版社，2005.

［10］Eric P W，Hershel R，Kevin T S. Textbook of Physiology［M］. 北京：科学出版社，2006.

［11］Guyton A C，Hall J E. Textbook of Medical Physiology［M］. 10th ed. Singapore：Health Sciences Asia，Elsevier Science，2002.

［12］Lingappa V R，Farey K. Physiological Medicine［M］. 北京：科学出版社，2001.

［13］夏强. 医学生理学［M］. 北京：科学出版社，2002.

第六章　消化与吸收生理

第一节　概述

机体的生命依赖于不断的新陈代谢。在新陈代谢过程中需要从外界环境中摄取各种营养物质。人体所需的营养物质包括蛋白质、脂肪、糖类、维生素、无机盐和水，都来自食物。前三种物质的结构复杂，分子质量大，不能直接被吸收，必须经过消化系统的加工、处理，即将大块的、不溶于水和大分子的食物变成小块（小颗粒）、溶于水和分子较小的物质，这个过程称为消化（digestion）。食物经过消化后的小分子物质，以及维生素、无机盐和水透过消化道黏膜，进入血液和淋巴的过程，称为吸收（aborption）。

在人和高等动物中，消化器官的发展已经达到了非常精细的分化程度。整个消化系统由长 8~10m 的消化道及与其相连的许多消化腺组成，其主要生理功能是对食物进行消化和吸收，为机体的新陈代谢提供必不可少的物质和能量来源，完成各种生理活动。此外，消化器官还有重要的内分泌功能和免疫功能。

食物中主要营养物质（如蛋白质、脂肪和糖类）都是结构复杂的大分子物质，它们不能为人体直接利用，必须先在消化道内经过分解成为结构简单、可溶性的小分子物质（如氨基酸、甘油、脂肪酸和葡萄糖等），才能被机体吸收利用，以作为生长、修补和更新组织的材料和供给人体能量的需要。维生素、矿物质和水不需要分解就可被直接吸收利用。因此，消化是食物在消化道内被分解为小分子物质的过程。消化的方式有两种：①机械性消化（mechanical digestion），即通过消化道肌肉的舒、缩活动，将食物磨碎，并和消化液充分搅拌、混合，最后将食物不断地向消化道远端推送的过程。②化学性消化（chemical digestion），即通过消化腺分泌的消化液中含有的各种消化酶，对食物进行化学性分解，将食物中的大分子物质分解成为结构简单的小分子物质的过程。

正常情况下，机械性消化和化学性消化这两种方式的作用是紧密配合、互相促进、同时进行的，共同完成对食物的消化过程。食物经过消化后，透过消化道的黏膜进入血液循环的过程，称为吸收（absorption）。未被吸收的食物残渣和消化道脱落的上皮细胞等，进入大肠后形成粪便经肛门排出体外。消化和吸收是两个相辅相成、紧密联系的过程。

一、消化道平滑肌的生理特性

消化道中，除口、咽、食管上端的肌肉和肛门外括约肌是横纹肌外，其余部分的肌肉都是平滑肌。它们除了具有肌肉组织的共同特性，如兴奋性、传导性和收缩性以外，因其结构、生物电活动和功能的不同，所以还有着其自身的特性。

（一）一般生理特性

消化道平滑肌和其他肌肉组织一样，也具有兴奋性、传导性和收缩性，不少平滑肌还有自律性。与骨骼肌、心肌相比，消化道平滑肌的兴奋性较低，收缩缓慢，但伸展性大，且经常保持微弱的持续收缩状态。消化道平滑肌对电刺激不敏感，而对化学、温度及机械牵张刺激很敏感；其自动节律的频率慢且不稳定。

（二）电生理特性

1. 静息电位

胃肠平滑肌细胞的静息电位为 $-60 \sim -50\text{mV}$，其产生的机制主要是 K^+ 由膜内向膜外扩散和生电钠泵的活动。许多因素可影响静息电位的水平。例如，机械牵张、刺激迷走神经、ACh 以及某些胃肠激素等可使静息电位水平上移；而肾上腺素、去甲肾上腺素和交感神经兴奋则可使静息电位水平下移。

2. 慢波或基本电节律

胃肠平滑肌细胞的静息电位不稳定，表现为缓慢的起伏波动，即周期性地去极化和复极化，称为慢波（slow wave），也称基本电节律（basic electrical rhythm），其波动范围为 $5 \sim 15\text{mV}$。当去极化波达到阈电位水平时，就爆发动作电位，继而引起平滑肌收缩（图 6-1）。在大部分胃肠道（胃可能除外），不是所有的慢波都能到达阈电位水平和引起动作电位的。去极化波能否到达阈电位水平，受去极化波起点电位水平的影响，去极化波起点电位越接近阈电位，则去极化波就容易到达阈电位；反之，去极化波起点电位如偏离阈电位较远，就不易到达阈电位。慢波去极化波的起点电位水平也与静息电位一样，受机械牵张、神经、体液因素的影响。慢波的频率变动在 $3 \sim 12$ 次/min，随消化道的部位而异：胃体约 3 次/min，十二指肠 12 次/min，终末回肠 8~9 次/min，结肠 6~8 次/min。

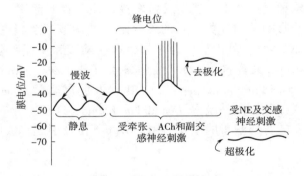

图 6-1　消化道平滑肌的电活动

慢波由存在于纵行肌与环行肌之间的 Ca-jal 间质细胞产生，这些细胞具有成纤维细胞和平滑肌细胞的特性，并与纵、环两层平滑肌细胞形成缝隙连接，可将慢波快速传播到平滑肌。慢波产生的原因可能是由于 Na^+-K^+ 泵活性的周期性改变所致。

3. 动作电位

当慢波去极化达阈电位水平（约 -40mV）时，便在慢波的基础上产生每秒 $1 \sim 10$ 次的动作电位，较大频率的动作电位引起较强的平滑肌收缩。每一动作电位的持续时间为 $10 \sim 20\text{ms}$，动作电位的去极化相主要是由慢钙通道开放，Ca^{2+}（以及少量 Na^+）内流造成的，内流的 Ca^{2+} 又可引起平滑肌收缩。复极化相是由于 K^+ 通道开放，K^+ 外流引起的。

二、消化腺的分泌功能

消化腺包括存在于消化道黏膜的许多腺体和附属于消化道的唾液腺、胰腺和肝脏。每天分泌的消化液总量达 6~8L。消化液的主要成分是水、无机物和有机物，后者包括各种消化酶、黏液、抗体等。

消化液的功能主要有：①分解食物中的营养物质；②为各种消化酶提供适宜的 pH 环境；③稀释食物，使消化道内容物的渗透压与血浆渗透压接近，有利于营养物的吸收；④所含的黏液、抗体等有保护消化道黏膜的作用。

消化腺的分泌过程是腺细胞主动活动过程，包括由血液内摄取原料，在细胞内合成分泌物，并经浓缩以酶原颗粒和小泡等形式贮存起来，当需要时由细胞将其排出等复杂过程。对唾液腺、胰腺腺泡的研究表明，在腺细胞膜上存在多种受体，不同的刺激物与相应受体结合后，引起细胞内一系列的生化反应，最终导致分泌物的释放。

三、消化道的内分泌功能——胃肠激素

消化器官的功能除了受神经调节外，还受激素调节，这些激素是由存在于胃肠黏膜层、胰腺内的内分泌细胞和旁分泌细胞分泌，以及由胃肠壁的神经末梢释放的，统称为胃肠激素（gut hormones 或 gastrointestinal hormones）。由于这些激素几乎都是肽类，故又称为胃肠肽（gastrointestinal peptides）。这些激素可通过血液循环或局部组织液扩散（旁分泌），作用于靶细胞-消化道、胰及肝的分泌细胞、消化道的平滑肌细胞以及黏膜的上皮细胞，或从神经末梢释放到其邻近的靶细胞（神经分泌），以影响消化液的分泌速度和成分、平滑肌的运动、上皮生长，有的还作用于内分泌细胞或旁分泌细胞，影响其他激素的释放。还有的作用于迷走神经末梢通过迷走—迷走反射发挥作用。胃肠激素的调节是神经调节的重要补充，对某些消化器官的活动（如胰腺的外分泌）的调节甚至起主导作用。迄今已发现和鉴定的胃肠肽多达 20 多种，其中被认为是起生理性调节和循环激素作用的激素有 5 种，它们是促胃液素（gastrin，又称胃泌素）、缩胆囊素（cholecys-tokinin，CCK）、促胰液素（secretin）、抑胃肽（gastric inhibitory peptide，GIP）及促胃动素（motilin）。另外，一些尚不能肯定是真正的激素，称为候补激素（candidate hormones），还有一些是旁分泌激素和神经分泌激素。几种主要的胃肠激素的主要作用、分布部位及引起释放的主要因素列于表 6-1 中。

表 6-1　5 种胃肠激素的分布、作用及释放的刺激物

激素 名称	分布 部位	分布 细胞	主要生理 作用	引起激素释放的 刺激物
促胃液素	胃窦、十二指肠	G 细胞	促进胃酸和胃蛋白酶分泌，使胃窦和幽门括约肌收缩，延缓胃排空，促进胃肠运动和胃肠上皮生长	蛋白质消化产物、迷走神经递质、扩张胃、GRP
缩胆囊素	十二指肠、空肠	I 细胞	刺激胰酶分泌和胆囊收缩，刺激胆汁分泌，增强小肠和结肠运动，抑制胃排空，增强幽门括约肌收缩，松弛 Oddi 括约肌，促进胰外分泌部的生长，增强胰 HCO_3^- 分泌	蛋白质消化产物、脂肪酸

激素名称	分布部位	分布细胞	主要生理作用	引起激素释放的刺激物
促胰液素	十二指肠、空肠	S 细胞	刺激胰液及胆汁中的 HCO_3^- 分泌，抑制胃酸分泌和胃肠运动，收缩幽门括约肌，抑制胃排空，促进胰外分泌部生长	盐酸、脂肪酸
抑胃肽	十二指肠、空肠	K 细胞	刺激胰岛素分泌，抑制胃酸和胃蛋白酶分泌，抑制胃排空	空腹时每 1.5～2 小时神经刺激引起周期性释放
促胃动素	胃、小肠、结肠	Mo 细胞、肠嗜铬细胞	刺激胃和小肠的运动（在消化间期的移行性复合运动）	空腹时
生长抑素	胃和十二指肠黏膜、胰岛	D 细胞	抑制促胃液素及其他胃肠肽的释放，抑制胃酸、胃蛋白酶原分泌及运动等	盐酸（刺激迷走神经抑制其释放）
高血糖素样肽	小肠	内分泌细胞	刺激胰岛素释放，抑制胰岛高血糖素释放，减慢胃排空	肠腔内包括糖与脂肪的混合食物

注　GRP 表示促胃液素释放肽。

四、胃肠血液循环的特点

（一）胃肠的血流量丰富

在静息状态下，进入胃肠的血流量约占心排血量的 1/3，这不仅可适应胃肠消化和吸收功能的血液供应需要，而且胃肠的血液循环系统还起着贮血库的作用，胃肠是机体最大的贮血器官。

（二）胃肠的血流量与局部组织的活动水平密切相关

进餐后，胃肠进行活跃的消化、吸收活动时，小肠绒毛及其邻近的黏膜下层的血流量可至平时的 8 倍以上，直至 2～4h 后才降至进餐前的水平。

（三）绒毛血流存在逆流交换机制（countercurrent exchange mechanism）

肠绒毛内的微动脉和微静脉呈平行排列且血流方向彼此相反，这样的血管分布使绒毛脉血中约80%的 O_2 在未到达绒毛顶端时，便直接扩散到邻近的微静脉，不能被绒毛的局部所利用。在正常情况下，这种短路循环不会造成对肠绒毛的损害。但如果在循环性休克时，绒毛顶端严重缺 O_2，可造成肠绒毛缺血性坏死，从而大大降低肠吸收能力。

五、影响胃肠血流量的因素

（一）局部代谢产物的影响

消化期间代谢增强，导致局部腺苷（adenosine）的生成增加，使血管舒张，血流量增加。

（二）体液的调节

消化期间，胃肠可释放多种胃肠激素（如 CCK、VIP、胃泌素、促胰液素）以及某些胃肠腺体还能释放缓激肽（bradykinin）等，这些物质均具有舒血管作用，也可使血流量增加。

（三）神经的调节

1. 副交感神经

副交感神经兴奋，可引起局部血流量增加；因交感神经兴奋可引起胃肠血管收缩，造成组织缺血、缺 O_2，使局部代谢产物增加，而后者具有舒张血管的作用。

2. 交感神经

交感神经对胃肠具有缩血管作用，其意义在于：当机体剧烈活动时，可在短时间内将胃肠以及其他内脏器官的血流转移到需要增加血流量的重要器官和骨骼肌；同样，在循环性休克或血容量减少时，交感神经的兴奋可引起胃肠血管广泛的强烈收缩，从而可转移出大量的血液到脑、心脏等重要器官，以维持这些器官的需要。其结果往往导致胃肠等器官的缺血—再灌注损伤，发生胃肠黏膜的出血、坏死，这在病理生理学上具有重要意义。

第二节　口腔内消化

消化过程从口腔开始。食物在口腔停留的时间为 $15 \sim 20s$。在这里，食物被咀嚼、磨碎并与唾液混合，形成食团，而后吞咽。由于唾液中淀粉酶的作用，食团中的淀粉发生了初步的分解。

一、唾液成分、作用及其分泌调节

人的口腔内有 3 对主要的唾液腺（腮腺、颌下腺和舌下腺）以及众多散在的小唾液腺。唾液就是这些大小腺体分泌的混合液。

（一）唾液的性质和成分

唾液（saliva）是无色、无味、近于中性（pH $6.6 \sim 7.1$）的低渗液体，相对密度为 $1.002 \sim 1.012$。正常成人每日分泌量为 $1.0 \sim 1.5L$，最高分泌速率达 $4mL/min$，这些唾液几乎全被吞下，其中的水分和离子在胃肠道中被重吸收回血液循环。

唾液中，水分约占 99%，有机物是黏蛋白、黏多糖、唾液淀粉酶（salivary amylase）、溶菌酶、免疫球蛋白（IgA、IgG、IgM）、血型物质（A、B、H）、尿素、尿酸和游离氨基酸等；无机物有 Na^+、K^+、Ca^{2+}、I^-、Cl^-、HCO_3^- 和 NH_3，以及一些气体分子等。

（二）唾液的作用

唾液具有如下作用：①湿润口腔，利于吞咽和说话。②溶解食物，产生味觉。③保护口腔，冲洗和清除食物残渣，减少细菌繁殖。唾液中的溶菌酶和免疫球蛋白具有杀灭细菌和病毒作用。④消化作用，唾液淀粉酶可把食物中的淀粉分解为麦芽糖。由于食物在口腔中停留时间较短，食团在入胃后，食团内部的唾液淀粉酶的活性仍可维持一段时间，继续发挥作用。

⑤排泄功能，进入体内的某些异物随唾液排出，如铅等。此外，某些药物也可随唾液的分泌进行排泄。

（三）唾液分泌的调节

安静情况下，唾液腺不断分泌少量唾液，分泌量约为 0.5mL/min，以润湿口腔，称为基础分泌（basic secretion）。进食时唾液的分泌完全是神经反射性的，包括非条件反射和条件反射。

在平日的进食活动中，食物的形状、颜色以及进食的环境乃至语言文字的描述，都能形成条件反射，引起唾液分泌，称为条件反射性分泌，这是在大脑皮层的参与下实现的；进食时，食物对口腔黏膜机械的、化学的和温度的刺激所引起的唾液分泌，称为非条件反射性分泌。这些刺激使口腔黏膜和舌的感受器兴奋，传入神经在Ⅴ、Ⅶ、Ⅸ、Ⅹ对脑神经中，唾液分泌的初级中枢在延髓，高级中枢在下丘脑和大脑皮层，然后通过副交感神经和交感神经的传出纤维到达唾液腺，引起唾液分泌。在睡眠、疲劳、失水、恐惧等情况下，可通过抑制延髓唾液分泌中枢的活动使唾液分泌减少。

支配唾液腺的传出神经有副交感神经和交感神经，以副交感神经为主。刺激副交感神经，其末梢释放 ACh，与腺体膜上的 M 受体结合，引起唾液大量分泌；此外，当副交感神经兴奋时，还可引起其肽能神经末梢释放血管活性肠肽，使腺体血管扩张，增加腺体的血流量，进一步促使唾液分泌。故在临床上用乙醚麻醉时，需预先注射 M 受体阻断剂阿托品，以减少唾液分泌，防止唾液流入气管造成窒息；交感神经兴奋时，其节后纤维释放去甲肾上腺素，作用于唾液腺的 β-肾上腺素受体，引起含酶及黏液较多的唾液分泌；唾液腺的血管则先收缩（通过 α 受体）后舒张（继发于舒血管性代谢产物的作用）。

二、咀嚼和吞咽

（一）咀嚼

咀嚼（mastication）是通过咀嚼肌群的顺序收缩和舒张来完成的。咀嚼的作用是：①将食物切碎研磨搅拌，使食物与唾液混合形成食团，便于吞咽；②使食物与唾液淀粉酶充分接触而产生化学性消化作用；③咀嚼动作能反射性地引起胃、肠等消化器官的活动，有利于后继的消化过程的进行。

咀嚼受意识控制，是随意运动，但是大部分动作是反射性的。

（二）吞咽

吞咽（deglutition）是指口腔内容物通过咽部和食管进入胃内的过程，它是口腔及咽、喉各部分密切配合的复杂而有顺序的反射活动。吞咽动作可分为 3 期：

第 1 期：由口腔到咽，是随意动作。舌从舌尖至舌后依次上举，抵触硬腭并后移，将食团挤向软腭后方至咽部。

第 2 期：由咽到食管上端。由于食团刺激了软腭和咽部的感受器，引起一系列急速的反射动作，包括软腭上升，咽后壁向前突出，封闭鼻咽通路，声带内收，喉头升高并向前紧贴会厌，封闭咽与气管的通路，呼吸暂停，食管上括约肌舒张，食团就被挤入食管。

第 3 期：沿食管下行至胃，由食管的蠕动完成。蠕动（peristalsis）是胃肠的基本运动形式。

它是一种由神经介导的、使胃肠平滑肌顺序波浪式的舒缩运动，从而将其中内容物不断向前推进。蠕动是一种反射活动。吞咽时食团刺激软腭、咽部和食管等处的感受器，通过反射中枢发出冲动，传至食管而引起。食管蠕动时，食团的前面有舒张波，食团的后面跟随有收缩波。如此推送食团进入胃内。如果第一次蠕动波未能将食团推入胃中，或当胃内容物反流入食管，由于食物对食管的刺激，就可通过肌间神经丛局部反射，再次发动继发性蠕动，将食管内容物推入胃内。

正常情况下，完成吞咽过程所需时间很短，与食物的性状及人体的体位有关。液态食物需时短，在直立位咽水时只需 1s，而固态食物需时较长，一般不超过 15s。吞咽的基本中枢位于延髓，传入和传出纤维主要存在于 V、Ⅶ、Ⅸ、Ⅹ、Ⅻ 对脑神经中。临床上，昏迷或脑神经功能障碍（如偏瘫）的患者，吞咽反射功能障碍，进食（尤为液体食物）时易进入气管。

安静时，食管中段的内压相当于胸内压，而食管两端的内压高于食管中段的内压。在食管和胃连接处的上方并不存在括约肌，但研究确实证明了在这一区域有一段长 3~6cm 的高压区，其内压比胃内压高 5~10mmHg，成为阻止胃内容物反流入食管的一道屏障，起到类似生理性括约肌的作用，此段食管称为食管—胃括约肌（esophageal-gastric sphincter，EGS）。食物经过食管时，刺激食管壁上的机械感受器，通过迷走神经的抑制性纤维释放 VIP 或 NO，使 EGS 舒张，便于食物顺利入胃；食物入胃后引起的胃泌素和胃动素的释放，可加强 EGS 的收缩，防止胃内容物反流入食管。EGS 张力减弱，造成胃内容物反流入食管，损伤食管黏膜；EGS 舒张障碍，则会引起吞咽困难。

第三节　胃内消化

胃（stomach）是消化道中最膨大的部分，具有暂时贮存食物和消化食物的功能。进食时，成人胃的容量为 1~2L。食物进入胃后，经胃壁肌肉运动的机械性消化和胃液中酶的化学性消化，使胃内食物同胃液充分混合形成食糜（chyme），并对食物中的蛋白质做初步的分解。此后，逐次少量地通过幽门排入十二指肠。

胃有贮存和消化食物两方面的功能。食物在胃内经过机械性和化学性消化，形成食糜（chyme），然后被逐渐排送入十二指肠。

从功能上通常将胃分为头区和尾区。头区包括胃底和胃体的上端，胃体的下端和胃窦合称为尾区（图 6-2）。

胃黏膜中有三种外分泌腺：①贲门腺，分布在胃与食管连接处的宽为 1~4cm 的环状区内，属黏液腺，分泌黏液。②泌酸腺，分布在胃底和胃体部，约占全胃黏膜的 2/3 泌酸腺由壁细胞（parietal cell 或 oxyntic cell）、主细胞（chief cell 或 peptic cell）和黏液细胞（neck mucous cell）组成，它们分别分泌盐酸（hydrochloric acid）、胃蛋白酶原（pepsinogen）和黏液（mucus），壁细胞还分泌内因子（intrinsic factor）。③幽门腺，分布在幽门部，含有黏液细胞和 G 细胞，前者分泌黏液、HCO_3^- 及胃蛋白酶原，后者分泌促胃液素。此外，每种腺体还含有干细胞（stem cell），分布于腺体颈区，分裂后的子代细胞可迁移到黏膜表面，分化成上皮细胞，也可向腺体下端迁移，分化成壁细胞、黏液细胞和 G 细胞。主细胞正常由细胞有丝分裂而来，当损伤后进行修复时，也可从干细胞分化而来。

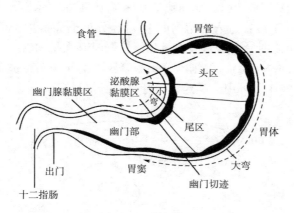

图 6-2　胃的分区

一、胃液及其分泌

胃液就是由以上 3 种腺体的分泌物和胃黏膜上皮细胞的分泌物构成的。胃黏膜内含有多种内分泌细胞，如 G 细胞分泌胃泌素（gastrin），D 细胞分泌生长抑素（somatostatin，SS），肥大细胞分泌组胺（histamine）等。

纯净的胃液是无色酸性的液体，pH 为 0.9~1.5。正常人每日分泌量为 1.5~2.5L。胃液的成分除水外，主要有盐酸、钠和钾的氯化物等无机物以及胃蛋白酶原、黏蛋白及内因子等有机物。

（一）胃液的性质、成分和作用

1. 盐酸

包括游离酸和与蛋白质结合的结合酸，二者在胃液中的总浓度称为胃液的总酸度。胃液中的盐酸含量通常以单位时间内分泌的毫摩尔（mmol）数表示，称为盐酸排出量。

正常人空腹时的盐酸排出量称为基础酸排出量，为 0~5mmol/L。在食物或某些药物刺激下，盐酸排出量明显增加，最大排出量可达 20~25mmol/L。男性的酸分泌率大于女性，50 岁后分泌率有所下降。盐酸排出量主要取决于壁细胞的数目，与壁细胞的功能状态也有一定关系。

临床上还用中和 100mL 胃液所需 0.1mmol/L NaOH 的毫升数来表示胃液的酸度，称为胃液酸度的临床单位。正常人空腹胃液的总酸度为 10~50 临床单位，其中游离酸为 0~30 临床单位。

盐酸由壁细胞分泌。壁细胞与细胞间隙接触的质膜部分称为基底侧膜，膜上有 Na^+-K^+ 泵（即 Na^+，K^+-ATP 酶）分布；细胞膜面向胃腺腔的部分称为顶端膜。细胞内有从顶端膜内陷形成的分泌小管（secretory canaliculus），分泌小管在细胞内有大量的分支，小管膜上镶嵌有 H^+ 泵（也称质子泵 proton pump，即 H^+，K^+-ATP 酶）和 Cl^- 通道。壁细胞内含有丰富的碳酸酐酶，可促使细胞代谢产生的和从血液进入细胞的 CO_2 与 H_2O 结合，形成 H_2CO_3，并迅即解离为 H^+ 和 HCO_3^-。细胞内的 H^+ 逆着浓度梯度被分泌小管膜上的 H^+ 泵泵入分泌小管腔，再进入腺泡腔，K^+ 则进入细胞内；而 HCO_3^- 则在基底侧膜上通过 Cl^--HCO_3^--逆向转运体与 Cl^- 交换，被转运出细胞，并经细胞间隙进入血液，Cl⁻则进入细胞内，再通过分泌小管的氯通道进入小管腔和腺泡腔，与H⁺形成HCl。壁细胞基底侧膜上的Na^+，K^+-ATP酶将细胞内的Na^+泵出，维持细胞内的低Na^+浓度；进入细胞内的K^+可经分泌小管膜及基底侧膜上的K^+通道扩散出细胞（图6-3）。在消化期，由于胃酸大量分泌，同时有大量HCO_3^-进入血液，形成所谓餐后碱潮（postprandial akaline tide）。壁细胞分泌小管膜上的质子泵可被质子泵抑制剂如奥美拉唑、兰索拉唑抑制，故临床上可用这类药物治疗胃酸分泌过多。

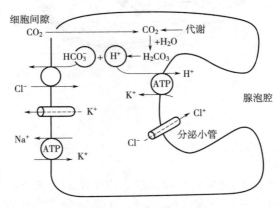

图6-3　壁细胞分泌HCl

胃酸的主要作用有：①激活胃蛋白酶原，使之转变成有活性的胃蛋白酶，并为胃蛋白酶提供适宜的酸性环境。②分解食物中的结缔组织和肌纤维，使食物中的蛋白质变性，易于被消化。③杀死随食物入胃的细菌。④与钙和铁结合，形成可溶性盐，促进它们的吸收。⑤胃酸进入小肠可促进胰液和胆汁的分泌。

2. 胃蛋白酶原

胃蛋白酶原有Ⅰ型和Ⅱ型两种，由主细胞和黏液细胞分泌，两型的功能相同。胃蛋白酶原可进入血液中，并从尿中排出，为尿胃蛋白酶原（uropepsinogen）。胃蛋白酶原在pH <5.0的酸性环境中可转变为有活性的胃蛋白酶（pepsin），其最适pH为2~3。已激活的胃蛋白酶也能促使胃蛋白酶原转变为胃蛋白酶，即自身催化。胃蛋白酶能使蛋白质水解，生成䏡、胨和少量多肽。但胃蛋白酶缺乏者，蛋白质消化仍正常。

3. 黏液和HCO_3^-

胃黏膜细胞分泌两种类型的黏液，迷走神经兴奋和ACh可刺激颈黏液细胞分泌可溶性黏液，它与胃腺分泌的其他成分混合在一起，可润滑胃内食糜。位于胃腺开口之间的表面黏液细胞在受到食物的化学或机械刺激时，可分泌大量黏液，形成一松软的凝胶层，覆盖于胃黏膜表面。从胃黏膜脱落的死亡细胞也被包裹在此黏液层内。表面黏液细胞分泌的HCO_3^-也渗入此凝胶层中，于是形成一层0.5~1mm厚的黏液—碳酸氢盐屏障（mubicarbonate barrier）（图6-4）。这层润滑的机械与碱性屏障可保护胃黏膜免受食物的摩擦损伤，有助于食物在胃内移动，并可阻止胃黏膜细胞与胃蛋白酶及高浓度的酸直接接触，因此虽然胃腔内pH <2，但胃黏膜表面部分的pH可接近中性。

许多因素如乙醇、胆盐、阿司匹林类药物、肾上腺素以及耐酸的幽门螺杆菌感染等，均可破坏或削弱胃黏膜屏障，易造成胃黏膜损伤，引起胃炎或溃疡。

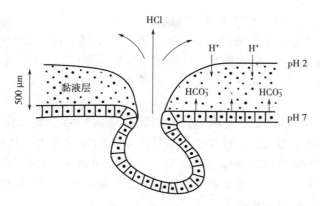

图 6-4 胃黏膜—碳酸氢盐屏障模式图

4. 内因子

内因子（intrinsic factor，IF）是壁细胞分泌的一种糖蛋白，分子质量为 55000，它有两个活性部位：一个部位与进入胃内的维生素 B_{12} 结合，形成内因子—维生素 B_{12} 复合物，保护维生素 B_{12} 不被小肠内水解酶破坏，易于被回肠主动吸收；另一个部位与远侧回肠黏膜上的受体结合，促进维生素 B_{12} 的吸收。当缺乏内因子时，可造成维生素 B_{12} 缺乏症，影响红细胞生成，出现恶性贫血，胃切除者必须由胃肠外补充维生素 B_{12}。

（二）胃液的分泌调节

在空腹时（消化间期），胃只分泌少量（每小时数毫升）含黏液和少量蛋白酶但几乎无酸的胃液，称为基础胃酸分泌或消化间期胃液分泌。强烈的情绪刺激可使消化间期的胃液分泌明显增加（高达 20mL/h），且为高酸度、高胃蛋白酶的胃液。有人认为，这可能是产生应激性溃疡的一个因素。进食后，在神经和激素的调节下，胃液大量分泌。

1. 影响胃液分泌的主要内源性物质

（1）乙酰胆碱

乙酰胆碱（ACh）是大部分支配胃的迷走神经末梢所释放的递质，它可直接作用于壁细胞上的胆碱能（M_3 型）受体，引起 HCl 分泌的增加，其作用可被胆碱能受体阻断剂（如阿托品）阻断。

（2）胃泌素

胃泌素（gastrin）是胃窦和上段小肠黏膜中的 G 细胞分泌的一种肽类激素，释放后通过血液循环作用于壁细胞上的相应受体，刺激胃酸分泌。丙谷胺（proglumide）是该受体的拮抗剂。

体内胃泌素以多种分子形式存在，主要有两种：大胃泌素（G-34）和小胃泌素（G-17）。胃窦黏膜内主要含 G-17，十二指肠黏膜内 G-17 和 G-34 各占一半。G-17 刺激胃分泌作用比 G-34 强 5~6 倍，且清除速度快。目前，人工合成的四肽（G-4）或五肽（G-5）胃泌素具有天然胃泌素的全部活性，已广泛应用于临床与实验研究。

（3）组胺

组胺（histamine）是由胃泌酸区黏膜中的肠嗜铬样细胞（enterochromaffin-like cell，ECL 细胞）分泌的，通过局部弥散作用于邻近壁细胞上的 H_2 受体，具有很强的刺激胃酸分泌的作用。西咪替丁（cimetidine）等可阻断其作用。

组胺还可提高壁细胞对 ACh 或胃泌素的敏感性。当上述 3 种内源性物质同时存在时，引起的反应比单独应用时反应的总和要大，这种现象被称为加强作用（potentiation）。刺激胃酸分泌的其他因素还有 Ca^{2+}、低血糖、咖啡因和乙醇等。

（4）生长抑素

生长抑素（somatostatin，SS）是由胃体和胃窦黏膜内的 D 细胞分泌的一种十四肽激素，是抑制胃酸分泌的内源性物质，它对胃酸分泌具有很强的抑制作用。其机制是：①抑制胃窦 G 细胞释放胃泌素；②抑制 ECL 细胞释放组胺；③直接抑制壁细胞的分泌活动。生长抑素是通过旁分泌的方式发挥作用的。胃泌素可刺激其释放，ACh 则抑制其释放。

2. 消化期胃液分泌及调节

进食后胃液分泌及调节，可按感受食物刺激部位，将消化期胃液分泌分成头期、胃期和肠期 3 个时期，实际上这 3 个时期几乎是同时开始，互相重叠的。

（1）头期胃液分泌及调节

头期（cephalic phase）胃液分泌是指食物入胃前，位于头部的感受器（眼、耳、鼻、口腔、咽、食管）受到刺激，反射性引起胃液分泌的增加。头期的胃液分泌机制曾用假饲（sham feeding）的方法进行研究：事先给狗做成食管瘘和胃瘘，食物经口进入食管后，随即从食管瘘开口处流出，不能进入胃内，故称为假饲。食物虽未入胃，却引起了大量的胃液分泌。

头期的胃液分泌包括条件反射性和非条件反射性两种分泌。前者是由和食物有关的形象、气味声音等刺激了视、嗅、听感受器而引起的，传入神经为 Ⅰ、Ⅱ、Ⅷ 对脑神经；后者则是当咀嚼和吞咽时，食物刺激了口腔和咽喉部的化学和机械感受器而引起的，传入神经为 Ⅴ、Ⅶ、Ⅸ、Ⅹ 对脑神经；反射中枢包括延髓、下丘脑、边缘叶和大脑皮层等；迷走神经是这些反射共同的传出神经。当切断支配胃的迷走神经后，假饲就不再引起胃液分泌。说明迷走神经是头期引起胃液分泌的唯一的传出神经。所以，过去曾认为头期的胃液分泌是纯神经反射性的。

迷走神经除了直接作用于壁细胞刺激其分泌外，还可作用于胃窦黏膜内的 G 细胞，使其释放胃泌素间接地刺激胃液分泌。支配壁细胞的迷走神经末梢释放的神经递质是乙酰胆碱（ACh），阿托品可阻断其作用，但阿托品不能阻断迷走神经引起的胃泌素释放。由此看来，头期胃液分泌是一种神经—激素调节的过程（图 6-5）。目前认为支配 G 细胞引起胃泌素释放的迷走神经节后纤维释放的不是 ACh，而是一种肽类物质——蛙皮素（bombesin），也称胃泌素释放肽（gastrin - releasing peptide，GRP）。在人的头期胃酸分泌中，迷走神经的直接作用较其间接作用更为重要。

头期胃液分泌的特点是：潜伏期为 5~10min，分泌可持续 2~4h，胃液分泌的量占整个消化期分泌量的

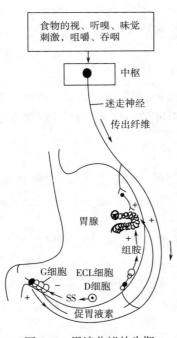

图 6-5　胃液分泌的头期

30%，胃液的酸度和胃蛋白酶含量都很高，消化力强。

（2）胃期胃液分泌及调节

胃期（gastric phase）的胃液分泌是指食物入胃后，对胃的机械性和化学性刺激，继续引起胃液的分泌。其主要途径为：①食物的机械性扩张刺激胃底、胃体部感受器，通过迷走—迷走长反射和壁内神经丛的短反射，直接或间接通过胃泌素引起胃腺分泌；②机械性扩张刺激胃幽门部，通过壁内神经丛作用于 G 细胞，促进胃泌素释放；③食物的化学成分比如蛋白质的消化产物肽和氨基酸直接作用于幽门部 G 细胞，引起胃泌素释放。

胃期胃液分泌的特点是：可持续 3~4h，胃液分泌量占整个消化期分泌量的 60%，胃液的酸度也很高，但胃蛋白酶含量比头期低。

（3）肠期胃液分泌及调节

肠期（intestinal phase）胃液分泌是指食糜进入十二指肠后，继续引起胃液分泌的轻度增加。实验表明，将食糜、肉的提取液、蛋白胨液等由瘘管直接注入十二指肠内，也可引起胃液分泌的轻度增加，说明食物离开胃进入小肠后，仍有继续刺激胃液分泌的作用。与胃期相似，食物也是通过机械扩张和化学刺激两方面发挥作用的。当切断支配胃的外来神经后，食物对小肠的作用仍可引起胃液分泌，提示肠期胃液分泌主要通过体液调节机制实现。有人认为，在食糜作用下，小肠能释放一种"肠泌酸素"（enterooxyntin），刺激胃酸分泌，但至今未能提纯。胃泌素也可能是体液调节因素之一；静脉注射氨基酸也可引起明显的胃液分泌，提示小肠吸收的氨基酸可能参与了肠期分泌的调节。

肠期分泌的特点是：胃液的分泌量少（占胃液分泌总量的 10%），总酸度和胃蛋白酶含量均较低。

在胃液分泌的 3 个时期中，头期和胃期的胃液分泌最重要，肠期的胃液分泌相对较为次要，但它们是一个密切相关的过程。

3. 抑制胃酸分泌的因素

在正常消化期内，胃液的分泌是兴奋性和抑制性因素共同作用的结果。抑制胃液分泌的因素除精神、情绪因素外，主要有盐酸、脂肪和高张溶液。

（1）盐酸

当胃内 HCl 分泌过多，导致胃窦部的 pH≤1.5 或在十二指肠 pH≤2.5 时，对胃酸的分泌具有抑制作用。这是一种典型的负反馈调节。其机制可能是：①胃窦部 pH 降低直接抑制了 G 细胞释放胃泌素；②HCl 刺激了胃窦部 D 细胞释放生长抑素，可间接地抑制 G 细胞释放胃泌素；③D 细胞释放的生长抑素还可直接抑制壁细胞的分泌；④HCl 作用于十二指肠黏膜引起促胰液素释放，通过血液循环对壁细胞和主细胞的分泌具有明显的抑制作用。

（2）脂肪

脂肪及其消化产物的抑酸作用发生在食糜进入十二指肠以后，可刺激小肠黏膜产生某些抑制性激素，进而抑制胃液的分泌，使消化力降低。早在 20 世纪 30 年代，我国生理学家林可胜等发现，用小肠黏膜提取物作静脉注射后，胃液分泌量、酸度和消化力均降低，并抑制胃运动。这种物质被认为是脂肪在小肠抑制胃分泌的体液性因素，称为肠抑胃素（enterogastrone）。近年来认为，这种肠抑胃素可能不是一种独立的激素，而是几种抑制性激素的总称，如促胰液素、抑胃肽（gastric inhibitory polypeptide，GIP）、神经降压素（neurotensin，NT）、胰高血糖素（glucagon）等。

（3）高张溶液

十二指肠内高张溶液对胃液分泌的抑制作用可能通过两个途径来实现：①激活小肠内渗透压感受器，通过肠—胃反射（enterogastricreflex）抑制胃酸分泌；②通过刺激小肠黏膜释放一种或多种抑制性激素，抑制胃液分泌。

胃内的前列腺素对进食、组胺和胃泌素引起的胃液分泌均有明显的抑制作用，迷走神经兴奋和胃泌素都能引起前列腺素的释放。

二、胃的运动

（一）头区的运动

空胃时，胃的容积约为 50mL，胃内压约为 5mmHg。吞咽食物时，食团刺激咽和食管等处的感受器，可反射性引起头区的平滑肌紧张性降低和舒张，称为容受性舒张（receptive relaxation），以容纳咽下的食物。虽然胃随着胃内容物的增加而伸展，但胃内压不会明显升高。胃的容受性舒张是通过迷走—迷走反射调节的，其节后神经纤维的递质是 VIP 或 NO，CCK 对容受性舒张也有易化作用。

头区的胃壁比较薄，收缩力较弱，且很少发生收缩，所以食物入胃后不会很快与胃液混合，而是逐层地分布于胃的内表面，即先入胃的在外层，后入胃的在胃的中央，暂时不与胃黏膜接触，因此饭后服药可减少药物对胃黏膜的直接刺激。胃的头区的主要功能是暂时贮存食物。

（二）尾区的运动

在空胃情况下的大部分时间，胃处于静止状态或微弱的收缩活动，但尾区及上段小肠可发生间断性的强烈收缩。收缩始于胃体的中部，并向尾区推进，每隔 90min 发生 1 次，每次持续 3~5min，称为移行性复合运动（migrating moility complex，MMC），其意义是可将上次进食后遗留的食物残渣和积聚的黏液推送到十二指肠，为下次进食做好准备。进食后这种运动消失。

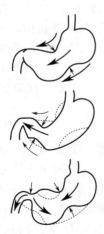

图 6-6　胃的运动

进食后，胃开始出现明显的蠕动（peristalsis），见图 6-6。蠕动从胃的中部开始，有节律地向幽门方向推进。每分钟约发生 3 次，每次蠕动约需 1min 到达幽门。因此，在整个胃上，通常是一波未平，一波又起。蠕动波开始时较小，在向幽门方向推进的过程中波幅和波速越来越大，接近幽门时达最大，以致推动大部胃内容物在蠕动波的前头。随着胃窦压力的升高，幽门括约肌打开，少量（数毫升）食糜迅速通过幽门进入十二指肠上部。当蠕动波到达幽门时，幽门括约肌迅即收缩，从而阻止胃内食糜进一步进入十二指肠。由于胃窦内持续高压，使大部分食糜返回至近侧胃窦和胃体，在下一蠕动波的作用下再向幽门方向推进。胃蠕动对食糜的这种回推（retropulsion），非常有利于食物与胃液的充分混合和对食物进行机械与化学性的消化。

胃尾区的蠕动受胃平滑肌的慢波控制，也受神经和体液因素的影响。胃的慢波起源于胃体中，每分钟约 3 次。迷走神经兴奋、促胃液素和促胃动素可增强胃的蠕动收缩；交感神经兴奋、促胰液素、生长抑素和抑胃肽的作用则相反。

（三）胃的排空

食物由胃排入十二指肠的过程称为胃排空（gastic emptying）。胃排空的速度因食物的种类、性状和胃的运动情况而异。由于只有当胃内食物被分解成足够小的颗粒时（直径<2mm），才能顺利通过幽门括约肌，颗粒>2mm 的食物或摄入物（如骨异物）通常不能通过蠕动进入十二指肠，只能通过 MMC 而排入十二指肠。所以固体食物排空的速度取决于在胃内分解成小颗粒的速度，磨碎的颗粒较小的食物在胃内消化比大块的食物快，排空也就较快。液体食物的排空远比固体食物快；等张盐溶液比高张或低张盐溶液排空快。在三种主要食物成分中，糖类排空最快，蛋白质次之，脂类最慢。普通的混合食物，每餐后从胃内完全排空需 4~6h。胃排空的动力是胃收缩运动造成的胃内压与十二指肠内压之差。因此，胃排空的速度受来自胃和十二指肠两方面因素的控制，以后者的作用为更重要。

1. 胃内容物促进胃排空

胃内促进排空的因素是胃内容物。胃内容物的容量和胃排空速度呈线性关系。胃内容物扩张胃壁的机械刺激通过迷走—迷走反射和壁内神经丛反射使胃运动增强，胃排空加快。胃迷走神经切断术后的患者，胃尾区的收缩减弱，对固体食物排空减慢。人的情绪也能影响胃的运动和排空：情绪兴奋时排空加速，忧虑、悲伤及疼痛时排空减慢。胃内容物，主要是蛋白质消化产物，可引起促胃液素释放，后者能增强胃体和胃窦的收缩，但由于它同时也增强幽门括约肌的收缩，所以其净作用不是促进而是延缓排空。

2. 十二指肠内容物抑制胃排空

食糜中的盐酸、脂肪及蛋白质消化产物、高渗溶液以及机械性扩张刺激，通过肠—胃反射和刺激小肠上段黏膜释放缩胆囊素、促胃液素、促胰液素、抑胃肽等，可抑制胃排空。当进入十二指肠的酸性食糜被中和，渗透压降低以及食物的消化产物被吸收后，对胃运动的抑制性影响被消除，胃运动又增强，于是胃又推送一部分食糜进入十二指肠。可见，胃的排空是间断性的，而且与上段小肠内的消化、吸收过程相适应。由于胃黏膜耐受酸但不耐受胆汁，而十二指肠耐受胆汁不耐受酸，因此，胃排空过快，可能导致十二指肠溃疡，胃排空过慢和（或）十二指肠内容物反流可能加重或引起胃溃疡。某些十二指肠溃疡患者，从十二指肠释放的上述激素的作用削弱，导致胃排空或胃酸分泌的速度异常高。正常人用鼻胃管滴入酸于胃，明显降低胃窦收缩的频率及力量，但对于某些十二指肠溃疡患者，十二指肠对酸的这种反应明显削弱。

（四）饥饿收缩

当胃排空几小时或更长时间后，在胃体部发生一种节律性强烈收缩——饥饿收缩（hunger contraction）。饥饿收缩在年轻人及血糖降低时较强烈。发生饥饿收缩时，常感到胃窝部不舒服、疼痛，称为饥饿痛，饥饿痛发生于末次进食 12~24h 后，在饥饿的 3~4d 最强烈，以后逐渐减弱。

（五）呕吐

呕吐（vomiting）是机体将胃及上段小肠的内容物从口腔猛力驱出的动作，是一个复杂的反射过程。呕吐中枢位于延髓迷走神经背核水平的孤束核附近。来自身体许多部位的感受器的传入冲动都可到达呕吐中枢，发动呕吐反射。例如，胃和小肠被扩张，肠、胆总管、泌尿生殖道的机械和化学刺激，咽部的触觉刺激等，可通过交感和副交感传入纤维引起呕吐。前庭器官受刺激引起的呕吐，其传入冲动经前庭神经传入，而颅内压增高则可直接作用于呕吐中枢。此外，到达呕吐中枢的冲动还可来自间脑和大脑皮层，例如，有些视觉、嗅觉刺激也能引起呕吐。起自呕吐中枢的传出冲动经第 5、7、9、10 和 12 对脑神经到达上消化道，并通过脊神经达到膈肌和腹肌。

呕吐开始时，先发生一次深吸气，舌骨和喉上提，声门关闭，软腭上举，关闭后鼻孔，食管下括约肌舒张，接着腹肌和膈肌收缩，腹内压升高，将胃内容物经食管压入口腔，并排出体外。呕吐前通常还发生上段小肠强烈的逆蠕动，可推进小肠部分内容物入胃，所以呕吐物中常混有胆汁及小肠液。

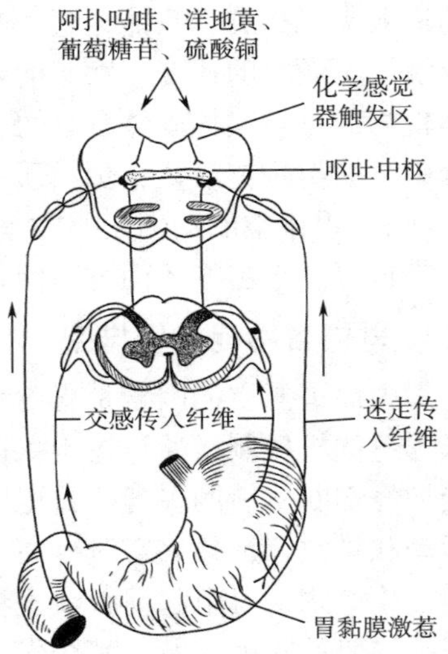

在延髓呕吐中枢附近第四脑室底两侧的后缘区（area postrema）存在一个特殊的化学感受区（chemoreceptor tigger zone）。体内代谢改变，如糖尿病酸中毒，肾功能衰竭，肝功能衰竭等情况下产生的内源性催吐物质，摄入某些中枢催吐药如阿扑吗啡，摄入酒精，麻醉剂，洋地黄等，都可刺激此化学感受区，通过它再兴奋呕吐中枢，引起呕吐（图 6-7）。

呕吐能排出摄入胃内的有害物质，因此具有保护意义；但剧烈而频繁的呕吐会影响进食和正常的消化活动，而且大量消化液丢失，会导致机体失水和电解质平衡的紊乱。

图 6-7　呕吐反射示意图

第四节　小肠内的消化

食糜由胃进入十二指肠，开始小肠内的消化。由于胰液、小肠液及胆汁的化学性消化作用，以及小肠运动的机械性消化作用，食物的消化过程基本在小肠完成，经过消化的营养物质也大部分在小肠被吸收，剩余的食物残渣进入大肠。

因此，小肠是消化与吸收的最重要部位。一次摄入而在小肠内未被消化的食物的剩余物全部进入结肠，平均需 8~9h。

一、胰液的分泌

胰腺具有内分泌和外分泌两种功能。胰液是由胰腺的腺泡细胞及小导管细胞分泌的。

（一）胰液的成分和作用

胰液（pancreatic juice）是一种无色的碱性液体，pH 约为 8.0，每日分泌约 1.5L，渗透压与血浆相等。胰液的成分包括水、无机物和有机物。无机物主要由小导管的上皮细胞分泌，有 Na^+、K^+、Cl^- 和 HCO_3^- 等离子。Na^+、K^+ 的浓度接近它们在血浆中的浓度，比较恒定，Cl^- 和 HCO_3^- 的浓度则随分泌速率而改变：分泌速率高时，HCO_3^- 也高，而 Cl^- 浓度降低；分泌速率低时，则产生相反的变化。HCO_3^- 的主要作用是中和进入十二指肠的胃酸，其浓度最高可达 145mmol/L，比血浆中的浓度高 5 倍。胰液中的有机物主要是消化酶，其种类繁多，包含有分解三大类营养物质的各种酶，如蛋白水解酶、胰淀粉酶、胰脂肪酶等。

1. 蛋白水解酶

胰液中的蛋白水解酶主要有胰蛋白酶（trypsin）、糜蛋白酶（chymotrypsin）、弹性蛋白酶（elastase）和羧基肽酶（carboxy peptidase）等，它们均以酶原的形式贮存于腺泡细胞内和被分泌。胰蛋白酶原（trypsinogen）在肠液中的肠激酶（enterokinase 或 enteropeptidase）的作用下，转变为有活性的胰蛋白酶。此外，胰蛋白酶也能激活胰蛋白酶原，即自身催化。胰蛋白酶还能激活糜蛋白酶原，弹性蛋白酶原及羧基肽酶原，使它们分别转化为相对应的酶。胰蛋白酶和糜蛋白酶使蛋白质分解为多肽和氨基酸，前者可再被羧基肽酶、弹性蛋白酶进一步分解。此外，胰液中还含有 RNA 酶、DNA 酶，可使相应的核酸水解为单核苷酸。

2. 胰淀粉酶

胰淀粉酶（pancreatic amylase）可将淀粉、糖原及大多数其他碳水化合物水解为二糖及少量单糖，但不能水解纤维素。其最适 pH 为 7.0。

3. 胰脂肪酶

主要的胰脂酶（pancreatic lipase）是三酰甘油水解酶（ticylglycerol hydrolase）。它是以活性形式分泌的，可将中性脂肪水解为脂肪酸、甘油一酯及甘油。其最适 pH 为 8.0，但需在辅脂酶（colipase）的存在下才能充分发挥作用。辅脂酶可把脂肪酶紧密地附着于油—水界面，因而可以增加脂肪酶水解的效力。胰液中还含有胆固醇酯水解酶（cholesterol ester hydrolase）和磷脂酶 A_2（phospholipase A_2），前者水解胆固醇酯，生成胆固醇和脂肪酸，后者水解磷脂，生成溶血磷脂（lysophospholipid）和脂肪酸。

正常情况下，有少量的胰消化酶进入血液循环，如胰淀粉酶和胰脂酶；但在急性胰腺炎时血液中的胰酶水平显著升高，所以测定血浆中的胰淀粉酶或胰脂酶浓度是诊断急性胰腺炎的一个有价值的指标。

由于胰液中含有三种主要营养成分的消化酶，因而胰液是最重要的一种消化液。但正常胰腺贮备有较多的酶，特别是消化碳水化合物和蛋白质的酶。部分胰腺切除后营养物吸收的研究证明，切除 80% 的胰腺不发生脂肪的吸收不良，胰酶分泌必须减少到 80% 以上时才产生脂肪痢。这一观察具有重要的临床意义，表明人如因肿瘤需做较大范围的胰腺切除时，不必担心术后会发生消化不良或糖尿病，当因胰腺疾病发生脂肪吸收不良或糖尿病时，胰腺必定已受广泛范围的破坏。

在正常情况下，胰液中的蛋白水解酶不会消化胰腺本身，这是由于它是以酶原的形式存在于腺泡细胞及通过导管的。此外，胰腺的腺泡细胞还同时分泌胰蛋白酶抑制物，可以阻止腺细胞、腺泡及胰导管内的胰蛋白酶原激活。由于胰蛋白酶可激活其他的胰蛋白水解酶原及磷脂酶 A_2，因此，阻止胰蛋白酶原激活，也就阻止了其他蛋白水解酶原及磷脂酶 A_2 的激活。磷脂酶 A_2 能使卵磷脂分解，生成溶血卵磷脂，而溶血卵磷脂能损害细胞膜的结构。在急性胰腺炎时，大量胰液淤积于胰的受损区，胰蛋白酶抑制物的作用受到破坏，使胰蛋白酶原及磷脂酶 A_2 迅速激活，胰蛋白酶的自身催化及激活的其他蛋白水解酶和磷脂酶 A_2 可在短时间内引起大量胰腺组织破坏或被消化。

（二）胰液分泌的调节

胰液的分泌也受神经和体液的调节，但以体液调节为主。像胃液分泌的调节一样，胰液分泌的调节也可按食物作用的部位分为头期、胃期和肠期。头期为神经调节，胃期和肠期主要是体液调节。

1. 头期胰液分泌

给动物吃食物或假饲或让人假吃（即仅咀嚼食物而不吞咽食物），可引起含酶多但液体量少的胰液分泌。这是由于食物直接刺激口咽部等感受器（非条件反射）以及条件反射所引起的，其传出神经为迷走神经，递质为 ACh。ACh 主要作用于胰腺的腺泡细胞，对导管细胞的作用较弱。因此迷走神经兴奋时引起的胰液分泌的特点是水分和 HCO_3^- 较少，而酶很丰富。此外，迷走神经还可通过促进胃窦黏膜释放促胃液素，后者通过血液循环作用于胰腺，间接引起胰液分泌，但这作用较小（图 6-8）。此期作用时间短暂，除去食物刺激后迅速消失。头期胰液的分泌量占消化期胰液分泌量的约 20%。

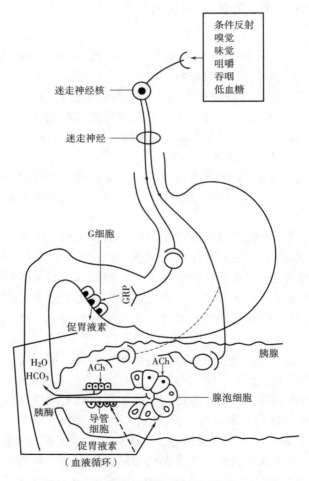

图 6-8　头期胰液分泌示意图

2. 胃期胰液分泌

食物扩张胃，通过迷走—迷走胃胰反射（vagovagol gastropancreatic reflex）引起含酶多但液体量少的胰液分泌。扩张胃以及蛋白质的消化产物也可刺激胃窦黏膜释放促胃液素，间接引起含酶多而液体量少的胰液分泌。此期的胰液分泌只占消化期胰液分泌的 5%~10%。

3. 肠期胰液分泌

食糜进入十二脂肠和上段空肠后，食糜的一些成分可刺激小肠黏膜释放促胰液素和缩胆囊素，引起胰液分泌。此期的胰液分泌量最多，占整个消化期胰液分泌量的 70%，碳酸氢盐和酶含量也高。

（1）促胰液素

食糜中的 HCl（H^+）可刺激小肠黏膜中的 S 细胞分泌促胰液素。引起促胰液素释放的 pH 阈值为 4.5，当 pH 降至 3.0 时，可引起促胰液素大量释放。此外，高浓度的长链脂肪酸也能引起促胰液素释放。促胰液素通过血液循环，作用胰腺导管上皮细胞，引起水多、富含碳酸氢盐的胰液分泌，从而可中和进入十二指肠的 HCl，保护小肠黏膜不被 HCl 侵蚀，并给胰酶作用提供适宜的 pH 环境。胰液中的 HCO_3^- 和肠内的 HCl 发生作用，生成 H_2CO_3，H_2CO_3 迅速分解，生成 H_2O 和 CO_2，进入血液循环。

（2）缩胆囊素

食糜中的蛋白质消化产物（胨、肽、氨基酸）以及脂肪分解产物（脂肪酸、甘油一酯）可刺激十二指肠及上段小肠黏膜的 I 细胞释放缩胆囊素，后者作用于迷走神经传入末梢 CCK 受体，通过迷走—迷走反射，作用于胰腺（主要是腺泡）引起含酶多的胰液分泌（此作用与迷走的作用类似，但作用于更强）。在啮齿动物 CCK 还可通过血液循环直接作用于胰腺，引起胰液分泌。人胰腺泡细胞缺乏 CCK 受体。

胰酶分泌能适应饮食的变化：摄入高蛋白、低碳水化合物食物若干天，胰液中蛋白酶的含量增加，淀粉酶的含量减少。这种调节是在基因水平上的激素调节，CCK 可增加蛋白酶的基因表达，降低淀粉酶的基因表达，促胰液素和抑胃肽可增加脂肪酶的表达。

胰液分泌的抑制性因素：胰液分泌旦达到最大，几小时后分泌便开始降低，并逐渐恢复到基础（消化间期）的水平。在大多数动物及人，小肠远段中存在的脂肪有抑制胰分泌的作用，其机制可能是通过回肠和结肠的神经内分泌细胞释放的 YY 肽（PYY）中介的。PYY 可能通过神经反射及降低胰血流而抑制胰分泌。

生长抑素（从肠道及胰岛 D 细胞释放）及胰高血糖素抑制胰分泌，并有助于餐后胰液分泌恢复到消化间期水平。血糖及血中氨基酸水平升高可能通过胰高血糖素中介抑制胰分泌。

胰岛素可明显增强 CCK 和促胰液素分别刺激的胰酶及胰水样分泌。胆碱能神经兴奋可引起胰液及胰多肽分泌，后者又能负反馈地抑制胰液分泌。

二、胆汁的分泌和排出

肝细胞持续生成和分泌胆汁，胆汁进入肝内的胆小管，后者汇入较大的胆管，最后经由肝管出肝。胆管上皮细胞可分泌大量含水和碳酸氢盐多的胆汁入胆管。胆汁可直接经总胆管进入十二指肠；但在消化间期，胆汁经胆囊管进入胆囊并被贮存，于消化期再排入十二指肠（图 6-9）。胆汁对于脂肪的消化和吸收具有重要作用。此外，机体通过分泌胆汁还可排泄多种内源性和外源性物质，例如，胆固醇、胆色素、碱性磷酸酶、肾上腺皮质类固醇及其他类固醇激素、某些药物和重金属等。

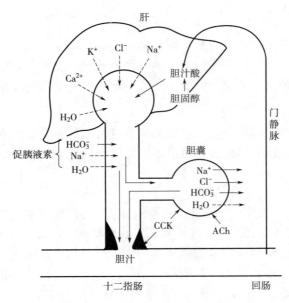

图 6-9　胆盐的肠肝循环

（一）胆汁的成分

正常成人每天分泌胆汁 600~1200mL，胆汁呈金黄色，pH 7.8~8.6；在胆囊中贮存的胆汁，因被浓缩而颜色加深，因碳酸氢盐被吸收而呈中性或弱碱性（pH 7.0~7.4）。胆汁中除 97%是水外，还含有胆盐、磷脂、胆固醇、胆色素等有机物及 Na^+、Cl^-、K^+、HCO_3^- 等无机物，不含消化酶。弱碱性的胆汁有中和部分进入十二指肠内的胃酸的作用。

1. 胆盐

胆盐占胆汁中固体成分的 50%。肝细胞利用胆固醇合成胆汁酸（bile acids），包括胆酸（cholic acid）、鹅脱氧胆酸（chenodeoxycholic acid），二者均为初级胆汁酸。在结肠内细菌的作用下，分别转化为脱氧胆酸（deoxycholic acid）和石胆酸（lithocholic acid），二者均为次级胆汁酸。在肝脏，初级胆汁酸与甘氨酸和牛磺酸结合，形成甘氨胆酸、牛磺胆酸、甘氨鹅脱氧胆酸和牛磺鹅脱氧胆酸。在碱性的胆汁中，再与 Na^+ 和 K^+ 结合，形成胆盐（bile salts），主要是钠盐。胆盐随肝胆汁排到小肠后，约有 95%在回肠末端被吸收入血，经门静脉进入肝脏，再组成胆汁排入肠内。这个过程称为胆盐的肠肝循环（enterohepatic circulation of bile salt）（图 6-9）。

由于胆盐是双嗜性分子，所以在水溶液中易形成聚集物——圆筒形的微胶粒（micells）。胆盐的疏水性表面朝向内部，而亲水性一面朝外与水接触，围成圆筒状。胆汁中的胆固醇、磷脂以及食物中的脂肪酸和脂溶性维生素均可渗入微胶粒的内部，共同组成混合微胶粒（mixed micelles）。胆盐对脂肪的消化和吸收起重要的作用。在十二指肠，胆盐围绕脂肪微粒呈单层排列，使之分散于水溶液中，形成混悬液（乳化作用）。这可增加脂肪与脂肪酶作用的面积，有利于脂肪的分解。胆盐形成的混合微胶粒，使不溶于水的脂肪酸、甘油一酯及脂溶性维生素等处于溶解状态，并可将它们转到小肠黏膜纹状缘而被吸收。如肠中缺乏胆汁，将有 40%的饮食脂肪不能被消化、吸收，而从粪便排出，甚至引起脂肪泻。通过肠肝循环进入肝脏的胆盐又可刺激胆汁分泌，是一种重要的利胆剂。

2. 磷脂

磷脂中主要是卵磷脂，占胆汁固体成分的 30% ~ 40%，也是双嗜性分子，因此也有乳化脂肪的作用，并参与混合微胶粒的形成。磷脂越多，能溶解于微胶粒中的胆固醇也越多。

3. 胆固醇

胆固醇为体内脂肪代谢的产物之一，占胆汁固体成分的 4%，它不溶于水而溶解于微胶粒的内部。如胆汁中的胆固醇含量超过微胶粒的溶解能力，即胆固醇过饱和，则易于在胆汁中形成胆固醇结晶，后者在胆道或胆囊中可促进胆固醇胆（结）石（cholesterol gallstone）的形成。胆汁中胆固醇的含量部分地与脂肪的摄入量有关，长期高脂肪饮食者较易发生胆结石。由于胆固醇随粪便丢失是其排泄的主要方式，因此，一些能阻止胆盐肠肝循环的药物，可使回收胆盐减少，肝脏需要利用更多的胆固醇合成新的胆汁酸，从而可降低血液胆固醇水平。

4. 胆色素

胆色素占胆汁固体成分的 2%，是血红蛋白的代谢产物，主要的胆色素（bile pigments）是胆红素（bilirubin），胆红素呈金黄色。

（二）胆汁的作用

胆汁的作用主要是胆盐的作用，它对脂肪的消化和吸收具有重要影响。

1. 乳化脂肪

胆汁中的胆盐、胆固醇和卵磷脂可作为乳化剂，降低脂肪的表面张力，使脂肪乳化成直径仅为 $3 ~ 10\mu m$ 的脂肪微滴，分散在肠腔内，从而增加了与胰脂肪酶的接触面积，有利于脂肪消化分解。

2. 促进脂肪的吸收

胆汁中的胆盐达到一定浓度后，可聚合成微胶粒（micelle），而肠腔中脂肪分解产物（如脂肪酸和一酰甘油及胆固醇等）可渗入微胶粒中，形成水溶性复合物（混合微胶粒）。这样胆盐作为运载工具，能够将不溶于水的脂肪分解产物运送到肠黏膜表面，从而促进脂肪的吸收。如果缺乏胆盐，摄入的脂肪将有 40% 左右不能被消化和吸收。

3. 促进脂溶性维生素的吸收

由于胆汁能促进脂肪的消化吸收，所以对脂溶性维生素 A、D、E、K 的吸收有促进作用。

4. 其他作用

胆汁在十二指肠内可中和胃酸；通过肠—肝循环而被重吸收后的胆盐，可直接刺激肝细胞合成和分泌胆汁。

（三）胆汁的分泌、排放及调节

1. 胆汁的分泌和排放

肝细胞不断分泌胆汁，但在非消化期间，胆汁大部分流入胆囊内贮存。胆囊可以吸收胆汁中的水分和无机盐，使胆汁浓缩 4 ~ 10 倍，从而增加了贮存的效能。在消化期，胆汁可直接由肝以及由胆囊经胆总管大量排至十二指肠，这一过程称为胆汁的排放。因此，进食或消化道内的食物是引起胆汁分泌和排放的自然刺激物。高蛋白质食物（蛋黄、肉类）引起胆汁的排放最多，高脂肪或混合性食物次之，糖类食物作用最小。在胆汁排出的过程中，胆囊和 Oddi 括约肌的活动具有相互协调的关系，在非消化期，Oddi 括约肌收缩，胆汁不能流入肠腔，胆囊便舒张而容纳胆汁，使胆管内压力不至过高；进食后，胆囊收缩，Oddi 括约肌舒张，胆汁被排至十二指肠。不难看出，胆囊在贮存、浓缩以及排放胆汁中具有重要作用。

2. 胆汁分泌与排放的调节

胆汁分泌与排放受神经和体液因素的调节，但以体液调节为主。

（1）神经调节

进食动作或食物对胃和小肠的刺激都可通过神经反射引起肝胆汁分泌的增多，胆囊收缩也轻微加强。其传出途径也是迷走神经，切断迷走神经或应用胆碱能受体阻断剂后，上述反应消失；同时，迷走神经还可促进胃泌素释放而间接引起肝胆汁分泌和胆囊收缩。

（2）体液调节

1）胃泌素：胃泌素的调节途径有两条。①通过血液循环直接作用于肝细胞引起肝胆汁分泌；②引起胃酸分泌，后者通过作用于十二指肠黏膜，引起促胰液素的释放而刺激胆汁的分泌。

2）促胰液素：促胰液素主要作用是刺激胰液分泌，同时作用于胆管系统，故其引起胆汁的分泌量和碳酸氢盐含量增加，而对胆盐分泌无影响。

3）缩胆囊素：缩胆囊素可通过血液循环兴奋胆囊平滑肌，引起胆囊强烈收缩和 Oddi 括约肌舒张，促进胆囊胆汁的大量排放。

4）胆盐：胆盐通过肠肝循环可促使肝细胞自身分泌肝胆汁。

三、小肠液的分泌

（一）小肠液的成分及作用

1. 小肠液的性质及成分

小肠液是由小肠腺（又称李氏腺，Lieberkuhn crypt）和十二指肠腺（又称勃氏腺，Brunnergland）分泌的一种弱碱性等渗液体，pH 7.6，其分泌量是消化液中最多的一种，但其变动范围较大，成人每日分泌量为 1~3L。

小肠液的成分，除大量水分外，尚含有一些无机离子（如 Na^+、K^+、Ca^{2+}，Cl^- 等）和一些有机物质（黏蛋白和多种酶）。从小肠腺分泌入肠腔的消化酶可能只有一种肠激酶（enterokinase）。

但在小肠上皮细胞的刷状缘和细胞内，却存在多种消化酶，如分解多肽的肽酶，分解双糖的蔗糖酶、麦芽糖酶和乳糖酶等。当营养物质被吸收进入小肠上皮细胞后，这些酶可以对消化不完全的产物在细胞内继续进行消化，从而阻止没有完全分解的消化产物被吸收入血；这些酶可随脱落的上皮细胞进入肠腔内，但是这些酶在小肠液中则不发挥消化食物的作用。因此，小肠液本身可能只对食物的消化起辅助作用。

2. 小肠液的作用

（1）稀释作用

大量的小肠液稀释消化产物，降低肠内容物的渗透压，从而有利于小肠内的水分及营养物质的吸收。

（2）保护作用

十二指肠腺分泌碱性黏液，保护十二指肠黏膜不受胃酸侵蚀。肠腺能分泌溶菌酶，溶解肠壁内的细菌。

（3）消化作用

上已述及，小肠液的消化作用是在小肠上皮细胞的刷状缘和上皮细胞内进行的。小肠上皮细胞内含有的肽酶、多种双糖酶等，在完成对某些营养物质的最后消化中可能起着重要作用。此外，小肠分泌的肠激酶能激活胰蛋白酶原变成胰蛋白酶而水解蛋白质，促进蛋白质的消化。

综上所述，在胃肠道内的消化液中，唾液含有淀粉酶，胃液含有胃蛋白酶，故淀粉的水解从口腔开始；蛋白质的水解从胃内开始；只有胰液中含有脂肪酶，故脂肪的水解只有到小肠内才能进行；胆汁中虽无消化酶，但对脂肪的消化和吸收具有重要作用；胰液中含有几乎全部食物成分的消化酶，消化力最强。小肠液对食物的消化作用很少，进一步的消化主要在小肠上皮细胞的刷状缘和上皮细胞内进行。食物的消化进行到小肠阶段已基本结束。

（二）小肠液分泌的调节

小肠液的分泌受下列几种因素的影响：

1. 局部因素

食物及其消化产物对肠黏膜局部的机械和化学刺激，尤其对扩张刺激最为敏感。通过肠壁内神经丛的局部反射，引起小肠液分泌。

2. 神经因素

刺激迷走神经引起十二指肠腺的分泌，但对其他部位的肠腺作用不明显。人在应激状态下，交感神经活动增强可抑制小肠腺分泌。

3. 体液因素

胃肠激素（如胃泌素、促胰液素、缩胆囊素、血管活性肠肽和胰高血糖素等）有刺激小肠液分泌的作用。

四、小肠的运动

小肠的运动是靠其肠壁内外两层平滑肌的舒缩运动来完成的。外层是较薄的纵行肌，内层是较厚的环行肌。空腹时，小肠运动很弱，进食后才逐渐增强，与胰液、胆汁和小肠液的化学性消化协同活动。

（一）非消化期小肠的运动

与胃相似，小肠在非消化期也存在移行性复合运动波（migrating motor complex，MMC）。

小肠的 MMC 起源于胃，胃的川相蠕动收缩波通常以 5~10cm/min 的速度，由胃体移行至胃窦、十二指肠和空肠，约 90min 后到达回肠末端。当一个收缩波到达回肠末端时，另一个收缩波又可在胃和十二指肠出现，如此往复。

MMC 的生理功能是：①清除作用。MMC 能够将肠内容物（包括前次进食后残留的食物残渣、脱落的上皮细胞及细菌等）清除干净。②阻止结肠内的细菌向末端回肠迁移。MMC 减弱或缺乏者，细菌易于在回肠内过度生长，使细菌释放的某些物质刺激小肠上皮细胞分泌

NaCl 和水，导致腹泻。

（二）消化期小肠的运动形式

1. 紧张性收缩

小肠平滑肌的紧张性收缩（tonic contraction）是小肠其他运动形式有效进行的基础。一般认为，小肠紧张性增高，食糜在小肠内混合和转运就加快；小肠紧张性降低时，肠腔易于扩张，肠内容物的混合和转运减慢。

2. 分节运动

分节运动（segmental motility）是一种以环行肌为主的节律性收缩和舒张运动，在小肠各个部位均可发生。由于一定间距的环行肌同时收缩，把食糜分割成许多节段，数秒钟后，原收缩处舒张，原舒张处收缩，使原来的节段分成两半，相邻的两半合拢形成一个新节段，如此反复交替进行，食糜不断分开又不断混合（图6-10），这种运动形式即为分节运动。

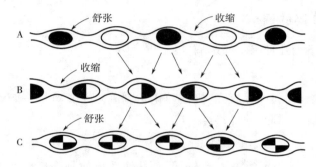

图 6-10　小肠的分节运动示意图

A、B、C 为肠管纵切面观，表示不同阶段的食糜节段分割和合拢组合情况

分节运动在空腹时几乎不存在，进食后逐渐加强，常在一段小肠内反复进行，很少向前推进。

小肠各段分节运动的频率不同，上部频率较高，下部较低。在人的十二指肠为 11 次/min，回肠末段为 8 次/min。这种活动梯度有助于食糜由小肠上段向下推进。

分节运动的作用：①使食糜与消化液充分混合，有利于化学性消化的进行；②增强食糜与小肠黏膜的接触，有利于营养物质的吸收；③挤压肠壁，有助于血液和淋巴液的回流。

3. 蠕动

小肠的蠕动与食管和胃相似，其蠕动速度慢，为 0.5～2.0cm/s，每个蠕动波只把食糜推进一小段（数厘米）后即消失。在小肠任何部位均可发生蠕动，进食后，蠕动大大增强。

（1）蠕动的作用

蠕动的作用使经过分节运动的食糜向前推进，到达新的肠段，再开始分节运动。

（2）蠕动冲

在小肠常可看到一种进行速度很快（2～25cm/s）、传播较远的蠕动，称为蠕动冲（peristaltic crush）。它可将食糜从小肠的始端推送到末端或直达大肠。蠕动冲可由进食时的吞咽动作或食糜刺激十二指肠而引起。当小肠受到强烈的刺激时，例如，服用泻剂时，也能引起蠕动冲。

（3）逆蠕动

在十二指肠和回肠末段可出现逆蠕动（antiperistalsis），这是与蠕动方向相反的运动，食糜可在此两段肠管内来回运动，其作用是防止食糜过早地通过回盲瓣进入大肠，有利于食物的充分消化和吸收。

（三）回盲括约肌的活动

回肠末端与盲肠交界处的环行肌显著加厚，起着括约肌的作用，称为回盲括约肌（ileocaecal sphincter）。由于回肠末端突入盲肠中形似瓣膜，所以又称回盲瓣（ileocaecal valve）。静息时，回盲瓣是关闭的，瓣内有一长约 4cm 的高压区，其内压比结肠内高 15~20mmHg。进食后，食物入胃，引起胃—回肠反射，使回肠蠕动加强，当蠕动波到达回肠末端时，回盲括约肌舒张，回肠内容物进入结肠；当结肠以及盲肠和阑尾充满时，则引起回盲括约肌收缩和回肠运动减弱，延缓回肠内容物通过。故回盲括约肌的作用是：阻止盲肠内容物倒流入回肠，也可防止小肠内容物过快地进入大肠，以便小肠内容物充分消化和吸收。

（四）小肠运动的调节

1. 内在神经丛的作用

肌间神经丛对小肠运动起重要的调节作用。小肠内容物的机械性和化学性刺激，以及肠管被扩张，都可通过局部神经丛反射引起小肠蠕动加强。

2. 外来神经的作用

一般情况下，副交感神经兴奋可加强小肠的收缩运动，交感神经兴奋则抑制小肠运动。外来神经的作用一般是通过小肠的壁内神经丛实现的。小肠的运动还受神经系统高级中枢的影响，例如，情绪可改变肠的运动功能。

3. 体液因素的作用

促胃液素、缩胆囊素、促胃动素、胰岛素和 5-羟色胺可增强小肠运动。MMC 可能是由促胃动素发动的。进食后 MMC 转变为消化期的运动形式，部分可能是由于促胃液素和缩胆囊素的释放所致。阿片肽也可能是某些收缩反应的中介物。促胰液素和胰高血糖素能抑制小肠运动，而血管活性肠肽和一氧化氮是肠内神经系统释放的引起小肠舒张的递质。

第五节 大肠的功能

人类的大肠内没有重要的消化活动。大肠的主要功能是：①吸收水分和无机盐，参与机体对水、电解质平衡的调节；②吸收由结肠内微生物产生的 B 族维生素、维生素 K；③完成对食物残渣的加工，形成并暂时贮存粪便。

一、大肠液的分泌

大肠液是由大肠黏膜表面的柱状上皮细胞及杯状细胞分泌的。大肠的分泌物富含黏液和碳酸氢盐，其 pH 为 8.3~8.4。大肠液中可能含有少量二肽酶和淀粉酶，但它们对物质分解作用不大。大肠液的主要作用在于其中的黏液蛋白，它能保护肠黏膜和润滑粪便。

大肠液的分泌主要是由食物残渣对肠壁的机械性刺激所引起的。副交感神经可促进大肠液的分泌，交感神经则抑制其分泌；大肠黏膜内存在高浓度的血管活性肠肽，它可能参与大肠内水和电解质的转运。

当大肠受到严重的细菌感染导致肠炎时，黏膜除正常分泌碱性的黏性液体外，还分泌大量的水和电解质，其生理意义在于稀释大肠内的刺激因子，促进粪便迅速通过大肠（腹泻），从而冲刷肠道刺激因素，促进肠炎的好转。

二、大肠内细菌的活动

大肠内有许多细菌，主要是大肠杆菌、葡萄球菌等。它们主要来自空气和食物，大肠内的酸碱度和温度适合于一般细菌的活动和繁殖；细菌内含有能分解食物残渣的酶。细菌对糖和脂肪的分解称为发酵（fermentation），能产生乳酸、乙酸、CO_2、沼气等。细菌对蛋白质的分解称为腐败（corruption），其结果产生氨、硫化氢、组胺、吲哚等，其中有的成分由肠壁吸收后到肝中解毒。

大肠内的细菌能利用肠内较为简单的物质合成 B 族维生素和维生素 K，它们在肠内吸收，对人体有营养作用。

三、大肠的运动和排便

大肠的运动少而缓慢，对刺激的反应也较迟缓，这些特点有利于粪便在大肠内暂时贮存。

（一）大肠运动的形式

1. 袋状往返运动

大肠袋状往返运动是在空腹和安静时最多见的一种运动形式，由环行肌不规则地收缩而引起，它使结肠袋中的内容物向前、后两个方向做短距离移位，只能对内容物起缓慢搓揉作用，并不向前推进，但可促进水分的吸收。

2. 分节或多袋推进运动

大肠分节或多袋推进运动是人在饭后最常见的运动形式，是一个结肠袋的内容物被推移到邻近肠段，并继续向更远部位而不返回原处的推移运动，称为分节推进运动；如果在一段较长的结肠壁上同时发生许多袋状收缩，并使其内容物向下推移，称为多袋推进运动。

3. 蠕动

结肠的蠕动也是由收缩波及其前方的舒张波组成，结肠蠕动的推进力很大，降结肠尤其明显，这可能与其内容物比较干燥有关。

4. 集团蠕动

集团蠕动（massperistalsis）是一种行进速度快而行程远的蠕动。通常开始于横结肠，可将大肠内一部分内容物推送到乙状结肠和直肠。这种蠕动每日发生三四次。常于餐后或胃内充满食物时出现，这种餐后结肠运动的增强称为胃—结肠反射（gastro-colic reflex）。胃—结肠反射敏感的人，往往在餐后或就餐期间就有排便要求，此属于生理现象，多见于儿童。

（二）排便

正常人的直肠内通常是没有粪便的。当肠蠕动将粪便推入直肠，刺激直肠壁内的感受器，冲动经盆神经和腹下神经传至脊髓腰骶段的初级排便中枢，同时上传到大脑皮层，引起便意。当条件许可时，即可发生排便反射（defecation reflex）。此时，传出冲动通过盆神经，使降结肠、乙状结肠和直肠收缩，肛门内括约肌舒张。同时，阴部神经的冲动减少，肛门外括约肌舒张，将粪便排出体外；同时，支配膈肌和腹肌的神经兴奋，膈肌和腹肌收缩，腹内压升高，促进粪便排出。

直肠对粪便压力刺激有一定阈值，进入直肠的粪便刺激达到此阈值时，即产生便意。排便反射受大脑皮层的控制，意识可加强或抑制排便。如条件不许可，阴部神经和腹下神经传出冲动增加，使肛门内、外括约肌强烈收缩，直肠紧张性降低，从而抑制排便。如果对便意经常予以制止，使直肠对粪便压力刺激的敏感性逐渐降低，便意的刺激阈就会提高。粪便在大肠内滞留过久，水分吸收过多而干硬，引起排便困难和排便次数减少，称为便秘（constipation）。因此，必须养成定时排便的习惯。直肠黏膜由于炎症而敏感性提高，即使肠内只有少量粪便和黏液等，也可引起便意及排便反射，并在便后有排便未尽的感觉，临床上称为"里急后重"，常见于痢疾或肠炎。

第六节　消化道的吸收

食物经过消化后，各种营养物质的分解产物、水、无机盐和维生素，以及大部分消化液即可通过消化道黏膜上皮细胞进入血液和淋巴，这个过程称为吸收（absorption）。

一、消化道吸收过程的概述

（一）吸收的部位

消化道不同部位对各种物质的吸收能力和速度是不同的，这主要取决于消化道各部位的组织结构和食物在各部位被消化的程度以及停留的时间。食物在口腔和食管内是不被吸收的，只有某些脂溶性药物（如硝酸甘油）能够通过口腔黏膜进入血液；在胃内，食物被吸收的也很少，仅乙醇和少量水分可被吸收；小肠是吸收的主要部位，通常认为，糖类、蛋白质和脂肪的消化产物是在十二指肠和空肠被吸收的，回肠能主动吸收胆盐和维生素 B_{12}，大部分营养成分到达回肠时，已被吸收完毕；大肠主要吸收水分和盐类，一般认为，结肠可吸收进入其中结肠内的 80% 的水和 90% 的 Na^+ 和 Cl^-。

小肠作为重要的吸收部位具备一些有利的条件：①吸收面积大。人的小肠长 4~5m，其黏膜具有许多环状皱褶，皱褶上有大量的绒毛（villi），在绒毛的柱状上皮细胞的顶端又有微绒毛（microvilli），在每个柱状上皮细胞的顶端约有 1700 条微绒毛。由于环状皱褶、绒毛和微绒毛的结构特征，使小肠黏膜的表面积增加了 600 倍，总面积可达到 200m² 左右，形成了广大的吸收面积。②小肠内的糖类、蛋白质和脂类已消化为结构简单的可吸收的物质。③小肠绒毛结构特殊。小肠绒毛内部含有毛细血管、毛细淋巴管、平滑肌纤维以及神经纤维网等结构，淋巴管纵贯绒毛中央，称中央乳糜管。消化期间，小肠绒毛产生节律性的伸缩和摆动，可促进绒毛中毛细血管网和中央乳糜管内的内容物向小静脉和淋巴管流动，有利于吸收。④食物在小肠内停留时间较长，一般为 3~8h，这些都是小肠对食物吸收的有利条件。

（二）吸收的途径和机制

1. 吸收的途径

小肠内的吸收主要通过跨细胞和细胞旁两种途径（图 6-11）。

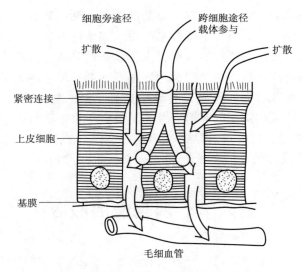

图 6-11　溶质在小肠黏膜吸收的途径示意图

（1）跨细胞途径

指肠腔内的物质通过小肠绒毛上皮细胞的顶端膜进入细胞内，再通过基底侧膜进入细胞外间隙，最后进入血液或淋巴。

（2）细胞旁途径

指肠腔内的物质通过小肠上皮细胞间的紧密连接进入细胞间隙，再进入血液。

2. 吸收的机制

吸收的机制有以下几种：①被动转运，包括单纯扩散、易化扩散和渗透。②主动转运，包括原发性主动转运和继发性主动转运。③入胞和出胞。

二、小肠对各种主要物质的吸收

被小肠吸收的物质不仅是由口腔摄入的，还有各种体内消化腺分泌的大部分水分、无机盐和某些有机成分。

通常小肠每日吸收约数百克糖、100g 或更多的脂肪、50～100g 氨基酸、50～100g 各种离子和 7～8L 水。但正常的小肠吸收潜力远比上述数值大，每日能吸收多至几千克的糖、500g 脂肪、500～700g 蛋白质、20L 甚至更多的水。

（一）水的吸收

成人每天约摄入 2L 水，分泌约 7L 消化液，因此消化道每天吸收约 9L 水，其中空肠吸收 5～6L，回肠吸收 2L，结肠吸收 0.4～1L，十二指肠净吸收水很少。

水是通过渗透方式被吸收的，即由于肠内营养物质及电解质的吸收，造成肠内容物低渗，从而促进水从肠腔经跨细胞途径和细胞旁途径转入血液。另外，水也能从血浆转运到肠腔，例如，当胃排出大量高渗溶液入十二指肠时，水从肠壁渗出到肠腔内，使食糜很快变成等渗。

（二）糖的吸收

摄入的糖类只有经过消化分解成单糖后才能被小肠上皮细胞吸收。各种单糖的吸收速率差别很大，其中半乳糖和葡萄糖吸收最快，果糖次之，甘露糖最慢。

葡萄糖的吸收是逆浓度差进行的主动转运过程，其能量来自钠泵，属继发性主动转运（图6-12）。在肠黏膜上皮细胞的刷状缘上存在一种转运体蛋白，称为钠依赖载体（sodium dependent carrier），转运体能选择性地把葡萄糖和半乳糖从刷状缘的肠腔面转运入细胞内，然后扩散入血。转运体对单糖的转运依赖于对 Na^+ 的转运，转运体每次可将2个 Na^+ 和1分子单糖同时转运入胞内。细胞基底侧膜上的钠泵将胞内的 Na^+ 主动转运出胞，以维持胞内葡萄糖较低的 Na^+ 浓度，从而保证转运体不断转运 Na^+ 入胞，同时也为单糖的转运提供动力，使之能够逆浓度差转运入胞内。进入胞内的葡萄糖以易化扩散的方式通过基底膜入血。各种单糖与转运体的亲和力不同，因此吸收的速率也不同。由于果糖不能逆浓度差转运，因此它直接是以易化扩散的方式被吸收。

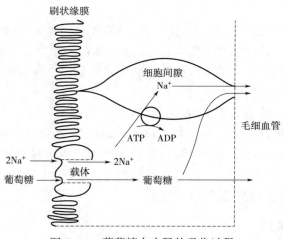

图 6-12　葡萄糖在小肠的吸收过程

由此看来，Na^+ 和钠泵对单糖的吸收是必需的，用钠泵抑制剂哇巴因（ouabain）或用能与 Na^+ 竞争转运体的 K^+，均可抑制单糖的吸收。

（三）蛋白质的吸收

蛋白质的消化产物主要以氨基酸的形式被吸收。其吸收的部位主要在小肠上段，在十二指肠和空肠吸收较快，在回肠较慢；吸收的途径是血液。

氨基酸的吸收过程与葡萄糖的吸收相似，也是与钠吸收耦联进行的、继发性的主动转运过程。在小肠上皮细胞的刷状缘上存在 Na^+-氨基酸同向转运体，这些转运体大多数与 Na^+ 的转运耦联，机制与单糖转运相似。但也存在非钠依赖性的氨基酸转运。

曾经认为，蛋白质只有水解为氨基酸后才能被吸收。现已证明，在小肠的刷状缘上存在二肽和三肽的转运系统，称为 Na^+-肽同向转运体，而且二肽和三肽的吸收效率比氨基酸还高（图6-13）。这类转运也是继发性的主动转运，动力来自 H^+ 的跨膜转运。进入细胞内的二肽和三肽可被胞内的二肽酶和三肽酶进一步分解为氨基酸，再进入血液循环。

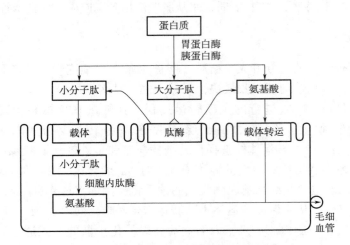

图 6-13　蛋白质在小肠消化吸收过程示意图

（四）脂类的吸收

在小肠内，脂类的消化产物（脂肪酸、甘油单酯、胆固醇等）很快与胆汁中的胆盐结合形成水溶性混合微胶粒，然后透过肠黏膜上皮细胞表面的静水层到达细胞的微绒毛。在这里，甘油单酯、脂肪酸和胆固醇等又逐渐地从混合微胶粒中释出，并通过微绒毛的细胞膜而进入黏膜细胞，而胆盐则被留于肠腔内继续发挥作用。

长链脂肪酸及甘油单酯进入上皮细胞后，在其内质网中大部分被重新合成为甘油三酯，并与细胞中生成的载脂蛋白合成乳糜微粒（chylomicron），然后以出胞的方式进入细胞间隙，再扩散至淋巴（图 6-14）。中、短链甘油三酯水解产生的脂肪酸和甘油单酯是水溶性的，可以直接进入肝门静脉而不进入淋巴。由于饮食中的动、植物油中含有 15 个以上碳原子的长链脂肪酸很多，所以脂肪的吸收途径仍以淋巴为主。

（五）胆固醇的吸收

胆固醇主要来自食物和肝分泌的胆汁，每天为 1~2g，来自胆汁的胆固醇是游离的，食物中胆固醇部分是酯化的。酯化的胆固醇必须在肠腔中经胆固醇酯酶水解为游离胆固醇才能被吸收。游离胆固醇通过形成混合微胶粒，在小肠上部被吸收。吸收后的胆固醇大部分在小肠黏膜细胞中又重新酯化，生成胆固醇酯，最后与载脂蛋白一起组成乳糜微粒由淋巴进入血液循环。

（六）无机盐的吸收

单价碱性盐类（如钠、钾、铵盐）的吸收很快，多价碱性盐则吸收很慢，与钙结合形成沉淀的盐则不能被吸收。

1. 钠的吸收

成人每日摄入 250~300mmol 的钠，消化腺大致分泌相同数量的钠，但从粪便中排出的钠不到 4mmol，表明肠内容物中 95%~99% 的钠都被吸收到血液中。

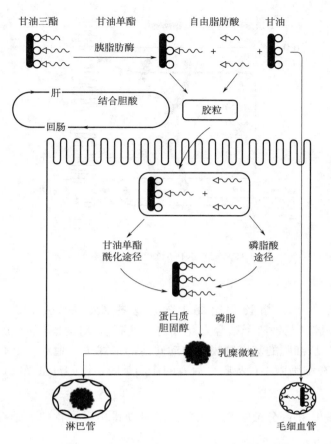

图 6-14 甘油三酯在小肠消化吸收过程示意图

小肠和结肠均可吸收钠，但若以单位面积吸收的钠量计算，空肠最大，回肠次之，结肠最小。

小肠每天吸收 25~30g 钠，约等于体内总钠量的 1/7；其中摄入钠 5~8g，其余为消化液中的钠。因此，一旦肠分泌的钠大量丢失，例如，严重腹泻时，体内储存的钠在几小时内可降至很低甚至危及生命的水平。

钠的吸收是主动的。肠上皮细胞底侧膜上的钠泵将胞内的 Na^+ 主动运送入血，造成胞内 Na^+ 浓度降低，肠腔内 Na^+ 借助于刷状缘上的载体，以易化扩散的形式进入细胞内（图 6-15）。由于这类载体往往是和单糖或氨基酸共用载体，所以钠的主动吸收为单糖和氨基酸的吸收提供了动力。反之，单糖和氨基酸的存在也促进了钠的吸收，所以，空肠对钠吸收的能力较强。

2. 铁的吸收

人每日吸收的铁约 1mg，仅占每日膳食中含铁量的 10%。铁的吸收量与机体对铁的需要量有关。体内铁过多，可抑制其吸收，缺铁患者吸收的铁量比正常人高 2~5 倍。

铁的吸收与铁存在的形式有密切关系。食物中的铁绝大部分是三价的铁，不易被吸收，必须还原为二价铁后方可被吸收，同样剂量的二价铁，其吸收速度比三价铁快 2~15 倍。维生素 C 能将三价铁还原为二价铁而促进铁的吸收；胃酸可使铁溶解并维持可被吸收的离子状态，故胃酸有促进铁吸收的作用。胃大部切除或胃酸分泌减少的患者，由于影响铁的吸收可

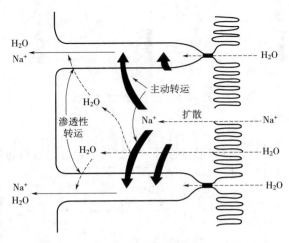

图6-15　钠和水在小肠的吸收过程示意图

导致缺铁性贫血。

铁的吸收主要在十二指肠和空肠上段。这些部位的肠上皮细胞释放转铁蛋白（transferrin）进入肠腔，与铁离子结合为复合物，进而以受体介导的入胞作用进入胞内；进入胞内的铁，一部分从细胞的基底侧膜以主动转运的形式进入血液，其余则与胞内的铁蛋白（ferritin）结合，留在细胞内不被吸收，后者的作用是防止铁的过量吸收。

3. 钙的吸收

食物中的钙仅有一小部分被吸收，大部分随粪便排出。食物中的结合钙必须变成离子状态才能被吸收。

小肠的各部位都有吸收钙的能力，但主要在十二指肠。钙的吸收是主动转运过程。由肠黏膜上皮细胞刷状缘膜上的 Ca^{2+} 通道进入细胞内的钙，通过位于基底侧膜上的钙泵转运入血；另有一小部分钙在细胞的基底侧膜通过 $Ca^{2+}-Na^+$ 交换方式入血。

影响钙吸收的主要因素是维生素 D 和机体对钙的需求量：①1，25-二羟维生素 D_3 有促进小肠黏膜上皮细胞对钙吸收的作用，又能协助钙从肠黏膜细胞进入血液。②肠腔内的酸度对钙的吸收有重要影响，pH 为 3.0 时，钙呈离子化状态最易吸收；肠腔中磷酸盐过多时，会形成不溶解的磷酸钙，则钙不被吸收；钙盐只有在水溶液状态（如氯化钙、葡萄糖酸钙溶液等）才能被吸收。③胆盐可阻止钙形成不溶性的钙盐，故其对钙吸收有促进作用，胆盐缺乏，则降低钙的吸收，常导致骨软化。④儿童和哺乳期妇女对钙需要量增加，可使钙吸收加强。

4. 负离子的吸收

在小肠内被吸收的负离子主要是 Cl^- 和 HCO_3^-。肠腔内 Na^+ 吸收造成的电位变化可能促进负离子向细胞内移动。但也有证据表明，负离子可独立地转运。

（七）维生素的吸收

大部分维生素在小肠上段吸收，只有维生素 B_{12} 是在回肠吸收的。大多数水溶性维生素（如维生素 B_1、维生素 B_2、维生素 B_6、维生素 PP）是通过依赖于 Na^+ 的同向转运体被吸收的。维生素 B_{12} 须先与内因子结合成复合物后，再到回肠被主动吸收。脂溶性维生素（维生素 A、维生素 D、维生素 E、维生素 K）的吸收与脂类消化产物相同。

参考文献

［1］张建福．人体生理学［M］.2 版．北京：高等教育出版社，2010.

［2］孙庆伟．人体生理学［M］.3 版．北京：中国医药科技出版社，2011.

［3］姚泰．生理学（八年制）［M］．北京：人民卫生出版社，2006.

［4］朱大年．生理学［M］.7 版．北京：人民卫生出版社，2007.

［5］周吕，柯美云．神经胃肠病学与动力：基础与临床［M］．北京：科学出版社，2005.

［6］朱妙章．大学生理学［M］．北京：高等教育出版社，2009.

［7］Leonard R J. Gastrointestinal Physiology［M］. 6th ed. St. Louis：Mosby，2001.

［8］Guyton A C，Hall J E. Textbook of Medical Physiology［M］. 10th ed. Philadelphia：WB Saunders CO，2000.

［9］Ganong W F. Review of Medical Physiology［M］. 21th ed. New York：McGraw Hill，2003.

第七章　能量代谢与体温

第一节　能量代谢

新陈代谢是生命活动的基本特征之一，在机体的整个生命活动过程中，始终进行着新陈代谢。新陈代谢包括合成代谢和分解代谢两个方面，在合成代谢中贮存能量（energy），在分解代谢中释放能量。在新陈代谢过程中，物质代谢与能量转变是紧密联系的。通常把在机体物质代谢过程中所伴随的能量释放、转移、贮存和利用称为能量代谢（energy metabolism）。

一、机体能量的来源与利用

（一）机体能量的来源及贮存

机体的能量来源于糖、脂肪和蛋白质三大营养物质的分解和氧化，也就是来源于它们所蕴藏的化学能。在这三大营养物质中，糖是最主要和最基本的能源。机体所需能量的 70% 是由糖类物质提供的。但机体以糖原形式贮存的能量只占体内贮存能量的 1% 左右，只能供给机体完成各种基本功能半天多所需的能量，这部分能源对于维持神经系统的代谢及短时间爆发式的剧烈运动极为重要。脂肪也是重要的供能物质，在一般情况下，人体所消耗的能源物质有 40%~50% 来自脂肪（包括由糖转化的脂肪）。脂肪（甘油三酯）是体内各种能源物质贮存的主要形式，其贮存量占体内贮存能量的 75%；正常体重者体内的脂肪可供饥饿 2 个月维持生命的能量需要，在短期饥饿情况下，主要由体内脂肪供能。蛋白质虽然几乎占体内贮存能量的 25%，但其主要功能是构成细胞的成分及合成酶和激素等生物活性物质，平时用于氧化分解供能的数量很少，因此，如果蛋白质作为主要的能量来源，对机体是有害的，只有在长期饥饿体内脂肪几乎完全耗竭时才大量动用蛋白质。

（二）机体能量的转移和利用

各种能源物质在体内氧化时释放的能量，50%以上直接转变成热能，主要用于维持体温，并向外界散发。其余不足 50% 是可被机体利用的自由能，则以化学能的形式贮存在 ATP 的高能磷酸键内，供机体用于合成代谢以及各种生理活动所需要，除骨骼肌运动时有 15%~20% 的能量可转化为机械功以外，其他的各种物质主动转运、生物电活动、神经传导、腺体细胞的分泌等所完成各种化学功、转运功和机械功，最终都转化为热能，发散于体外。体内能量的释放、转移、贮存和利用之间的关系概括为图 7-1。

二、能量代谢测定的原理和方法

机体的能量代谢也遵循能量守恒和转换定律，即能量（包括热能、动能化学能和电能

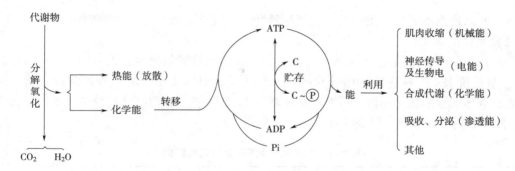

图 7-1 体内能量的释放、转移、贮存和利用

C：肌酸；C~Ⓟ：磷酸肌酸

等）产生后，既不增加、也不减少，只能由一种形式转化为另一种形式。因此，在机体进行能量代谢的过程中，由营养物质氧化释放的能量应等于机体散发的热量和所做外功之和。故测定机体在一定时间内所消耗的食物，或者测定机体所产生的热量与所做的外功，均可测算出整个机体的能量代谢率（energy metabolism rate），即单位时间内所消耗的能量。因此，通常是在避免做外功的情况下，测定机体在单位时间内的产热量，则等于机体在单位时间内所消耗的能量，即可得到机体的能量代谢率。

能量代谢的测定方法有直接测热法和间接测热法。

（一）直接测热法

直接测定单位时间内机体向外界散发的热量的方法称为直接测热法（direct calorimetry），是应用各种类型的热量计直接测定受试者在一定时间内所散发的总热量的方法。此法测量精确，常作为间接测热法的参考标准。但由于仪器制造复杂，操作也很烦琐，故其广泛应用受到限制，一般主要用于科学研究。

（二）间接测热法

1. 间接测热法的原理

间接测热法（indirect calorimetry）基本原理是根据化学反应的"定比定律"，即在一般的化学反应中，反应物的量与产物的量之间有一定的比例关系。同一化学反应，只要其反应物和终产物不变，不论经过什么样的中间步骤，也不管反应条件差异多大，这种定比关系是不会改变的。采用间接测热法，测出一定时间内人体中氧化分解的糖、脂肪和蛋白质各有多少，再计算出它们所释放的热量。为此，必须先了解食物的热价、氧热价和呼吸商等概念。

（1）食物的热价

将 1g 某种食物氧化（或者体外燃烧）时所释放的热量，称为该种食物的热价（thermal equivalent of food），也称该食物的卡价（caloric value）。惯用单位是千卡（kcal），国际单位制规定，能量的单位是 kJ，1 千卡等于 4.187kJ。

食物的热价分为：①物理热价。即 1g 食物在体外燃烧所释放的热量。②生物热价。即 1g 食物在体内氧化所产生的热量。糖和脂肪在体内可以彻底氧化成 CO_2 和 H_2O，所以它们的物理热价和生物热价相同。蛋白质在体内不能彻底氧化，一部分热量包含在尿素等分子中，从尿排出，所以蛋白质的生物热价低于物理热价（表7-1）。

（2）食物的氧热价

某种食物化时，每消耗1L氧所产生的热量为这种食物的氧热价（thermal equivalent of oxygen）。氧热价表示某种物质氧化时的耗量和产热量之间的关系。由于各种营养物质中所含碳、氢和氧等元素的比例不同，因此，同样消耗1L氧，各种物质氧化时所释放的热量各不相同。3种营养物质的氧热价见表7-1。

表7-1　3种营养物质氧化的几种数据

营养物质	耗氧量/ （L/g）	CO_2产生量/ （L/g）	生物热价/ （kJ/g，kcal）	氧热价/ （kJ/g，kcal/L）	呼吸商
糖	0.83	0.83	17，4.1	20.5，5.0	1.00
脂肪	1.98	1.43	39，9.3	19.7，4.7	0.71
蛋白质	0.95	0.76	18，4.3	18.9，4.6	0.80

（3）呼吸商

一定时间内机体呼出的CO_2量与吸入的O_2的比值称为呼吸商（respiratory quotient，RQ）。严格说来，应该以CO_2和O_2的摩尔（mol）比值来表示呼吸商。但是因为1mol的各种气体，在标准状态下其体积相等，所以通常都用容积数（mL或L）计算呼吸商。

$$RQ=产生的CO_2毫升数/消耗的O_2毫升数$$

由于糖、脂肪、蛋白质的碳、氢、氧含量不同，氧化时它们各自的CO_2产生量、O_2消耗量不同，因而三者的呼吸商也不同。机体氧化每种营养物质时的呼吸商都可根据它氧化成终产物（CO_2和H_2O）的化学反应式来计算。例如，1mol葡萄糖氧化时，需消耗6mol O_2产生6mol CO_2和6mol H_2O，并释放一定的能量。即：

$$C_6H_{12}O_6+6O_2\longrightarrow 6CO_2+6H_2O+能量$$

所以，葡萄糖的呼吸商=6mL CO_2/6mL O_2=1.0。

经测定，脂肪的呼吸商为0.71。蛋白质的呼吸商较难测算，因为蛋白质在体内不能完全化，且其分解途径的细节有些还不够清楚。所以只能通过蛋白质分子中的碳和氧被氧化时所需O_2量和CO_2产生量间接算出蛋白质的呼吸商，其计算值约为0.80。

一般认为，呼吸商能够反映一段时间内机体营养物质氧化的种类和比例。例如，呼吸商接近于1.0，说明机体能量主要来自葡萄糖的氧化；呼吸商若接近0.71，机体能量要来自脂肪的分解。糖尿病患者因葡萄糖的利用障碍，主要依靠脂肪供能，故其呼吸商接近0.70。在长期不能进食的情况下，机体能量主要来自自身蛋白质的分解，故其呼吸商接近0.80。正常人摄入混合食物时的呼吸商约为0.85。

（4）非蛋白呼吸商

要测出在一定时间内机体中糖、脂肪和蛋白质三者氧化分解的相对比例，首先必须查清氧化了多少克蛋白质，将蛋白质氧化消耗的O_2和产生的CO_2从机体在该段时间内总的O_2消耗量和CO_2产生量中减去，算出糖和脂肪氧化（非蛋白质代谢）的CO_2产量和O_2消耗量的比值，即非蛋白呼吸商（non-protein respiratory quotient，NPRQ），这是估算糖和脂肪氧化比例的依据，而且，非蛋白呼吸商与氧热价之间有一定的比例关系（表7-2）。

表 7-2 非蛋白（糖和脂肪）呼吸商及热氧价

非蛋白呼吸商	氧化百分比/%		氧热价/（kJ/L）	非蛋白呼吸商	氧化百分比/%		氧热价/（kJ/L）
	糖	脂肪			糖	脂肪	
0.70	0	100	19.60	0.86	54.10	45.90	20.41
0.71	1.10	98.90	19.64	0.87	57.50	42.50	20.46
0.72	4.76	95.20	19.69	0.88	60.80	39.20	20.51
0.73	8.40	91.60	19.70	0.89	64.20	35.80	20.56
0.74	12.00	88.00	19.79	0.90	67.50	32.50	20.62
0.75	15.60	84.40	19.80	0.91	70.80	29.20	20.67
0.76	19.20	80.80	19.89	0.92	74.10	25.90	20.72
0.77	22.80	77.20	19.95	0.93	77.40	22.60	20.77
0.78	26.30	73.70	19.99	0.94	80.70	19.30	20.82
0.79	29.90	70.10	20.01	0.95	84.00	16.00	20.87
0.80	33.40	66.60	20.10	0.96	87.20	12.80	20.93
0.81	36.90	63.10	30.15	0.97	90.40	9.60	20.98
0.82	40.30	59.70	20.20	0.98	93.60	6.40	21.03
0.83	43.80	56.20	20.26	0.99	96.80	3.20	21.08
0.84	47.20	52.80	20.31	1.00	100	0	21.13
0.85	50.70	49.30	20.36				

2. 间接测热法的步骤

（1）耗氧量和 CO_2 产生量的测定方法

1）开放式测定法：是指在呼吸空气的条件下进行测定的方法。利用贮气袋收集受试者一定时间内的呼出气，用气量计测定其容积，然后取样分析其中 O_2 与 CO_2 容百分比，并与空气中 O_2 与 CO_2 容积百分比进行比较，算出受试者在一定时间内的耗氧量和 CO_2 产生量。这种方法需将贮气袋背在身上进行，适用于劳动、运动等情况下能量代谢的测定。

2）闭合式测定法：是用代谢率测定器（也称气量计）进行的测定。该仪器是一种闭合式装置，受试者不断从气量计中摄取 O_2，呼出的 CO_2 则被仪器内 CO_2 吸收剂所吸收。根据一定时间内气量计内 O_2 减少的量和吸收在测试前后重量增加（吸收 CO_2 的结果）的情况，可知受试者在单位时间内的耗氧量和 CO_2 产生量。

（2）测定尿氮

尿中排出的含氮物质主要是蛋白质的分解产物，可根据尿氮量来计算蛋白质的分解量。1g 蛋白质氧化分解产生 0.16g 尿，若产生 1g 氮则有 6.25g 蛋白质分解，因此，测出尿氮量乘以 6.25，就可以求出蛋白质分解的量。

（3）计算能量代谢

根据上述方法测定耗氧量、CO_2 产生量及尿氮量，可计算该段时间内的能量代谢。在一定时间内，机体的总产热量等于糖、脂肪和蛋白质产热量的总和。

根据尿氮量，求出蛋白质的氧化量，再乘以蛋白质热价，就能求出蛋白质的产热量；从

总的耗氧量和 CO_2 产生量中减去分解蛋白质的耗氧量和 CO_2 产生量，求出非蛋白呼吸商；按非蛋白呼吸商的氧热价，即可算出糖和脂肪代谢的产热量；最后将蛋白质产热量与糖和脂肪代谢产热量相加，便是受试者在一定时间内的总产热量。

例如，已测得某受试者 24h 的耗氧量为 400L，CO_2 产生量为 340L（已换算成标准状态的气体容积），尿氮排出量为 12g，则受试者的 24h 能量代谢值可按下列步骤计算求得。

1）蛋白质代谢：氧化量 $= 6.25 \times 12 = 75$（g）

产热量 $= 18 \times 75 = 1350$（kJ）

耗氧量 $= 0.95 \times 75 = 71.25$（L）

CO_2 产生量 $= 0.76 \times 75 = 57$（L）

2）非蛋白代谢：耗氧量 $= 400 - 71.25 = 328.75$（L）

CO_2 产生量 $= 340 - 57 = 283$（L）

非蛋白食物呼吸商 $= 283/328.75 = 0.86$

3）根据非蛋白食物呼吸商的氧热价计算非蛋白代谢的产热量：由表 7-2 查得非蛋白呼吸商为 0.86 时，氧热价为 20.41kJ/L，所以，非蛋白代谢产热量 $= 20.41 \times 328.75 = 6709.8$（kJ）。

4）计算 24h 产热量：蛋白质代谢产热量+糖脂肪代谢产热量 $= 1350kJ + 6709.8kJ = 8059.8$（kJ）。该值即为该受试者 24h 的能量代谢值。

（三）简化测定法

上述的计算步骤繁多，应用不便，实际工作中常采用简化的计算法。由于人通常进食混合食物，机体主要利用糖和脂肪氧化供能，因此，可将蛋白质氧化供能忽略不计。这种方法要求受试者受试前一天吃清淡混合食物，呼吸商定为 0.82，由表 7-2 可查知氧热价为 20.20kJ/L。这样，只需测定受试者一定时间内的耗氧量，然后将氧热价乘以耗氧量，即可求得一定时间内的产热量。算出单位时间内的产热量即为能量代谢率。实践表明，采用这种方法简单易行，测算方便，而且所得的数值与间接测热法的计算结果非常接近，因而被广泛应用。

三、影响能量代谢的因素

（一）肌肉活动

全身骨骼肌的重量约占体重的 40%，所以肌肉活动对能量代谢的影响最大。实验表明，机体任何的轻微活动都会提高能量代谢率。能量消耗与劳动或运动强度有密切关系，劳动或运动强度越大，机体所消耗的能量就越多（表 7-3）。所以，肌肉活动强度与耗氧量的增加成正比。轻微劳动比安静时的耗氧量增加 25%~60%，中等强度劳动增加 1~2 倍，剧烈运动或劳动时耗氧量比安静时高 10~20 倍。劳动强度通常用单位时间内机体的产热量来表示。也就是说，能量代谢率还可作为评价劳动强度的指标。

表 7-3　不同种类的活动对成人男性（70kg）能量代谢的影响

活动类型	能量消耗/（cal/h）
睡眠	65

活动类型	能量消耗/（cal/h）
觉醒卧床	77
静坐	100
站立放松	105
穿衣和脱衣	118
快速打字	140
散步（2.6英里/h）	200
做木工、金属加工和涂漆	240
锯木	480
游泳	500
跑步（5.3英里/h）	570
登楼（阶）梯	1100

注　1英里=1610m。

（二）精神活动

人在安静时，中枢神经系统本身的代谢增强不显著。但当机体处于紧张状态（如情绪激动、烦恼、愤怒、恐惧及焦急等）时，能量代谢可显著增高。这可能与精神紧张时无意识的引起骨骼肌紧张性增高和交感—肾上腺系统活动加强，儿茶酚胺释放增加以及刺激代谢活动的激素（如甲状腺激素）的释放增加有关，从而使机体产热量增加。

（三）食物的特殊动力效应

在进食以后一段时间内，机体虽然处于安静状态，但其产热量要比进食前有所增加，这种额外的能量消耗是由进食引起的。例如摄入能产生100kJ热量的蛋白质后，人体实际产热量为130kJ。食物能使机体产生"额外"热量消耗的作用，称为食物的特殊动力效应（specific dynamic effect，SDE）。一般从进食后1h开始增加，2~3h增至最大，以后逐渐下降，延续到进食后7~8h。

在3种营养物质中，以蛋白质食物的特殊动力效应最高，在进食蛋白质食物后，一般其产热量要超过蛋白质应产热量的25%~30%；糖和脂肪食物的特殊动力效应较低，其额外产热量分别约为其摄入物质应有产热量的6%和4%；混合性食物可使产热量增加10%左右。

食物的特殊动力效应产生的原因尚不清楚。实验表明，并非由于进食后消化道和消化腺的活动增强所致，因为向静脉内注射氨基酸也可引起同样的增热效应，而切除肝后这种效应则消失。故认为，食物的特殊动力效应可能与肝处理基酸或合成糖原过中"额外"消耗能有关。所以，食物的特殊动力效应不应理解为食物能够提供比卡价更多的热量。相反，在考虑补充营养时，必须另外加上这部分"额外"消耗的热量，以保持机体能量的收支平衡。

（四）环境温度

人安静时的能量代谢，以在20~30℃的环境中、裸体或穿薄衣的情况下最为稳定，这主要是肌肉松弛的结果。当环境温度低于20℃时，代谢率开始增加，这主要是由于寒冷刺激使肌紧张性增强并反射性引起战栗的结果；当环境温度超过30℃时，代谢率也会逐渐增加，这与体内化学反应速度加快以及循环、呼吸、汗腺活动加强有关。另外，体温对代谢的影响也很大，体温每升高1℃，代谢率增加13%。因此，发热患者在测量能量代谢之前必须先测体温。

（五）其他

甲状腺激素、男性性激素、生长素都能增加能量代谢率。

此外，能量代谢还受年龄、性别的影响，幼年儿童的能量代谢比成人高，男子的能量代谢比女子高。

四、基础代谢

（一）基础代谢

许多因素能够影响机体的能量代谢，为了消除这些因素的影响，通常把基础代谢（basal metabolism）作为测定能量代谢的标准。基础代谢是指基础状态下的能量代谢。

基础状态是指：①受试者空腹，排除食物的特殊动力效应的影响，一般要求在进食后12~14h；②静卧0.5h以上，使肌肉处于松弛状态；③清醒、安静，排除精神紧张的影响；④环境温度保持在20~25℃。

由于这种基础状态消除了各种影响能量代谢的因素，此时体内的能量消耗只用于维持一些基本的生命活动，因此，能量代谢率是比较稳定的。基础代谢率比一般安静时的代谢率要低（比清醒安静时低8%~10%），但不是最低，因为熟睡时更低（做梦时又可增高）。

（二）基础代谢率

基础代谢率（basal metabolic rate，BMR）是指单位时间内的基础代谢。通常用前述简化的间接测热法测定基础代谢率，即只测定单位时间（一般为6min）内的耗氧量（V_{O_2}），并将呼吸商定为0.82，氧热价20.20kJ/L，计算出每小时的产热量。

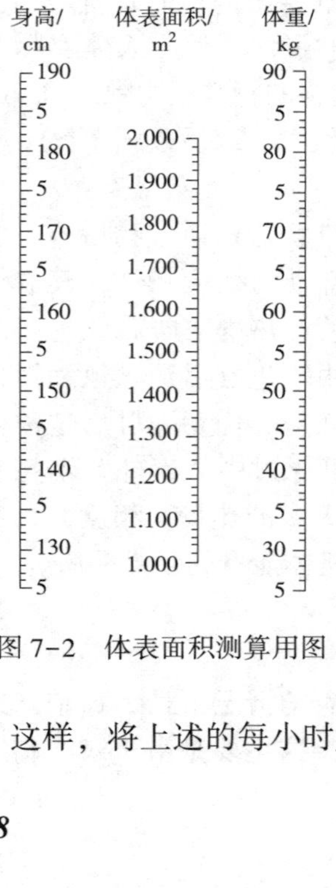

能量代谢率与体表面积成正比。这是因为，机体所产生的热，主要是通过体表向外界发散出去的。因此，用单位时间内每平方米体表面积的产热量［kJ／（m²·h）］来表示能量代谢率。

关于体表面积的计算，有人曾对我国居民进行调查，得出经验公式（Stevenson公式）如下：

$$体表面积（m^2）= 0.0061×身高（cm）+ 0.0128×体重（kg）-0.1529$$

此外，体表面积还可根据图7-2直接求出，其用法是将受试者的身高点（在左侧垂线上）和体重点（在右侧垂线上）连成一直线，该连线和中间垂线交叉点的数值，便是受试者的体表面积。实验证明，我国居民的体表面积按照这种计算法更符合实际情况。

图7-2　体表面积测算用图

这样，将上述的每小时产热量除以体表面积，即为基础代谢率，以kJ／（m²·h）来表示。在实际工作中，常用基础代谢率的相对数值表示：

基础代谢率的相对值＝（实际测得值－正常平均值）／正常平均值×100%

我国正常人基础代谢率的平均值如表7-4所示。

表7-4　我国人正常的BMR平均值　　　　　单位：kJ/（m³·h）

年龄/岁	11~15	16~17	18~19	20~30	31~40	41~50	≥51
男性	195.5	193.4	166.2	157.8	158.6	154.0	149.0
女性	172.5	181.7	154.0	146.5	146.9	142.4	138.6

由表7-3可见，幼年的基础代谢率比成年高，随年龄的增加有所降低。男子的代谢率高于女子，这种差异在青春期后才明显。此外，妇女在孕期代谢率明显增加。但是，同一个体在相同的测定条件下，不同时间重复测定的结果基本上无差异。可见，正常人的基础代谢率是相对稳定的。

第二节　体温及其调节

机体赖以生存的新陈代谢活动需要有合适而稳定的温度。因此，维持体温的相对稳定对人类的正常生命活动至关重要。人和鸟类、哺乳类动物能保持体温的相对恒定，称为恒温动物（homeothermic animal）；两栖类等低等动物则不能在环境温度变化时保持体温恒定，称为变温动物（poikilothermic animal）。体温也是人体的一项重要的生命体征。

一、人体正常体温保持相对恒定

（一）体温

生理学所说的体温（body temperature）是指机体核心部分的平均温度。虽然机体深部各器官因代谢水平不同，其温度略有差别，如肝的代谢活动最强，产热量最大，是全身温度最高的器官（达38℃），脑的产热量也较多（接近38℃），其他内脏的温度略低。但是，循环的血液使各器官的温度趋向一致。全身血液均回流于右心房，故右心房血液温度可作为机体深部温度的平均值（即体温）的代表。由于右心房血温不易测量，临床上通常测量口腔、直肠和腋窝的温度来反映体温。通常直肠温度接近于深部温度，其正常值为36.9~37.9℃，口腔温度为36.7~37.7℃，腋窝温度为36.0~37.4℃。此外，在实验研究中，也有测量鼓膜和食管的温度来分别反映脑组织和机体深部温度。

（二）体温可出现生理性变动

人体体温可随昼夜周期、年龄、性别、肌肉活动、环境温度以及精神活动等因素的影响而变化。

1. 体温的昼夜周期

正常人（新生儿除外）体温按昼夜变化呈周期性波动，波幅一般不超过1℃（0.5~0.7℃）。清晨2：00~6：00最低，午后1：00~6：00最高。体温的这种昼夜周期性波动称为体温的昼夜节律或日周期节律（circadian rhythm），是生物节律（biological rhythm）的一种，受体内生物钟（biological clock）的控制。

2. 年龄的影响

新生儿的体温调节系统尚未发育成熟，其体温不规则，易受机体活动及环境温度变化的影响。新生儿体温一般高于成人，且没有昼夜节律；老年人代谢率较低，其体温低于正常成人；新生儿和老年人对环境温度的剧烈变化耐受力差，临床护理中值得注意。

3. 性别影响

成年女子的体温平均比男子高 0.3℃。除体温的昼夜节律外，成年女子的基础体温还随月经周期而变动（图 7-3）。排卵前较低，排卵之日体温最低，排卵后体温又回升，并维持此高体温状态至下一月经周期。因此，测定成年女子的基础体温有助于了解有无排卵和排卵日期。这种周期现象与体内孕激素水平的周期性变化有关。

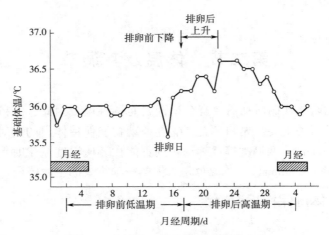

图 7-3　女性月经周期中基础体温曲线

4. 肌肉活动的影响

肌肉活动时，代谢增强，产热量明显增加，导致体温升高。所以，测量体温时应排除肌肉活动对体温的影响。测小儿体温时，应避免其哭闹。

5. 其他因素的影响

情绪激动、精神紧张、环境温度和进食等情况都会影响体温，麻醉药物能降低体温。故在测量体温时应考虑这些因素。

二、机体的产热和散热

正常人体温维持在 37℃ 左右，是在体温调节系统的控制下，机体的产热（heat production）与散热（heat loss）之间取得动态平衡的结果。机体的产热多于或少于散热将引起体温的升高或降低。

（一）机体的产热

1. 主要的产热器官

人体产热的多少，取决于代谢水平的高低。体内任何器官、组织的代谢活动都要产生热量，不同的器官、组织因代谢水平不同而产热量各异。体内主要的产热器官是内脏器官和骨骼肌。安静状态下，机体的主要产热器官是内脏器官（特别是肝），占总产热量的56%；运动或劳动时，主要的产热器官是骨骼肌，占总产热量的90%，可比安静时高10~15倍。

2. 机体的产热方式

当机体处于寒冷环境之中时，散热量显著增多，此时机体的产热量也相应增多，以维持正常的体温。机体主要通过战栗产热（shivering thermogenesis）和非战栗产热（non-shivering thermogenesis）来增加产热量以维持体温。

（1）战栗产热

战栗指在冷环境中肌发生不随意的节律性收缩。其特点是：屈肌和伸肌的同时收缩，基本上不做外功，能量全部转化为热能。机体接触寒冷刺激而发生战栗之前，通常首先出现战栗前肌紧张，此时代谢率就已有所增加。其后由于持续的寒冷刺激，机体便在战栗前肌紧张的基础上出现战栗，此时的产热量可增加4~5倍。

（2）非战栗产热

非战栗产热又称代谢产热。机体的所有组织器官都能进行非战栗产热，但以棕色脂肪组织的产热量最大，约占非战栗产热总量的70%。

3. 机体产热活动的调节

（1）体液调节

主要是激素对产热活动的调节。甲状腺素（thyroxine）是调节产热活动的最重要的体液因素。如果机体长时间生活在寒冷环境中，甲状腺的活动则明显增强，可分泌大量的甲状腺素，可使代谢率增加20%~30%。甲状腺素作用的特点是缓慢、持续时间长。此外肾上腺素、去甲肾上腺素以及生长激素分泌增加，促使细胞新陈代谢率加强，使产热量迅速增加，但其维持时间短。

（2）神经调节

寒冷刺激可兴奋交感神经系统，引起肾上腺髓质活动增强，导致肾上腺素和去甲肾上腺素等激素释放增多，产热量增加。

（二）机体的散热

机体的主要散热部位是皮肤。皮肤的表面积大，大部分热量通过皮肤表面的辐射、传导、对流和蒸发等方式散发于外界；一小部分热量随呼出气及尿、粪等排泄物散发到体外。

1. 机体的散热方式

（1）辐射散热（thermal radiation）

指人体以热射线的形式将体热传给外界较冷物质的一种散热方式。辐射散热量的多少主要取决于皮肤与周围环境的温度差，当皮肤温度高于环境温度时，温度差值越大，散热量就越多，以此种方式散发的热量，约占机体安静时总散热量的60%；如果环境温度高于皮肤温度，则机体不仅不能散热，反而会吸收周围的热量；其次，辐射散热还与机体的有效散热面积有关，有效散热面积越大，散热量就越多，四肢的面积较大，因而在辐射散热中起着重要作用。

（2）传导散热（thermal conduction）

指机体的热量直接传给与机体接触的温度较低物体的一种散热方式。经此种方式散发的热量取决于皮肤温度与所接触物体的温度差、接触的面积，以及与皮肤接触的物体的导热性能。导热性能越好，散热量越大。人体的脂肪是不良导热体，因此，肥胖者通过表层的传导散热较一般人少。由于水的导热性能好，临床上常利用冰袋、冰帽给高热的患者降温。

（3）对流散热（thermal convection）

指通过气体或液体的流动进行热量交换的一种散热方式。当人体温度高于环境温度时，皮肤把热量传导给与之接触的冷空气，由于空气不断流动（对流），便将体热散发到空间。通过对流散发热量的多少，除取决于皮肤温度与周围环境的温度差和机体的有效散热面积外，还与风速有关，风速越大，对流散热量越多，挥扇子就是通过加速空气对流起到散热作用。

以上皮肤的 3 种散热方式均是在皮肤温度高于环境温度时的主要散热方式；当环境温度高于或等于皮肤温度时，上述 3 种散热方式将失去作用，此时皮肤将从外界获得热量，在这种情况下，蒸发散热便成为机体散热的唯一方式。

（4）蒸发散热（evaporation）

指机体通过皮肤表面的水分蒸发而散的方式。当水分直接透出皮肤或黏膜（主要是呼吸道黏膜）表面，从体表由液态转化为气态时，可以带走大量的热量。这是一种十分有效的散热方式，每蒸发 1g 水分可带走 2.43kJ 的热量。临床上用酒精给高热患者擦浴，就是利用酒精的蒸发，起到降温作用。

蒸发散热分为不感蒸发和发汗两种方式。

1）不感蒸发（insensible perspiration）是指体内水分从皮肤和呼吸道黏膜不断地有水分渗出而被蒸发。其中皮肤的水分蒸发又称不显汗。不感蒸发是一种自然的水分蒸发，即使在非常寒冷的环境中，也会依然持续地进行，它与汗腺的活动无关。随着环境温度升高，不感蒸发量随之增加。人体每天不感蒸发量约为 1000mL，其中通过皮肤的为 600~800mL，通过呼吸道黏膜的为 200~400mL。婴幼儿不感蒸发的概率比成人大，故更容易发生严重的脱水；有些动物如狗，在高温下不能排汗，而必须通过热喘呼吸来增加蒸发散热。

2）发汗（sweating）是指汗腺主动分泌汗液的过程。通过汗液蒸发散热，可以带走身体的热量。发汗是可以意识到的，故又称可感蒸发。人在安静状态下，当环境温度达到（30±1℃）时便开始发汗。人在进行劳动或运动时，气温虽在20℃以下，也可出现发汗。

汗液蒸发的速度与环境温度、湿度以及风速有关。在相同的气温条件下，空气湿度越小，风速越大，则蒸发越快；反之则蒸发越慢。在高温环境中，如果空气干燥，通风条件良好，通过机体的调节仍可维持正常体温；若空气潮湿，通风又差，则可因蒸发减慢而使体温上升，甚至到危险的程度。

2. 机体散热调节

（1）皮肤血流量的调节

通过辐射、传导和对流 3 种散热方式所散发热量的多少，主要取决于皮肤和环境之间的温度差，而皮肤温度则受皮肤血流量的控制。皮肤血液循环的特点是：分布到皮肤的动脉穿透隔热组织（脂肪组织等），在乳头下层形成动脉网；皮下的毛细血管异常弯曲，进而形成丰富的静脉丛；皮下还有大的动—静脉吻合支，这些结构特点决定了皮肤的血流量可以在很大范围内变动。

（2）发汗的调节

安静状态下，当环境温度超过30℃时开始发汗，在气温高于皮肤温度、劳动或运动、空气湿度大等情况下，汗腺分泌汗液增加，通过大量汗液的蒸发散热，避免因体内热贮剧增而导致的体温骤升。发汗可分为两种情况：

1) 温热性发汗（thermal sweating）是指环境温度升高刺激皮肤度感受器，通过传入冲动使发汗中枢兴奋，促使汗腺分泌汗液。发汗的区域分布广泛，包括全身各部位的皮肤，以前额、颈部、躯干的前后面、腰部、手背和前臂等部位的发汗最明显。温热性发汗对体温调节有重要意义。

人体的汗腺主要接受交感神经胆碱能纤维支配，其末梢释放的递质是乙酰胆碱，可促进汗腺的分泌；其发汗中枢在下丘脑，很可能在体温调节中枢或其附近。

2) 精神性发汗（mental sweating）是指因精神紧张或情绪激动而引起的局限于手掌、足跖、前额和腋下等部位的暂时性出汗。这些部位的汗腺主要是接受肾上腺素能纤维的支配，其中枢可能在大脑皮层的运动前区。精神性发汗在体温调节中的意义不大，温热性发汗和精神性发汗经常是以混合形式同时出现，如运动或劳动时的出汗就是如此。

三、体温的调节

环境温度发生变化时，人和其他恒温动物维持体温的相对稳定，有赖于体温调节系统控制下的产热和散热之间的平衡。人体体温调节机制包括两个方面：①自主性体温调节（automatic thermoregulation）是指机体在环境温度变化时，在下丘脑体温调节中的控制下，通过增减皮肤血流量、发汗、战栗等生理反应，维持产热和散热过程的平衡，使体温维持在相对稳定的水平；②行为性体温调节（behavioral thermoregulation）是指机体在不同温度环境中，为了保暖或降温而有意识采取的特殊的姿势和行为，如拱肩缩背、增减衣着、改善气候环境等。

这两种体温调节机制相互关联和补充，使人体更好地适应自然环境。

（一）温度感受器

温度感受器（temperature receptor）分布于体表皮肤和黏膜、内脏以及中枢神经系统等部位，感受机体各部位的温度变化，在体温调节中发挥重要作用。

1. 外周温度感受器

外周温度感受器是指位于中枢神经系统以外的温度感受器，广泛存在于皮肤、黏膜、内脏、肌肉等部位。其中，对冷刺激敏感的感受器称为冷感受器（cold receptor）或冷敏感点；对热激敏感的感受器称为热感受器（warm receptor）或热敏感点。人体皮肤冷感受器比热感受器的数量多4~10倍。

外周温度感受器的实质是游离神经末梢，分别感受相应部位的温度变化。感受器神经纤维的性质特点决定了每个感受器只对一定范围的温度变化发生反应。例如，人体在皮肤温度为30℃以下时产生冷觉；皮肤温度为35℃以上时产生热觉。值得一提的是，皮肤对温度的感觉有空间总和的特征，因此，大面积皮肤对温度的感觉比小块皮肤的感觉灵敏。

2. 中枢温度感受器

中枢温度感受器是指位于脊髓、延髓、脑干网状结构下丘脑以及大脑皮运动前区等部位，对中枢温度变化敏感的神经元。分为两类：

（1）热敏神经元（warm-sensitive neuron）

指中内对局部血液温度升高时敏感、放电频率增加的神经元。这类神经元在视前区/下丘脑前部（preoptic anterior hypothalamus，PO/AH）较多，并且尚能对下丘脑以外的部位（如中脑、延髓、脊髓、皮肤、内脏等）的温度变化发生反应。

（2）冷敏神经元（cold-sensitive neuron）

指中枢内对局部血液温度降低时敏感、放电频率增加的神经元。这类神经元在脑干网状结构和下丘脑弓状核居多。

这两类温度敏感神经元数目较多，而且对其局部温度变化非常敏感。局部温度即使变动0.1℃，它们的放电频率便会反映出来，而且不出现适应现象。同时，这两类神经元可直接对致热原或5-HT、去甲肾上腺素以及多种肽类物质发生反应，并导致体温的改变。

（二）体温调节的基本中枢

与体温调节有关的中枢结构，广泛地存在于中枢神经系统的各级部位。脑分段切断、部分破坏、电刺激等实验研究表明，只要保持下丘脑及其以下部位神经系统结构完整，动物便具有维持体温恒定的能力。由此认为，体温调节的基本中枢在下丘脑。现在普遍认为，应从中枢整合作用的观点来理解体温调节中枢（thermotaxic center）的功能。脊髓、延髓及脑干网状结构的温度感神经元不仅对局部温度变化敏感，还具有接受来自皮肤等处的外周温度信息并向视前区/下丘脑前部（PO/AH）输送的功能。下丘脑的视前区/下丘脑前部温度敏感神经元，不仅能感受局部组织温度变化的刺激，还能对由其他途径传入的温度变化信息做整合处理。因此，视前区/下丘脑前部是体温调节中枢整合机构的中心部位。

（三）体温调节的调定点学说

正常人体温为何能维持37℃左右，有人提出调定点（set point）学说加以解释。调定点学说认为，体温的调节类似于恒温器的调节（图7-4）。PO/AH中的温度敏感神经元的感受阈值，在体温调节中起调定点的作用，决定着体温恒定的水平。如调定点的数值设定为37℃，当体温与调定点水平一致时，机体的产热与散热取得平衡；当体温高于调定点的水平时，中枢的调节活动立即使产热活动降低，散热活动加强，使升高的体温降回到调定点，然后产热和散热达到平衡；当体温低于调定点水平时，产热活动加强，散热活动降低，使降低了的体温回升到调定点，然后产热和散热达到平衡，这样就可使体温较稳定地维持在37℃的水平上。

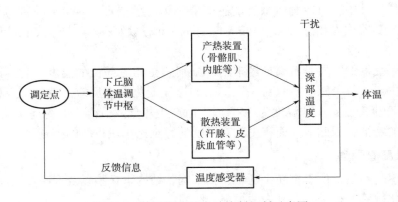

图7-4　体温调节的自动控制机制示意图

调定点水平是由视前区/下丘脑前部中热敏神经元和冷敏神经元之间相互制约而又协调地活动形成的。无论何种原因，只要改变PO/AH中的温度敏感神经元的状态，就会引起调定点位移，而由它所调定的体温水平也随之升降。

参考文献

［1］张建福．人体生理学［M］.2 版．北京：高等教育出版社，2010.

［2］孙庆伟．人体生理学［M］.3 版．北京：中国医药科技出版社，2011.

［3］朱大年．生理学［M］.7 版．北京：人民卫生出版社，2008.

［4］姚泰．生理学（八年制）［M］．北京：人民卫生出版社，2005.

［5］鲍贻倩．协和听课笔记（生理学）［M］．北京：人民军医出版社，2007.

［6］夏强．医学生理学［M］．北京：科学出版社，2002.

［7］Guyton A C，Hall J E. Textbook of Medical Physiology［M］.10th ed. Philadelphia ：WB Saunders CO，2000.

［8］Boron W F，Boulpaep E L. Medical Physiology［M］. Philadelphia：Saunders，2003.

第八章 泌尿生理

第一节 肾脏的功能解剖和肾血流量

一、排泄的概念和途径

在生理学中，排泄（excretion）是指机体将物质代谢的终产物、进入机体内环境的异物和有害物质以及摄入的过剩物质，经血液循环通过一定的途径排出体外的过程。未被消化吸收的食物残渣经大肠排出体外的过程不属于生理学的排泄范畴。

机体主要的排泄途径有4个：①呼吸器官。主要排出 CO_2 和少量水分。②大肠。要排出经肝代谢产生的胆色素（尿胆素和粪胆素）以及由大肠黏膜排出的无机盐（如钙、镁、铁等）。③皮肤。以不感蒸发和出汗的形式排出水分、少量尿素和盐类。④肾（kidney）。以尿（urine）的形式进行排泄。尿中所含的排泄物种类多，数量大且可进行调节。肾通过尿的生成和排放实现其排泄功能，使机体内水和电解质、酸碱及体液量保持平衡，以维持内环境的稳态，因而肾是最重要的排泄器官。

二、肾脏的功能概述

（一）泌尿功能

肾通过泌尿功能排泄代谢终产物、进入体内的异物和过剩的物质。正常成人24h排出的量为1000~2000mL，一般为1500mL。尿量的多少，主要取决于机体每天摄入的水量及由其他途径排出的水量。如果由其他途径排出的水量不变，则所摄入的水增多，尿量也增多。如果由其他途径（如出汗）排出的水量增多，尿量则减少。在异常情况下，24h的尿量可显著地增多或减少，甚至无尿。24h尿量长期在2500mL以上，称为多尿；在100~500mL称为少尿；在100mL以下，称为无尿。多尿会引起脱水。少尿或无尿会使代谢产物在体内堆积，破坏内环境相对恒定，严重者可引起尿毒症。

（二）分泌生物活性物质功能

1. 肾素

肾素（renin）由近球小体的颗粒细胞合成和分泌。它是一种蛋白水解酶，在血浆中可选择性作用于血管紧张素原，生成血管紧张素Ⅰ（AⅠ），血液流经肺循环时，AⅠ在转换酶的作用下，转变为血管紧张素Ⅱ（AⅡ）。AⅠ和AⅡ均有缩血管作用，AⅡ升高血压的能力比去甲肾上腺素强40~50倍。此外，它们都有刺激肾上腺皮质分泌固酮的作用。所以，人们又通常把它们一起称为肾素—血管紧张素—醛固酮系统。

2. 前列腺素

肾的许多部位均可分泌前列腺素（prostaglandin，PG）主要是 PGE_2 和 PGI_2，PG 具有较强的舒血管作用，可增加肾血流量和降低全身血压。

3. 活性维生素 D_3

肾中存在 1α-羟化酶，可使肝生成的 25-羟维生素 D_3 转变为具有高度生物学活的 $1,25$-二羟维生素 D_3，即活性维生素 D_3，其主要作用是调节体内的钙、磷代谢。

4. 促红细胞生成素

促红细胞生成素（erythropoietin，EPO）是由肾皮质的管周细胞分泌的。缺氧是肾分泌促红细胞生成素的重要刺激物，其作用是刺激骨髓加速生成红细胞。在人体血液中的促红细胞生成素几乎都是肾分泌的，严重的肾衰竭、长期进行肾透析或摘除了肾的患者所发生的贫血与促红细胞生成素分泌减少密切相关。

三、肾脏的功能解剖

肾可以分为皮质（cortex）和髓质（medulla）两部分。每个肾的髓质形成若干个锥形部分，称为肾锥体（renal pyramid），椎体的顶部称为肾乳头（renal papilla）。在肾单位和集合管生成的尿液，经集合管在肾乳头处的开口进入肾小盏，再进入肾大盏和肾盂。肾盂内的尿液经输尿管（ureter）进入膀胱（urinary bladder）。在排尿（micturition）时，膀胱内的尿液经尿道（urethra）排出体外。

（一）肾单位

肾单位（nephron）是肾的基本结构和功能单位，它与集合管（collecting duct）共同完成泌尿功能。人的两侧肾有 170 万～240 万个单位，每个单位包括肾小体（renal corpuscle）和肾小管（renal tubule）两部分（图 8-1）。肾小体包括肾小球（glomerulus）和肾小囊（renal capsule）两部分。肾小球是一团动脉性毛细血管网，其两端分别与入球小动脉（afferent arteriole）和出球小动脉（efferent arteriole）相连。肾小球的包囊称为肾小囊（bowman's capsule）。它有两层上皮细胞，内层包裹在毛细血管壁上，这种上皮细胞称为足细胞（podocyte），形成肾小囊的脏层；肾小囊的壁层（外层）与近球小管壁相连，脏层和壁层之间的腔隙称为肾小囊的囊腔，与肾小管管腔相连续。肾小球毛细血管内的血浆经滤过则进入肾小囊，然后进入近端小管。所以，肾小球毛细血管内皮细胞、基膜和肾小囊脏层上皮细胞，共同构成肾小球的滤过膜。

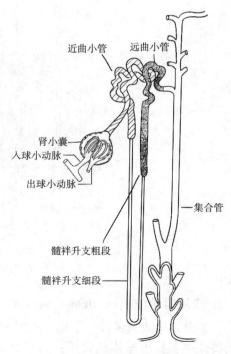

图 8-1　肾单位示意图

肾小管由近端小管（proximal tubule）、髓袢（loop of Henle）细段和远端小管（distal tubule）3部分组成。近端小管包括近曲小管和髓袢降支粗段，髓袢细段包括髓降支细段和髓袢升支细段，远端小管包括髓袢升支粗段和远曲小管。远曲小管末端与集合管（collecting duct）相连（图8-2）。

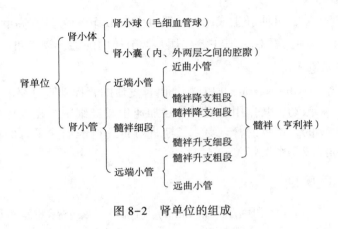

图 8-2 肾单位的组成

（二）两种类型的肾单位

肾单位按其所在部位不同，可分为皮质肾单位和近髓肾单位两种（图8-3）。

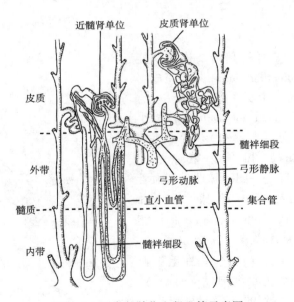

图 8-3 两类肾单位和肾血管示意图

1. 皮质肾单位（cortical nephron）

主要分布于皮质的外、中层，人肾的皮质肾单位占肾单位总数的85%～90%。皮质肾单位的特征是：肾小球体积较小；入球小动脉的口径比出球小动脉的粗，两者口径之比约为2：1；出球小动脉进一步形成的毛细血管几乎全部包绕于皮质部分的肾小管周围；髓袢短，只达外髓质层，有的甚至不到髓质。皮质肾单位的功能主要与尿的生成有关。

2. 近髓肾单位（juxtamedullarynephron）

分布于靠近髓质的皮质内层，人肾的近髓肾单位占总数的 10%~15%。近髓肾单位的特征是：肾小球体积较大；入球小动脉和出球小动脉的口径无明显差异；出球小动脉不仅再分为毛细血管网缠绕邻近的近曲小管和远曲小管，更主要的是形成细而长的 U 形直小血管；髓袢甚长，可深入内髓质层，有的甚至到达乳头部。近髓肾单位的功能主要与尿的浓缩和稀释有关。

（三）肾小球旁器

肾小球旁器（juxtaglomerular apparatus）又名近球小体，主要分布于皮质肾单位，由球旁细胞、球外系膜细胞和致密斑三者组成（图 8-4）。

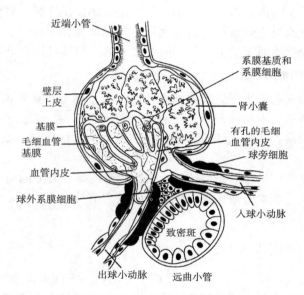

图 8-4　肾小球、肾小囊和球旁器示意图

1. 球旁细胞（juxtaglomerular cell）

一类位于接近肾小球的入球小动脉中膜内的肌上皮样细胞，由血管平滑肌细胞演变而来，成群分布，内含肾素分泌颗粒，是合成和分泌肾素（renin）的细胞。

2. 球外系膜细胞（extraglomerular mesangial cell）

指入球小动脉、出球小动脉和致密斑之间的一群细胞。其呈不规则形状，细胞表面有突起，核为长圆形，胞质清晰，细胞器较少，胞内有微丝，具有收缩和吞噬功能。

3. 致密斑（macula densa）

位于远曲小管的起始部、靠近肾小球一侧的上皮细胞，呈高柱状，细胞核聚在一起，染色较深，局部呈现斑纹状隆起，故称为致密斑。致密斑与入球小动脉和出球小动脉相接触，其作用是：感受小管液中 Na^+ 浓度的变化和调节肾素的分泌。通常认为致密斑是一种化学感受器。

由于肾小球旁器主要分布在皮质肾单位，因而皮质肾单位含肾素较多，而近髓肾单位几乎不含肾素。

四、肾脏血液供应的特点及肾血流量的调节

（一）肾的血液供应特点

1. 肾血流量大

两肾的重量约 300g，仅体重的 0.5%。但肾血流量却占心输出量的 20%～25%。正常成人安静时，两侧肾总血流量为 1200mL/min。如果将全身各器官每 100g 组织每分钟相对血流量进行比较，则肾为 400mL，肝为 100mL，脑组织为 57mL。肾血流量大，这对于保持正常尿生成过程具有重要的意义。

2. 肾血液分布不均

肾皮质血流量最多，约占肾血量的 94%，5%～6% 分布在外髓，其余不到 1% 供应内髓。所以，通常所说的肾血流量主要指肾皮质血流量。肾髓质血流量小是由于髓质的直小血管具有较高阻力的缘故。肾髓质血流量虽然少，但对尿的浓缩与稀释具有重要作用。

3. 肾具有两套毛细血管网

即肾小球毛细血管网和肾小管周围毛细血管网。肾小球毛细血管网的特点是血压高，其原因是：①肾动脉直接从腹主动脉分出，耗能少，血压降低少；②皮质肾单位的入球小动脉粗而短，出球小动脉细而长，即入球阻力小，出球阻力大，内压高，这一特点有利于肾小球的滤过作用。

肾小管周围毛细血管网的特点是血压低、胶体渗透压高，其原因是：出球小动脉口径小，阻力大，故肾小管周围毛细血管血压低，同时，血浆经肾小球超滤后，胶体渗透压升高。这一特点有利于肾小管的重吸收。

（二）肾血流量的调节

肾血流量（renal blood flow）的调节涉及两个方面：一方面是肾血流量要与肾的泌尿功能相适应；另一方面是要与全身血液循环相配合。肾血流量适应泌尿功能主要靠自身调节；而与全身情况相配合则主要靠神经和体液调节。

1. 肾血流量的自身调节

肾血流量的自身调节表现为肾动脉血压在一定范围内（80～180mmHg）变动时，肾血流量仍然保持相对恒定。离体的肾实验观察到，当肾动脉的灌注压（相当于体内的平均动脉压）由 20mmHg 提高到 80mmHg 的过程中，肾血流量随肾灌注压的升高而成比例地增加；但当灌注压在 80～180mmHg 变动时，肾血流量能保持相对恒定；进一步加大灌注压，肾血流量又将随灌注压的升高而增加（图 8-5）。

由于离体肾动脉的灌流实验已排除了肾神经和血液中各种激素的影响，表明这种调节机制存在于肾的内部。所以，把这种排除了外来神经和体液因素的影响，肾血流量在一定的平均动脉血压范围内能保持相对恒定的现象，称为肾血流量的自身调节（autoregulation）。一般认为，自身调节只涉及肾皮质血流量。

2. 肾血流量的神经和体液调节

1）肾交感神经：肾交感神经主要支配肾动脉（尤其是入球小动脉和出球小动脉）的平滑肌、肾小管和释放肾素的球旁细胞。肾交感神经活动加强时，引起肾血管收缩，肾血流量减

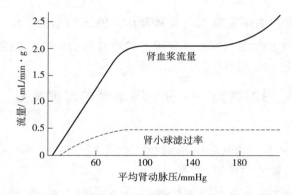

图 8-5 肾血流量和肾小球滤过率与动脉血压的关系示意图

少。目前一般认为肾没有迷走神经支配。

2）肾上腺素和去甲肾上腺素：肾上腺素和去甲肾上腺素都能使肾血管收缩，肾血流量减少；血管升压素也能使肾血管收缩；前列腺素可使肾血管扩张。

总之，在正常情况下，在一般的血压变动范围内，肾主要依靠自身调节来保持肾血流量的相对稳定，以维持正常的泌尿功能。在紧急情况下，如大出血、缺氧和中毒性休克等，可通过神经和体液调节来减少肾血流量，使血液较多地分配到心、脑等重要器官，使肾血流量与全身的血液循环相配合。

第二节　肾小球的滤过功能

肾小球的过滤过作用（glomerular filtration）是指当血液流经肾小球毛细血管时，其血浆成分（包括水分、小分子溶质及少量小分子蛋白）在此处发生超滤（ultra-fltration），透过肾小球的滤过膜进入肾小囊，形成肾小球滤液的过程。原尿就是血浆的超滤液。

肾小球的滤过决定于两个因素：肾小球滤过膜的通透性和有效滤过压。

一、肾小球滤过膜的通透性

（一）肾小球滤过作用的证据

肾小球的滤过作用是从大量的实验中得出的结论。

1. 肾小囊内的液体是肾小球毛细血管中血浆的超滤液

用微细玻璃管对大鼠和蛙等动物的肾做微穿刺，吸取肾小囊内液体，进行微量分析发现，除了蛋白质含量甚少之外，各种晶体物质（如葡萄糖、氯化物、无机磷酸盐、尿素、尿酸和肌酐等）的浓度以及其渗透压和酸碱度与血浆都非常接近。故可认为，肾小囊内液体是肾小球毛细血管中血浆的超滤液。

2. 凡是能自由通过肾小球滤过膜的物质均是滤过作用而非扩散

凡是能自由通过肾小球滤过膜的物质不论其分子大小（如相对分子质量为 5200 的菊糖与相对分子质量为 18 的水），其透过速率均相等。说明这是一种滤过而不是扩散（因为扩散速率与相对分子质量的平方根成反比）。

3. 肾小球毛细血管的血压是推动血浆从肾小球滤出的动力

研究证明，肾小球滤液的量与肾小球毛细血管血压的升降变化是密切相关的，表明肾小球毛细血管的血压是推动血浆从肾小球滤出的动力。

（二）肾小球滤过膜的结构——由毛细血管内皮细胞层、基膜层、肾小囊的上皮细胞层构成

肾小球滤过膜（glomerular filtration membrane）由 3 层结构组成（图 8-6）。

1. 内层——毛细血管的内皮细胞层

在毛细血管的内皮细胞层上具有许多直径 50~100nm 的小孔，称为窗孔（fenestration）。水分和各种小分子溶质（如各种离子、尿素、葡萄糖）及小分子蛋白质等可以自由通过窗孔。

2. 中层——非细胞性的基膜层

基膜层是由水合凝胶构成的微纤维网结构，其上有多角形微纤维网孔，直径为 4~8nm，水和部分溶质可以通过，血浆中分子较大的物质（如蛋白质和脂质）不能通过基膜。所以，基膜是肾小球滤过膜的主要滤过屏障。

3. 外层——肾小囊脏层的上皮细胞层

肾小囊脏层的上皮细胞又称足细胞（podocyte）。其上具有相互交错的足突，形成滤过裂隙（filtration slit）。裂隙表面覆盖着一层薄膜，称为滤过裂隙膜（fitration slit membrane），膜上有直径 4~14nm 的小孔，可阻止大分子蛋白质通过，它是肾小球滤过膜的最后一道屏障。

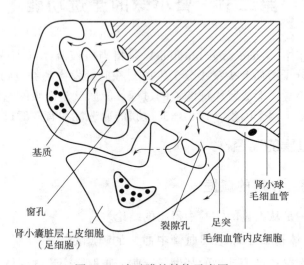

图 8-6　滤过膜的结构示意图

（三）滤过膜通透作用的选择性取决于被滤物质颗粒的大小及其电荷的性质

肾小球的滤过膜具有选择性的通透作用，被过滤物质是否可以通过肾小球的滤过膜取决于该物质的分子大小及其所带电荷的性质。

1. 肾小球滤过膜的机械屏障作用

由于肾小球的滤过膜上存在着大小不同的孔道，小分子物质则很容易通过，而大分子物

质只能通过较大的孔道。一般来说，分子的有效半径小于 2.0nm 的中性物质（如葡萄糖的有效半径为 0.36nm）和水可以被自由滤过；有效半径介于 2.0~4.2nm 的各种溶质只能部分通过滤过膜，随着有效半径的增加，它们被滤过的量逐渐减少；有效半径大于 4.2nm（相当于相对分子质量在 70000 以上）的大分子溶质（如血浆球蛋白和纤维蛋白）则完全不能滤过。

2. 肾小球滤过膜的电学屏障作用

滤过膜各层都含有带负电荷的糖蛋白，它能排斥带负电荷的溶质滤过。因此，带正电荷的溶质最易通过，中性溶质次之，带负电荷的溶质则不易通过滤过膜。如有效半径约为 3.6nm 的血浆白蛋白（相对分子质量为 96000）因其带负电荷却很难通过；还发现，即使有效半径相同，带正电荷的右旋糖酐较易通过，而带负电荷的右旋糖酐则较难通过。

总的来说，机械屏障对溶质的通透起了主要作用。当溶质分子大到不能通过滤过膜的孔道时，即使其带正电荷也不能通过。而电学屏障只是对那些刚能通过滤过膜孔道的大分子物质，因其所带电荷而有选择性的阻挡作用。一些肾疾患者可导致滤过膜的屏障受损，使肾小球滤过膜对血浆蛋白的通透性增加，使肾小球滤液中蛋白质含量增加，如果超过肾小管重吸收能力，便可出现蛋白尿。

二、肾小球的有效滤过压

肾小球毛细血管上任何一点的滤过动力可用有效滤过压（effective filtration pressure, EFP）来表示（图 8-7）。有效滤过压是指促进滤过的力量与对抗滤过的力量之间的差值。促进滤过的力量包括肾小球毛细血管血压和肾小囊内超滤液的胶体渗透压。正常情况下，前者为 45mmHg，后者接近于 0，对抗滤过的力量包括肾小球毛细血管内的血浆胶体渗透压和肾小囊内的静水压。正常情况下，肾小球毛细血管始端的血浆胶体渗透压为 25mmHg，肾小囊内压为 10mmHg。因此，有效滤过压可用下式计算：肾小球有效滤过压 =（肾小球毛细血管血压 + 囊内液胶体渗透压）-（血浆胶体渗透压 + 肾小囊内压）

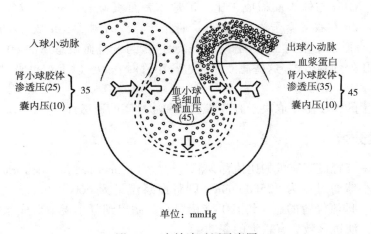

单位：mmHg

图 8-7 有效滤过压示意图

将上述数据代入上式，则肾小球毛细血管始端的有效滤过压 =（45+0）-（25+10）= 10（mmHg）。

肾小球毛细血管不同部位的有效滤过压是不同的，越靠近入球小动脉端，有效滤过压越大。因为肾小球毛细血管内的血浆胶体渗透压不是固定不变的，当血液从入球小动脉端流向出球小动脉端时，由于不断生成超滤液，血浆中蛋白质的浓度会逐渐升高，血浆胶体渗透压也随之逐渐升高，有效滤过压的值也就逐渐减小。当滤过的阻力等于滤过的动力时，有效滤过压降低到零，即达到滤过平衡，滤过也就停止（图8-8）。

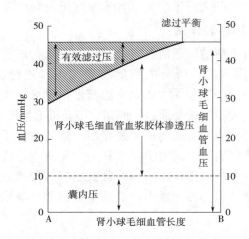

图 8-8　肾小球毛细血管血压、血浆胶体渗透压和囊内压对肾小球滤过的影响

当肾小球毛细血管胶体渗透压+囊内压等于肾小球毛细血管血压（过平衡）时，滤过停止

A. 入球小动脉端；B. 出球小动脉端

三、肾小球滤过率和滤过分数

（一）肾小球滤过率

肾小球滤过率（glomerular filtration rate，GFR）是指单位时间内（每分钟）两肾生成的原尿量。据测定，GFR 与体表面积成正比，正常体表面积为 $1.73m^2$ 的成年男子，其肾小球滤过率为 125mL/min 左右（女子约少 10%）。照此计算，两侧肾 24h 从肾小球滤出的血浆量高达 180L，而全身血浆总量约 3L，因此，每日滤过量为全身血浆总量的 60 倍，即全身血浆每日要通过肾净化处理 60 次。这些滤液在通过肾小管时，99% 以上被重吸收，只有不到 1%从尿中排出。

肾小球滤过率的大小主要取决于有效滤过压和滤过膜的通透性。

（二）滤过分数

肾小球滤过率与肾血浆流量的比值称为滤过分数（glomerular filtration fraction，GFF）。在静息情况下，肾小球滤过率为 125mL/min，则肾血浆流量为 660mL/min，那么 GFF 为 125/660×100%＝19%。即流经肾的血浆约有 19% 由肾小球滤出到肾小囊中形成原尿。在不同的生理或病理情况下，滤过分数会有较大的变动。

四、影响肾小球滤过的因素

（一）肾小球毛细血管血压

肾小球毛细血管血压受全身动脉血压、入球小动脉口径和出球小动脉口径的影响。

1. 肾血流量具有自身调节机制

前已述及，动脉血压在 80~180mmHg 范围内变动，肾小球毛细血管血压可维持相对稳定从而使肾小球滤过率基本保持不变。

2. 肾小球毛细血管血压超出自身调节范围，肾小球滤过率即发生改变

如当全身动脉血压降到 80mmHg 以下时，肾小球毛细血管血压将相应下降，于是有效滤过压降低，肾小球滤过率减少。当动脉血压降到 40mmHg 以下时，肾小球滤过率将降到零，因而无尿。

由此可知，肾小球毛细血管血压的高低更主要的是决定于入球小动脉和出球小动脉的舒缩状态。入球小动脉收缩时，肾小球毛细血管血压下降，有效滤过压降低，肾小球滤过率减少。例如，在原发性高血压晚期，入球小动脉口径由于硬化而缩小，肾小球毛细血管血压可明显降低，使肾小球滤过率减少，导致少尿；而当出球小动脉收缩时，小球毛细血管血压上升，有效滤过压升高，肾小球滤过率增加。

（二）囊内压

在正常情况下，肾小囊内压是比较稳定的。当肾盂或输尿管等部位的结石或肿瘤引起这些部位阻塞或压迫时，使肾小囊内压升高，有效滤过压降低，肾小球滤过率减少。

（三）血浆胶体渗透压

正常人体血浆胶体渗透压变动不大。当血浆蛋白的浓度明显降低时，血浆胶体渗透压也降低，使有效滤过压升高，肾小球滤过率增加。例如，快速静脉输入大量生理盐水时，尿量会增加，其原因之一是由于血浆胶体渗透压降低，导致肾小球滤过率增加。

（四）肾血浆流量

肾血浆流量主要影响滤过平衡的位置。如果肾血浆流量加大，肾小球毛细血管内血浆胶体渗透压的上升速度就减慢，滤过平衡就靠近出球小动脉端，有滤过作用的肾小球毛细血管加长，肾小球滤过率随之增加。如果肾血浆流量增加到正常的 3 倍，血浆胶体渗透压的上升度将更加减慢，肾小球毛细血管全长都达不到滤过平衡，全长都有滤过，肾小球滤过率就进一步增加。相反，当肾血浆流量减少时，血浆胶体渗透压的上升速度加快，滤过平衡就靠近入球小动脉端，有滤过作用的肾小球毛细血管缩短，肾小球滤过率减少。在严重缺氧和中毒性休克等病理情况下，由于交感神经兴奋，使肾血流量和肾血浆流量显著减少，肾小球滤过率因而也显著减少。

（五）滤过膜的面积和通透性

人体两侧肾的全部肾小球的过膜总面积估计在 $1.5m^2$ 以上，这样大的滤过面积有利于血浆的滤过。在正常情况下，滤过面积保持稳定。在急性肾小球肾炎时，由于肾小球毛细血管管腔变窄或完全阻塞，以致有滤过功能的肾小球数量减少，有效滤过面积因而减少，导致肾小球滤过率降低，结果出现少尿甚至无尿。

生理情况下，滤过膜的通透性较恒定。在病理情况下，肾小球滤过膜上带负电荷的糖蛋白减少或消失，就会导致带负电荷的血浆蛋白滤过量比正常时明显增加，使尿中出现蛋白质。

第三节　肾小管和集合管的物质转运功能

肾小管和集合管的物质转运功能包括：重吸收（rabsorption）功能、分泌（secretion）和排泄（excretion）功能。

一、肾小管和集合管的重吸收功能

原尿从肾小囊进入肾小管后称为小管液。小管液中的水和大部分溶质通过肾小管和集合管上皮细胞的转运而进入肾小管周围毛细血管的过程，称为肾小管的重吸收作用（renal tubular reabsorption），最终排出体外的尿称为终尿。

（一）肾小管和集合管重吸收作用的证据

人两肾每昼夜生成的原尿量可达 180L，而终尿量仅为 1.5L 左右。表明小管液在通过肾小管和集合管的过程中，其中的水分约 99% 被重吸收，只有约 1% 被排出体外。

原尿中除蛋白质含量极微外，其他成分，如葡萄糖、氨基酸、尿素等有机物质和各种无机盐类等均基本与血浆相同；终尿则几乎无葡萄糖、氨基酸，表明这些物质已被肾小管完全地重吸收回血液；其他物质（如尿素、Na^+、K^+、Cl^- 等）也均有不同程度的被重吸收。最终排出尿液的成分和原尿的成分有很大的差别，表明肾小管和集合管不仅对原尿量进行重吸收，而且对原尿中物质的重吸收还具有选择性。

（二）肾小管和集合管重吸收作用的方式

重吸收可分为被动重吸收和主动重吸收两种方式。

1. 被动重吸收

被动重吸收（passive reabsorption）是指小管液中的成分顺着电化学梯度、通过肾小管上皮细胞进入血液的过程。一般通过扩散（diffusion）、渗透（osmosis）、电荷吸引等机制重吸收进入组织间液和血液，不需消耗自由能。如水、Cl^-、HCO_3^- 等在管腔膜侧的重吸收。

2. 主动重吸收

主动重吸收（active reabsorption）是指小管液中的溶质逆电化学梯度通过肾小管上皮细胞进入血液的过程。这种主动转运需要细胞膜上"泵"的存在和消耗自由能。根据能量来源的不同，又可分为原发性主动重吸收（primary active reabsorption）和继发性主动重吸收（secondary active reabsorption）。原发性主动重吸收所需要消耗的能量由 ATP 水解直接提供。例如，Na^+ 和 K^+ 的主动重吸收是靠细胞膜上的钠泵水解 ATP 提供能量的；继发性主动重吸收所需的能量不是直接来源于 ATP 或其他高能键的水解，而是来自其他溶质顺电化学梯度转运时释放的能量。例如，葡萄糖和氨基酸等物质的继发性主动重吸收的动力直接来自 Na^+ 顺电化学梯度转运时释放的能量。当然，维持细胞内外 Na^+ 的浓度梯度（细胞内 Na^+ 浓度明显低于细胞外），实质上也是由钠泵不断地将细胞内的 Na^+ 泵到细胞外所造成的。因此，继发性主动重吸收的能量归根到底也是来自钠泵的工作。

（三）电解质和水的重吸收

1. Na⁺的重吸收

滤液中的 Na⁺有99%以上被肾小管和集合管重吸收，不到1%的 Na⁺从尿中排出，这对机体维持细胞外液中的 Na⁺浓度和渗透压相对恒定起着重要作用。各段肾小管对 Na⁺的重吸收率是不同的：近端小管重吸收能力最大，约为滤液量的67%，髓袢升支重吸收约20%，远端小管重吸收约10%，集合管重吸收约2%。

Na⁺重吸收属于主动重吸收，其机制通常用泵—漏模式（pump-leak model）来解释（图8-9）。

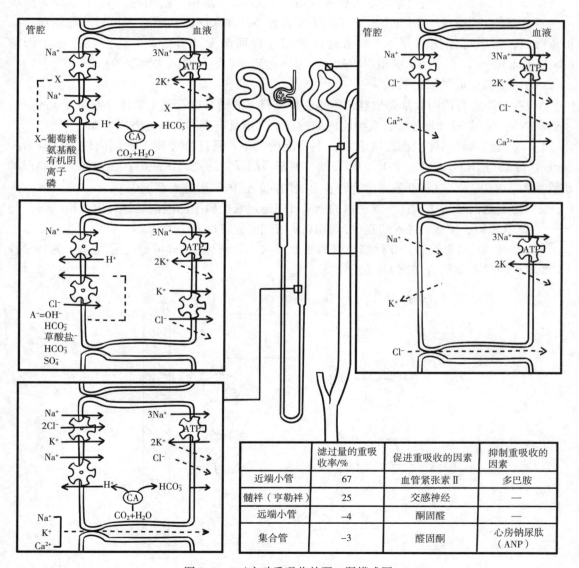

	滤过量的重吸收率/%	促进重吸收的因素	抑制重吸收的因素
近端小管	67	血管紧张素Ⅱ	多巴胺
髓袢（亨勒袢）	25	交感神经	—
远端小管	~4	酮固醛	—
集合管	~3	醛固酮	心房钠尿肽（ANP）

图 8-9　Na⁺主动重吸收的泵—漏模式图

Na⁺在近端小管的重吸收包括两个步骤：

（1）小管液内的 Na^+ 被动扩散进入肾小管上皮细胞内

当小管液流经近端小管时，由于其上皮细胞内的 Na^+ 浓度低于小管液，其管腔膜对 Na^+ 又具有较高的通透性，因而 Na^+ 就顺着电化学梯度，以易化扩散方式进入上皮细胞内。

（2）Na^+ 由肾小管上皮细胞内主动转运到管周组织间液

当细胞内的 Na^+ 浓度轻微升高时，即可激活细胞基底外侧膜上的钠泵，将细胞内的 Na^+ 逆着电化学梯度泵至管周组织间液。这样一方面使细胞内的 Na^+ 浓度降低，小管液中的 Na^+ 便可不断地进入细胞内；另一方面使组织间液中 Na^+ 浓度升高，渗透压也升高，通过渗透作用，使小管液中的 Cl^- 与 H_2O 随之被动重吸收到组织间液。

（3）Na^+ 和水通过紧密连接处的回漏

由于在管腔膜侧细胞间隙的紧密连接（tight junction）是相对密闭的，Na^+ 和水进入组织间液后，就使其中的静水压升高，这一压力可促使 Na^+ 和水通过基膜进入相邻的毛细血管而被重吸收，但也可能使部分 Na^+ 和水通过紧密连接回漏至小管腔内，这一现象称为回漏（back-leak）。所以真正 Na^+ 的重吸收量等于泵入细胞间隙液的量减去回漏的量。

（4）Na^+ 重吸收的转运方式

Na^+ 在肾小管各段吸收都是依靠细胞基底外侧膜上的钠泵逆着电化学梯度主动转运的，但小管液内的 Na^+ 在通过管腔膜进入细胞内的过程中，则具有不同的转运方式，如下所示：

1）通过同向转运体：在近端小管，小管液内的 Na^+ 通过管腔膜上的同向转运体（symporter）分别与 HCO_3^-、Cl^-、PO_4^{3-}、葡萄糖、氨基酸耦联转运进入细胞内；在髓袢升支粗段的小管液中，Na^+、K^+、Cl^- 也是通过管腔膜上的同向转运体转运进入细胞内。

2）通过逆向转运体：在小管液内的 Na^+ 可以通过管腔膜上的逆向转运体（antiporter）与 H^+ 逆向耦联转运，使 Na^+ 进入细胞内，而 H^+ 从细胞内分泌进入小管液。

3）通过 Na^+ 通道转运：在远端小管和集合管的小管液中，Na^+ 可通过管腔膜上的特异性 Na^+ 通道扩散进入细胞内（图8-10）。

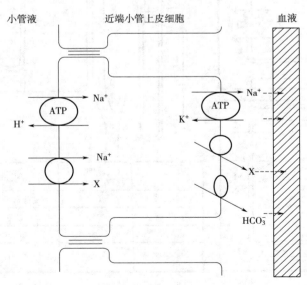

图8-10　近端小管前半段的物质转运示意图

X 代表葡萄糖、氨基酸、磷酸盐和 Cl^- 等

2. Cl⁻的重吸收

（1）Cl⁻主要是伴随 Na^+ 的主动重吸收而被动重吸收

原尿流经肾小管和集合管时，其中 Cl⁻的重吸收量和各段肾小管对 Cl⁻的重吸收能力都与 Na^+ 的相似。在近端小管、远端小管和集合管，Cl⁻是被动重吸收的。

在近端小管前段，Cl⁻主要伴随 Na^+ 的主动重吸收而被动重吸收。由于 Na^+ 的主动重吸收，在小管内外形成的电化学梯度的作用下，HCO_3^- 和 Cl⁻被重吸收；又因 HCO_3^- 重吸收的速率明显快于 Cl⁻，加之水的渗透重吸收，致使小管液内 Cl⁻浓度比管周组织间液高 20%~40%，使小管液内 Cl⁻顺着浓度梯度，经上皮细胞或紧密连接进入组织间隙，再进一步被重吸收。

（2）Cl⁻在髓袢升支粗段是继发性主动重吸收

1）在髓袢升支粗段管腔膜上，存在同时、同方向转运 Na^+、Cl⁻、K^+ 的载体蛋白，即为同向转运体（前已述及），其转运离子的比例是 Na^+ ： Cl⁻ ： K^+ =1：2：1。3 种离子与同向转运体结合形成同向转运体复合物，Na^+ 顺电化学梯度将 2 个 Cl⁻和 1 个 K^+ 一起转运至细胞内（图 8-11）。

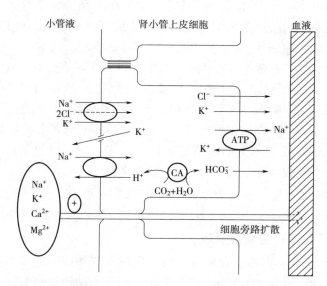

图 8-11　髓袢升支粗段对 Na^+ 和 Cl⁻重吸收机制示意图

2）进入细胞内的 Na^+、Cl⁻、K^+ 的去向各不相同：Na^+ 由钠泵泵至组织间液，以维持细胞 Na^+ 低浓度，保证同向转运的进行；Cl⁻顺着浓度梯度经管周膜上 Cl⁻通道进入组织间液；K^+ 顺浓度梯度经管腔膜上 K^+ 通道又返回管腔内，继续参与 Na^+-2Cl⁻-K^+ 的同向转运循环使用。

3）由于 Cl⁻进入组织间液，K^+ 返回管腔内，因此管腔内出现正电位，从而可使管腔液中的 Na^+ 顺电位梯度，经细胞间隙进入组织间液而被重吸收，这种重吸收是被动重吸收。所以，在髓袢升支粗段，Na^+ 大部分为原发性主动重吸收，一部分为被动重吸收；Cl⁻为继发性主动重吸收。Na^+-2Cl⁻-K^+ 同向转运体对味塞米、依他尼酸等利尿剂很敏感，这些利尿剂与同向转运体结合后，抑制了 Na^+、Cl⁻、K^+ 的转运，使 NaCl 重吸收出现障碍，从而干扰尿的浓缩机制，导致利尿。

3. 水的重吸收

原尿流经肾小管和集合管时，约 99% 的水被重吸收，只有约 1% 的水被排出体外。如果水重吸收减少 1%，尿量即可增加一倍，说明水的重吸收与尿量有很大关系。

（1）水在肾小管各段的重吸收率是不同的

近端小管对水的重吸收约占 65%、髓袢占 20%、远端小管和集合管约占 14%。其中，近端小管重吸收水的量与机体是否缺水无关，是必然性重吸收；而远端小管后半段和集合管重吸收水的量随机体水的出入情况而变化，并且还受到抗利尿激素（antidiuretic hormone, ADH）的调节，因而尿量也随之发生较大的变化。所以，水在这里的重吸收是一种调节性重吸收。

（2）水是被动重吸收，依靠渗透作用而进行的

在近端小管，小管液中的各种溶质被重吸收后，组织间液的渗透压增高，小管液内的渗透压降低，水在渗透作用下进入小管上皮细胞和组织间隙，造成组织间液静水压升高；同时由于管周毛细血管内静水压较低，胶体渗透压较高，水便通过小管周围组织间隙进入毛细血管而被重吸收。髓袢、远端小管和集合管重吸收水的机制，将在尿的浓缩和稀释一节中叙述。

4. HCO_3^- 的重吸收

正常情况下，肾小球滤过的 HCO_3^- 中，80%～85% 在近端小管重吸收。HCO_3^- 在血浆中以 $NaHCO_3$ 的形式存在，滤液中的 $NaHCO_3$ 进入肾小管腔后可解离成 Na^+ 和 HCO_3^-。通过 Na^+-H^+ 交换，H^+ 由细胞分泌到小管液中，Na^+ 进入细胞内，并与细胞内的 HCO_3^- 一起被转运回血。

由于小管液中的 HCO_3^- 不易透过管腔膜，所以它与小管液中的 H^+ 结合生成 H_2CO_3，在碳酸酐酶（carbonic anhydrase, CA）的作用下，被迅速分解为 CO_2 和 H_2O，CO_2 以其高度脂溶性迅速通过管腔膜进入上皮细胞内，细胞内的 CO_2 与 H_2O 在碳酸酐酶的作用下生成 H_2CO_3，又可解离成 HCO_3^- 和 H^+，HCO_3^- 以易化扩散方式与 Na^+ 一起通过管周膜重吸收回血（图 8-12）。因此肾小管重吸收 HCO_3^- 是以 CO_2 的形式进行的。由于 CO_2，透过管腔膜的速度明显高于 Cl^-，因此，HCO_3^- 的重吸收率明显大于 Cl^- 的重吸收率。

在 HCO_3^- 重吸收的过程中，伴有 H^+ 从肾小管上皮细胞进入小管腔内（称 H^+ 的分泌）。所以，肾小管上皮细胞每分泌一个 H^+ 就可使一个 HCO_3^- 和一个 Na^+ 重吸收回血液。

5. K^+ 在近端小管和髓袢主动重吸收

滤液中的 K^+，约 65% 在近端小管被重吸收回血液，而终尿中的 K^+ 主要是远端小管和集合管分泌的。有人认为，近端小管对 K^+ 的重吸收是一个主动转运过程，因为小管液中 K^+ 浓度为 4mmol/L，大大低于细胞内 K^+ 浓度（150mmol/L）因此，K^+ 在管腔膜处的重吸收是逆浓度进行的。其主动重吸收的机制尚不清楚。在髓袢，K^+ 的重吸收是通过 Na^+-$2Cl^-$-K^+ 同向转运体从管腔液中主动重吸收的。

（四）有机物的重吸收与排出

1. 葡萄糖的重吸收

滤液中的葡萄糖浓度与血糖浓度相同，但尿中几乎不含葡萄糖，说明葡萄糖全部被重吸收回血。微穿刺实验表明，重吸收葡萄糖的部位仅限于近端小管（主要在近曲小管），肾小管其他各段都没有重吸收葡萄糖的能力。因此，如果在近端小管以后的小管液中仍含有葡萄糖，尿中就会出现葡萄糖。

葡萄糖是不带电荷的物质，它的重吸收是逆浓度梯度进行的。在兔肾近端小管微灌流实验中观察到，如果灌流液中去除葡萄糖等有机溶质，则 Na^+ 的重吸收率降低；如果灌流液中全部去

掉 Na^+，则葡萄糖等有机溶质的重吸收完全停止。说明葡萄糖的重吸收与 Na^+ 的重吸收密切相关。

在近端小管的管腔膜上存在着同时转运葡萄糖和 Na^+ 的同向转运体，小管液中的葡萄糖和 Na^+ 与同向转运体结合后，能迅速地将葡萄糖和 Na^+ 转运至细胞内，其中 Na^+ 是顺着电化学梯度通过管腔膜的，它所释放的能量使葡萄糖逆浓度梯度通过管腔膜（图 8-12）。因此，葡萄糖是继发性主动重吸收。进入细胞内的葡萄糖，再通过易化扩散方式透过管周膜进入组织间液而重吸收回血。进入细胞内 Na^+ 的重吸收前已述及。

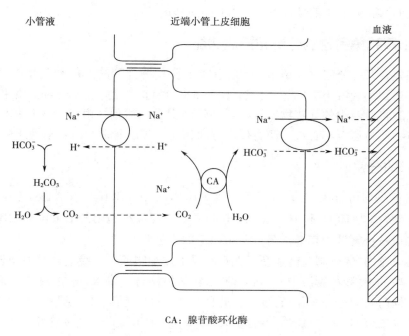

CA：腺苷酸环化酶

图 8-12　近端小管对 Na^+ 和葡萄糖的重吸收机制示意图

近端小管对葡萄糖的重吸收能力是有一定限度的。正常成人空腹血糖浓度在 4.4～6.6mmol/L（80～120mg/100mL）时，出现在肾小管腔中的葡萄糖可被全部重吸收；当血液中糖浓度为 8.8～9.9mmol/L（160～180mg/100mL）则有一部分肾小管对葡萄糖的重吸收已到极限，尿中开始出现葡萄糖，此时的血糖浓度，称为肾糖阈（renal glucose threshold）。肾糖阈表明有一部分肾小管对葡萄糖的重吸收已达到极限（饱和）。由此看来，每一单位的肾糖阈不完全是一样的，当血糖浓度进一步升高，有更多的近曲小管对葡萄糖的重吸收达到极限，尿中葡萄糖含量也随之逐渐增加；当血糖升高至某一浓度时，则肾全部近曲小管对葡萄糖的重吸收均达到极限，此时全部肾小管在单位时间内所重吸收葡萄糖的量，即为葡萄糖吸收极限量。在体表面积为 $1.73m^2$ 的个体，成年男性的葡萄糖吸收限量为 375mg/min，女性为 300mg/min。如果血糖浓度再继续升高，尿糖的排出率则随血糖浓度升高而会平行地增加。肾之所以有葡萄糖吸收极限量，可能与近端小管管腔膜上的同向转运体数目有限有关。当所有同向转运体的结合位点都被结合而达到饱和时，葡萄糖转运量也就无从再增加了。

某些肾小管疾病，由于患者肾小管上皮细胞的葡萄糖-Na^+ 的同向转运体的数量减少或者其与葡萄糖的亲和力下降，使葡萄糖的重吸收减少，以致患者的血糖虽然在正常范围之内，但尿中仍然会出现葡萄糖，这种情况属于肾糖阈下降；当各种原因导致体内胰岛素的含量绝对或相对减少或靶细胞对其敏感性下降时，葡萄糖的转化及利用均降低，从而导致血液中的葡萄糖浓度超过肾糖阈，致使尿中出现葡萄糖，称为糖尿病（diabetes mellitus）。

2. 氨基酸的重吸收

小管液中氨基酸的重吸收与葡萄糖的重吸收机制相同，也与 Na^+ 同向转运，也是一种继发性主动重吸收。但是，转运氨基酸的同向转运体与转运葡萄糖的同向转运体可能不同，也就是说载体蛋白具有特异性。正常时进入滤液中的微量蛋白质则可通过肾小管上皮细胞的吞饮作用而被重吸收。

此外，HPO_4^{2-} 和 SO_4^{2-} 的重吸收也是与 Na^+ 同向转运的。

二、肾小管和集合管的分泌和排泄功能

肾小管和集合管的分泌（secretion）是指肾小管和集合管的上皮细胞将本身新陈代谢所产生的物质转运到小管液中去的过程。肾小管和集合管的排泄（excretion）是指肾小管和集合管的上皮细胞将血液中的某些物质转运到小管液中去的过程。由于分泌和排泄都是通过小管上皮细胞将物质转运至小管液，两者作用方向相同，所以通常对两者不做严格的区分。

（一）H^+ 的分泌

肾小管的各段均可分泌 H^+。肾小管上皮细胞内的 CO_2 和 H_2O 在碳酸酐酶的催化下生成 H_2CO_3，H_2CO_3 解离为 HCO_3^- 和 H^+，这是 H^+ 的主要来源。细胞内的 CO_2 可由细胞本身的物质代谢产生，也可从小管液中扩散进来（见 HCO_3^- 的重吸收）。

近端小管分泌 H^+ 的机制前已述及，在肾小管上皮细胞的管腔膜上存在逆向转运体。近端小管上皮细胞内的 H^+ 和小管液中的 Na^+ 与逆向转运体结合，将 Na^+ 顺浓度梯度通过管腔膜转运入细胞内，同时将 H^+ 分泌至小管液中，此称为 Na^+-H^+ 交换。分泌到小管液中的 H^+ 再与其中的 HCO_3^- 结合生成 H_2CO_3，然后分解成 CO_2 和 H_2O，CO_2 能迅速透过管腔膜进入细胞内，再与细胞内的 H_2O 在碳酸酐酶的化下生成 H_2CO_3，如此循环反复。由 Na^+-H^+ 交换进入胞内的 Na^+ 随即被管侧膜上的钠泵泵至组织间液而重吸收。因此，肾小管上皮细胞分泌 1 个 H^+ 就可使 1 个 HCO_3^- 和 1 个 Na^+ 重吸收回血，从而起到排酸保碱、调节机体酸碱平衡的重要作用。

远端小管和集合管也可分泌 H^+，其机制除了 Na^+-H^+ 交换外，有人认为管腔膜上有氢泵，能将细胞内的 H^+ 逆电化学梯度泵入小管腔内。

（二）NH_3 的分泌

远端小管和集合管的上皮细胞在代谢过中不断地生成 NH_3，这些 NH_3 主要由谷氨酰胺脱氨而来，故在正常情况下，NH_3 的分泌仅发生在远端小管和集合管。NH_3 具有脂溶性，能通过细胞膜向小管周围组织间液和小管液自由扩散。扩散量取决于组织间液和小管液的 pH。小管液的 pH 较低（H^+ 浓度较高），NH_3 较易向小管液中扩散。分泌的 NH_3 能与小管液中的 H^+ 结合生成 NH_4^+，使小管液中 NH_3 浓度降低，造成管腔膜两侧 NH_3 的浓度梯度，此浓度梯度又加速上皮细胞内的 NH_3 向小管液中扩散（图 8-13）。

由此可见，NH_3 的分泌是与 H^+ 的分泌密切相关的，H^+ 的分泌可促使 NH_3 的分泌。小管液中的 NH_4^+ 可进一步与小管液中的强酸盐（如 NaCl 等）中的负离子结合，生成酸性铵盐（如 NH_4Cl 等）并随尿排出。强酸盐中的正离子（如 Na^+）则与 H^+ 交换而进入肾小管细胞，然后与细胞内 HCO_3^- 一起被转运回血。所以，肾小管细胞分泌 NH_3，不仅由于形成铵盐促进了排

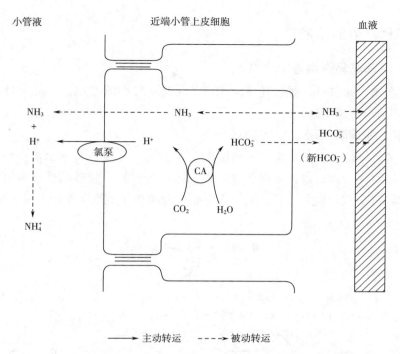

图 8-13　肾小管和集合管中 NH_3 的分泌机制示意图

H^+，还促进了 $NaHCO_3$ 的重吸收。因此，肾小管分泌 NH_3 也具有排酸保碱、调节机体酸碱平衡的作用。

（三）K^+ 的分泌

尿中排出的 K^+ 和 Na^+，两者来源不同。尿中的 Na^+ 是通过肾小球的滤过和肾小管的重吸收后未被吸收的多余的 Na^+；而尿中的 K^+ 一般认为主要是由远端小管和集合管所分泌的。其分泌量视 K^+ 的摄入量而定，高 K^+ 饮食可排出大量的 K^+，低 K^+ 饮食则尿中排 K^+ 量少，使机体内 K^+ 的摄入量与排出量保持平衡，维持机体 K^+ 浓度的相对恒定。

K^+ 的分泌可能是被动的，它与 Na^+ 的主动重吸收密切相关。因为：①在远端小管和集合管 Na^+ 主动重吸收后，使管腔内带负电位（$-40 \sim -10mV$），这种电位梯度使 K^+ 分泌；②小管液中的 Na^+ 进入上皮细胞后，可刺激管侧膜上的钠泵，使更多的 K^+ 从细胞外液中泵入细胞内，使原本高于小管液的 K^+ 浓度进一步提高，增加细胞内和小管液之间的 K^+ 浓度梯度，从而促进 K^+ 分泌，在电位梯度和浓度梯度的双重推动下，K^+ 便从细胞内通过管腔膜上的 K^+ 通道进入了小管液。

（四）Ca^{2+} 的排泄

肾对 Ca^{2+} 的排泄受多种因素影响，最主要的因素是甲状旁腺激素（parathyoid hormone，PTH）。细胞外液 Ca^{2+} 浓度升高时，一方面增加肾小球的滤过，使 Ca^{2+} 排泄增加，另一方面又抑制 PTH 的分泌，使 Ca^{2+} 重吸收减少。血磷浓度升高可刺激 PTH 分泌，使肾小管增加对 Ca^{2+} 的重吸收，减少 Ca^{2+} 的排泄。细胞外液量增加或动脉血压升高可降低近端小管对 Na^+ 和水的重吸收，也能减少 Ca^{2+} 的重吸收。此外，血浆 pH 的改变能影响远端小管对 Ca^{2+} 的重吸收，代谢性酸中毒时 Ca^{2+} 的重吸收增加，而代谢性碱中毒时 Ca^{2+} 的重吸收减少。

（五）其他物质的排泄

1. 肌酐、对氨基马尿酸等的排泄

某些代谢产物，如肌酐、对氨基马尿酸等，既能从肾小球滤过，又能由肾小管排泄，因此，它们在尿中的浓度很高。

2. 青霉素、酚磺酞（酚红）等的排泄

进入体内的外来物质，如青霉素、酚磺酞，在血液中大部分与血浆蛋白结合而运输，因此，经过肾小球时很少被滤过，主要通过肾小管而排出体外。酚磺酞试验主要用于检查肾小管的排泄功能。肾小管和集合管对物质的重吸收、分泌和排泄概况如图 8-14 所示。

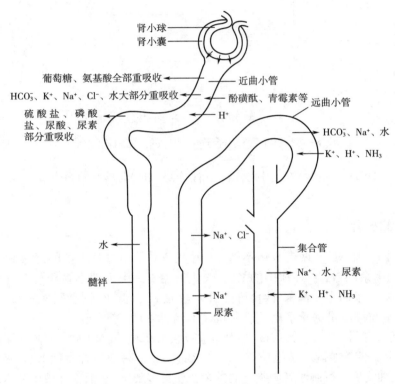

图 8-14 肾小管和集合管对物质的重吸收、分泌和排泄示意图

三、影响肾小管和集合管转运功能的因素

（一）肾小管管腔液中溶质的浓度

肾小管管腔液中溶质所产生的渗透压，是对抗肾小管重吸收水分的力量。如果小管液溶质浓度很高，渗透压很高，就会阻碍肾小管特别是近端小管对水的重吸收，结果使尿量增多。例如，糖尿病患者的多尿，就是由于小管液中葡萄糖含量增多，肾小管不能将葡萄糖完全重吸收回血，使小管液渗透压增高，结果阻碍了水的重吸收所造成的。临床上有时给患者使用不被肾小管重吸收的物质（如甘露醇等），利用其来提高肾小管液中溶质的浓度，借以达到

利尿和消除水肿的目的。这种利尿方式称为渗透性利尿（osmotic diuresis）。

（二）肾小球滤过率

近端小管对溶质和水的重吸收量不是固定不变的，而是随肾小球滤过率的改变而发生变化。肾小球滤过率增大，滤液中的 Na^+ 和水的总含量增加，近端小管对 Na^+ 和水的重吸收率也增高；反之，肾小球滤过率减小，滤液中的 Na^+ 和水的总含量减少，近端小管对 Na^+ 和水的重吸收率也降低。实验证明，不论肾小球滤过率增加还是减少，近端小管的重吸收率始终占肾小球滤过率的 65%~70%（即重吸收率为 65%~70%），这种现象称为球—管平衡（glomerulo-tubular balance），球—管平衡的生理义在于使不致因肾小球滤过率的增减而出现大幅度的变动。

例如，正常情况下，肾小球滤过率为 125mL/min，近端小管的重吸收率为 87.5mL/min（占 70%），流到肾小管远侧部分的量为 37.5mL/min；如果滤过率增加到 150L/min，则近球小管的重吸收率变为 105mL/min（仍占 70%），流到肾小管远侧部分的量为 45mL/min；如果滤过率减少到 100mL/min，近端小管的重吸收率为 70mL/min（仍占 70%），流到小管远侧部分的量为 30mL/min。这些数字表明，不论肾小球滤过率增加还是减少 25mL/min，但流到肾小管远侧部分的量都仅增加或减少 7.5mL/min，并且远侧部分的重吸收也会发生相应地增加或减少，所以，尿量变化不会很大。

球—管平衡的机制：一般认为与肾小管周围毛细血管血压和血浆胶体渗透压改变有关。如果肾血流量不变，当肾小球滤过率增加时，肾小管周围毛细血管血压降低，血浆胶体渗透压升高，引起近端小管重吸收作用加强；当肾小球滤过率减少时，则产生相反的变化。

球—管平衡在某些情况下可能被打乱。例如，渗透性利尿时，近端小管重吸收率减少，而肾小球滤过率不受影响，这时重吸收百分率就会小于 65%，尿量和 NaCl 排出明显增多。

第四节 尿液的浓缩和稀释

一、尿液浓缩和稀释的概念及其意义

正常人尿的渗透浓度（osmolality）可在 50~1200mOsm/L 波动。尿的渗透浓度可因体内缺水或水过剩等不同情况而发生较大的变动。当体内缺水时，肾将排出渗透浓度明显高于血浆渗透浓度的高渗尿（hypertonic urine），这一过程称为肾对尿的浓缩作用，即尿被浓缩（concentration），以保留机体的水分；当体内水过剩时，将排出渗透浓度低于血浆渗透浓度的低渗尿（hypotonic urine），这一过程称为肾对尿的稀释作用，即尿被稀释（dilution），以排出机体过多的水分；如果不论体内缺水还是水过剩，肾总是排出等渗尿，说明肾对尿的浓缩和稀释功能遭到了破坏。

所以，尿的浓缩或稀释是与血浆渗透浓度相比较而言的。根据尿的渗透浓度可以了解肾的浓缩和稀释能力，肾的浓缩和稀释功能在维持体液平衡和渗透压稳定中有极为重要的作用。

二、尿液浓缩和稀释的过程及其机制

尿的浓缩或稀释的关键是根据体内水含量情况，肾随时调节水排出多少的问题。小管液中的水能否被重吸收必须具备两个基本条件：①肾小管和集合管外的组织间液必须是高渗的，因为水的重吸收依赖于管内外的渗透浓度梯度；②肾小管和集合管的上皮细胞膜对水必须具有通透性。现分别阐述如下。

（一）肾髓质高渗梯度的形成机制——肾髓袢的逆流倍增作用

实验发现，肾皮质部的组织间液与血浆的渗透浓度相同，而肾髓质部组织间液的渗透浓度随着肾髓质外层向乳头部深入而逐渐升高，与血浆渗透浓度之比分别为 2.0、3.0、4.0，形成了肾髓质渗透浓度由外向内逐渐升高的高渗梯度（图 8-15）。

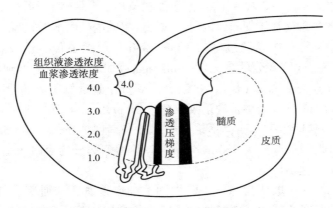

图 8-15　肾髓质渗透压梯度示意图

1. 肾髓袢的逆流倍增作用是形成髓质高渗梯度的关键

肾髓旁肾单位的长髓袢是一个 U 形逆流管结构，由于髓袢的各段对水和溶质的通透性及转运都具有不同的特点，所以小管液在髓袢的降支与升支逆流的过程中出现了渗透浓度倍增的现象，称为髓袢的逆流倍增作用（counter current multiplication）。

肾髓旁肾单位的长髓袢是形成肾髓质高渗梯度的主要结构，只有具有髓袢的肾单位才能形成浓缩尿。髓袢越长，其浓缩能力就越强。人的肾髓旁肾单位具有较长的髓袢，最多能生成高于血浆渗透浓度 4~5 倍的高渗尿。

肾髓质高渗梯度的形成主要是肾髓袢的各段对水和溶质的通透性不同，以及髓袢的逆流倍增作用所造成的（图 8-16）。

（1）外髓质区的渗透浓度梯度——主要是由 NaCl 形成的

外髓质区高渗透压梯度的形成与髓袢的逆流倍增作用具有密切的关系。由于髓袢升支粗段能主动重吸收 Na^+ 和 Cl^-，而对水不通透，故升支粗段内的小管液在向皮质方向流动时，NaCl 进入组织间液，从而使升支粗段外组织间液变成高渗，越靠近内髓部，渗透压越高，管内 NaCl 浓度逐渐降低，小管液渗透压逐渐下降。所以，外髓质区的高渗透浓度梯度是由升支粗段内主动重吸收的 NaCl 所形成的。

（2）内髓质区渗透浓度梯度——由尿素和 NaCl 共同形成的

1）肾内髓质区的尿素循环：髓袢升支粗段、远端小管、皮质部和外髓部集合管对尿素的通透性很低，小管液在流经上述这些部位时，在抗利尿激素的作用下，水被重吸收，小管液中的尿素浓度则逐渐升高。当小管液进入内髓部集合管时，因其管壁对尿素的通透性增高，小管液中尿素就顺浓度梯度向内髓部组织间液扩散，造成了内髓部组织间液渗透压的升高。

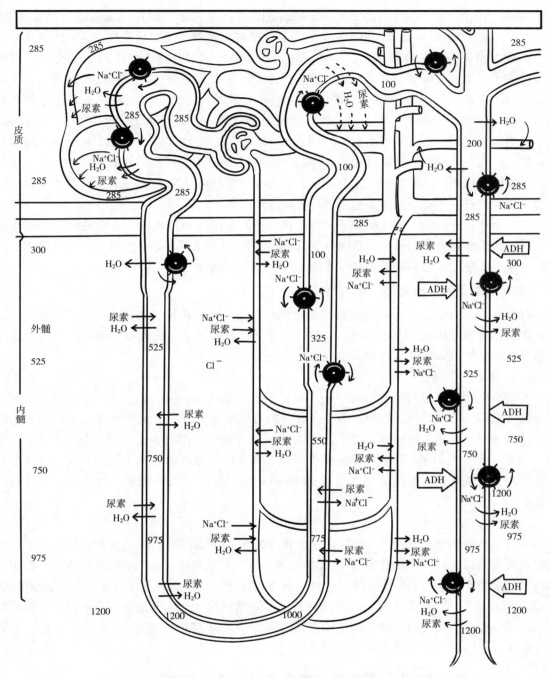

图 8-16 尿液浓缩机制示意图

粗箭头表示升支粗段主动重吸收 Na⁺ 和 Cl⁻，Xs 表示未被重吸收的溶质，
图中各个数字表示该处的渗透浓度，单位：mOsm/L

尿素是可以再循环的，因为升支细段对尿素具有中等的通透性，所以从内髓部集合管扩散到组织间液的尿素可以进入髓袢升支细段，再流过升支粗段、远端小管、皮质部和外髓部集合管，又回到内髓部集合管再扩散到内部组织间液，这样就形成了尿素再循环（urea recirculation）。

207

2）肾内髓质区的 NaCl 渗透梯度的形成。①髓袢降支细段：髓袢降支细段对水易通透，而对 NaCl 和尿素相对不通透，由于髓质区从外髓部向内髓部的组织间液存在的浓度梯度，水被"抽吸"出来，进入内髓部组织间液，导致小管液在向髓袢降支细段的顶端流动的过程中，形成了一个从上而下、逐渐升高的浓度梯度，至髓袢折返处，浓度梯度达到最高，从而形成了它同管外组织间液的渗透梯度。②髓袢升支细段：髓袢升支细段对水不通透，而对 NaCl 易通透，对尿素为中等度通透。当小管液从髓袢顶端折返流入升支细段时，管内 NaCl 浓度则明显高于同一水平管外组织间液的 NaCl 浓度，加之升支细段对 NaCl 易通透，对水不易通透，所以 NaCl 顺浓度梯度扩散至内髓部组织间液，造成内髓组织间液的高渗，而且越是内髓深层扩散出来的 Na^+ 越多。这样，降支细段与升支细段就构成了一个逆流倍增系统，使内髓组织间液形成了越往深层渗透压越高的渗透梯度。

综上所述，肾髓质区的高渗状态是由髓袢的逆流倍增作用形成的；外髓质区组织间液的渗透梯度是由髓袢升支粗段主动重吸收 NaCl 造成的，这是髓质高渗透压梯度形成的动力；内质髓区组织间液的渗透梯度是由尿素和 NaCl 两个因素造成的。

2. 直小血管的逆流交换作用

肾髓质的血液循环是由 U 形的直小血管完成的，与髓袢并行（图 8-16），其降支与升支彼此靠近，这种结构就是逆流系统。它们对水和溶质具有高度通透性。因而使降支与升支内的血液同髓质组织间液的水和溶质很容易进行交换。

（1）直小血管降支

在直小血管降支进入髓质的入口处其血渗透浓度约为 300mOsm/kg H_2O。当降支内的血液向髓质深部下行流动的过程中，由于血液中的溶质浓度低于同一水平的髓质组织间液的浓度，使得周围组织间液中的 NaCl 和尿素顺浓度梯度不断扩散到直小血管降支中，而其中的水被"抽吸"到高渗的组织间液中，其结果将引起降支内的血液渗透浓度逐渐升高，到达血管袢顶部时，血浆渗透浓度达最高（高达 1200mOsm/kg H_2O），与内髓质区的组织间液渗透浓度相等。

（2）直小血管升支

当血液流回到直小血管升支时，由于血管内的 NaCl 和尿素等溶质浓度都比同一水平的髓质组织间液的高，所以，血液中的 NaCl 和尿素又逐渐扩散到同一水平的组织间液内，而组织间液中的水则又渗透回到血管升支。这样，血液在升支内向上流动过程中渗透浓度逐渐降低，NaCl 和尿素就不断地在直小血管的降支和升支之间循环运行，这就是肾直小血管的逆流交换作用。通过肾直小血管的逆流交换作用保留了溶质（当然多余的 NaCl 和尿素也可被带走）、带走了水分、维持了肾内髓质区的高渗梯度。

（二）抗利尿激素对远曲小管和集合管壁水通透性的调节

小管液在流经远曲小管和集合管时，水分被重吸收的多少取决于管壁上皮细胞膜对水的通透性，而其对水的通透性又受到抗利尿激素（ADH）的调节。当机体缺水时，抗利尿激素的分泌增多，管对水的通透性增大，在管外髓质的高渗作用下，小管液中的水大量渗出，重吸收增多，则尿被浓缩，尿量减少；反之，当机体水过剩时，抗利尿激素的分泌减少，管壁对水的通透性降低，尽管管外组织间液是高渗的，但水的重吸收减少，则尿被稀释，尿量增加。

三、影响尿液浓缩与稀释的因素

（一）肾髓质内渗透浓度梯度的改变

当肾疾病损害到内髓质区以及某些利尿药（如呋塞米、依他尼酸）抑制髓袢升支粗段对 NaCl 的转运，均可影响髓质渗透浓度梯度的形成，导致尿浓缩能力降低；有些营养不良的患者，由于蛋白质缺乏，体内尿素生成量减少，影响髓质渗透浓度梯度的建立，也会使尿浓缩能力降低。

（二）集合管对水的通透性改变

如尿崩症患者，由于抗利尿激素分泌不足，使集合管对水不易通透，可排出大量的稀释尿；肾淀粉样变性患者，集合管可被淀粉样物质所环绕，影响到集合管对水的重吸收，因而尿浓缩能力降低。

（三）直小血管血流速度的改变

直小血管血流速度过快（如原发性高血压）时，可从肾髓质组织间液中带走较多的溶质，渗透浓度梯度因而不能维持；血流过慢，则水分不能及时被血液带走，渗透浓度梯度也不易维持，上述情况均可使尿浓缩能力降低。

第五节　肾泌尿功能的调节

尿生成的基本过程包括肾小球的滤过、肾小管和集合管的重吸收和分泌。机体对尿生成的调节就是通过影响尿生成的基本过程而实现的。有关肾小球滤过的调节已在前面进行了讨论，本节主要讨论肾小管、集合管重吸收和分泌的调节，包括神经调节、体液调节和自身调节。

一、肾泌尿功能的自身调节

（一）小管液中溶质的浓度对肾小管功能的调节

小管液中的溶质及其所形成的渗透压是对抗肾小管重吸收水的力量，因为肾小管内外的渗透压差是水重吸收的动力。如果小管液中溶质的浓度升高，所形成的渗透压升高，与管外组织液的渗透压差缩小，H_2O 重吸收的动力减弱，所以 H_2O 的重吸收减少。由于 H_2O 的重吸收减少，使肾小管内、外 Na^+ 的浓度差降低，Na^+ 的重吸收量减少，继而使 H_2O 的重吸收进一步减少，结果引起尿量增多和 NaCl 的排出量增加。

由于小管液中溶质的浓度升高，所形成的渗透压升高，阻碍了 H_2O 的重吸收而引起尿量增多的现象，称为渗透性利尿（osmotic diuresis）。例如，糖尿病患者或正常人摄入大量的葡萄糖后，血糖浓度升高并超过了肾糖阈，滤过的葡萄糖不能被全部重吸收，造成小管液中葡萄糖的浓度升高，所形成的渗透压升高，使 H_2O 和 NaCl 的重吸收减少，引起尿量增加，而且尿中含有葡萄糖（尿糖）。临床上利用能被肾小球滤过，但不能被肾小管重吸收的物质如甘露醇等通过，通过渗透性利尿的原理，以达到利尿的目的。

（二）球—管平衡

近端小管对 Na^+ 和 H_2O 的重吸收量可随肾小球滤过率的变化而改变，即当肾小球滤过率增大时，近端小管对 Na^+ 和 H_2O 的重吸收量也增加；反之，当肾小球滤过率降低时，近端小管对 Na^+ 和 H_2O 的重吸收量也减少。这种现象称为球—管平衡（glomerulotubular balance）。实验证明，近端小管对 Na^+ 和 H_2O 的重吸收量总是占肾小球滤过量的 65%~70%，这种现象称为近端小管的定比重吸收（constant fraction reabsorption）。

近端小管定比重吸收的机制一是与近端小管周围毛细血管血压和血浆胶体渗透压的变化有关。当肾血流量不变而肾小球滤过增加，即滤过分数增大时（如出球小动脉阻力增加而入球小动脉的阻力不变），流入近端小管周围毛细血管的血流量将减少，毛细血管血压下降，而血浆胶体渗透压升高，使近端小管对 Na^+ 和 H_2O 的重吸收量增加；当肾血流量不变而肾小球滤过率减少时（如入球小动脉阻力不变而出球小动脉阻力降低时），近端小管周围毛细血管的血流量增加，毛细血管血压升高，血浆胶体渗透压降低，使近端小管对 Na^+ 和 H_2O 的重吸收量减少。二是与肾小管滤过的葡萄糖和氨基酸量的改变有关。前文已述，在近端小管前半部分，Na^+ 是和葡萄糖、氨基酸进行同向转运而被重吸收的，因此 Na^+ 的重吸收量部分地依赖肾小管滤出的葡萄糖和氨基酸的量。如当肾小球的滤过率增加时，滤出的葡萄糖和氨基酸量也增多，从而造成 Na^+ 和水的重吸收量也增多，使近端小管重吸收百分率变化不大。因此，不论肾小球滤过率增加或减少，近端小管对 Na^+ 和 H_2O 的重吸收量总是占肾小球滤过量的 65%~70%。

球—管平衡的生理意义在于使尿量和尿钠排出量不会因为肾小球滤过率的变化而出现大幅度变动，即尿量和尿钠排出量的变动幅度小于肾小球滤过量的变动幅度，有利于维持尿量和尿钠排出量的相对稳定，以保证肾脏排泄功能的顺利实现。

二、肾泌尿功能的神经调节

肾主要由交感神经支配。肾交感神经兴奋通过下列作用影响泌尿功能：①入球小动脉和出球小动脉收缩，而前者血管收缩比后者更明显，因此，肾小球毛细血管的血流减少、肾小球毛细血管血压下降，肾小球有效滤过压降低，肾小球滤过率减少。②刺激肾小球旁器中的球旁细胞释放肾素，使循环中的血管紧张素Ⅱ和醛固酮含量增加，导致小管对 NaCl 和水的吸收增加。③增加近端小管和髓袢的上皮细胞对 NaCl 和水的重吸收。

研究表明，肾交感神经兴奋时，其末梢释放去甲肾上腺素，作用于近端小管和的髓袢的上皮细胞膜上的 α_1 受体，可增加 Na^+、Cl^- 和水的重吸收。抑制肾交感神经的活动则有相反的结果。

三、肾泌尿功能的体液调节

（一）抗利尿激素

抗利尿激素（antidiuretic hormone，ADH）又称血管升压素（vasopressin，VP），是由下丘脑的视上核和室务核（前者为主）的神经细胞分泌的一种由 9 个基酸残基组成的肽。它在神经细胞中合成，经下丘脑—垂体束运输到神经垂体贮存，需要时即释放出来。

1. ADH 的主要作用

提高远端小管和集合管上皮胞膜对水的通透性，从而增加水的重吸收，使尿浓缩，尿量减少（抗利尿）。此外，其也能增加髓袢升支粗段对 NaCl 的主动重吸收和内髓部集合管对尿素的通透性，从而增加肾髓质组织间液的溶质浓度，提高肾髓质组织间液的渗透浓度，有利于尿的浓缩。

当下丘脑病变累及视上核、室旁核或下丘脑—垂体束时，抗利尿激素的合成和释放发生障碍，导致尿量明显增加（每日可达 10L 以上），称为尿崩症（diabetes insipidus）。

2. 抗利尿激素的作用机制

抗利尿激素能与远端小管和集合管上皮细胞管周膜上的 V_2 受体结合，然后激活膜上的腺苷酸环化酶，使上皮细胞中 cAMP 的生成增加，进而 cAMP 激活细胞中的蛋白激酶 A，活化的蛋白激酶 A 使位于管腔膜附近的含有水通道的小泡镶嵌在管腔膜上，增加了管腔膜上的水通道，从而增加水的通透性（图 8-17）。

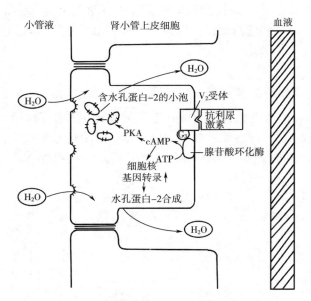

图 8-17　抗利尿激素（ADH）的作用机制示意图

3. 影响抗利尿激素释放的因素

（1）血浆晶体渗透压

血浆晶体渗透压升高，使抗利尿激素的分泌增加；血浆晶体渗透压降低，使其分泌减少。例如，在大量出汗、严重呕吐或腹泻等情况使机体失水时，血浆晶体渗透压升高，刺激了下丘脑视上核或其周围的渗透压感受器（osmoreeptor），引起抗利尿激素的分泌增多，使远端小管和集合管对水的通透性增加，水的重吸收增多，导致尿的浓缩和尿量减少，以保留机体水分，有利于维持机体水平衡；相反，大量饮清水后，血液被稀释，血浆晶体渗透压降低，引起抗利尿激素释放减少，肾小管和集合管对水的重吸收减少，尿量增加，尿液稀释，以排出体内多余的水分。这种大量饮清水后引起尿量增多的现象，称为水利尿（water diuresis）。一般正常人一次饮用 1000mL 清水后，约过 0.5h，尿量就开始增加，到第 1h 末，尿量达最高值，随后尿量减少，2~3h 后，尿量恢复到原来水平。如果饮用的是等渗盐水（0.9% NaCl 溶液），则排尿量不出现饮清水后那样的变化。

（2）循环血量

循环血量改变时，可反射性地影响抗尿素的释放。循环血量减少，使抗利尿激素的释放增多；循环血量增加，使抗利尿激素的释放减少。例如，大量失血使循环血量减少时，左心房内膜下的容量感受器受到的牵张刺激减弱，经迷走神经传入的冲动减少，下丘脑—神经垂体系统合成和释放抗利尿激素增多，远端小管和集合管对水的通透性增加，水的重吸收增加，导致尿液的浓缩和尿量减少，有利于血量恢复。循环血量过多时，左心房被扩张，刺激了左心房容量感受器，经迷走神经传入的冲动增多，可抑制下丘脑—神经垂体系统合成和释放抗利尿激素，从而引起利尿，血量可得到恢复。

（3）其他因素

动脉血压升高时，刺激颈动脉窦压力感受器经迷走神经传入的冲动也可反射性地抑制抗利尿激素的释放，使尿量增加；心房钠尿肽可抑制抗利尿激素的释放；轻度冷刺激可减少抗利尿激素的释放，使尿量增多；痛刺激和情绪紧张可促进抗利尿激素的释放，使尿量减少；血管紧张素 Ⅱ、恶心、疼痛、应激刺激、低血糖均可刺激抗利尿激素的分泌。

（二）醛固酮

1. 醛固酮的分类和作用及其机制

醛固酮（aldosterone）是肾上腺皮质球状带所分泌的一种类固醇激素。它促进肾远端小管和集合管主动重吸收 Na^+，同时促进 K^+ 的排泄。由于 Na^+ 的重吸收增加，使 Cl^- 和水的重吸收也增加，导致细胞外液量增多，尿量减少。所以醛固酮具有保 Na^+、保水和排 K^+ 的作用（图 8-18）。

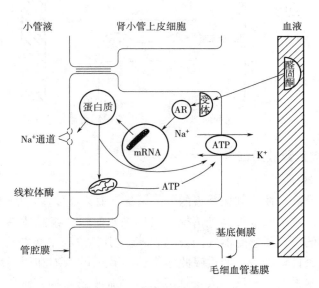

图 8-18　醛固酮作用机制示意图

醛固酮进入远端小管和集合管的上皮细胞后，与胞质受体结合，形成激素—受体复合物，此复合物通过核膜，与核中的 DNA 特异性结合位点相互作用，然后促进特异性 mRNA 的合成。mRNA 进入胞质后，可合成多种醛固酮诱导蛋白，其作用是：①生成管腔膜 Na^+ 通道蛋白，增加膜上的 Na^+ 通道数量，使小管液中 Na^+ 进入上皮细胞内增多；②增加 ATP 生成量为远端小管和集合上皮细胞的活动（如钠泵）提供更多的能量；③增加上皮细胞基底外侧膜上的钠泵活性，促进细胞内 Na^+ 进入血液和 K^+ 进入细胞内，提高细胞内 K^+ 浓度，有利于 K^+ 的分泌。由此可见，醛固酮诱导蛋白对 Na^+ 重吸收的各个环节都有促进作用，从而导致醛固酮具有保 Na^+、保水和排 K^+ 的作用。

2. 醛固酮分泌的调节

（1）肾素—血管紧张素—醛固酮系统（renin-angiotensin-aldosterone system，RAAS）的调节

在第四章中已述及，当循环血量减少时，可以增加球旁细胞释放肾素，从而提高血液中血管紧张素 Ⅱ 和醛固酮的水平，把这种系列称为肾素—血管紧张素—醛固酮系统（简称 RAAS）（图 8-19）。

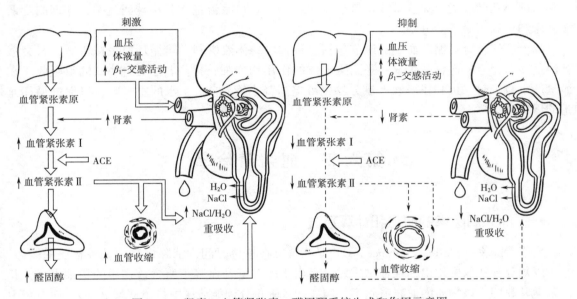

图 8-19　肾素—血管紧张素—醛固酮系统生成和作用示意图

肾素是一种酸性蛋白水解酶，能催化血浆中的血管紧张素原水解为血管紧张素 Ⅰ（十肽），血管紧张素 Ⅰ 在转换酶（存在于血液和组织中，尤其肺组织含量高）的作用下降解生成血管紧张素 Ⅱ（八肽），血管紧张素 Ⅱ 还可进一步被氨基肽水解为血管紧张素 Ⅲ（七肽），血管紧张素 Ⅱ 和血管紧张素 Ⅲ 都可刺激肾上腺皮质球状带合成和分泌醛固酮，但由于血管紧张素 Ⅲ 在血液中的浓度较低，因此，刺激肾上腺皮质球状带合成和分泌醛固酮主要是血管紧张素 Ⅱ 的作用。此外，血管紧张素 Ⅰ 可刺激肾上腺髓质分泌肾上腺素，血管紧张素 Ⅱ 也有很强的缩血管作用。

上述肾素—血管紧张素—醛固酮系统的生成过程中，肾素的分泌是限速步骤。肾素的分泌主要受入球小动脉处的牵张感受器、致密斑感受器和肾交感神经等因素的调节。

当循环血量降低，肾动脉血压下降，肾血流量减少，对入球小动脉的牵张刺激减弱，可刺激球旁细胞释放肾素量增加；同时，由于入球小动脉的压力降低和血流量减少，使肾小球滤过率减少，滤过的 Na^+ 量也因此而减少，以致到达致密斑的 Na^+ 量减少，刺激致密斑感受

器，也可引起球旁细胞释放肾素量增多；此外，循环血量减少时，心房容量感受器与动脉压力感受器传冲动减少，反射性地引起肾交感神经兴奋，从而使肾交感神经支配的球旁细胞释放肾素量增多。

（2）血 K^+ 和血 Na^+ 浓度的调节

血 K^+ 度升高或血 Na^+ 浓度降低，可直接刺肾上腺皮质球状带增加醛固酮的分泌，导致肾保 Na^+ 排 K^+，从而维持了血 K^+ 和 Na^+ 浓度的平衡；反之，血 K^+ 浓度降低或血 Na^+ 浓度升高，则醛固酮的分泌减少。醛固酮的分泌对血 K^+ 浓度升高十分敏感，血 K^+ 仅增加 $0.5 \sim 1.0\text{mmol/L}$，就能引起醛固酮的分泌，而血 Na^+ 浓度必须降低很多才能引起同样的反应。

（三）心房钠尿肽

心房钠尿肽（atrial natriuretic peptide，ANP）是心房肌合成的激素，它有显著的促进 NaCl 和水的排出作用。其作用机制可能是：①抑制集合管对 NaCl 的重吸收；②使入球小动脉和出球小动脉（尤其是入球小动脉）舒张，增加肾血浆流量和肾小球滤过率；③抑制肾素醛固酮和抗利尿激素的分泌。

综上所述，肾对循环血量的调节包括多种神经—体液机制。当循环血量减少时，肾交感神经活动与肾素—血管紧张素—醛固酮系统的作用均增强，提高肾小管对 Na^+ 的重吸收。在血量严重减少时，抗利尿激素大量分泌也可提高肾小管对 Na^+、水的重吸收，以促进循环血量的恢复。

第六节　血浆清除率

一、血浆清除率的概念和计算方法

血浆清除率（plasma clearance，C）是指肾脏在单位时间内清除血浆中某种物质的能力，通常以每分钟从尿中排出的某种物质的量相当于多少毫升血浆中所含该物质的量来表示，此血浆毫升数即为该物质的血浆清除率。例如，肾脏每分钟能从尿中排出尿素 21mg，而血浆中尿素的浓度为 0.3mg/mL，即每分钟肾脏排出的尿素相当于 70mL（21/0.3）血浆中所含的尿素，尿素的血浆清除率便是 70mL/min。如果已知某种物质在尿中的浓度（U）以及在血浆中的浓度（P）和每分钟的尿量（V），便可通过以下公式计算该物质的血浆清除率（C）：$C = U \times V/P$。

二、测定血浆清除率的意义

（一）更好地反映肾的排泄功能

肾的功能主要为净化血液、维持内环境相对恒定。从这一角度出发，血浆清除率比单纯用尿中排出的某物质绝对量能更好地反映肾的排泄功能。因为尿中排出的某物质的绝对量与该物质在血浆中的浓度密切相关。例如，比较甲、乙两肾对 X 物质的排泄情况。甲肾血浆中 X 物质浓度为 100mg/100mL，尿中排出该物质为 50mg/min；乙肾血浆 X 物质的浓度为 5mg/100mL，尿中排出该物质为 10mg/min。如果仅用尿中排出 X 物质的绝对来比较，甲肾的排泄功能优于乙肾。如用血浆清除率来比较,即考虑 X 物质的血浆浓度,那结果就截然相反了:甲肾 X 物质的排出量虽为 50mg/min,但由于其血浓度高,其血浆清除率为 50mL/min,血净化率并不高,由于乙肾 X 物质的血浆浓度低,排出量虽仅有 10mg/min,但其血浆清除率却高达 200mL/min,所以实际上乙肾的排泄功能优于甲肾。由于血浆清除率考虑到了物质的血浆浓度,所以能更好地反映肾对血浆的净化功能。

(二) 了解肾对各种物质的排泄能力

血浆中各种物质的血浆清除率并不完全相同。正常葡萄糖和氨基酸的血浆清除率为 0,尿素血浆清除率为 70mL/min,肌酐血清除为 175mL/min,对氨基马尿酸的清除可达 660mL/min。表明肾脏对不同物质的清除程度不同,一般对营养物质不予清除,而只是清除代谢产物、外来物质、过剩的水和盐类等,因此,血浆清除率是了解肾对各种物质排泄功能的一个较好的测量指标。

(三) 测定肾小球滤过率

已知肾脏每分钟排出某种物质的量为 $U \times V$,如果该物质可经肾小球自由滤过,又可被肾小管和集合管重吸收和分泌,则 $U \times V$ 应是每分钟肾小球滤过量、重吸收量 (R) 和分泌量 (S) 的代数和,而每分钟肾小球滤过该物质的量为肾小球滤过率 (GFR) 与该物质血浆浓度 (P) 的乘积,因此,每分钟该物质的排出量为:$U \times V = \text{GFR} \times P - R + S$。

1. 菊糖清除率

菊糖在肾小球中可自由滤过,它在原尿中的浓度与血浆浓度相等。当菊糖随小管液流经肾小管时,既不被肾小管重吸收,也不被肾小管分泌和排泄。因此,菊糖从尿中排出的量即为滤过的量,其血浆清除率即为肾小球滤过率。菊糖对机体无毒害作用,生物稳定性好,故可用来测定肾小球滤过率。正常测得菊糖的血浆清除率为 125mL/min,所以肾小球滤过率为 125mL/min。

2. 内生肌酐清除率

由于菊糖血浆清除率试验操作繁杂,临床上改用较为简便的内生肌酐血清除率试验,也能较准确地测得肾小球滤过率。肌酐在肾小球可自由滤过,同时近球小管又可分泌少量肌酐,故其血浆清除率超过菊糖的血浆清除率。若在测定肌酐血浆清除率前 2~3d 禁食肉类,以避免由食物摄入过多的肌酐;同时避免做剧烈运动和体力劳动,以免强烈的肌肉收缩产生过多的肌酐,这就可使血浆肌浓度降至很低 (一般为 1mg/L),称为内生肌酐。在这种情况下,24h 的肌酐排出总量比较稳定,近球小管分泌的肌酐量极少可忽略不计。内生肌酐的血浆清除率与菊糖的血浆清除率相近,并且试验时不必另给肌酐断溶液等烦琐步骤,所以临床上常测定内生肌酐血浆清除率来代表肾小球滤过率。

(四) 测定肾血浆流量

静脉滴注碘锐特或对氨基马尿酸钠盐,并且维持其在血中的浓度较低 (1~3mg/100mL),那么当它流经肾时,一次就能被肾几乎全部清除掉 (通过肾小球的滤过和肾小管的排泄),因此肾静脉中的浓度接近 0 (实际不是 0,因为有部分血流通过肾的非泌尿部分,如肾被膜及肾盂等部位血液中的极少部分不能被清除)。因此,这两种物质的血浆清除率即为肾有效血浆流量 (指通过肾泌尿部分的血浆量)。正常测得二者的血浆清除率为 660mL/min,即肾有效血浆流量为

660mL/min 如果血浆量占全血量的55%，则肾有效血流量为 660/55×100＝1200（mL/min）

（五）检测肾小管的功能

通过肾小球滤过率的测定，以及其他物质血浆清除率的测定，可以检测出哪些物质能被肾小管重吸收，哪些物质能被肾小管分泌。

如果某物质在肾小球可自由滤过，但其血浆清除率小于肾小球滤过率，则表明该物质可被肾小管重吸收，或者重吸收量大于分泌量。例如，葡萄糖的血浆清除率为0，表明滤过的葡萄糖已完全被肾小管重吸收回血液；尿素的血浆清除率为70mL/min，而肾小管既可重吸收尿素，又可分泌尿素，说明重吸收量一定大于分泌量。若某物质的血浆清除率大于肾小球滤过率，则表明该物质可被肾小管分泌，或者分泌量大于重吸收量。如肌酐的血浆清除率为175mL/min。

第七节　尿的排放

一、膀胱与尿道的神经支配

膀胱逼尿肌和尿道内括约肌受交感和副交感神经的支配，尿道外括约肌受躯体神经的支配（图8-20），它们的传出和传入神经纤维及其作用如下：

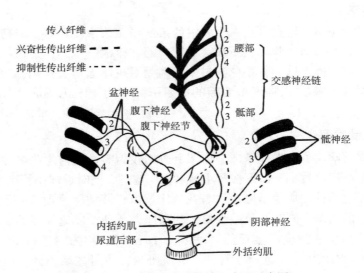

图8-20　膀胱和尿道的神经支配示意图

（一）传出神经纤维

1. 腹下神经（交感纤维）

由腰髓发出，该神经纤维兴奋时，可使膀胱逼尿肌舒张，尿道内括约肌收缩，抑制排尿。但在排尿活动中交感神经的作用比较次要。

2. 盆神经（副交感纤维）

由2~4骶髓发出，该神经纤维兴奋时，可使膀胱逼尿肌收缩，尿道内括约肌舒张，促进排尿。

3. 阴部神经（躯体神经）

由骶髓发出，支配尿道外括约肌。当其兴奋时，传出冲动增多，可使尿道外括约肌收缩，有利于贮尿。这一作用受意识控制。

（二）传入神经纤维

1. 盆神经中的传入纤维

传导膀胱充胀感觉。

2. 腹下神经中的传入纤维

传导膀胱痛觉。

3. 阴部神经中的传入纤维

传导尿道感觉。

二、排尿反射

排尿反射是一种脊髓反射，初级中枢位于脊髓骶段，但脑的高级中枢可抑制或加强排尿反射的过程。排尿反射的过程如图 8-21 所示。

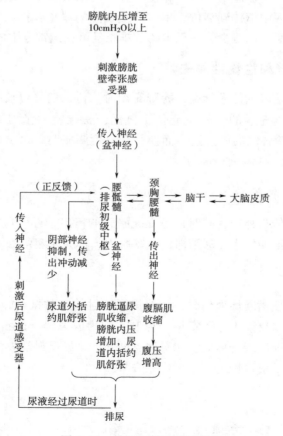

图 8-21　排尿反射过程示意图

当膀胱内的尿液量达到400~500mL时，膀胱内的压力升高，达到并超过10cmH$_2$O，刺激膀胱壁和后尿道的牵张感受器，冲动沿盆神经传入骶髓的初级排尿中枢，使初级排尿中枢兴奋。初级排尿中枢的兴奋沿脊髓传至脑的高级中枢，经大脑皮层产生尿意。如果条件不允许，骶髓的排尿中枢活动被高位中枢下传冲动所抑制，排尿也就被抑制，如果条件许可，便可发动排尿反射。

排尿反射发生时，初级排尿中枢的兴奋性冲动沿盆神经传至膀胱，使膀胱逼尿肌收缩，内括约肌舒张，排出尿液。进入后尿道的尿液又刺激后尿道的感受器，冲动沿阴部神经再次传到骶髓的初级排尿中枢，进一步加强初级排尿中枢的活动，产生正反馈，使排尿反射加强，直至膀胱内的尿液排完为止。在此过程中，阴部神经的传出冲动随意性减少，使尿道外括约肌舒张，使排尿顺利进行；同时膈肌和腹壁肌收缩以增加腹内压，加速排尿的进行。排尿后残留在尿道内的尿液，在男性依靠球海绵体肌的收缩将尿液排尽，在女性则依靠尿液本身的重力而排尽。

三、排尿异常

排尿反射受高位中枢的随意控制，如果排尿反射的反射弧受损或骶髓排尿中枢与高位中枢失去联系，都将导致排尿异常（abnormality of micturition）。常见的排尿异常有以下几种。

（一）尿频

当膀胱或后尿道发生炎症或结石时，即使膀胱内的尿液很少，但炎症和结石对膀胱和尿道的刺激通过骶髓的排尿中枢传到高位中枢，产生强烈的尿意，排尿的次数明显增加，称为尿频。但每次排出的尿量可以很少，一天中的总排尿量可在正常范围内。

（二）无张力膀胱和溢流性尿失禁

盆神经是膀胱充盈信号的传入神经，膀胱充盈时，传入信号可反射性引起膀胱张力的增加。盆神经受损时，膀胱充盈的信号不能传至骶髓，膀胱壁的张力下降，称为无张力膀胱（atonic bladder）。如果膀胱内的尿液过多而使膀胱过度膨胀时，可从尿道溢出数滴尿液，称为溢流性尿失禁（overflow incontinence）。

（三）尿潴留

盆神经既是膀胱的传入神经，同时也是支配膀胱的传出神经。盆神经受损或骶髓排尿中枢受破坏时，排尿反射不能发生，尿液滞留在膀胱内，称为尿潴留（urine retention）。

（四）尿失禁

脊髓骶段以上的脊髓横断性损伤时，虽然排尿反射的反射弧完好，但骶髓排尿中枢的信号传不到高位中枢，排尿反射失去了意识的控制，称为尿失禁（urine incontinence）。脊髓突然发生横断性损伤时，即出现脊休克，在脊休克期间，排尿反射消失，可发生溢流性尿失禁。在脊休克恢复后，排尿反射可恢复，但出现尿失禁。

参考文献

［1］张建福. 人体生理学 ［M］. 2版. 北京：高等教育出版社，2010.

［2］孙庆伟. 人体生理学 ［M］. 3版. 北京：中国医药科技出版社，2011.

［3］范少光，汤浩，潘伟丰. 人体生理学［M］. 2 版. 北京：北京医科大学出版社，2000.

［4］王庭槐. 生理学［M］. 北京：高等教育出版社，2004.

［5］朱妙章. 大学生理学［M］. 北京：高等教育出版社，2009.

［6］朱大年. 生理学［M］. 7 版. 北京：人民卫生出版社，2008.

［7］邱华，彭聿平. 生理学［M］. 2 版. 北京：科学出版社，2009.

［8］姚泰. 生理学（八年制）［M］. 北京：人民卫生出版社，2005.

［9］YanJ Q，Wu B W. Textbook of Physiology［M］. 北京：科学出版社，2006.

［10］Yao T. Textbook of Physiology［M］. 北京：人民卫生出版社，2008.

［11］夏强. 医学生理学［M］. 北京：科学出版杜，2002.

［12］Guyton A C，Hall J E. Textbook of Medical Physiology［M］. 10th ed. Philadelphia：WB Saunders Co ，2000.

［13］Berne R M，Levy M N，Koeppen B M，et al. Berne & Levy Principles of Physiology［M］. 5th ed. St Louis：Mosby ，2004.

第九章　感觉器官生理

第一节　感受器及其一般生理特性

一、感觉器官、感受器及其分类

（一）感觉器官

感觉器官（sense organs）是机体接受内外环境变化的结构和装置，由一些结构和功能上高度分化了的感受细胞连同它们的附属结构所组成，如视觉器官、听觉器官、前庭器官、嗅觉器官、味觉器官等。这些器官的功能是使各种形式的能量转变成传入神经上的动作电位，传向相应的神经中枢，产生适当的反射或主观感觉。由于视、听、平衡、嗅、味等感觉器官都能在主观上产生清晰的感觉（对高等动物来说是最重要的），又都分布在头部，故常将这些器官称为特殊感觉器官。

（二）感受器及其分类

1. 感受器的一般概念

感受器（receptor）是指分布在体表或组织内部的专门感受机体内、外环境变化的结构和装置。这些结构和装置有的本身就是外周感觉神经末梢；有的是在裸露的神经末梢周围再包绕一些由结缔组织构成的被膜样结构（如触觉的环层小体）；有的是一些在结构和功能上都高度分化了的感受细胞，它们再同感觉神经末梢联系，如视网膜（retina）内的光感受细胞，耳蜗（cochlea）中的毛细胞（hair cell）是声音的感受细胞；有的则是特殊分化的感受细胞，如下丘脑的渗透压感受器等。

2. 机体感受器的种类

（1）根据感受器分布的部位分类

可以分为以下两种。

1）外感受器（exteroceptor）位于体表，感受外界环境的变化，如冷、温、触压、嗅、味、光、声等感受器。外感受器还可进一步分为距离感受器（如视觉、听觉及嗅觉）和接触感受器（如触觉、压觉、味觉及温度觉等）。

2）内感受器（interoceptor）是感受内部环境变化的结构，多数分布于血管壁、内脏、骨骼肌、肌腱、前庭器官、关节等部位。如颈动脉窦的压力感受器、颈动脉体的化学感受器以及肌梭、腱器官等。其特点是：它们感受到刺激后，主要引起内脏或躯体活动的相应的反射性变化，以保证内脏或躯体活动的相对稳定性和精确性；其次，也可引起某些主观感觉，如饱胀感、尿意等。

（2）根据感受器所接受刺激性质分类

分为机械、化学、温度感受器等。

（3）根据感受器对所接受刺激的适应性快慢分类

分为快适应、慢适应感受器。

二、感受器的一般生理特性

（一）感受器的适宜刺激

一种感受器通常只对某种特定形式的刺激最敏感、最易接受，这种形式的刺激称为该感受的适宜刺激（adequate stimulus）。如一定波长的电磁波（可见光）是视网膜光感受细胞的适宜刺激；一定频率的机械振动（声波）是耳蜗毛细胞的适宜刺激等。

适宜刺激的特点是只需用极小的强度（即感觉阈值）就能引起相应的感觉（sensation）。有时非适宜刺激也可能使某些感受器产生反应，但所需强度常常较适宜刺激大得多。如眼受重击，可出现冒火花样的光感。也就是说，对非适宜刺激，阈值非常高，一般不易引起兴奋。因此，内、外环境所发生的各种变化，总是首先引起与之相适宜的感受器发生反应。

（二）感受器的换能作用

各种感受器都相当于一种特殊的生物换能器（biotransducer），均能把作用于它们的各种适宜刺激的能量形式转换为相应的传入神经上的动作电位，这种能量的转换称为感受器的换能作用（transducer function）。在换能过程中，感受器在把刺激的能量转换为相应的动作电位之前，先在感受器细胞或感觉神经末梢产生一种过渡性的电位变化。此种具有启动作用的过渡性的电位变化，如果发生在感受器，即称为感受器电位（receptor potential）；如果发生在感觉神经末梢，则称为发生器电位（generator potential）或称为启动电位。该电位在性质上属局部电位，其特点是：无潜伏期、有等级性、不具"全或无"的特性、有总和现象和只能进行电紧张性扩布。当刺激强度增大达到阈电位时，在感受器电位或发生器电位的基础上直接触发动作电位，并意味着这一感受器或感觉器官作用的完成。

（三）感受器的编码作用

感受器在把外界刺激转换成神经冲动时，不仅发生了能量形式的转换，而且将刺激所包含的内、外环境变化的信息也转移到了动作电位的序列之中，起到了信息转移的作用，这一过程称为感受器的编码作用（coding）。

关于编码作用的机制尚未完全阐明。目前已知，对不同刺激性质的编码与动作电位的幅度大小或波形特征关系不大。机体对不同性质刺激的感知，可能主要决定于该传入冲动所到达的中枢特定部位的不同。这是因为，在自然状态下，由于感受器细胞的高度分化，使得某一感受器细胞变得专对某种性质的刺激十分敏感，而由此产生的传入信号又只能沿特定的途径到达特定的皮层中枢部位，引起特定性质的感觉。例如，光的刺激，只能由视网膜的感光细胞来接受，其传入冲动只能通过视神经最终到达枕叶皮层的视觉中枢，从而引起光的感觉，而决不会引起其他性质的感觉。

研究认为，对刺激强度的编码主要是通过单一神经纤维发放冲动频率的高低和参与这一信息传递的神经纤维数目的多少来实现的。即刺激强度越强，被兴奋的传入神经纤维的冲动发放频率越高，参与传递这一刺激信息的神经纤维数也越多。在信息向大脑皮层传递的过程中，每通过一次神经元间的突触传递，都要进行一次重新编码，都要经过中枢神经系统各级中枢的整合处理，最后由大脑皮层分析综合才能形成各种不同的主观感觉。

（四）感受器的适应现象

当某一个恒定强度的刺激持续作用于感受器时，感受器将逐渐减弱对适宜刺激的兴奋反应，甚至完全不发生兴奋，而且其感觉传入冲动逐渐减少，这种现象叫感受器的适应（adaptation）。适应是所有感受器的一个共同特点。但适应的程度可因感受器的类型不同而有很大差别。常把感受器区分为：快适应感受器（rapidly adapting receptor）和慢适应感受器（slowly adapting receptor）两类。皮肤触觉及嗅觉感受器属于快适应感受器，这有利于机体重新接受新刺激，以便不断探索新异事物；颈动脉窦和肌梭感受器属于慢适应感受器，这有利于机体功能的长期调节和内环境的稳态，并可根据其变化随时调整机体的活动。

感受器的适应并非疲劳，因为对某一刺激产生适应之后，如增加该刺激强度，又可引起传入冲动的增加。

感受器的适应机制比较复杂，有的发生在刺激引起启动电位这一阶段，有的发生在传入神经动作电位产生的那一阶段，有的则与感觉中枢的某些功能改变有关，多数认为发生于神经中枢部分。

第二节　视觉器官

眼是引起视觉的外周感觉器官。在人脑所获得的外界信息中，70%以上来自视觉系统（visual system），因而眼是人体最重要的感觉器官。人眼的适宜刺激是波长为 380~760nm 的电磁波，在这个可见光谱的范围内，来自视野内的发光物体或反光物体产生的光波要透过眼的折光系统并成像在视网膜上。视网膜上的感光细胞感受光的刺激，可将光能所包含的视觉信息转变为电信号，并在视网膜内进行编码、加工，由视神经传向视中枢，从而产生视觉。

研究眼的视觉功能，首先要研究眼的折光系统的光学特性，阐明它们怎样把远近不同的物体清晰地成像在视网膜上；其次要了解眼是怎样对视网膜上的物象进行换能和编码的；最后简单介绍与视觉有关的其他生理现象。

一、眼的折光系统及其调节

（一）光线在眼内的折射与简化眼

1. 眼的折光系统

眼的折光系统是一个复杂的光学系统。它是由折射率不同的光学介质和曲率半径不同的折射面组成，光学介质包括：角膜、房水、晶状体和玻璃体视轴（图 9-1）。由于空气与角膜折射率之差在眼的折光系统中最大，因此进入眼内的光线，在角膜处折射最强。曲率半径不同的折射面是：角膜的前表面和后表面、晶状体的前表面和后表面。曲率半径越大的折射面，折光能力越小；反之，折光能力越大。晶状体的曲率半径可以随机体的需要而改变，因此，晶状体在眼的折光系统中发挥着重要作用。

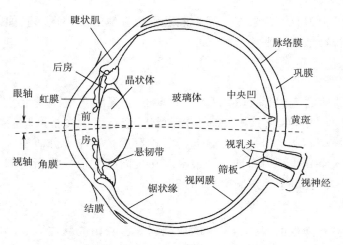

图 9-1　右眼的水平切面示意图

2. 简化眼

眼的折光系统是一个由多个折光体构成的复合透镜。要用一般几何光学的原理画出光线在眼内的行进途径和成像情况时，显得非常复杂。在分析眼的成像和进行计算时，都极为不便，故有人根据眼的实际光学特性，设计出一种与正常眼在折光效果上相同，但更为简单的等效光学系统或模型，称为简化眼（reduced eye）（图 9-2）。

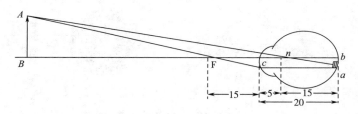

图 9-2　简化眼及其成像原理示意图

n 为节点，AnB 和 anb 是两个相似三角形，单位：mm

简化眼虽然是一个假想的人工模型，但其光学参数及特征与正常眼等值，故可用来研究眼折光系统的成像特征。简化眼模型是一个由前后径为 20mm 的单球面折光体构成，折光率为 1.333，与水的折射率相同，由它代表眼的总折光系统。当光线由空气进入眼内，仅在单球面折光的前表面发生 1 次折射。此单球面的曲率半为 5mm，即节点（nodal point）在球界面后方 5mm 处。这个简化眼模型和一个正常安静时的人眼一样，正好能使平行光线聚焦在视网膜上。

利用简化眼可以方便地计算出不同远近的物体在视网膜上成像的大小。如图 9-2 所示，△AnB 和 △anb 为具有对顶角的两个相似三角形。故：

$$\frac{AB \text{（物体的大小）}}{Bn \text{（物体至节点的距离）}} = \frac{ab \text{（物像的大小）}}{nb \text{（节点至视网膜的距离）}}$$

由上式，nb 为 15mm，根据物体的大小和物体的距离，就可以计算出在视网膜上物像的大小；另外，利用简化眼可算出正常人眼能看清的物体在视网膜上成像大小的限度。通常，正常人眼在光照良好的情况下，如果物体在视网膜上的成像小于 5μm，不能产生清晰的视觉，这表明正常人的视力有一定限度。因为人眼所能看楚的最小视网膜像的大小，大致相当于视网中央凹处个视锥细胞的平均直径。

（二）眼的调节

如前所述，正常眼看无限远（6m 以外）的物体能聚焦在视网膜上，故成像清晰。当观看 6m 以内的物体时，因光线将是不同程度辐散状，经折射后在视网膜后方聚焦（图 9-4），故视网膜上的物像模糊不清。但是，实际上正常眼看近物时也十分清楚，这是由于眼在看近物时经过调节，使人眼光线折射增加，结果也能在视网膜上形成清晰的像。眼球的视近调节包括：晶状体变凸，瞳孔调节及双眼会聚的三重反应。

1. 晶状体变凸

晶状体是一个富有弹性的双凸透镜形的透明组织，它由晶状体囊和晶状体纤维组成。其边缘借悬韧带（睫状小带）附着于睫状体。睫状体中含有像括约肌一样的睫状肌。当眼看远物时，睫状肌松弛，悬韧带被拉紧，使晶状体受到牵拉而呈扁平；当眼看近物时，则进入调节状态，反射性地使睫状肌收缩，睫状体因而向前内移动，使悬韧带放松，晶状体受牵拉的力量减小，便借助其本身的弹性而回位，曲度增加。由于晶状体包囊前表面中央部分特别薄，所以在眼的调节中，晶体前表面中央部向前凸出最为显著（图 9-3）。晶状体变凸（曲率半径变小）使折光能力增加，因而可使近物的辐散光线仍能聚焦于视网膜上，以形成清晰的物像。

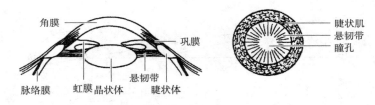

图 9-3　眼视物时晶状体的调节示意图

很明显，物体距眼球越近，到达眼的光线辐散程度越大，因而越需要晶状体做更大程度的变凸。人眼看清楚近物的能力是有一定限度的，眼的最大调节能力，可用它所能看清物体的最近距离来表示，这个距离称为近点（near point）。这取决于晶状体变凸的最大程度。由于晶状体的弹性随年龄的增长而减弱，导致眼的调节能力降低。这种现象称为老视（presbyopia）例如，8 岁左右儿童近点为 8.6cm，成年人为 10~15cm，而 60 岁时则增至 83.3cm。

眼的调节能力，也可用晶状体变凸所能增加的眼的屈光度（diopter，D）来表示。屈光度（D）是焦距（m）的倒数，即 $D = 1/$焦距（m）。例如，某一透镜的焦距为 10cm，则该透镜的屈光度为 10D。在眼镜行业中称 1D 为 100 度，凸透镜的 D 为正值，凹透镜的 D 为负值。

2. 瞳孔调节

正常人眼瞳孔的直径可变动于 1.5~8.0mm。在视近物时，除了晶状体凸度增加外，还伴有相应的瞳孔缩小，通常把该反射称为瞳孔调节反射（pupillary accommodation reflex），也称瞳孔近反射（pupillary near reflex）。它是瞳孔括约肌反射性收缩所致。其生理意义是减少光系统的球面像差和色像差，增加景深，使视网膜成像更为清晰。瞳孔的适直径为 $2\sim3\rm{mm}$，此时看到的物像最清晰。

瞳孔的大小还可随视网膜光照强度的变化而改变。强光下，瞳孔缩小；弱光下，瞳孔扩大，这种反射称为瞳孔对光反射（pupillary light reflex）。其特点是：效应具有双侧性，即光照一侧瞳孔，同时引起双侧瞳孔缩小，又称为互感性对光反射（consensual light reflex）。它是眼的一种重要适应功能，其意义在于调节进入眼内的光量，使视网膜不致因光亮过强而受到损害；弱光下瞳孔扩大可增加进入眼的光量，以产生清晰的视觉。瞳孔对光反射的中枢位于中脑，因此检查瞳孔的直径和瞳孔对光反射可反映视网膜、视神经和脑干的功能状态，所以临床上将它作为判断麻醉深度和中枢神经系统病变部位和病情危重程度的一个指标。

3. 双眼会聚

当双眼注视一个由远移近的物体时，两眼视轴向鼻侧会聚的现象，称为双眼会聚（convergence）。眼球会聚是由于两眼球内直肌反射性收缩所致，也称为辐辏反射（convergence reflex），这一反射的意义在于两眼同时看一近物时，物像仍能落在两眼视网膜对称点（corresponding point）上，在主观感觉上只形成一个物像，不会产生复视。

眼的调节是一种反射活动。视近物时，模糊的视觉形象到达视觉中枢，视觉中枢发出下行冲动经皮层中脑束到达中脑正中核、动眼神经缩瞳核，由此发出副交感神经节前纤维，到达睫状神经节，经睫状短神经到达睫状肌和瞳孔括约肌，使晶状体变凸、瞳孔缩小。

眼球会聚的反射途径与瞳孔反射不同，可能由三叉神经的眼支传入至三叉神经中脑核，换元后，传入正中核，再传至内直肌核，由此发出纤维至双眼内直肌，引起眼球会聚。

（三）眼的折光能力及调节异常

正常眼无须做任何调节，便可使 $6\rm{m}$ 外物体发出的平行光线，恰好聚焦成像于视网膜上，故能看清远方物体；而看近物时，只要物体与眼的距离不小于近点，通过眼的调节，也能聚焦成像视网膜上，故也能看清 $6\rm{m}$ 以内的物体，这种眼称为正视眼（emmetropia）。这说明正视眼看远物时不需调节，只有看近物时才需要调节。

若眼的折光能力异常，或眼球的形态异常，使远处发出的平行光线不能聚焦在未调节的视网膜上，则称为非正视眼（ametropia），也称为屈光不正。非正视眼包括：近视、远视、散光 3 种（图 9-4）。

1. 近视

多数近视（myopia）是由于眼球前后径过长，少数近视系因角膜、晶状体凸度过大以及晶状体屈光力增加，以致屈光能力过强所引起。前者为轴性近视，后者为屈光性近视。上述原因均使来自远处物体的平行光线聚焦于视网膜的前方，在视网膜上形成模糊的图像。近视眼在看近物时，由于近物发出的是辐散光线，则不需调节或仅需较少程度的调节，就能使光线聚焦在视网膜上。因此，近视眼的远点和近点都比正视眼近。近视眼的矫正可用凹透镜，使入眼的光线在适当分散后，便可容易地聚焦于视网膜上。

2. 远视

绝大多数远视（hypermetropia）是由于眼球的前后径过短，少数因折光系统的折光能力太弱所引起。这些原因均可使来自远处物体的平行光线聚焦在视网膜的后方，因而不能清晰

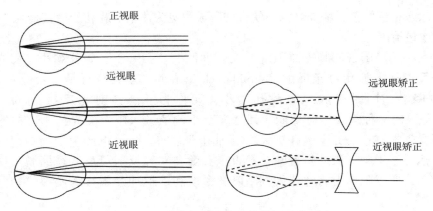

图 9-4　眼的折光异常及其矫正示意图

地成像于视网膜上。远视眼的特点是在看远处物体时，必须经过眼的调节，才能使平行光线聚焦在视网膜上；在看近物体时，则需做更大的调节，才能看清物体，因此远视眼的近点比正视眼远。由于远视眼不论看近物还是看远物都需要进行调节，故容易发生调节疲劳，尤其是进行近距离作业或长时间阅读时，可因调节疲劳而引起头痛，矫正远视眼可用凸透镜以增加屈光力，使近点移近，远点调至正常。

3. 散光

正常人眼的角膜表面呈正球面，球面上各个方向的曲率半径都相等，因而到达角膜表面各点上的平行光线经折射后均能聚焦在视网膜上。但是，多数散光眼（astigmatism）的角膜表面的各个方向，曲率半径不等。故到达眼的平行光线不能都聚焦在视网膜上。经过曲率半径小的那部分的光线，将聚焦在视网膜的前方；而经过曲率半径大的那部分的光线则聚焦在视网膜的后方。因此，不能在视网膜上形成焦点，而是形成焦线，造成视网膜上的图像不清晰，并与物体的原形不完全符合。除角膜外，晶状体表面曲率异常也引起散光。纠正散光通常用柱面镜。

4. 老视

老视（presbyopia）是由于老年人的晶状体弹性降低所致。老视的人在看远物时与正视眼无异，但看近物时，因眼的调节能力降低，近点远移，看不清近物。需戴凸透镜以补偿调节的不足。

二、视网膜的感光换能功能

来自外界物体的光线，通过眼的折光系统在视网膜上聚焦成像。作为眼的感光部分，视网膜的基本功能是感受光的刺激，并将其转变成视神经纤维的神经冲动。

（一）视网膜的结构特点

1. 视网膜的结构

视网膜（retina）的结构非常复杂，组织学将其由外向内分为 10 层，但其主要由 4 层细胞构成，从靠近脉络膜的一侧算起，依次是色素细胞层、感光细胞层、双极细胞层、神经节细胞层（图 9-5）。这些细胞之间依次发生突触联系，将感光胞的信息传给神经节细胞。在感光细胞层和双极细胞层之间还有水平细胞，在双极细胞层和神经节细胞层之间有无长突细胞，分别在两层之间进行横向联系。

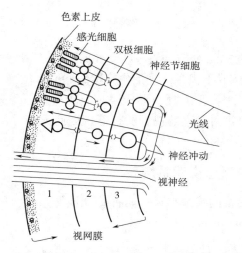

图 9-5　视网膜的主要细胞层次及其联系模式图

2. 视网膜的两种感光细胞

（1）两种感光细胞的一般结构

感光细胞层中有两种感官细胞——视杆细胞（rod cell）和视锥细胞（cone cell），它们都是特殊分化了的神经上皮细胞，含有不同的感光色素，是真正的光感受器细胞。它们在形态上，由外向内依次可分为外段、内段、胞体和终足 4 个部分（图 9-6）。其中外段是由具有脂质双分子结构的膜反复折叠构成的囊状圆盘，重叠成层，称为膜盘（membranous disc）是感光色素集中的部位，在感光换能的过程中起重要作用。

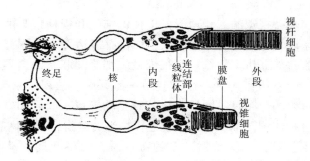

图 9-6　哺乳动物两类感光细胞结构模式图

（2）两种感光细胞的特点及区别

1）形态上的区别：视杆细胞的外段呈长杆状，视锥细胞的外段呈圆锥状。

2）分布上的特点：视杆细胞主要分布在视网膜周边部，视锥细胞主要分布在视网膜近中心部，在黄斑中心的中央凹处，只有视锥细胞而无视杆细胞。

3）突触的联系方式：视杆细胞细胞会聚程度高，而视锥细胞会聚程度低。一个眼球的视网膜上约有 600 万个视锥细胞和 1.2 亿个视杆细胞，而神经节细胞仅为 120 万个。其中多数感光细胞会聚于一个神经节细胞。通常有多个视杆细胞会聚于一个双极细胞，数个双极细胞再会聚于一个神经节细胞，故视杆细胞会聚度较高；而在中央凹处常可见到一个视锥细胞仅与一个双极细胞联系，该双极细胞也只同一个神经节胞联系的 1 对 1 单联方式，故其会聚程度较低。

（3）生理盲点

视网膜由黄斑向鼻侧的 3mm 处有一直径约 1.5mm、境界清楚的淡红色圆盘状结构，称为视盘（optic disc）。这是视网膜上视觉纤维汇集穿出眼球的部位，是视神经的始端。因其该处无感光细胞，故无光感受作用，在视野中形成生理盲点（blind spot）。正常时由于用两眼看物，一侧眼视野中的盲点可被对侧眼的视野所补偿，因此人们并不会感觉到自己的视野中有盲点的存在。

（二）视网膜的两种感光换能系统

人和大多数脊椎动物的视网膜中存在着两种感光换能系统，即视杆系统和视锥系统，称为视觉的二元理论（duplicity theory）。

1. 视杆系统

视杆系统（rod system）是由视杆细胞和与其相联系的双极细胞、神经节细胞构成的感光换能系统。它们对光的敏感度较高，能在昏暗的环境中感受弱光刺激而引起视觉，但视物时只能分明暗和轮廓，分辨能力较差，无色觉。该系统又称为暗光觉系统（dark light vision system）或暗视觉（scotopic vision）。

2. 视锥系统

视锥系统（cone system）是由视锥细胞和与其联系的双极细胞、神经节细胞构成的感光换能系统。它们对光的敏感性较差，只有在白昼或强光条件下才能引起兴奋，但视物时，空间分辨能力高，能看清物体表面的细节和轮廓境界，并可辨别颜色。该系统又称为昼光觉系统（daylight vision system）或明视觉（photopic vision）

目前已有许多事实支持视觉的二元理论：①视锥细胞和视杆细胞的结构以及突触联系方式等是不同的，视杆系统普遍存在着会聚现象，往往有多达 250 个视杆细胞经几个双极细胞会聚于一个神经节细胞，故分辨率较低；而视锥系统细胞间联系的会聚却少得多，在中央凹处一个视锥细胞只与一个双极细胞和一个神经节细胞联系，故视锥系统具有较高的分辨率；②两种感光胞在视网膜上的分布是不同的，故其感光功能也不同。如中央凹处的视锥细胞分布多，在昼光下，能对物体的微细结构和颜色进行精细的分辨；而视网膜周边部视杆细胞多，能感受弱光刺激，但无色觉；③从动物种系的特点看，白昼活动的动物（如鸡、鸽、松鼠等），视网膜上仅有视锥细胞而无视杆细胞；只在夜间活动的动物（如猫头鹰），只有视杆细胞而无视锥细胞；④两种细胞所含的感光色素不同，视杆细胞中含有一种视色素（即视紫红质）视锥细胞含有三种不同的视色素，所以光化学特性也不相同。

（三）视杆系统的感光换能机制

感光细胞能感受光的刺激，并把其转变为神经冲动，这种感光换能的物质基础，就是感光细胞中所含的视色素（visual pigment）所致。

1. 视紫红质的光化学反应及其代谢

视杆细胞所含有的视色素称为视紫红质（rhodopsin），它是一种结合蛋白质，由一分子视蛋白（opsin）和一分子视黄醛（retinene，11-顺视黄醛）的生色基团所组成，分布于视杆细胞外段的膜盘膜上。视紫红质在暗处呈紫红色，当受到光照时迅速退色以至完全变白（图9-7）。

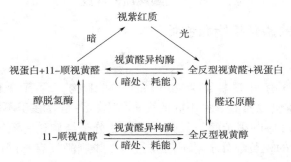

图9-7　视紫红质的光化学反应

视紫红质在光照时迅速分解为视蛋白和视黄醛，其中的视黄醛由分子构象较为弯曲的11-顺型变为分子构象较直的全反型，并与视蛋白分离。视紫红质的光化学反应是可逆的，在暗处又可重新合成。视紫红质的再合成是全反型视黄醇在视黄醛异构酶的作用下转变为11-顺视黄醇，最后，11-顺视黄醇在醇脱氢酶的作用下转变为11-顺视黄醛，形成的11-顺视黄醛可以很快再与视蛋白结合而合成视紫红质。实际上人在暗处视物时，既有视紫红质的合成，又有它的分解，这是在暗处能不断视物的基础。光线越暗，合成过程越强，视紫红质含量也越高，视网膜对弱光就越敏感；相反，人在亮处时，视紫红质的分解增强，合成减弱；在强光下，视杆细胞中较多的视紫红质被分解，视杆系统失去了感受光刺激的能力，则强光下的视物由视锥系统来完成。

视紫红质在分解和再合成的过程中，有一部分视黄醛将被消耗，这就要靠从食物中吸收的维生素A来补充。因此，如长期维生素A摄入不足，将会减少视紫红质的合成，影响人的暗视觉，引起夜盲症（nyctalopia）。

2. 视杆细胞感受器电位的产生

人们采用细胞内微电极技术，研究视网膜在光照前后，视杆细胞外段膜内外的电位变化，结果发现：

（1）静息电位

静息而未经光照时，视杆细胞的静息电位为$-40\sim-30$mV，比一般细胞低得多，这是因为无光照时，细胞内产生大量cGMP，使视杆细胞外段膜上部分Na^+通道处于开放状态，Na^+进入细胞内；同时视杆细胞内段膜上的钠泵连续活动，将Na^+移出膜外，这样就维持了膜内外的Na^+平衡，形成视杆细胞的静息电位。

（2）感受器电位

当光照视网膜时，在视杆细胞的外段膜内发生原有的负电位数值增大、持续时间较久的一种超极化慢电位，称为视杆细胞的感受器电位。它具有一般的发生器电位的特点，能以电紧张形式扩布。它是引起视觉的直接原因。

关于超极化慢电位发生的原因，通常认为，调节膜通透性的细胞内信使是cGMP，当视杆细胞受到光照时，视紫红质分解，激活视盘膜上的G蛋白，活化的G蛋白进而激活磷酸二酯酶（PDE），使视杆细胞外段胞质中的cGMP大量分解，cGMP浓度因而降低，导致cGMP依赖性的Na^+通道开放减少，阻止Na^+内流；而内段膜上的钠泵仍继续活动，将Na^+移出膜外，结果形成超极化的感受器电位。

视杆细胞没有产生动作电位的能力，刺激在外段膜上引起的感受器电位，只能以电紧张形式扩布到视杆细胞的终足部位，影响终足处递质的释放。

（四） 视锥系统的感光换能和色觉

1. 视锥色素

视锥细胞的外段具有与视杆细胞类似的盘状结构，含有视色素，称为视锥色素（iodopsin）。大多数脊椎动物具有 3 种不同的视锥色素，各自存在于不同的视锥细胞中。3 种视锥色素都含有同样的 11-顺视黄醛，只是视蛋白的分子结构稍有不同。正是这些不同的视蛋白，才使得与它结合的视黄醛分子对不同波长的光线刺激具有不同的敏感性。光照时，视锥细胞外段膜上也产生同视杆细胞类似的超极化的感受器电位，作为光—电转换的第一步，直至在相应的神经节细胞上产生动作电位。

2. 色觉

视锥细胞的重要功能是：具有辨别不同颜色的能力。颜色视觉是一种复杂的物理—心理现象，不同的颜色，即是不同波长的光线作用于视网膜后，在人脑中所引起的不同的主观映象。正常视网膜可分辨 380~760nm 约 150 种不同的颜色，每种颜色都与一定波长的光线相对应。因此，在可分辨的光谱范围内，波长长度只要改变 3~5nm，就可被视觉系统分辨为不同的颜色。显然，视网膜上不可能存在上百种对不同波长的光线起反应的视锥细胞。关于颜色视觉的形成机制主要有：

（1） 三原色学说

19 世纪初，Young 和 Helmoltz 就提出了著名的视觉三原色学说（trichromatic theory）。认为在视网膜中，有 3 种不同的视维细胞，分别含有对红、绿、蓝 3 种光敏感的感光色素。当某一波长的光线作用于视网膜时，则以一定的比例，使 3 种视锥细胞分别产生不同程度的兴奋，这样的信息传向中枢，就产生某种颜色的感觉。例如，红、绿、蓝 3 种视锥细胞兴奋程度的比例为 4∶1∶0 时，产生红色的感觉；三者的比为 2∶8∶1 时，产生绿色的感觉等。

由此可见，视网膜上分别存在对红、绿、蓝 3 种颜色最为敏感的视锥细胞色觉形成的基础。

近年来，三原色学说逐渐得到许多研究证实：①在脊椎动物视网膜中央凹附近有分别对波长为 420nm、534nm 和 564nm 的光线最为敏感的 3 类视锥细胞，这 3 种波长的光线引起的颜色感觉正好相当于蓝色、绿色、红色，它们的光谱吸收曲线如图 9-8 所示。说明每一类视锥细胞都有它最敏感的波长，但对邻近波长的光，也有一定程度的反应。②一种颜色不仅可以由某一固定波长的光线所引起，也可由两种或更多种其他波长的光线的混合作用所引起。一切色光都是由红、绿、蓝这三种原色适当比例配合而产生。如果把红、橙、黄、绿、青、蓝、紫 7 种颜色同时均等地作用于人眼则可引起白色觉。③用不同波长的光线照射视网膜，同时记录神经节细胞放电时发现，同样存在对红、绿、蓝 3 种颜色光敏感的 3 种神经节细胞，不同的单色光照射引起的超极化的感受器电位的幅度，在不同的视锥细胞是不同的，峰值出现的情况也符合三原色学说。

若缺乏三原色中某种光敏感视锥细胞或感光色素，则缺乏对该色的辨别能力，即为该色的色盲（color blindness）。如缺乏红敏感光色素则缺乏对红色的辨别能力，则为红色盲；缺乏绿敏感光色素者，则为绿色盲。红、绿色盲较为多见，蓝色盲少见。某原色的色盲不仅只对该原色缺乏辨别能力，也必然会影响对其他颜色的正常知觉。也就是说，色盲人所看到的颜色，与正常色觉人是不同的。全色盲者没有颜色感觉，只有亮度感觉。色盲程度也不完全一样，有的只表现为对某原色辨别能力比正常为弱，这种色觉的异常称为色弱（color weakness）。色

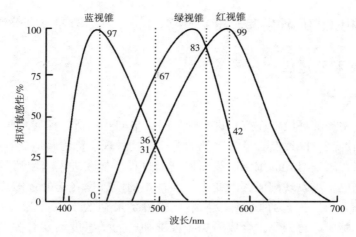

图 9-8　人体视网膜中 3 种不同视锥细胞对不同波长光的相对敏感性

盲、色弱除极少数是由于视网膜病变引起外，绝大多数是由先天遗传而来。

（2）色觉的对比色学说

三原学说能说明许多觉色现象，但也有解释不了的问题，如颜色对比现象。若将一蓝色小纸片放在黄色背景上，我们就会觉得这个小纸片特别"蓝"，同时也觉得黄色背景比未放蓝纸片时更"黄"。这种现象，称为颜色对比。黄和蓝则称为对比色（colorcontrast）或互补色（complementary color）。颜色对比现象只出现在对比色之间，而不是任意两种颜色之间。互为对比色的尚有红和绿，白与黑。对比色等现象不能用三原色学说解释。

（五）视网膜对视觉信息的初步处理

视网膜处信息传递的基本过程为：光照时，感光细胞产生超极化的感受器电位，与其他感受器不同的是，这种感受器电位是超极化型慢电位而非去极化型慢电位，这种超极化型慢电位以电紧张形式扩布到感光细胞的终足部位，使终足的递质释放减少，从而引起下一级细胞产生慢电位变化。只有当这种慢电位变化传到神经节细胞时，经过总和，使神经节细胞的静息电位去极化到阈电位水平，才能产生动作电位，这些动作电位作为视网膜的最后输出信号传向视觉中枢（图 9-9）。

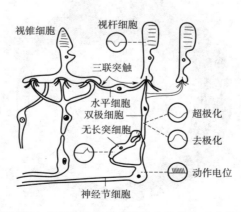

图 9-9　视网膜中各类细胞的排列及其产生的电反应的类型示意图

三、与视觉相关的几种生理现象

（一）暗适应和明适应

1. 暗适应

当人长时间在明亮的环境中而突然进入暗处时，最初看不清楚任何东西，经过一定时间，视觉敏感度才逐渐增高，能逐渐看见在暗处的物体，这种现象称为暗适应（dark adaptation）。

暗适应是人眼在暗处对光的敏感度逐渐提高的过程。如在进入暗室后的不同时间内，连续测定人的视觉阈值，可发现阈值逐渐变小，即视觉的敏感度在暗处逐渐提高。暗适应过程通常需要 20~30min，且可分为两个阶段：第一阶段是最初的 7min，为视觉值明显下降期，此期主要与视锥细胞中的感光色素合成增加，视锥细胞的敏感度增高有关；第二阶段的视觉阈值的进一步下降，主要与视杆细胞中的视紫红质合成增强有关。

2. 明适应

人较长时间在黑暗处突然进入明亮处时，最初感到一片耀眼的光亮，不能看清物体，稍待片刻才能恢复视觉，这称为明适应（light adaptation）。

明适应的过程较短，约 1min 即可完成。初期的耀眼光感要是于视杆细胞在暗处合成的大量视紫红质在强光下迅速分解所致，其后，对光不敏感的视锥细胞才能在亮光环境中感光。

（二）视野和视力

1. 视野

单眼固定凝视前方一点时，该眼所能看到的空间范围，称为视野（visual field）。视野可借助视野计进行测量。在同一光照条件下，不同颜色的视野大小不一样，以白色视野最大，其次为黄蓝色，再次为红色，而以绿视野为最小（图 9-10）。不同颜的视野差异，主要与各感光细胞在视网膜中的分布范围有关。

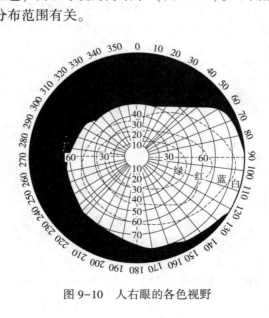

图 9-10　人右眼的各色视野

2. 视力

视力是指眼分辨物体细微的结构的能力，以能分辨空间两点的最小距离为衡量标准。正常眼在 5m 处能分辨两点的最小距离为 1.5mm。此时从两点反射出来的光线射入眼球在节点前交叉所成的角度（视角）为 1′，在视网膜上形成的物像两点间的宽度约为 5μm，而中央凹的视锥细胞直径为 2.0~2.5μm，这样物像至少可以刺激视网膜两个感光细胞，而且在两个感光细胞之间间隔一个感光细胞。兴奋传至中枢，就可隔着一个小小的空间，因而感到两点是分开的。国际标准视力表就是根据这个原理制成的。视力表有 12 行大小和方向不同的 E 字，越往下越小。当人眼在 5m 处能看清第 10 行 E 字（其缺口的两点与眼所成的视角为 1′，两点的距离为 1.5mm，按简化眼计算，此缺口在视网膜像中的距离为 4.5μm）时，视力为正常，定为 1.0。若受试者在 5m 处只能看清视力表第 1 行 E 字，则视力为 0.1；在表上列出视力相当于 0.2~0.9 时的逐步减小的图形。

（三）双眼视觉

双眼同时看一物体的视觉称双眼视觉（lar vision）。这时物像恰好落在两眼视网膜中央凹的对应点（corresponding point）上，分别由两眼的视神经传至中枢，在主观感觉上产生一个物体的感觉。斜视或两眼运动不协调者，物体不会在两眼视网膜的相对应部位成像，而会产生两个物体的感觉，这称为复视（dilopia）。如眼注视某物体，用手轻推一侧眼球即出现复视。双眼视觉优于单眼视觉，它可弥补视野中存在盲点的缺陷，可扩大单眼视觉时的视野并产生立体视觉（stereopsis），增强对物体的距离（深度）、大小判断的准确性。

立体视觉：两眼注视同一近物时，由于同一物体在两眼视网膜上所形成的像不完全等同。右眼看到物体的右侧较多，左眼看见左侧较多，两侧的物像经中枢神经系统的综合就产生立体感觉。这种感觉除了可见物体的高度和宽度外，还能看到深度。单眼视物也可根据眼球运动、生活经验及物体表面的阴影等估计物体是否是立体，但精确性较差。

第三节 听觉器官

听觉（hearing）是机体获取外界信息的重要感觉，由耳、听神经和听觉中枢的共同活动完成。耳是听觉器官，由外耳、中耳和内耳三个部分组成（图 9-11）。耳的适宜刺激是由声源引起空气振动产生的疏密波，通过外耳和中耳的传音系统的传递，引起内耳淋巴的振动，从而使耳蜗螺旋器的毛细胞兴奋，将声能转变成神经冲动，经听神经传入大脑皮层的听觉中枢，产生听觉。

一、外耳和中耳的传音功能

（一）外耳

外耳（outer ear）由耳郭和外耳道组成。耳郭的形状有利于收集声波，故具有集音功能，它将传来的声波会聚性地反射到外耳道口。使进入外耳道口的声波密集，强度增大。同时，耳郭可以根据声音强弱的变化判断声源的位置；外耳道是声波传导的盲性通道，长约 25mm，根据物理学原理，一端封闭的管道可与波长 4 倍于管长的声波产生最大的共振作用，按此计

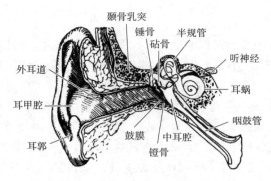

图 9-11　人右耳的结构示意图

算，外耳道作为一个共鸣腔其最佳的共振频率约为 3800Hz；这样的声波由外耳道传到鼓膜时，其强度要比外耳道口可增强 10 分贝（decibel，dB）。所以，外耳道是一个有效的共鸣腔。

（二）中耳

中耳（middle ear）是空气传导的必经之路，外侧以鼓膜与外耳道交界，中耳腔叫鼓室，鼓室内侧通过卵圆窗（又称前庭窗）和圆窗（又称蜗窗）膜与内耳相隔，并以咽鼓管与鼻部相通。鼓室内有 3 块听小骨和 2 块中耳肌（图 9-12）。中耳的鼓膜、听骨链和内耳的前庭窗之间的联系，构成了声音由外耳传向耳蜗的最有效通道，由于鼓膜到前庭窗之间的传递系统的特殊力学特性产生的增压效应，弥补了传递过程的能量消耗。

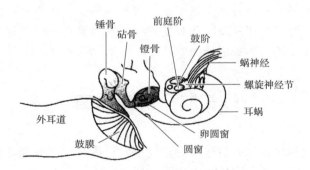

图 9-12　中耳结构及其与内耳联系的示意图

1. 鼓膜

鼓膜（tympanic membrane）不是平面膜，其顶点朝向鼓室，形似圆的漏斗，面积 50～90mm^2，厚度约 0.1mm，内侧连锤骨柄。鼓膜恰似电话机受话器中的振动膜，是一个压力承受装置，它没有固有的振动，却有较好的频率响应和较小的失真度，当频率在 2400Hz 以下的声波作用于鼓膜时，它可以复制外加振动的频率，与声波振动同始同终。因此，鼓膜能如实地将外来的声音传导至内耳。

2. 听骨链

听骨链（ossicular chain）由锤骨（malleus）、砧骨（incus）和镫骨（stapes）依次连接而成。锤骨柄附着于鼓膜，镫骨脚板和卵圆窗膜相接，砧骨居中，将锤骨和镫骨连接起来，使 3 块听小骨形成一个两臂之间呈固定角度的杠杆。在这个夹角杠杆中，锤骨柄为长臂，砧骨长突为短臂。这个杠杆系统的特点是：杠杆的支点（即锤骨和砧骨的连接点）刚好在整个听骨链的重心上，因而在能量传递过程中惰性最小，效率最高。

3. 鼓膜和听骨链的增压效应

声波通过鼓膜、听骨链到达卵圆窗时，其振动的压强明显增大，而振幅稍减小，这就是中耳的增压效应（pressurized effect）。这是由于膜的面积与镫骨脚板的面积不同：①鼓膜振动时，其有效振动面积约为 $55mm^2$，与卵圆窗膜连的镫骨地板面积约 $3.2mm^2$。如听骨链传音时总压力不变，则作用于卵圆窗膜上的压强增大约 17.2 倍（55/3.2）；②听骨链杠杆长臂（锤骨柄）和短臂（砧骨长突）之比为 1∶3∶1，这样短臂一侧的力将增大为原来的 1.3 倍。所以，在鼓膜和听骨链传递声波过程中，通过以上两方面的作用，卵圆窗上的增压效应为 17.2×1.3≈22.4（倍）。

4. 中耳肌的功能

在中耳与传音功能有关的，还有两块中耳肌：鼓膜张肌和镫骨肌。当声强过大（70dB 以上）时，可反射性地引起这两块肌肉的收缩，结果使鼓膜紧张，各听小骨之间的连接更为紧密，导致听骨链传递振动的幅度减小，阻力加大，可阻止较强的振动传到内耳，从而对感音装置起到一定的保护作用。但是这个反射有较长的潜伏期（40~80ms），故对于突发性爆炸声的刺激，对耳感音装置的保护作用不大。

5. 咽鼓管的功能

咽鼓管又称耳咽管，是鼓室和鼻咽部的连通管道，它有两种作用，一是保持鼓室内压力与外界大气压力平衡，有利于鼓膜的振动。当咽鼓管阻塞时，鼓室内气体被吸收、压力变负，引起鼓膜内陷而影响鼓膜的正常功能。二是对中耳的引流作用，咽鼓管黏膜上皮的纤毛运动能促使鼓室的分泌物排向鼻咽腔。咽鼓管在正常情况下其鼻咽部开口常处于闭合状态，方能阻挡自身说话、呼吸、心跳等声音直接传入鼓室，此称咽鼓管的防声作用；在吞咽、打哈欠或喷嚏时由于腭帆张肌等肌肉的收缩，可使管口暂时开放，有利于气压平衡。

6. 声音的气传导和骨传导

声音可通过 3 条途径传入内耳：

声音→外耳道→鼓膜→听骨链→卵圆窗（前庭窗）→内耳

声音→外耳道→鼓膜→鼓室内空气振动→圆窗（蜗窗）→内耳

声波振动→颅骨内耳骨迷路振动→内耳

前两条声音的传导途径属气传导（air conduction），第三条声音传导途径为骨传导（bon conduction）。正常情况下声波主要通过第一条途径传导；第二条的声波传导路径在正常听觉中的作用很小，只是当鼓膜或中耳病变时才可发挥一定的传音作用；第三条声音传导途径在正常听觉中的作用更小，但它在鉴别耳聋性质上有一定意义。正常的听觉是空气传导大于骨传导。当鼓膜和中耳病变引起传音性耳聋时，空气传导明显低于骨传导，而在耳蜗病变发生感音性耳聋时，则空气传导和骨传导同时受损。

二、耳蜗的感音换能功能

（一）耳蜗的结构

耳蜗是一个形似蜗牛壳的骨管，长度约 35mm，从尖端到底高约 5mm，底部的最宽部位直径约9mm，其围绕轴盘旋2.5周。在耳蜗管的横断面上有两个分界膜，一为斜形的前庭膜，另一为平行的基底膜，此二膜将管道分为3个腔，分别称为前庭阶（scala vestibuli）、蜗管（cochlear duct）和鼓阶（scala tympani）（图9-13）。前庭阶在耳蜗底部与卵圆窗膜相接，内充外淋巴（perilymph）；鼓阶在耳蜗底部与圆窗膜相接，也充满外淋巴，这两个部分的外淋巴通过耳蜗顶部的蜗孔相沟通。

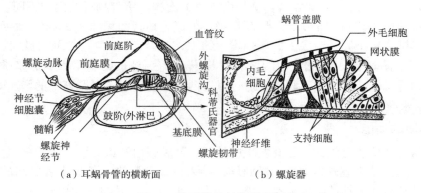

图9-13　耳蜗的结构示意图

蜗管位于前庭阶和鼓阶之间，是充满内淋巴（endolymph）的盲管。并不与外淋巴相通，在内淋巴中浸浴着基底膜上的声音感受器——螺旋器（也称柯蒂器，organ of Corti）。

螺旋器由内、外毛细胞（hair cell）和支持细胞等组成。在蜗管的近蜗轴侧有一行纵向排列的内毛细胞，其外侧有3~5行纵向排列的外毛细胞。每一个毛细胞的顶部表面，都有上百条排列整齐的纤毛，称为听毛。外毛细胞较长的一些纤毛埋植在盖膜下层胶冻状的物质中。盖膜在内侧连蜗轴，外侧则游离于蜗管的内淋巴液中。毛细胞的顶部与蜗管中的内淋巴相接触，而毛细胞的底部则与外淋巴相接触，并与蜗神经纤维相联系。此外，在蜗管外上方有丰富的毛细血管，称血管纹。在血管纹的细胞膜上有钠—钾泵，节蜗管内巴中 Na^+-K^+ 交换，以维持内淋巴中低钠高钾的水平。

（二）耳蜗的感音换能作用

在耳蜗的感音换能过程中，耳蜗基底膜的振动是一个关键因素。

1. 基底膜的振动

当声波振动通过听骨链到达卵圆窗时，压力变化立即传给耳蜗内液体和膜性结构。如果声波经中耳听骨链传递，使卵圆窗膜内移时，必将通过外淋巴使前庭膜下移，通过内淋巴使基底膜下移，最后通过鼓阶的外淋巴压向圆窗，使圆窗膜外移；相反，当卵圆窗膜外移时，上述结构又作相反方向移动，如此反复，形成了振动。在这种振动过程中，圆窗膜实际起着缓冲耳蜗内压力变化的作用。

基底膜的振动又引起螺旋器的振动，由于基底膜与盖膜在蜗轴一侧的附着点不在同一个轴上，故振动时，各自沿不同的轴上下移动，于是两膜间发生交错的移行运动，使外毛细胞的听毛在剪切力的作用下而弯曲（内毛细胞的听毛不与盖膜接触，但内淋巴的运动也能使其发生弯曲或偏转）。听毛的弯曲可引起毛细胞兴奋，并将机械能转化成电能。最后引起与毛细胞相联系的耳蜗神经产生神经冲动频率的改变，以不同形式的编码传入中枢。

人基底膜的长度约为30mm，但其宽度不同，底部基底膜的宽度只有0.04mm，以后逐渐加宽，到蜗顶处约 0.5mm，同时基底膜的顺应性由蜗底到蜗顶也逐渐增大到 100 倍左右。所以通常底部基底膜顺应性和质量小，共振频率高；顶部基底膜顺应性和质量大，共振频率低。

2. 行波理论

人的听觉如何感受不同频率的声音（音调），早在 1947 年 Bekesy 提出了行波学说（traveling wave theory）加以解释。该学说认为：①声波的振动就像一条抖动的绸带，声波沿绸带向远端传播，声波的振动到达卵圆窗后传至内耳，使耳蜗底部基底膜随之振动，并向蜗顶方向纵向推进，振动幅度逐渐加大，当所传送的声波频率与某一部位的基底膜共振频率完全一致时，则该部基底膜振动的振幅增强到最大，经过该部位后，因能量的耗尽，振幅急剧减小，最后行波（声波）消失。②每一个声波振动频率在基底膜上都有一个特定的波传播范围和最大振幅区。研究发现，声波频率越低，行波传播的距离越远，最大振幅出现的部位越靠近蜗顶，即越靠近蜗顶的基底膜与低频声波发生共振；相反，声波频率越高，行波传播距离越短，最大振幅出现的部位越靠近卵圆窗处，即靠近蜗底的基底膜与高频声波发生共振（图 9-14）。③基底膜不同部位的听神经冲动传到听觉中的部位也不相同，即可产生不同的音调感觉。当声波振动频率在基底膜某一部位引起最大振幅后，则位于该处的毛细胞受到的刺激就最强，与该处毛细胞相连的听神经纤维传入冲动也就最多，这样的冲动传向听觉中枢的不同部位，就会产生相应的、不同的音调感觉。动物实验及临床资料也已证实，耳蜗底部受损时主要影响对高频声音的听力，耳蜗顶部受损时主要影响低频听力。

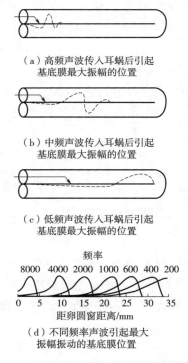

（a）高频声波传入耳蜗后引起
基底膜最大振幅的位置

（b）中频声波传入耳蜗后引起
基底膜最大振幅的位置

（c）低频声波传入耳蜗后引起
基底膜最大振幅的位置

频率
8000 4000 2000 1000 600 400 200

0　5　10　15　20　25　30　35
距卵圆窗距离/mm

（d）不同频率声波引起最大
振幅振动的基底膜位置

图 9-14　不同频率的声波在基底膜上的行波

（三）耳蜗的生物电现象

由于基底膜的振动引起毛细胞上的听纤毛弯曲变形，这是耳蜗将机械能转变为神经电信号的开端，由此起耳蜗内一系列过渡性的电变化，最后引起听神经纤维产生动作电位，完成耳蜗的换能作用。从内耳引出的电位如下所述。

1. 耳蜗内电位

在耳蜗未受刺激时，如以鼓阶或前庭阶的外淋巴为零电位，可测得蜗管内淋巴中的电位为 80mV 左右，称为耳蜗内电位（endocochlear potential），又称内淋巴电位（endolymphatic potential）。而在静息状态下，毛细胞的静息电位为 $-80 \sim -70$mV。由于毛细胞顶端是浸浴在内淋巴中，故毛细胞顶端膜内外两侧的电位差达 160V；而在毛细胞底部周围的浸浴液为外淋巴，该部位毛细胞膜内外的电位差只有 80mV 左右。这就是耳蜗毛细胞静息电位和一般细胞电位的不同之处。

关于蜗管内淋巴电位的产生和维持，一般认为，与蜗管外侧壁血管纹的细胞活动有直接关系。血管纹细胞膜上含有大量活性很高的 Na^+-K^+ ATP 酶，具有泵的作用，能将血中的 K^+ 泵入蜗管内淋巴，将内淋巴中的 Na^+ 泵入血浆，由于 Na^+ 和 K^+ 交换的离子数不等，使得 K^+ 泵入量超过 Na^+ 泵出量，造成内淋巴中 K^+ 的蓄积，导致内淋巴保持了较高的正电位。有报道，内淋巴中高 K^+ 对维持毛细胞的敏感性有关，耳蜗内电位对缺 O_2 或哇巴因（Na^+-K^+ ATP 酶阻断剂）非常敏感，缺 O_2 可使 ATP 生成及钠泵的活动受阻，内淋巴的正电位不能维持，常可导致听力障碍。

2. 耳蜗微音器电位

当耳蜗受到声波刺激时，在耳蜗及其附近可记录到一种与作用于耳蜗的声波的频率与幅度完全一致的电位变化，称为耳蜗微音器电位（cochlear microphonic potential，CMP）（图 9-15）。

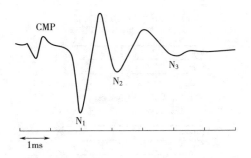

图 9-15　由短声刺激引起的耳蜗微音器电位和耳蜗神经动作电位

（1）耳蜗微音器电位的特点

①在一定的强度范围内，其波形和频率与刺激声波一致；②几乎没有潜伏期和不应期；③无真正阈值；④不易疲劳，不发生适应现象；⑤对深度麻醉和低 O_2 相对不敏感。在动物死亡后 30min 内耳蜗微音器电位并不消失。即使在听神经性耳聋或听神经退化后，耳蜗微音器电位也仍然存在。

（2）耳蜗微音电位的产生原因

一般认为微电位是多个毛细胞在接受声刺激时，所产生的感受器电位的复合表现。耳蜗微音器电位随听纤毛向不同方向的弯曲和复位而有所增大或减小，当静毛向动毛方向弯曲时，出现去极化的电位，当静毛背离动毛方向弯曲时，则出现超极化的电位，这就是耳蜗微音器电位的波动能够同声波振动频率和幅度相致的原因。

目前认为，耳蜗微音器电位是引发听神经纤维动作电位的关键因素，推测耳蜗微音器电位的波动伴随了毛细胞底部化学递质分泌量的增加或减少，后者再作用于分布在附近的听神经纤维末梢，使之产生不同数量的神经冲动，这样就使声音振动所包含的信息，最终编码在听神经纤维的神经冲动的序列和不同纤维的组合之中。

3. 听神经动作电位

听神经动作电位是耳蜗对声音刺激所引起的一系列反应中最后出现的电变化，是耳蜗对声音刺激进行换能和编码作用综合的结果（图 9-15）。其作用是向听觉中枢传递声音信息。

听神经动作电位是在耳蜗微音器电位之后出现，包括 N_1、N_2、N_3 3 个负相电位。现已知道，除 N_1 是由多数耳蜗神经纤维兴奋后产生的动作电位的总和，可称为听神经复合动作电位，其余各 N 波主要是脑干听神经传导通路上相继各神经核的电位活动。如 N_2 主要是耳蜗核的电位活动，N_3 主要是上橄榄核的电位活动等。耳蜗神经动作电位的大小反映了兴奋的神经纤维数目的多少和听神经的功能。听神经动作电位的特点是：①潜伏期较长（$1 \sim 1.5 \text{ms}$）；②有明确的阈值和不应期；③电位的大小随刺激的强度而变化；④对低 O_2 敏感。

第四节　前庭器官

前庭器官（vestibular apparatus）由内耳中的 3 个半规管（semicircular canal）和椭圆囊（utricle）与球囊（saccule）（后两者合称前庭）组成（图 9-16）。它们和耳蜗同位于颞骨岩部的骨迷路之中，为膜性管道，管内充满内淋巴，管外与骨迷路的间隙则是外淋巴。前庭器官是人体对自身运动状态和头部在空间位置的感受器，在维持姿势、调节平衡中起重要作用。从这个意义上来说，前庭器官的感觉也可称为平衡感觉（equilibrium sensation）。

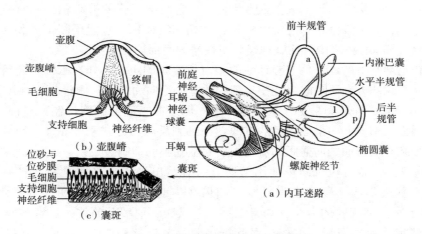

图 9-16　前庭器官的结构示意图

一、前庭器官的感受装置

（一）椭圆囊、球囊和半规管的一般结构

1. 椭圆囊和球囊的一般结构

椭圆囊和球囊统称为耳石器官。椭圆囊位于骨性前庭腔内的后上部，与 3 个半规管相通，

球囊在椭圆囊的前下部。椭圆囊和球囊之间以管道相通，其中充满内淋巴，囊内各有一个感受装置称为囊斑（macula）。

椭圆囊和球囊中的毛细胞位于囊斑上，毛细胞顶端的纤毛穿插在位砂膜（也称耳石膜）中。位砂膜是一小块胶质板，内含位砂（otoliths），其主要由碳酸钙与蛋白质组成，比重大于内淋巴，因而有较大的惯性。在运动开始或加速时，由于位砂膜的惯性大，使其与毛细胞之间发生移位，对毛细胞上的纤毛有一定的牵拉作用。由于位砂膜的牵拉则刺激着毛细胞，因而与毛细胞相连的前庭神经末梢便有冲动发放频率的改变。

人体直立而静止不动时，椭圆囊囊斑的平面与地面平行，其表面分布的毛细胞顶部朝上，位砂膜在纤毛的上方。当人体在水平方向做直线变速运动或头部位置改变时，位砂膜受重力及惯性作用，会对毛细胞的纤毛产生不同程度的牵拉，而球囊的平面则与地面垂直。在人直立时，位砂膜则悬在纤毛的外侧与囊斑平行。当人体在垂直方向做直线变速运动或头部位置改变时，位砂膜受重力及惯性作用，也会对毛细胞的纤毛产生不同程度的牵拉，使毛细胞兴奋。

研究发现，在椭圆囊的囊斑平面上，几乎每个毛细胞的排列方向均不完全相同，而在球囊的囊斑平面上，主要是以向上和向下两个方向为主。毛细胞纤毛的这种配置有利于人体在囊斑平面上感受身体各个方向直线变速运动的刺激，分辨所进行的变速运动的方位，以保持身体的平衡。

2. 3 个半规管的一般结构

在左、右两侧内耳各有 3 个相垂直的称为前、后外（水平）半规管，分别代表空间的 3 平面；3 个半规管形状大致相同，各占约 2/3 圆周，其中充满内淋巴，均开口于前庭。每个半规管与椭圆囊连接处有一膨大部分，称为壶腹（ampulla），其中各有一隆起，称为壶腹嵴（crista ampullaris），壶腹嵴是半规管的感受装置，它与半规管的管心轴呈垂直位，嵴上竖立毛细胞面对管腔，而毛细胞顶部的纤毛较长，互相黏集成束，包埋于圆顶形胶质结构的壶腹帽或称为终帽（cupula）之中。前庭神经分布在嵴的底部连接毛细胞。

此外，在毛细胞上的动纤毛与静纤毛的相对位置是固定的。如在水平半规管内，当内淋巴由管腔朝向壶腹的方向移动时，能使毛细胞的静纤毛向动纤毛一侧弯曲，引起毛细胞兴奋；当内淋巴离开壶腹方向时，使动纤毛向静纤毛一侧弯曲，使毛细胞抑制。在前、后半规管，因毛细胞排列方向不同，内淋巴流动的方向与毛细胞反应的方式刚好相反，离开壶腹方向的流动引起毛细胞兴奋，而朝向壶腹的流动则引起毛细胞的抑制。

3 个半规管的大致方位可简单地用下述方法表示出来：当双手握拳且肘关节是半屈曲状态时，让拳代表壶腹，臂代表半规管。如果在头前倾 30°，将半屈的双臂水平抬起时，便表示水平（外）半规管的方位；如果双手握拳叉腰，肘关节前移，使臂与躯干成 45° 角，这时的双臂便表示前半规管的方位；由此再将肘关节后移 90° 时，双臂即反映后半规管的方位。

（二）前庭器官的感受细胞——毛细胞

椭圆囊、球囊和 3 个半规管中的毛细胞结构十分类似。在毛细胞顶部通常有 60～100 条纤毛（cilium），虽阶梯状排列；其中有一条最长，位于细胞顶端的一侧边缘处，称为动纤毛（kinocilium，动毛），其余的毛较短，分布于细胞顶端的大部分区域，称为静纤毛（stereocilium，静毛）。毛细胞的底部有前庭神经纤维末梢分布（图 9-17）。

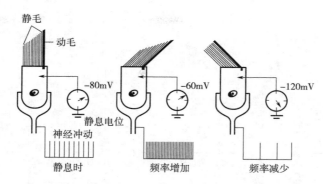

图 9-17　前庭器官中毛细胞顶部纤毛受力情况与电位变化关系示意图

电生理学研究证明，当外力使纤毛向一侧倾倒时，毛细胞底部的前庭神经纤维上就有神经冲动发放频率的改变。如图 9-17 所示，当静毛和动毛都处于静止状态时，毛细胞膜内外存在着约 -80mV 的静息电位，此时与毛细胞相连的神经纤维上有中等频率的自发持续放电，当外力使静毛倒向动毛一侧偏转时，毛细胞则产生去极化，达一定阈值时（约 -60mV），与其相连的传入神经纤维发放神经冲动的频率明显增加，表现为兴奋性效应；当外力使动毛倒向静毛一侧曲时，则毛细胞产生超极化，同时传入冲动减少，表现为抑制性效应。这是前庭器官中所有毛细胞感受外界刺激时的一般规律。

在正常条件下，由于各前庭器官中毛细胞所在位置的不同，不同形式的变速运动都能以特定的方式改变毛细胞纤毛的倒向，使相应神经纤维的冲动发放频率发生改变，将机体的运动状态和头的空间位置的信息进行编码处理，最终在中枢产生特殊的运动觉和位置觉，并出现各种躯体和内脏功能的反射性改变。

二、前庭器官的适宜刺激和生理功能

（一）椭圆囊、球囊的适宜刺激和生理功能

1. 椭圆囊的适宜刺激和生理功能——以感受头部水平方向的直线变速运动为主

椭圆囊的适宜刺激是头部水平方向的直线变速运动。人在直立位时，椭圆囊中囊斑平面位置呈水平位，其中存在朝向左、右、前、后等各个方向的毛细胞。当头部做水平方向的变速运动，如人坐在汽车内，当汽车突然向前启动时，由于惯性，身体会向后倾倒，但在身体向后倾倒之前，椭圆囊内的位砂因其惯性作用，将带动位砂膜做相对于囊斑表面的剪切运动，使囊斑中有一些毛细胞的静毛向动毛所在的方位做最大的弯曲，由此产生神经冲动，从而在相应的中枢产生在该方向上的变速运动的感觉，同时，可反射性地使躯干部的屈肌和下肢的伸肌肌肉紧张增加，从而使身体向前倾以保持身体的平衡（图 9-18）。

2. 球囊的适宜刺激和生理功能——以感受头部垂直方向的直线变速运动为主

球囊的适宜刺激主要以头部垂直方向的直线变速运动为主。人在直立位时，球囊中的囊斑平面呈垂直位，毛细胞的纤毛向水平方向伸出，位砂膜悬在纤毛外侧，与囊斑相平行。当头部做垂直方向的直线变速运动，可引起毛细胞的兴奋或抑制，中枢根据特定细胞的兴奋或抑制，来判断头部做向上或向下的垂直加速运动，同时还可反射性引起下肢肌肉紧张度改变。如人在乘电梯上升时，球囊中的位砂膜下压作用加强，使毛细胞上的纤毛弯曲，毛细胞的兴

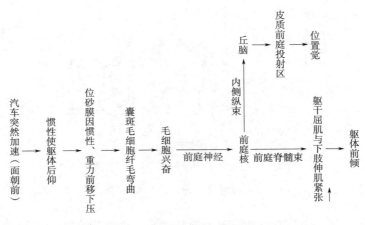

图 9-18　汽车突然启动时的前庭反应过程

奋减弱，前庭神经的传入冲动减少，前庭核兴奋性降低，前庭脊髓束下传冲动减少，下肢伸肌紧张性减低，双下肢屈曲（图 9-19）。电梯下降时，位砂膜对斑的刺激作用则可导致伸肌收缩，下肢伸直。

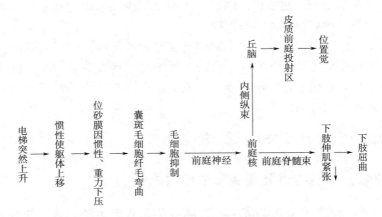

图 9-19　电梯突然上升时的前庭反应过程

从图 9-19 中不难看出，椭圆囊囊斑毛细胞水平排列方向决定了椭圆囊在该水平方向有二维的感觉能力；球囊囊斑中的毛细胞向上和向下方向排列，使人体有了另外一维的感觉能力。这些都是前庭器官的姿势反射，其意义在于维持机体一定的姿势和保持身体的平衡。

（二）半规管的适宜刺激和生理功能——感受正、负角加速度运动

半规管的适宜刺激是正、负角加速度运动。以水平半规管为例：①当人体向左侧旋转时，开始由于内淋巴的惯性作用，左侧半规管中内淋巴压向壶腹，结果使左侧水平半规管内的终帽弯曲而牵拉毛细胞的纤毛，引起左侧毛细胞的兴奋→前庭神经传入冲动增多→前庭核→前庭脊髓束→左侧肢体肌紧张增强；与此同时，右侧半规管中内淋巴则离开壶腹，于是右侧半规管中的毛细胞抑制，传向中枢的神经冲动减少→右侧肢体肌紧张减弱。②如果旋转以匀速持续进行下去，内淋巴惯性运动即逐渐停止，终帽也逐渐复位，对毛细胞的刺激也消失。③旋转突然停止，则由于内淋巴的惯性，两侧壶腹中毛细胞纤毛弯曲的方向和神经冲动发放

的情况正好与旋转开始时相反，则左侧肢体肌紧张减弱，右侧肢体肌紧张增强。因此，在旋转过程中，毛细胞的兴奋不仅会引起相应中枢产生旋转运动感觉，还引起躯干、四肢肌紧张改变，以调节身体平衡，同时伴有一系列自主性功能反应。

综上所述，前庭器官受到刺激是通过反射性地改变颈部、躯干和四肢的紧张性，完成姿势反射，维持身体平衡的主要器官。身体的姿势反射是与引起该反射的刺激动因（直线或旋转变速运动）相对抗的，从而保持身体在空间的正常位置。

三、前庭的自主神经反射和眼球震颤

前庭器官受到刺激后，通过与相关的中枢联系可引起眩晕、胃肠反应、平衡失调、倾倒、眼球震颤等反射活动。这些反射活动均可由生理性或病理性的刺激所引起。因此这些反射活动是临床诊断前庭系统疾病的重要依据和观察指标。

（一）前庭自主神经反射

如果对前庭器官刺激过强或刺激时间较长，则可通过前庭核与网状结构的联系，而引起自主神经功能失调，导致恶心、呕吐、眩晕、心率加速、血压下降、呼吸加快和皮肤苍白等现象，称为前庭自主神经反射（vestibular autonomic nervous reflex）。这种反射由于刺激种类和刺激强度不同，反应不一。对前庭器官敏感性很高的人，即便前庭器官受到的刺激强度不大，也可出现非常强烈的自主神经反应，甚至成为病态，如晕车、晕船、航空病等。

（二）眼球震颤

当前庭迷路受刺激时，特别是在躯体做旋转运动时，反射性地改变了眼外肌的活动，而引起眼球不随意的规律性运动，称为眼球震颤（nystagmus）。旋转、温水或冷水注入外耳道、电刺激乳突以及前庭迷路的各种疾病都能引起眼球震颤。临床上常通过检查眼球震颤来判断前庭迷路的功能。现以水平眼震为例，说明其发生的原理。受试者坐在旋转椅上，头前倾30°使水平半规管完全处于水平位），绕垂直轴旋转。若向左旋转，则可见两侧眼球先是向右缓慢转动，这称为眼球震颤的慢动相（slow component）；当慢动相眼球移动到眼裂右侧端时，又快速返回眼裂正中，这称为眼球震颤的快动相（quick component）。之后再出现新的慢动相和快动相，如此反复出现（图9-20）。

其具体变化过程是：在向左旋转开始时，两侧水平半规管中的内淋巴因惯性向右冲击两侧壶腹嵴的毛细胞，使毛细胞向右弯曲，左侧前庭神经纤维冲动增加，右侧减少。通过前庭—眼球运动反射，使左眼的内直肌紧张度增强，外直肌紧张度减弱；右眼则相反。因此两眼球便都向右缓慢偏转（慢动相）；偏转到一定度后，由视觉中枢进行矫正，使眼球迅速复位（快动相）。临床上，为了便于观察，把快动相规定为眼球震颤的方向。眼球震颤仅在旋转开始和停止阶段出现。旋转持续进行，眼球震颤将消失。向左旋转突然停止时，两侧水平半规管中的内淋巴则因惯性而继续向左流动，致使壶腹嵴毛细胞向左弯曲，这样就会得到与上述旋转开始时完全相反的结果。

水平半规管旋转后出现的眼球震颤，是临床常用的前庭功能检查方法之一。规定在20s内旋转10周突然停止，观察眼球震颤的性质、强度、方向以及持续时间。正常持续15~40s，如果减弱或消失或持续时间缩短，说明前庭功能减退；反之，说明前庭功能过敏。

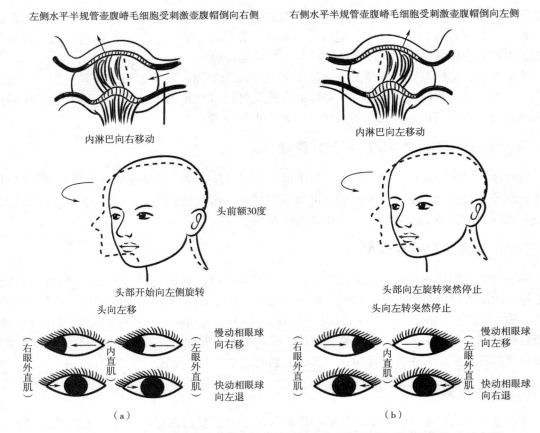

图 9-20　旋转变速运动时水平半规管壶腹嵴毛细胞受刺激情况和眼球震颤方向示意图

第五节　嗅觉和味觉

一、嗅觉

（一）嗅觉感受器

嗅觉感受器（smell receptor）位于上鼻道及鼻中隔后上部的嗅上皮，是一种特殊分化了的化学感受器，两侧总面积约 $5cm^2$。由于其部位较高，平静呼吸时气流不易到达该处。因此对一些不太明显的气味，往往要用力吸气，使气流深入嗅上皮才能进行分辨。

嗅上皮含有 3 种细胞：①主细胞，又称嗅细胞，呈圆瓶状，细胞顶端有 5~6 条短纤毛，细胞底端有长突，组成嗅丝，穿过筛板，进入嗅球；②支持细胞；③基底细胞。

空气中的物质分子，通过呼吸，被嗅上皮部分的黏液吸收，并扩散到嗅细胞的纤毛，引起神经冲动传向嗅球，进而传向嗅中枢，引起嗅觉。

（二）嗅觉的特点

1. 不同动物的嗅觉敏感度差异大

即使同一个体，对不同的物质敏感度也各异。人可以嗅出空气中含有的 $0.04\mu g/L$ 的麝香，而乙醚则需达 $5.833mg/L$ 时才能嗅出。

嗅觉何以能感受并区分多种气味？目前认为，在众多的有气味的物质中，至少存在 7 种基本气味，它们是樟脑味、麝香味、花卉味、薄荷味、乙醚味、辛辣味和腐腥味。其他的一些气味可能是由以上 7 种基本气味的组合所引起；并发现，大多数具有同样气味的物质，分子结构相同；在细胞的纤毛表面膜上具有对某种分子结构有特殊亲和能力的受体和位点，当这些特殊的分子与相应的纤毛表面膜上的受体结合后，可导致表面膜上某种离子通道的开放，引起 Na^+、K^+ 等的易化扩散，在嗅细胞膜上产生去极化型的感受器电位，从而引起轴突膜上产生不同频率的动作电位，传入嗅觉中枢。

在单一嗅细胞电反应的实验中观察到，每一个嗅细胞只对一种或两种特殊气味发生反应，嗅球中不同部位的细胞只对某种特殊气味起反应。由此可见，嗅觉系统也和其他感觉系统一样，不同性质的刺激也有相对特定的感受点和传入路径；非基本气味则由于它们在不同路线上引起的不同数量的冲动的组合编码，在中枢引起各自的嗅觉感受。

2. 嗅觉有明显的适应现象

嗅觉有明显的适应现象绝不是嗅觉的疲劳，因为对某一气味适应后，对其他气味依然敏感。

二、味觉

（一）味觉感受器

味觉的感受器（taste receptor）是味蕾（taste bud），其主要分布于舌背和舌缘，口腔和部分黏膜表面有散在的味蕾。儿童味蕾较多，老年时味蕾萎缩而减少。味蕾由味觉细胞和支持细胞组成。在味觉细胞的顶端有纤毛，称味毛，由味蕾表面的味孔伸出，是感受味觉的关键部位。味细胞的更新率很高，平均每十天更新一次。

（二）味觉的特点

1. 舌表面不同部位对不同味刺激的敏感度不同

对人而言，舌尖对甜味敏感，舌两侧对酸味敏感，舌两侧前部对咸味敏感，舌根和软腭对苦味敏感。

2. 味觉的敏感度常受食物或其他刺激物温度的影响

在 $20\sim30℃$，味觉敏感度最高。

3. 味觉的辨别能力受血液化学成分的影响

血液中低钠，则喜食咸食。所以，味觉不仅能辨别不同味道，同时也与摄取营养成分、调节机体内环境稳定有关。

4. 味觉有适应现象

当对某一味觉刺激适应后，并不影响其他种类的味觉，如吃糖时对甜味的敏感性会降低，但对苦、酸、咸等味道的敏感性并不受影响。

参考文献

[1] 范少光，汤浩，潘伟丰．人体生理学 ［M］.2 版．北京：北京医科大学出版社，2000.

[2] 王庭槐．生理学 ［M］．北京：高等教育出版社，2004.

[3] 朱妙章．大学生理学 ［M］．北京：高等教育出版社，2009.

[4] 朱大年．生理学 ［M］.7 版．北京：人民卫生出版社，2008.

[5] 张建福，彭隶平，阎长栋．人体生理学 ［M］．北京：高等教育出版社，2007.

[6] 邱一华，彭津平．生理学 ［M］.2 版．北京：科学出版社，2009.

[7] 姚泰．生理学（八年制）［M］．北京：人民卫生出版社，2005.

[8] Yan J Q，Wu B W. Textbook of Physiology ［M］．北京：科学出版社，2006.

[9] Yao T. Textbook of Physiology ［M］．北京：人民卫生出版社，2008.

[10] Guyton A C，Hall J E，extbook of Medical Physiology ［M］.10th ed. Philadelphia：WB Saunders Co，2000.

[11] 孙庆伟．生理学课外读本 ［M］．南昌：江西科学技术出版社，1995.

第十章 神经系统生理

第一节 神经元与神经胶质细胞

神经系统主要由神经元（neuron）与神经胶质细胞（neuroglial cell）构成。神经系统中含有大量的神经元，据估计，人类中枢神经系统中约含 1000 亿（10^{11}）个神经元，仅大脑皮层中就约有 140 亿。神经元又称神经细胞（nerve cell），是神经系统基本的结构和功能单位；神经胶质细胞数量巨大，传统认为它们是神经系统内的辅助结构，主要是对神经元起支持和保护作用，但目前的大量研究表明，它们对保证和完成神经系统的功能具有重要作用。

一、神经元和神经纤维

（一）神经元的一般结构与功能

1. 神经元的结构特征

神经元由胞体（soma）和突起两部分组成（图 10-1）。

胞体（soma）主要位于脑、脊髓、神经节以及某些内脏器官的神经组织中，其结构与一般细胞相同，含有细胞膜、细胞质和细胞核等多种细胞器，是合成各种蛋白质（包括酶类）的中心，接受、整合传入信息。突起由胞体发出，分为树突（dendrite）和轴突（axon）两种，这是不同于身体其他部位细胞的最重要的特征。就一个运动神经元来讲，胞体和树突主要是接受传入信息，其膜上的受体可与邻近细胞释放的神经递质结合，并将化学信号转换为电信号或生化反应；始段属于整合区，动作电位首先在此处产生；轴突主要是传导兴奋，动作电位以不衰减的方式传向末梢；轴突末梢的突触小体则是信息输出区，是将轴突传来的电信号转换为化学信号的部位，在动作电位的触发下神经递质通过出胞方式释放到细胞外的突触间隙中。

树突的分支短而多，表面积很大，在其 3/4 的表面积上覆盖着突触小体而与其他神经末梢形成突

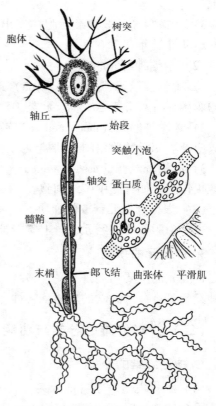

图 10-1　神经元的基本结构示意图

触联系，它对于整合各种传入信息有极大作用，这是神经元进行信息整合的结构基础。目前对树突的功能所知尚少。它可以发生兴奋，但它一般不产生"全或无"式的扩布性的锋电位，可传播衰减性的局部电位。但新近资料表明，在树突上可记录到动作电位，它可在其始段产生并以衰减的方式传导。此外，发现在哺乳动物神经元的树突棘附近有 Ca^{2+} 池形成，可能与学习和记忆过程中的局部突触传递效应增强有关。

轴突是神经元最突出的特征，一般只有一条，长短不一，短者数十微米，长者达 1m，分支较少。在轴突发出的部位，胞体常有一锥形隆起，称为轴丘。轴突自轴丘发出后，其开始一段称为始段（initial segment），没有髓鞘包裹。始段膜的电压门控 Na^+ 通道密度较大（可多达 $2000/\mu m^2$，为胞体和树突膜的 1000 倍），阈电位较胞体膜低（更接近静息电位），即兴奋性较高，动作电位常常在此首先产生。轴突离开细胞一段距离后才获得髓鞘，成为神经纤维（nerve fiber）。根据髓鞘的厚薄，神经纤维又分为有髓神经纤维和无髓神经纤维。所谓无髓神经纤维并非完全没有髓鞘，只是髓鞘较薄而已。轴突末梢则失去髓鞘，形成许多分支，每个分支末梢的膨大部分称为突触小体（synaptic knob）或突触前终末（末梢）（presynaptic terminal）。

2. 神经元的分类

（1）根据突起的数目

1）假单极神经元：神经元胞体只发出一个突起，在离胞体不远处即分成两支，一支为中枢突（相当于轴突），另一支为周围突，伸向感受器。如脊神经节细胞。

2）双极神经元：神经元胞体具有两个突起，即一个轴突和一个树突。如视网膜双极细胞。

3）多极神经元：神经元胞体发出两个以上突起，包括一个轴突和多个树突。如脊髓前角的运动神经元。

（2）根据神经元的功能

1）感觉神经元（sensoryneuron）或称传入神经元（afferent neuron）：它们接受内、外环境的刺激，将兴奋传至中枢。此类神经元多为假单极或双极神经元。

2）运动神经元（motor neuron）或称传出神经元（efferent neuron）：它们把兴奋从中枢传至效应器。如脊髓前角的运动神经元。

3）联络神经元（associatedneuron）或称中间神经元（interneuron）：它们在中枢内起中间连接作用。如脊髓中闰绍细胞。

（3）根据神经元释放的递质

可分为胆碱能神经元、肾上腺能神经元等。

3. 神经元的功能

神经元的主要功能是接受、整合、传递信息，对机体生理功能发挥调节作用；此外，有些神经元具有分泌激素的功能，将神经信号转变为体液信号。

（二）神经纤维的分类与功能

1. 神经纤维的分类

（1）根据电生理学特征分类

可分为 A、B、C 三类（表 10-1）。这种分类方法多用于对传出纤维进行分类。

表 10-1 哺乳类动物周围神经纤维的分类

电生理学分类		功能	纤维直径/μm	传导速度/（m/s）	直径、来源分类
A（有髓）	Aα	本体感觉（肌梭、腱器官传入纤维），躯体运动（支配梭外肌的传出纤维）	13~22	70~120	Ⅰₐ（肌梭）Ⅰ_b（腱器官）
	Aβ	触—压觉的传入纤维	8~13	30~70	Ⅱ
	Ay	躯体运动（支配梭内肌的传出纤维）	4~8	15~30	
	Aδ	痛觉、温度觉、触—压觉传入纤维	1~4	12~30	Ⅲ
B（有髓）		自主神经节前纤维	1~3	3~15	
C（无髓）	sC	自主神经节后纤维	0.3~1.3	0.7~2.3	
	drC	后根中痛觉、温度觉、触—压觉传入纤维	0.4~1.2	0.6~2.0	Ⅳ

（2）根据纤维的直径大小及来源分类

可分为Ⅰ、Ⅱ、Ⅲ、Ⅳ四类，Ⅰ类纤维中包括Ⅰₐ和Ⅰ_b两类（表10-1）。这种分类方法多用于对传入纤维进行分类。

（3）按有无髓鞘分类

可分为有髓神经纤维和无髓神经纤维。

（4）按兴奋传导方向分类

将感受器产生的电活动传至中枢的神经纤维称为传入纤维；把中枢兴奋传至效应器的神经纤维称为传出纤维。

（5）按末梢释放递质分类

末梢释放去甲肾上腺素的神经纤维称为肾上腺素能纤维；末梢释放乙酰胆碱的神经纤维称为胆碱能纤维。其他类同。

2. 神经纤维的兴奋传导功能

（1）神经纤维传导兴奋的机制

神经纤维的主要功能是传导兴奋（excitation），沿神经纤维传导的兴奋称为神经冲动（nerve impulse）。实际上，神经冲动也就是电生理学所说的沿神经纤维传导的动作电位（AP）。有髓纤维和无髓纤维传导兴奋的机制可参看第二章第二节有关的内容。

（2）神经纤维传导兴奋的速度

用电生理方法记录神经纤维的动作电位，可以精确地测定各种神经纤维的传导速度，不同种类的神经纤维具有不同的传导速度（表10-1）。测定神经传导速度有助于诊断某些神经疾患如周围神经损伤和断裂；还可以判断神经损伤的部位、神经再生及恢复情况。神经纤维传导兴奋的速度主要与以下因素有关。

1）纤维直径。一般地说，神经纤维的直径越大，传导速度越快。这是因为直径大时神经纤维的内阻就小，局部电流的强度和空间跨度就大。有髓纤维的传导速度与直径成正比，其大致关系为：传导速度（m/s）≈6×直径（μm）。

2）髓鞘。由髓鞘纤维冲动呈"跳跃"传导，较无髓鞘纤维的"连续式"传导速度明显快。在一定范围内，髓鞘化程度越高，传导速度也越快。临床上，动作电位传导速度的减慢主要反映髓鞘损害。

3）温度。在一定范围内，温度升高，传导速度加快；温度降低，传导速度减慢；当温度降至0℃时，即中止传导。这就是冷冻麻醉的原理。

（3）神经纤维传导兴奋的特征

1）生理完整性。神经纤维只有在其只有保持结构和功能两方面的完整才能传导兴奋。如果神经纤维被切断、损伤，或者局部应用麻醉剂，局部电流均不能通过，神经冲动的传导便会发生阻滞。

2）绝缘性。一根神经干内含有许多神经纤维，但这些神经纤维传导兴奋时基本上互不干扰，这称为传导的绝缘性。绝缘性的形成主要是细胞外液对电流的短路作用，使局部电流主要在一条神经纤维上形成回路。另外，也与神经纤维之间存在髓鞘和神经膜等组织有关。神经纤维传导兴奋的绝缘性使神经调节表现出精确性的特点。

3）双向性。在实验条件下，刺激神经纤维的任何一点，产生的动作电位均可向两端传导。但在体内，由于神经纤维总是作为反射弧的传入或传出部分，所以神经纤维上动作电位往往单方向传导。

4）相对不疲劳性。在验条件下用50~100次/s的电刺激神经达9~12h之久，神经纤维始终保持其传导兴奋的能力，而不衰减，可见它具有相对不容易发生疲劳的特性，即相对不疲劳性。

3. 神经纤维的轴浆运输

神经元的细胞体与轴突是一个整体，胞体和轴突之间必须经常进行物质运输和交换。实验证明，轴突内的轴浆是经常流动的，轴浆流动是双向的。

（1）顺向轴浆运输

轴浆由胞体流向轴突末梢，称为顺向轴浆运输（anterograde axoplasmic transport）。按照转运速度，顺向轴浆运输又可分为：①快速轴浆运输。运输速度可达410mm/d，转运的物质主要是含有递质的囊泡、线粒体和分泌颗粒。转运机制与胞质的驱动蛋白（kinesin）沿微管的运动有关，需要ATP供能。②慢速轴浆运输。速度仅1~12mm/d，是指随微管、微丝向末梢方向的延伸，轴浆其他可溶性成分随之进行的运输。

（2）逆向轴浆运输

轴浆由轴突末梢反向流向胞体，称为逆向轴浆运输（retrograde axoplasmic transport）。逆向轴浆运输的速度约为顺向快速运输速度的一半。通过逆向运输的物质，如轴突末梢摄取的神经营养因子、破伤风毒素和狂犬病毒等可被逆向运输到细胞体，对神经元的活动和存活产生影响。胞质动力蛋白（dynein）参与逆向轴浆运输。也需要ATP供能。

轴浆运输的生理意义，一是实现其突触传递功能，当神经冲动到达末梢时，通过囊泡中的递质释放，起信息传递的作用；二是逆向运输对胞体的功能起反馈性调节作用；此外，逆向轴浆运输在发病学上有重要意义。

4. 神经末梢的营养作用

神经末梢对它所支配的组织，除了调节其功能活动（功能性作用）外，还具有营养作用（tropic action）。这是因为神经末梢可以缓慢释放某些物质，改变其所支配组织的代谢活动，影响其结构和生理功能。这种作用当神经损伤时就可以显示出来和观察到。如实验切断支配骨骼肌的运动神经后，被支配的肌肉会逐渐萎缩。临床上周围神经损伤的病人也会出现肌肉萎缩的现象。神经末梢的营养作用可能是末梢释放某些营养性因子所致。

5. 神经营养因子

神经营养因子（NT）是一类由神经元所支配的组织（如肌肉）和星形胶质细胞产生的且为神经元生长与存活所必需的蛋白质分子。

迄今为止，已发现十多种神经营养因子，如神经生长因子（NGF）、脑源性生长因子（brain-drived growth factor）、神经营养因子（neurotrophin）3、4、5 和睫状神经营养因子（ciliary neurotrophic factor）等。神经营养因子在神经末梢以受体介导式入胞的方式进入末梢，再经逆向轴浆运输抵达胞体，可能直接作用于细胞核，影响神经递质合成及轴突生长的有关酶的合成，从而影响神经元生长、发育和功能完整性。有报道表明，神经营养因子对防止神经细胞凋亡、促进损伤后神经元的再生具有积极作用，有可能成为治疗帕金森病、舞蹈病、阿尔茨海默病等原发性神经退行性疾病的有效药物。

二、神经胶质细胞

（一）神经胶质细胞的种类及结构特征

神经胶质细胞（neurogliocyte）是组成神经组织的重要成分，其数量上为神经元的 10~50 倍，其总体积约占脑的 50%，但平均体积较小，故其总体积与神经细胞所占比例近似相等。神经胶质细胞广泛分布于中枢神经系统和外周神经系统中，包括存在于中枢的星形胶质细胞和少突胶质细胞（即大胶质细胞）和小胶质细胞（图 10-2），以及外周施万细胞和卫星细胞。

与神经元相比较，神经胶质细胞也有突起，但没有树突与轴突之分；神经胶质细胞对 K^+ 具有高度的通透性，因此具有比神经元更负的静息电位（如星形胶质细胞的静息电位可达 $-85mV$；而神经元只有 $-65mV$），但不能产生动作电位（缺乏足够的电压门控 Na^+ 或 Ca^{2+} 通道）；神经胶质细胞之间没有化学性突触，但普遍有缝隙连接。

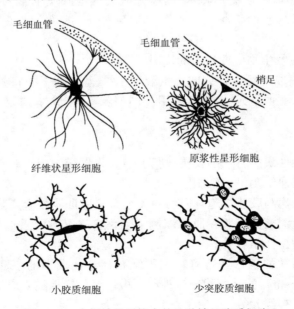

图 10-2 中枢神经系统内的几种神经胶质细胞

（二） 神经胶质细胞具有终身分裂增殖的能力、不能产生动作电位和传播神经冲动的特点

神经胶质细胞在形态和功能上，具有不同于神经元的显著特征。它们虽有突起，但无轴突、树突之分；细胞间不形成化学性突触，但存在缝隙连接；不能产生动作电位和传播神经冲动；具有终身分裂增殖的能力。

（三） 神经胶质细胞的功能

（1） 支持、绝缘和屏障作用

大量的星形胶质细胞以其长突起在脑和脊髓内交织成网而构成支持神经元的支架；少突胶质细胞可形成神经纤维的髓鞘，起绝缘作用；星形胶质细胞的血管周足参与构成血—脑屏障。

（2） 修复和再生作用

小胶质细胞可在脑损伤时被激活，转变为巨噬细胞，通过吞噬作用清除因衰老、疾病而变性的神经元及其细胞碎片。但激活的小胶质细胞也能释放一些神经毒性物质，如自由基和NO。星形胶质细胞可通过增生繁殖，填补神经元死亡后留下的缺损，但如果增生过度，可形成脑瘤。

（3） 参与物质代谢和营养性作用

星形胶质细胞连接毛细管和神经元，对神经元起运输营养物质和排除代谢产物的作用；另外星形胶质细胞也可以产生神经营养因子（见前），维持神经元的生长、发育和生存。

（4） 调节和稳定细胞外液 K^+ 浓度

神经元兴奋时引起的 K^+ 外流和由此引起的细胞外液 K^+ 稳态的失衡主要是靠胶质细胞控制的。星形胶质细胞通过细胞膜上的 Na^+-K^+ 泵和 $Na^+/K^+/2Cl^-$ 同向转运体将 K^+ 转移到胞内，并经细胞间通道（缝隙连接）将 K^+ 迅速分散到其他胶质细胞内，使神经元周围的 K^+ 不致过分增多而干扰神经元活动。这种稳定细胞外 K^+ 浓度的机制称为空间缓冲（spatial buffering）。

（5） 参与某些递质及生物活性物质的代谢

星形胶质细胞能摄取神经元释放的谷氨酸和 γ-氨基丁酸，并将其转变成谷氨酰胺，从而消除氨基酸类递质对神经元的持续作用，同时又为合成新的氨基酸类递质提供前体物质。

（6） 参与免疫应答

神经系统发生感染性疾病时，小胶质细胞可转变为吞噬细胞；星形胶质细胞可作为抗原呈递细胞将外来抗原呈递给 T 淋巴细胞。

神经系统的许多疾病与胶质细胞有密切的关系。实验证明帕金森病和阿尔茨海默病与星形胶质细胞的增生、代谢紊乱有关；肌萎缩侧索硬化症（又称鲁盖瑞氏症，ALS）的发病过程也与神经胶质细胞发挥作用有关。

实际上，神经元活动的正常进行有赖于围绕在神经元周围的诸多因素即神经元微环境（neuronal microenvironment）的功能稳定。神经元微环境包括神经元周围的细胞外液、毛细血管、胶质细胞以及邻近神经元等。

第二节　神经元之间的信息传递

神经调节是通过反射实现的，反射的结构基础是反射弧。因此，神经调节的过程一定涉及信息在反射弧中的神经元之间或神经元与效应器细胞之间的跨细胞传递。一个神经元将其活动的信息传给其后的神经元或效应器的过程称为神经元信息传递。

一、神经元信息传递的方式

神经元之间信息传递方式可以大致分为化学性传递与电突触传递两类，以化学性传递为主。化学性传递又包括突触性化学传递和非突触性化学传递两种，都是以神经递质作为媒介的。电突触传递则是通过缝隙连接实现的电信号直接电联系。

（一）突触性化学传递

突触性化学传递也称经典的突触传递，是通过经典的突触结构实现的。神经元之间在结构上并没有原生质相连，神经元之间或神经元与效应器细胞之间相互接触并发生功能性联系的部位称为突触。以人类中枢神经系统有 10^{11} 个神经元，平均每个神经元分支形成 2000 个突触终末计算，中枢神经系统大约有 $2×10^{14}$ 个突触。

1. 突触的分类

（1）根据神经元互相接触的部位

可将突触分为：轴突—胞体型（轴突与细胞体相接触）、轴突—树突型（轴突与树突棘或树突杆相接触）、轴突—轴突型（轴突与轴突相接触）、树突—树突型、树突—胞体型、树突—轴突型、胞体—树突型、胞体—轴突型和胞体—胞体型 9 类，以前 3 类为多见（图 10-3）。

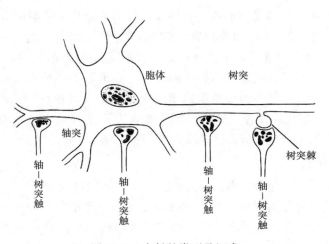

图 10-3　突触的类型及组成

（2）按照突触活动后突触后神经元被兴奋或被抑制

可将突触分为兴奋性和抑制性两类。神经—骨骼肌接头可视为兴奋性突触。据估计，一个脊髓前角运动神经元上约有 10000 个突触，其中约 80% 在树突上，20% 在胞体上。此外，中枢神经系统中 90% 以上的兴奋性突触发生在树突棘上。

（3）根据突触前、后结构之间解剖学关系的紧密程度

可分为定向性突触（directed synapse）和非定向性突触（non-directed synapse）两类。

（4）根据化学性突触或化学性突触与电突触的组合不同

突触可分为串联性突触（serial synapse）交互性突触（reciprocal synapse）和混合性突触（mixed synapse）（图 10-4）。

（5）根据传递信息的媒介物性质的不同

突触可分为化学性突触（chemical synapse）和电突触（electricalsynapse）两类。

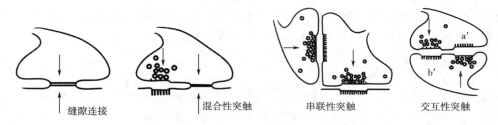

缝隙连接　　　　混合性突触　　　　串联性突触　　　　交互性突触

图 10-4　几种特殊类型的突触模式图

箭头表示突触传递的方向

2. 突触的微细结构

经典的突触包括突触前膜、突触间隙和突触后膜三部分结构（图 10-5）。突触前膜和突触后膜只占膜的极小部分，但两者间具有明确的定向关系，突触前膜释放的神经递质仅作用于相对应的、范围极为局限的突触后膜，故经典的突触传递被称为定向式突触传递（directed synaptic transmission）。在电子显微镜下，突触前膜或突触后膜较一般的细胞膜稍厚，约 7.5nm。突触后膜常常通过向内的皱褶（如神经肌肉接头处的终板膜）或向外的突起（如树突棘）增加突触后膜的面积和受体的数量。两膜之间的间隙称为突触间隙，宽 20~40nm，与细胞外液相通。突触前膜内侧的轴浆内含有较多的线粒体和大量的突触囊泡（突触小泡）（synaptic vesicle）。大小、形态不同的突触小泡含有不同的神经递质，如小而清亮的小泡含有乙酰胆碱或氨基酸；小而具有致密核心的小泡含有儿茶酚胺类递质；大而具有致密核心的小泡含有肽类递质。上述含有经典神经递质的小的突触小泡聚集在突触前膜的特定部位——活化区（activezone），并在此释放神经递质。活性带含有许多与递质释放有关的蛋白质。与活化区相对应的突触后膜上含有相应的受体或化学门控通道。

3. 突触的传递形式

经典的突触传递是电—化学—电传递过程，这一过程是连续的，可分为以下几个阶段描述（图 10-6）。①突触前膜去极化：当突触前神经元的动作电位传导至轴突终末时，突触前膜发生去极化。②Ca^{2+} 进入突触小体：突触前膜的去极化引起活性区邻近的突触前膜上电压门控性 Ca^{2+} 通道开放。由于细胞膜外的 Ca^{2+} 浓度远高于细胞内，Ca^{2+} 通过开放的通道内流。③突触囊泡动员、着位、与前膜融合：囊泡动员是指轴浆内 Ca^{2+} 浓度升高时，Ca^{2+} 与轴浆中的钙调蛋白结合并通过激活 Ca^{2+}-钙调蛋白依赖的蛋白激酶 II（Ca^{2+}-CaMK II），使囊泡从细胞骨架肌动蛋白上游离下来成为可移动的突触小泡的过程；突触小泡固定到突触前膜上的过

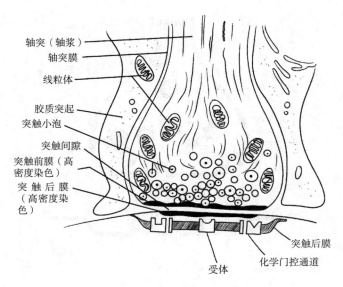

轴突（轴浆）
轴突膜
线粒体
胶质突起
突触小泡
突触间隙
突触前膜（高密度染色）
突触后膜（高密度染色）
突触后膜
化学门控通道
受体

图 10-5 突触微细结构模式图

程称为着位；突触小泡的膜和突触前膜融为一体的过程是膜的融合。研究表明，囊泡动员、着位、与前膜融合都是由特异的蛋白质介导，由 Ca^{2+} 触发的。④递质释放：又称出胞（exocytosis）。当轴浆内 Ca^{2+} 浓度达到一定程度时，Ca^{2+} 和某些蛋白质的相互作用可使融合的膜形成一个融合孔，通过出胞作用将神经递质从融合孔以"量子"方式排放到突触间隙。⑤递质与受体结合并触发突触后事件：释放入突触间隙的递质通过扩散到达突触后膜，作用并激活相应受体、触发突触后事件，通常是离子通道的开放或 G 蛋白耦联受体级联反应。离子通道开放后，跨膜离子流动的结果使突触后膜产生一定程度的去极化或超极化（即突触后电位，见图 10-6），从而改变了突触后细胞的兴奋性。G 蛋白耦联受体激活后也可直接或通过第二信使间接影响离子通道。⑥递质清除：突触间隙内的神经递质通过扩散、酶解、突触前膜和胶质细胞摄取等方式失活，从而使突触传递终止。

4. 突触后电位

神经递质与突触后膜上的受体结合后，一个主要的突触后事件就是改变了突触后膜的离子通透性，带电离子在电化学驱动力的作用下跨膜流动的结果使突触后膜产生一定程度的去极化或超极化，这种在突触后膜上形成的局部电位称作突触后电位（postsynaptic potential, PSP）。依据突触后膜发生去极化或超极化，突触后电位分为以下两种：

（1）兴奋性突触后电位

在兴奋性突触的部位，突触前神经末梢兴奋，前膜释放的兴奋性神经递质，使突触后膜发生去极化（depolarization），导致突触后神经元的兴奋性升高，这种去极化的局部电位称为兴奋性突触后电位（excitatory postsynaptic potential, EPSP）。EPSP 产生的机制是：突触前膜释放的兴奋性递质作用于突触后膜上的促离子型受体（本质属于离子通道），提高了后膜对 Na^+ 和 K^+ 的通透性，由于静息电位下电化学驱动力的不同，Na^+ 内流大于 K^+ 外流，由此产生的净内向离子流使膜发生局部去极化 [图 10-7（a）]。EPSP 通常在动作电位抵达前膜后 0.5~1.0ms 产生，其幅度<1mV。这种 EPSP 又称为快兴奋性突触后电位（fast excitatory postsynaptic potential,

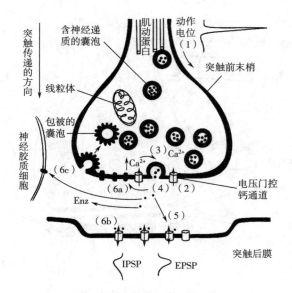

图 10-6 突触传递过程示意图

EPSP：兴奋性突触后电位；IPSP：抑制性突触后电位；Enz：酶

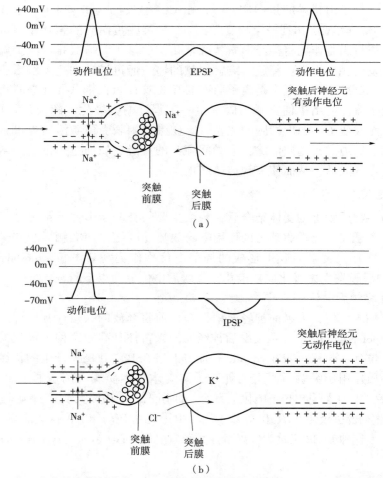

图 10-7 兴奋性突触后电位（a）和抑制性突触后电位（b）的产生原理示意图

FEPSP)。另外，某些细胞 EPSP 的形成还与 Ca^{2+} 内流有关。产生 EPSP 的突触称为兴奋性突触，其相应的神经递质称为兴奋性递质。脑内大部分的 EPSP 是由谷氨酸及其受体介导的。

（2）抑制性突触后电位

某些神经递质作用于后膜上的受体后可引起突触后膜发生超极化，与阈电位差距加大，使突触后神经元兴奋性下降，这种超极化的电位变化称为抑制性突触后电位（inhibitory postsynaptic potential，IPSP）。IPSP 形成的机制是：抑制性中间神经元释放的抑制性递质作用于突触后膜的促离子型受体，使 Cl^- 通道开放，引起 Cl^- 内流，从而使突触后膜发生超极化〔图 10-7（b）〕。有人认为，IPSP 的产生也与 K^+ 通透性加大引起的 K^+ 外流有关。产生 IPSP 的突触称为抑制性突触，其相应的神经递质称为抑制性递质，释放抑制性递质的神经元称为抑制性神经元。脑内大部分的 IPSP 是由 γ 氨基丁酸及其受体介导的。

一个突触后神经元上分布有许多性质不同的突触，有的产生 EPSP，有的产生 IPSP，前者使突触后神经元兴奋性提高，后者使兴奋性降低。突触后神经元是否兴奋取决于这些 EPSP 和 IPSP 的代数和。EPSP 和 IPSP 均属于局部电位（local potential）它们具有等级性、可叠加性和电紧张性传布等特点。

EPSP 和 IPSP 均属于局部电位，它们具有等级性、可叠加性和电紧张性传布等特点。

5. 影响突触传递的因素

包括影响递质释放、影响递质消除和影响受体等因素（图 10-8）。

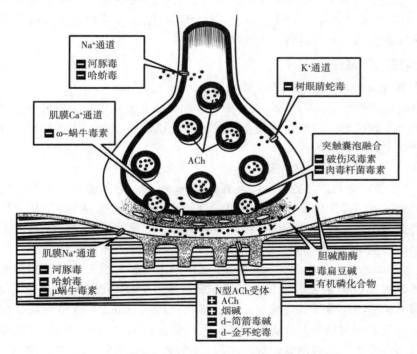

图 10-8 影响突触传递的毒物与药物及其作用部位

－表示阻断；＋表示激活或促进

（1）影响递质释放的因素

①到达突触前末梢的动作电位的频率或幅度增加，可使进入末梢的 Ca^{2+} 增加，递质的释放量也随之增加。②河豚毒素（tetrodotoxin，TTX）及石房蛤毒素（saxitoxin，STX）可阻断

神经末梢的 Na^+ 通道，从而阻止其去极化，导致神经递质不能释放；树眼镜蛇毒（dendrotoxin）与 TTX 的作用相反，可阻断突触前末梢的 K^+ 通道，抑制突触前膜复极化，延长动作电位的持续时间，从而促进递质的释放。③破伤风毒素及肉毒梭菌毒素具有锌依赖的内蛋白酶活性，这些毒素进入神经末梢特异性分解出胞过程所需的三种蛋白质：破伤风毒素及肉毒梭菌毒素 B、D、F、G 分解突触囊泡蛋白（synaptobrevin，一种突触囊泡整合蛋白），肉毒梭菌毒素 A 和 E 可分解突触融合蛋白（syntaxin）和 SNAP-25（两种与突触前膜融合的蛋白质），从而可抑制递质释放。临床上破伤风感染常引起痉挛性麻痹，而肉毒梭菌感染则引起弛缓性麻痹，这是由于破伤风毒素能阻断脊髓健前角抑制性递质甘氨酸的释放，而肉毒梭菌毒素则抑制神经—骨骼肌接头处递质释放。此外，突触前膜上存在突触前受体，它们可在某些神经调质或递质作用于下改变递质的释放量。

（2）影响已释放递质消除的因素

已释放的递质被突触前末梢重摄取或被酶解代谢而消除，因此凡能影响递质重摄取和酶代谢的因素也能影响突触传递。例如，氟西丁（Fluoxetine，又名百忧解）能选择性抑制 5-羟色胺（5-HT）递质的摄取，增加突触间隙 5-HT 的水平，普遍用于治疗脑内 5-HT 减少所致的抑郁症。而新斯的明（Neostigine）、有机磷农药等可抑制胆碱酯酶，使乙酰胆碱在突触间隙持续发挥作用，从而影响影响突触传递。

（3）影响受体的因素

递质释放量发生改变时，受体与递质的结合力及受体的数量均可发生改变（受体的上调与下调），从而影响突触传递。另外，由于突触间隙与细胞外液相通，因而一些药物、毒物及其他化学物质均能到达突触后膜，而影响突触传递。

6. 突触传递的可塑性

（1）突触传递可塑性的概念

突触传递的可塑性（plasticity of synaptic transmission）是指由于突触的反复活动可引起突触传递的效率发生较长时程的增强（易化）或减弱（压抑）特性。这些特性，在脑的学习和记忆等高级功能中具有重要的意义。

（2）突触传递可塑性的表现形式

1）强直后增强。强直后增强（posttetanic potentiation）指突触前末梢在接受一短串强直性刺激后，突触后电位发生明显增强的现象，其持续的时间可长达 60s。其产生机制是：强直性刺激→突触前神经元内 Ca^{2+} 积聚→细胞内游离的 Ca^{2+} 度持续升高→突触前末梢持续放神经递质→突触后电位增强。

2）习惯化和敏感化。①习惯化（habituation）是指突触对重复给予的较温和的刺激所引起的反应性逐渐减弱甚至消失的现象。其机制是：重复刺激→Ca^{2+} 通道逐渐失活→Ca^{2+} 内流减少→突触前末梢神经递质释放量减少。②敏感化（sensitization）是指突触受到一个强的伤害性刺激之后，对其后而来类似的弱的非伤害性的刺激所引起的反应性明显增强的现象。这可能是因为激活了突触前末梢内腺苷酸环化酶，cAMP 产生增多，Ca^{2+} 内流增加，突触前末梢释放神经递质增多。

3）长时间增强和长时间抑制。①长时间增强（long-termpotentiation，LTP）是指短暂快速重复刺激突触前神经元后，后续刺激迅速引起突触后神经元的突触后电位持续地增强。它类似强直后增强，但持续时间较长，可达几小时甚至几周；另外，其产生是由于突触后神经元而不是突触前神经元胞质内 Ca^{2+} 增高引起。LTP 存在于中枢神经系统的许多部位，研究较深入的是海马，海马的神经元的神经递质大多数为谷氨酸。LTP 产生的机制是：谷氨酸自突触前神经元释放，与突触后神经元后膜上的 AMPA（α-amino-3-hydroxy-5-methyl-4-isoxazole propric acid）受体和 NMDA（N-methyl-D-aspartic acid）受体结合，由 AMPA 激活而触发的去极化可使阻塞于 NMDA 受体通道中的 Mg^{2+} 移出，通道打开，使 Ca^{2+} 和 Na^+ 一起进入突触后神经元。高频刺激使突触后神经元 Ca^{2+} 水平显著升高，低频刺激使 Ca^{2+} 轻度升高。突触后神经元 Ca^{2+} 显著升高的可激活 Ca^{2+}-钙调节蛋白依赖的蛋白激酶 Ⅱ，后者可使 AMPA 受体通道磷酸化而增加其对 Na^+ 的通透性，还能使贮存于胞质中的 AMPA 受体转移到突触后膜上；此外 Ca^{2+} 升高还能促进 NO 合成，NO 从突触后神经元逆行性作用于突触前神经元，引起谷氨酸长时程释放。②长时间压抑（long-termdepression，LTD）是指短暂刺激某突触，引起该突触传递效能较长时间降低。LTD 也存在于中枢神经系统的许多部位，在小脑研究最充分。LTD 是由突触前神经元受到低频刺激，突触后神经元胞质内 Ca^{2+} 轻度增加而引起。胞质内 Ca^{2+} 轻度增加，主要激活蛋白磷酸酶，使 AMPA 去磷酸化而电导降低，突触后膜上的 AMPA 受体数量也减少，从而产生 LTD（图 10-9）。

7. 突触传递的特点

（1）单向传递

由于突触的结构与功能的特点，兴奋在经过经典的突触传递时，只能从突触前膜向突触后膜单方向传递，而不能逆传，这一现象称单向传递（one-way transmission）。所以兴奋在中枢部位的传递具有一定的方向性。近年发现，突触后的某些靶细胞也能释放如 NO、多肽类等物质，可逆向地改变突触前神经元的递质释放过程。因此，从突触前后的信息沟通来看，突触传递可能具有一定的双向性。

（2）突触延搁

经典的突触传递都是经由电-化学-电这一形式进行的，涉及递质的释放、弥散及与其突触后膜相应受体结合等过程。故耗时相对较长，这种现象称为突触延搁（synaptic delay）或中枢延搁（central delay）。这个时间延误决定着兴奋由外周到中枢部位潜伏期的长短。据测定，兴奋通过一个突触需 0.3～0.5ms，通过的突触数越多，延搁时间越长。在单突触反射中，延搁不超过 1ms，而在多突触反射中可为 10～20ms，与大脑皮层活动相联系的反射可达 500ms。

（3）总和作用

在兴奋性突触传递中，突触后神经元发生需要有多个兴奋性突触后电位加以总和（summation），才能使膜电位的变化达到阈电位水平，从而爆发动作电位。

兴奋的总和包括空间性总和（spatial summation）和时间性总和（temporal summation）。如果总和未达到阈电位，虽然不能引起动作电位，但它可提高突触后神经元的兴奋性，使它对原来不易激发其产生兴奋的刺激的敏感性增高，这种现象称为易化作用（facilitation）。此外，在抑制性突触传递中，抑制性突触后电位也可产生总和，使突触后膜进一步超极化，从而导致突触后神经元更难兴奋。

（4）兴奋节律的改变

在一个反射活动中，如果同时分别记录传入神经（突触前神经元）和传出神经（突触后神经元）的放电频率，可发现两者的频率不同，这一现象说明兴奋通过神经中枢的过程中，其兴奋节律发生了改变。这是因为传出神经元的兴奋节律不仅受传入神经元传入冲动频率的影响，还受中间神经元以及自身功能状态的影响。总之，作为最后公路的传出神经元的传出冲动频率是由各种影响因素的综合效应来决定的。

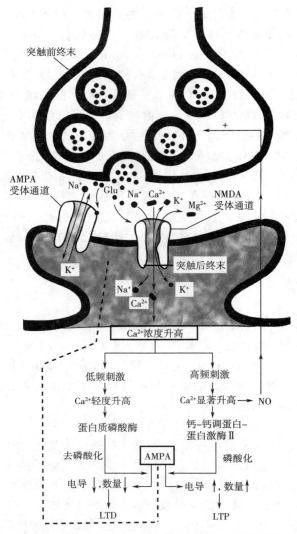

图 10-9　长时间增强与长时间压抑的分子机制示意图

从突触末梢释放的谷氨酸激活 NMPA 受体通道，Ca^{2+} 进入突触后神经元，谷氨酸也激活

AMPA 受体通道。高频率刺激引起胞质 Ca^{2+} 显著升高，高水平 Ca^{2+} 激活蛋白激酶，低频率

刺激引起胞质 Ca^{2+} 轻度升高，而 Ca^{2+} 轻度升高主要激活蛋白磷酸酶。激酶和磷酸酶又作用于

突触蛋白，以某种方式调节突触传递。LTP：长时间增强；LTD：长时间压抑；+：促进递质释疑；Glu：谷氨酸

（5）后发放（后放、后放电）

在反射活动中，当刺激停止后，传出神经仍可在一定的时间内继续发放神经冲动，使反射活动能持续一段时间，这个现象称为后发放（after discharge）。引起后发放的原因除中枢神经元的环状联系外，在效应器发生反应时，其本身的感受器（如骨骼肌中的肌梭）也会受到刺激而兴奋，这种继发性兴奋经传入神经传入中枢，对维持和纠正原先的反射活动具有反馈性的调节作用，这也是产生后发放的原因之一。

（6）突触传递易疲劳以及对内环境变化敏感性高

在反射活动中，高频率的神经冲动持续通过突触，可使突触前末梢内的神经递质释放速度超过合成速度，导致神经递质的耗竭，使信息通过突触的效率下降，称为突触疲劳（synaptic fatigue)。

在反射活动中，突触部位最易发生疲劳，同时，对内环境变化十分敏感，例如，代谢的变化、离子浓度和 pH 的改变、低 O_2，CO_2 过多、麻醉剂以及有关药物均可影响其传递能力，从而影响神经系统的兴奋性。

（二）非定向性突触传递（非突触性化学传递）

非定向性突触传递（non-directed synaptic transmission）首先是在研究交感神经对平滑肌的支配方式时发现的。在交感肾上腺素能神经元的轴突末梢分支上形成了许多串珠状的膨大结构，称为曲张体（varicosity），其内含有大量的小而具有致密中心的突触囊泡，内含高浓度的去甲肾上腺素。曲张体并不与平滑肌细胞形成经典的突触联系，而是沿着分支穿行于平滑肌细胞的组织间隙。当神经冲动抵达曲张体时，递质从曲张体释放出来，通过弥散到达与其相邻的平滑肌细胞并与相应的受体结合，从而发挥生理学效应（图 10-10）。由于这种化学传递不通过经典的突触结构，所以也称非突触性化学传递（nonsynaptic chemical transmission）。

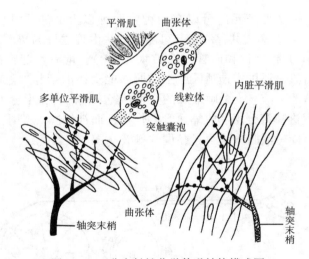

图 10-10　非突触性化学传递结构模式图
左下和右下分别图示支配多单位平滑肌和内脏平滑肌的轴突末梢

（三）电突触传递

神经元之间除经典的突触传递外，还存在电突触传递（electrical synaptic transmission）形式。它是一种电传递，其结构基础是缝隙连接（gap junction）。

缝隙连接是指两个神经元膜紧密接触的部位，两层膜之间的间隔仅 2～4nm；连接部位的细胞膜不增厚，与膜相邻的轴浆内无突触小泡；两侧膜间有水相通道蛋白相连，电阻抗较低，允许带电的小离子和小分子物质（直径<1.0nm）通过，易进行电紧张性扩布；因其无前、后膜之分，因而传递呈双向性；电传递速度快，几乎不存在潜伏期。其生理功能可能是促进不同性质或功能相似的神经元同步性放电。这类突触在中枢神经系统和视网膜上广泛存在。

二、神经递质和受体

（一）神经递质

化学性突触传递都是以神经递质为媒介、通过递质与受体的结合进行的。神经递质（neuro-transmitter）是突触前神经元合成并在神经末梢释放，能特异性作用于突触后神经元或效应器细胞上的受体，使突触后神经元或效应器细胞产生一定效应的信息传递物质。

1. 判定神经递质的基本条件

①细胞具有能够合成该递质的前体物质和酶系统；②合成的神经递质能够贮存在突触小泡内，以防止被酶水解；③动作电位到达神经末梢后能够引起神经递质的释放；④内源性释放或外源性人工给予的神经递质都能够发挥生理作用；⑤递质发挥作用后其活性可以被有效地消除，如酶解、突触前膜重新摄取或胶质细胞转运等；⑥有特异的受体激动剂（agonist）和拮抗剂（antagonist），以激动或阻断该受体的生理作用。

2. 递质共存

近年来研究发现，一个神经元内可以有两种或两种以上的递质共同存在，即递质共存（coexistence oftransmitters）。递质共存的意义可能与某些生理过程的协调有关。例如，支配唾液腺的副交感神经末梢内含 ACh 和血管活性肠肽（VIP）。前者引起唾液分泌；后者使血管舒张而增加唾液腺的血流，还可增强唾液腺上的胆碱能受体的亲和力。两者共同作用，可引起唾液腺分泌大量稀薄的唾液。支配唾液腺的交感神经末梢内含去甲肾上腺素（NE）和神经肽 Y（NPY）。NE 有促进唾液分泌和收缩血管的作用，而神经肽 Y 则主要收缩血管，减少血流。两者共同的作用可使唾液腺分泌少量黏稠的唾液（图 10-11）。

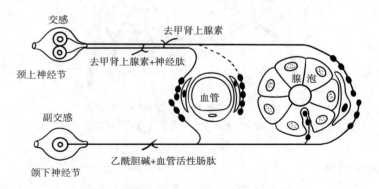

图 10-11　支配唾液腺的交感和副交感神经末梢递质共存模式图

3. 递质的分类

据递质存在或释放的部位可将其分为外周神经递质和中枢神经递质两大部分。根据递质的化学性质又可分为：乙酰胆碱；单胺类；氨基酸类；肽类；嘌呤类；气体类等。此外，根据递质对突触后膜的效应可将其分为兴奋性递质和抑制性递质两大类。但是，在某些部位引起兴奋效应的递质，在别处可能引起抑制效应。这是由突触后膜的受体类型所决定的。

4. 受体及其亚型

受体（receptor）是存在于细胞膜或细胞内能与某些化学物质包括神经递质、激素等特异结合并引起生物效应的特殊生物分子。其中，与神经递质结合的受体均为膜受体。能与受体特异性结合的化学物质称为配体（ligand）。配体中与受体结合后可产生生物学效应的又称为激动剂（agonist）；与受体结合后可选择性对抗激动剂所引起的生物效应的配体称为拮抗剂（antagonist）或阻断剂（blocker）。每一种配体具有许多亚型的受体，例如，去甲肾上腺素有 α_1、α_2、β_1、β_2、β_3 受体。因此扩大了每种配体的作用，使其对细胞的作用具有更大的选择性。

5. 突触前受体

神经元受体不仅存在于突触后膜，还存在于突触前膜，称为突触前受体（presynaptic receptor）或自身受体（autoreceptors）。突触前受体的功能主要与神经递质释放的负反馈调节有关。例如，去甲肾上腺素在释放后又作用于突触前的 α_2 受体，抑制其自身的释放。

6. 受体的作用特点

①饱和性：受体效应可随激动剂增加而增强，但具有一定的上限。这是因为分布于膜上的受体数量有限，因此能结合的配体也是有限的。②特异性：即受体只与特定的配体结合才能出现生物效应。③可逆性：受体与配体的结合是可逆的，两者可以结合形成配体—受体复合物，形成的配体—受体复合物也可以分离。已结合的配体可被高亲和力或高浓度的其他配体所取代。④失敏（desensitization）：受体如较长时间暴露于其配体中，大多数受体会出现失敏现象，即反应性逐渐降低甚至无反应。不同的受体发生失敏的快慢不同。⑤受体内化（intemalization）：有些受体在长期暴露于配体中时，会出现配体—受体复合物进入胞质，这称为受体的内吞或胞内化。受体内化使膜受体数量减少。受体内化可能是受体功能出现下调（downregulation）的机制之一。

（二）外周神经递质及其受体

在神经递质中，可根据其存在的部位不同，将其分为：

（1）外周神经递质及其受体

1）乙酰胆碱（acetylcholine，ACh）是最早被确定的一种神经递质。在外周，能够释放 ACh 的神经纤维即胆碱能纤维包括：躯体运动神经纤维、自主神经节前纤维、大多数副交感神经节后纤维（少数释放肽类）和少数交感神经节后纤维（支配汗腺和骨骼肌血管）（图 10-12）。能够和乙酰胆碱结合的受体称为胆碱能受体，它包括两种类型：①毒蕈碱受体：副交感神经节后纤维所释放的乙酰胆碱的作用，与毒蕈碱（muscarine）的药理作用相同，故将其作用称为毒蕈碱样作用（muscarinic like effect），简称 M 样作用。②烟碱受体：自主神经节前纤维和躯体运动神经纤维所释放的乙酰胆碱的作用，与烟碱（nicotine）的药理作用相同，故将它们的作用称为烟碱样作用（nicotiniclike effect），简称 N 样作用。

2）去甲肾上腺素（norepinephrine，NE 或 noradrenaline，NA）最早在猫的实验中发现。大部分交感神经节后纤维释放的递质是 NE，这些纤维被称为肾上腺素能纤维。能与儿茶酚胺类（包括去甲肾上腺素和肾上腺素等）物质结合的受体称为肾上腺素能受体。这种受体分布于大部分交感神经节后纤维支配的效应器细胞上，也可分为两型：α 型和 β 型。α 型又可分为 α_1、α_2 两个亚型；β 型又分为 β_1、β_2 和 β_3 三个亚型。肾上腺素能受体的效应除与受体类型

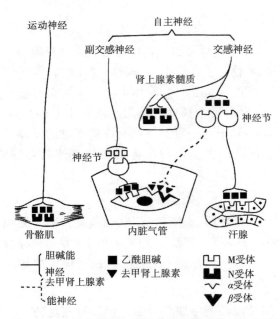

图 10-12　传出神经末梢释放的递质及作用的受体

不同有关外，还与受体在器官上的分布特点有关。有的效应器细胞仅有 α 受体，有的仅有 β 受体，有的二者均有（表 10-2）。

表 10-2　肾上腺素能受体的分布及效应

感受器	效应器	受体	效应
眼	虹膜辐射状肌	α_1	收缩（扩瞳）
	睫状体肌	β_2	舒张
心	窦房结	β_1	心率加快
	传导系统	β_1	传导加快
	心肌	α_1、β_1	收缩力增强
血管	冠状血管和脑血管	β_2（为主）	舒张
		α_1	收缩
	肝脏和骨骼肌血管	β_2（为主）	舒张
		α_1	收缩
	皮肤、肾脏和胃肠	α_1（为主）	收缩
	道血管	β_2	舒张
	唾液腺血管	α_1	收缩
支气管平滑肌		β_2	舒张
胃肠	胃平滑肌	β_2	舒张
	小肠平滑肌	α_2	舒张（可能是胆碱能纤维的突触前受体，调节乙酰胆碱的释放）
		β_2	舒张
	括约肌	α_1	收缩

续表

感受器	效应器	受体	效应
膀胱	逼尿肌	β_2	舒张
	三角区和括约肌	α_1	收缩
子宫平滑肌		α_1	收缩（有孕子宫）
		β_2	舒张（无孕子宫）
竖毛肌		α_1	收缩
糖酵解代谢		β_2	增加
脂肪分解代谢		β_2	增加

3）嘌呤类或肽类递质是自主神经节后纤维中除胆碱能、肾上腺素能纤维外的第三类纤维。主要存在于胃肠，胞体位于壁内神经丛中，接受副交感神经节前纤维的支配。这类纤维末梢释放的递质可能是三磷酸腺苷或肽类，其作用与胃肠平滑肌舒张有关。

（三）中枢神经递质及其受体

1）乙酰胆碱。以 ACh 作为递质的神经元，称为胆碱能神经元（cholinergic neuron）。它们在中枢神经系统的分布极为广泛，包括：脊髓前角运动神经元、脑干网状结构上行激动系统的某些核团（楔状核、纹状体等）、丘脑特异性感觉—皮层投射核（如后腹核）以及边缘系统的梨状区、杏仁核、海马中的某些神经元等。中枢内 ACh 参与对感觉和运动功能、心血管、呼吸、体温、摄食、饮水、觉醒和睡眠以及学习、记忆等生理活动的调节作用。此外，还参与镇痛和应激反应。

2）单胺类递质。包括多巴胺、去甲肾上腺素、肾上腺素、5-羟色胺和组胺等（图 10-13）。①多巴胺（dopamine，DA）能神经元主要存在于脑内的三个部位，分别发出纤维形成投射通路：a. 中脑黑质的 DA 能神经元，形成黑质—纹状体投射；b. 中脑脚间核头端背侧部的 DA 能神经元，形成中脑—边缘系统通路；c. 下丘脑弓状核的 DA 能神经元，形成结节—漏斗部通路。因此，DA 能系统的生理功能主要与调节躯体运动、精神情绪活动、垂体内分泌功能等有关。临床上，DA 能系统功能障碍时，可出现明显的运动和精神活动异常。例如，帕金森病是黑质 DA 能神经元退变的结果；精神分裂症与脑内 DA 能系统功能增强有关。多巴胺受体有 5 个亚型，分别是 D_1、D_2、D_3、D_4 和 D_5 受体，都属于 G 蛋白耦联的受体。②去甲肾上腺素能神经元主要位于低位脑干，尤其是中脑网状结构、脑桥蓝斑以及延髓网状结构的腹外侧部分，其纤维投射分为上行、下行和支配低位脑干三部分。NE 有维持脑电和行为觉醒、维持血压、体温、情绪以及某些神经内分泌功能的重要作用。去甲肾上腺素受体的各种亚型都属于 G 蛋白耦联的受体。③肾上腺素（epinephrine，E 或 adrenaline，A）近年来用酶标方法证明哺乳类动物脑内还存在肾上腺素能神经元，其胞体主要位于延髓的 C_1、C_2、C_3 3 个细胞群内，其纤维投射也可分为上行、下行部分。它们主要是参与血压、呼吸及神经内分泌的调节。④5-羟色胺（5-HT）能神经元主要位于低位脑干中缝核内，其纤维投射也可分为上行、下行和支配低位脑干三部分，其功能与睡眠、体温、情绪反应、痛觉等活动的调节有关。需要注意的是，体内的 5-HT 约 90% 存在于消化道，8%~9% 存在于血小板中，中枢神经系统中的 5-HT 仅占 1%~2%。但是，血液中的 5-HT 很难通过血脑屏障进入中枢。因此，可把中枢和外周的 5-HT 视为两个独立系统。例如，在影响痛觉方面，外周和中枢作用恰相反，外周具有致痛作用，中枢给药则产生镇痛作用。在迄今为止报告的 7 种 5-HT 受体中，除 5-HT₃ 属于门控通道外，其余均为 G 蛋白耦联的受体。

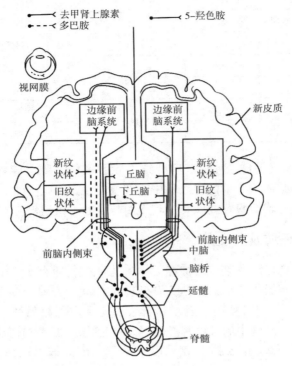

图 10-13　单胺类递质的通路

3）氨基酸类。脑内有多种氨基酸类递质，现已证明，谷氨酸、天门冬氨酸、甘氨酸和 γ-氨基丁酸等都是作为神经递质在起作用。①兴奋性氨基酸。主要有谷氨酸（glutamate，Glu）和天门冬氨酸（aspartate，Asp）。a. 谷氨酸是脑内最主要的氨基酸，在中枢分布范围广泛，尤其是大脑皮层和脊髓背侧部。谷氨酸是感觉传入纤维和大脑皮层内的兴奋性递质。谷氨酸受体有促离子型和促代谢型两类。促离子型受体（inotropic receptor）包括 KA 受体、AMPA 受体和 NMDA 受体三种类型。KA 受体和 AMPA 受体激活时主要是增加 Na^+ 和 K^+ 的通透性，某些 AMPA 受体也对 Ca^{2+} 具有通透性；NMDA 受体对 Na^+、K^+ 和 Ca^{2+} 都具有通透性，但安静情况下，Mg^{2+} 可以将 NMDA 受体/通道阻塞，只有去极化达到一定水平时，Mg^{2+} 被移出，通道才开放。所以，NMDA 受体/通道具有配体和电压双重门控特性。NMDA 受体参与突触的可塑性，与学习记忆机制有关。但如果兴奋性氨基酸浓度异常增高时，NMDA 受体过度激活，可造成大量 Ca^{2+} 内流而引起神经元死亡，这称为谷氨酸的兴奋毒作用。谷氨酸促代谢型受体（metabotropic receptor）属于 G 蛋白耦联受体，通过第二信使改变细胞功能。b. 天门冬氨酸：近来发现，天门冬氨酸（aspartate）并非贮存于兴奋性神经末梢的囊泡中，故逐渐趋于否定其在脑内作为兴奋性递质的可能性。②抑制性氨基酸。主要有甘氨酸（glycine，Gly）和 γ-氨基丁酸（γ-aminobutyric acid，GABA）。a. 甘氨酸：甘氨酸（glycine）在脊髓前角含量最高。它起抑制性的作用，能增加细胞膜对 Cl^- 的通透性，出现超极化。闰绍细胞的轴突末梢释放的递质就是甘氨酸，破伤风毒素能阻断甘氨酸的释放，使抑制性中间神经元功能降低，从而引起惊厥。b. γ-氨基丁酸：广泛存在于脑内，大脑皮层浅层、小脑皮层浦肯野细胞层和脊髓背侧部含量较高。有人估计，脑内有 30% 以上的突触是以 GABA 作为神经递质传递信息的，它几乎对所有神经元都有抑制作用。表明 GABA 是抑制性递质，其功能有调节内分泌、维持骨骼肌的兴奋性及镇痛等作用。

4）肽类。脑内的肽类递质种类多、分布广、作用多样。如视上核和室旁核的加压素能神经元及其纤维投射可以抑制痛觉；催产素能神经元及其纤维投射有调节自主神经活动的作用；脑啡肽常和阿片受体相伴存在，在纹状体、下丘脑前区、中脑中央灰质及杏仁核等部位含量很高，在脊髓背角胶状质区含量也很高，可能是调控痛觉传入的递质；脑内还有脑肠肽，如 CCK、促胰液素、血管活性肠肽等，其中 CKK 具有抑制摄食行为的作用；脑内还有其他肽类，如 P 物质、心房钠尿肽等。

5）气体分子。与一般的递质不同，一氧化氮（NO）和一氧化碳（CO）作为脑内气体分子的神经递质，可以透过细胞膜、直接激活胞质内的鸟苷酸环化酶，通过第二信使 cGMP 发挥生物效应。

6）组胺。中枢神经系统中的组胺能集中在下丘脑后部的结节乳头体核内，其轴突投射到所有脑区（包括大脑皮层）及脊髓。中枢组胺能递质的功能可能与觉醒、性行为、垂体某些激素的分泌、血压、饮水、痛觉及痒觉的调节有关。

（四）反射活动的一般规律

神经调节是通过反射实现的，反射活动的发生是中枢神经系统中神经元兴奋和抑制活动共同参与、协调进行的结果。由于中枢神经系统中神经元之间形成复杂的联系，因此表现出中枢特有的兴奋传播特征和复杂的抑制形式。

1. 中枢神经元的联系方式

按照神经元在反射弧中所处位置的不同，可将神经元分为传入神经元、中间神经元和传出神经元三种。人体中枢神经系统的传出神经元数目有几十万；传入神经元较传出神经元多 1~3 倍；而中间神经元的数目最大，仅以中间神经元组成的大脑皮层来说，就约有 140 亿，这说明了中间神经元具有重要的生理作用。神经元的数量如此巨大，它们之间的联系也必然非常复杂（图 10-14）。

1）单线式。一个突触前神经元只和一个突触后神经元发生联系 ［图 10-14（a）］，称为单线式。例如，视网膜中央凹处的一个视锥细胞常只与一个双极细胞形成突触联系。这种联系方式有助于中枢对兴奋来源进行准确分辨。

2）辐散式。一个神经元的轴突通过分支与许多神经元建立突触联系，称为辐散（divergence）［图 10-14（b）］。这种联系方式主要见于传入神经元与中间神经元发生联系时，其意义在于扩大兴奋或抑制的范围。

3）聚合式。多个神经元通过轴突末梢与同一个神经元发生的突触联系，称为聚合（convergence）［图 10-14（c）］；这种联系方式主要见于其他神经元与传出神经元发生联系时，可使来源不同的神经元的兴奋和抑制效应在同一神经元上进行整合。

4）链锁式。神经元之间依次连接，同时都有侧支传出冲动 ［图 10-14（d）］，称为链锁式。这种联系方式的意义类似于辐散式联系，可加强空间作用范围。

5）环路式。一个经元通过轴突侧支与中间神经元发生突触联系，中间神经元返回来直接或间接再作用于该神经元 ［图 10-14（e）］，这种联系方式称为环路式。环路式联系的意义在于实现反馈调节。如果中间神经元都是兴奋性神经元，则兴奋通过环路得以加强和延续，属于正反馈；如果环路中存在抑制性中间神经元，环路式联系的结果是导致原神经元活动迅速减弱或中止，这属于负反馈现象。

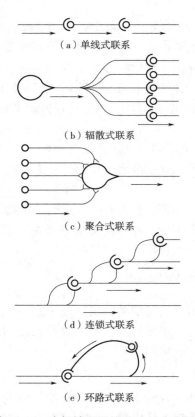

（a）单线式联系

（b）辐散式联系

（c）聚合式联系

（d）连锁式联系

（e）环路式联系

图 10-14　中枢神经元的联系方式示意图

2. 中枢兴奋传播的特征

中枢兴奋的产生以兴奋性突触为基础，其基本原理已如前述。由于存在突触接替，兴奋在中枢的传播不同于兴奋在神经纤维上的传导。同时，由于中枢神经元之间复杂的联系以及中枢突触的固有特性，中枢兴奋传播也具有与外周兴奋传递（如神经—骨骼肌接头）不同的特征。

1）单向传递。刺激脊髓背根可以在腹根引出动作电位，刺激腹根则不能在背根上引出动作电位。这说明兴奋通过中枢时，只能沿着单一方向传播。单向传布的特征是由突触本身的结构和递质释放等因素所决定的，因为只有突触前膜能释放神经递质。但突触后的变化也可以通过某些物质传送给突触前，调节突触前的递质释放水平，这种将突触后信息传送给突触前的物质称为逆行信使，NO 就是这样一种逆行信使。

2）中枢延搁。兴奋通过中枢时往往较慢，称为中枢延搁（central delay）。这是由于兴奋通过化学性突触传递时需经历神经递质释放、递质在间隙扩散以及和后膜上受体结合等多个环节，因而耗费时间较长。据测定，兴奋通过一个化学性突触所需时间为 0.3～0.5ms，比兴奋在神经纤维上通过同样的距离所需时间要长得多。反射中枢内兴奋经过的突触数目越多，中枢延搁就越长。

3）总和。在中枢内，单根传入纤维的单个冲动一般不能引起突触后神经元产生传出效应。这是因为单个突触前末梢传来的单个冲动产生的一个 EPSP 太小，达不到阈电位的缘故［图 10-15（a）］。如果许多突触前末梢同时传入冲动到同一中枢神经元，则在同一突触后神经元上同时产生的多个 EPSP 可以叠加起来，达到阈电位水平，爆发动作电位，产生传出效应，这称为空间总和（spatial summation）［图 10-15（b）］。如果单根传入纤维或单个突触前末梢发生快速连续的一连串动作电位，可使突触后神经元相继产生的多个 EPSP 叠加起来，达到阈电位，这称为时间总和（temporal summation）［图 10-15（c）］。如果经总和未达到阈电位，此时突触后神经元虽未产生兴奋，但和静息电位相比，此时的兴奋性有所提高，对原来不易发生传出效应的一个弱刺激变得较敏感，容易发生传出效应，这一现象称为易化（facilitation）。

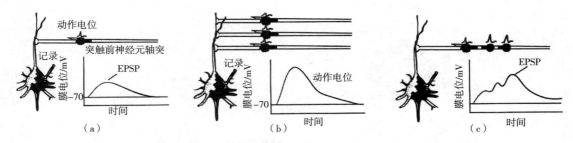

图 10-15 突触后 EPSP 的未达到阈电位（a）、空间总和（b）与时间总和（c）

4）兴奋节律的改变。反射活动中，传入神经和传出神经上冲动频率不一的现象，称为兴奋节律的改变。这是因为传出神经元不仅受传入神经元的影响，还受其他中间神经元、来自高位的神经元以及自身功能状态的影响。如果反射通路中存在环路式正反馈联系，或效应器活动后又有继发的反馈性传入，则可使反射效应在刺激停止后仍能持续一段时间，这一现象称为后放（after discharge）。

5）对内环境变化敏感和易疲劳。因为突触间隙与细胞外液沟通，故内环境的变化，如缺氧、二氧化碳堆积、麻醉剂以及有关药物均能影响突触传递过程。易疲劳是指长时间、高频率的突触活动如高频电刺激作用于突触前神经元后，突触后神经元的放电频率逐渐下降、反射效应逐渐减弱的现象。这与突触前神经元的递质耗竭有关。

3. 中枢抑制

中枢抑制的本质是突触活动的抑制，根据突触活动时抑制首先发生在突触后膜还是突触前膜，可将突触抑制分为突触后抑制和突触前抑制两类。

1）突出后抑制。实现突出后抑制（postsynaptie inhibition）的主要结构基础是抑制性中间神经元。如前所述，突触前的抑制性神经元释放抑制性递质，可使突触后神经元产生 IPSP，从而受到抑制。由于抑制性中间神经元在神经通路中的联系方式不同，又可将突触后抑制分为两种形式。①传入侧支性抑制。指传入纤维在兴奋某一中枢神经元的同时，发出侧支兴奋一个抑制性中间神经元，经它转而抑制另一中枢的神经元。这种抑制又称为交互抑制（reciprocal inhibition）。交互抑制的两个中枢往往具有相互拮抗的性质。例如，扣击伸肌的肌腱时，刺激了感受器肌梭，传入纤维进入中枢后，直接兴奋支配该伸肌的运动神经元，同时发出侧支兴奋一抑制性中间神经元，转而抑制支配屈肌的运动神经元，导致伸肌收缩而屈肌舒张（图 10-16）。脑内的吸气中枢和呼气中枢之间，产热中枢和散热中枢之间也存在交互抑制。显然，传入侧支性抑制的意义在于使同一生理活动、功能相互拮抗的不同中枢之间的活动得以协调进行。②回返性抑制。指某一中枢神经元兴奋时，其冲动沿轴突外传的同时，又经侧支兴奋一个抑制性中间神经元，经它转而抑制原先发动兴奋的神经元或同一中枢的其他神经元。显然，这是以神经元之间的环路式联系为基础的，是一种负反馈抑制，其意义在于及时终止神经元的活动并使同一中枢内的许多神经元的活动同步化。最典型的例子是脊髓前角运动神经元和闰绍细胞之间的联系（图10-17）。闰绍细胞是一种抑制性中间神经元，其接受前角运动神经元侧支的传入，发出的轴突又与该运动神经元或邻近的运动神经元发生突触联系，通过其释放的抑制性递质（甘氨酸）使运动神经元产生 IPSP 而受到抑制。甘氨酸受体拮抗剂士的宁或破伤风杆菌毒素可破坏闰绍细胞的功能，引起强烈的肌痉挛。

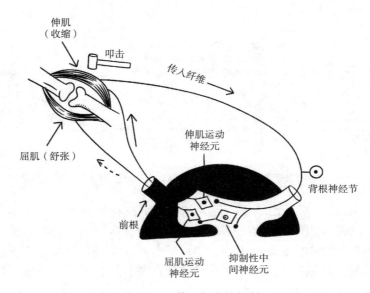

图 10-16　传入侧支性抑制

2）突触前抑制。实现突触前抑制（presynaptic inhibition）的主要结构基础是轴—轴型突触。如图 10-18（a）所示，轴突 1 与神经元 3 的胞体构成轴—胞型突触，单独刺激轴突 1 可引起神经元产生一个一定幅度的 EPSP［图 10-18（b）上实线］。轴突 2 与轴突 1 构成轴—轴型突触，当仅有轴突 2 兴奋时，神经元 3 不产生反应。如果先刺激轴突 2，使轴—轴型突触活动一定时间后，再刺激轴突 1，此时，神经元 3 产生的 EPSP 比单独刺激轴突 1 产生的 EPSP 明显减小［图 10-18（b）上虚线］，这表明神经元 3 受到了抑制。这种抑制不同于前述的突触后抑制，即不是通过抑制性中间神经元释放抑制性递质，使突触后膜产生 IPSP，而是通过轴—轴型突触活动使突触前膜的兴奋性递质释放减少，从而导致突触后膜上的 EPSP 下降所致的。所以，这种抑制被称为突触前抑制。突触前抑制多见于感觉传入途径，其调节着外周感觉信息的传入。例如，在集中注意力时，通过突触前抑制就使得那些不需要的信息的传入受到抑制；针刺镇痛的原理也与突触前抑制有关。

轴—轴型突触活动后，轴突 1 末梢的兴奋性神经递质释放为何会减少呢？一种解释是：轴—轴型突触活动时，轴突 2 末梢释放的 GABA 与轴突 1 末梢上的 $GABA_A$ 受体结合后，可引起 Cl^- 通道开放，由于轴突 1 末梢 Cl^- 的平衡电位小于静息电位，所以 Cl^- 通道开放后出现的是 Cl^- 外流，从而使轴突 1 的末梢发生去极化、膜电位下降。当刺激轴突 1 产生的动作电位到达末梢时，由于膜电位下降，致使末梢 Na^+ 通道开放时 Na^+ 内流的驱动力减小，动作电位幅值（去极化程度）减小；去极化程度的减小使轴突 1 末梢电压门控 Ca^{2+} 通道开放减少、Ca^{2+} 内流减少；Ca^{2+} 内流减少导致兴奋性递质的释放减少，最终导致神经元 3 的 EPSP 减小［图 10-18（b）］。

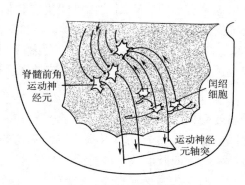

图 10-17 回返性抑制

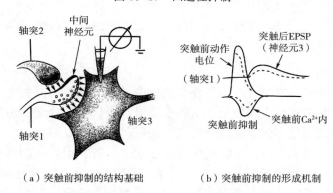

（a）突触前抑制的结构基础 　　　（b）突触前抑制的形成机制

图 10-18 突触前抑制的结构基础及形成机制

第三节 神经系统的感觉功能

感觉（sensation）是机体对内、外环境的变化做出反应的前提，而感觉的产生首先是感受器或感觉器官接受内、外环境的各种刺激，然后，将各种刺激形式的能量转换为电信号，并以神经冲动的形式经感觉传导通路传向中枢，再经过相应的神经中枢对传入信息的分析和综合，从而形成种主观感觉。

一、躯体感觉

躯体皮肤及其附属结构的感受器接受刺激后，在中枢产生的各种类型的感觉总称躯体感觉（somatic sensation）。按照感受器在躯干和四肢分布的深浅，一般将躯体感觉分为浅感觉和深感觉两大类，浅感觉包括触—压觉、温度觉和痛觉；深感觉即为本体感觉（proprioception），主要包括位置觉和运动觉。

（一）躯体感觉的感受器

1. 触—压觉感受器

人体皮肤上有许多触—压觉感受器，呈点状分布，由于触—压觉感受器在皮肤上分布不均匀，所以不同部位的皮肤触—压觉敏感性不同。如四肢皮肤比躯干敏感，手指尖的敏感性更大。触—压觉感受器可以是游离神经末梢、毛囊感受器或带有附属结构的环状小体、麦斯纳小体、鲁菲尼终末和梅克尔盘等。不同的附属结构可能决定它们对触、压刺激的敏感性或适应出现的快慢。触—压觉感受器的适宜刺激是机械刺激。机械刺激引起感觉神经末梢变形，导致机械门控 Na^+ 通道开放和 Na^+ 内流，产生感受器电位。当感受器电位使神经纤维膜去极化达到阈电位时，就产生动作电位，传入冲动到达大脑皮层感觉区，产生触—压觉。

2. 温度感受器

人体皮肤上有专门感受温度变化的感受器，包括冷感受器和温感受器，分别感受皮肤上的冷刺激和热刺激。温度觉感受器在皮肤上也呈点状分布，不均匀。总体上看冷点要多于热点，且躯干皮肤对冷的敏感性要高于四肢皮肤。冷感受器是游离神经末梢，由细的有髓鞘 Aδ 纤维传导冷感觉信号，冷感受器的皮肤感受野很小，呈点状，直径约 1mm，一根神经纤维与 1~8 个冷点相连。热感受器也是游离神经末梢，分布于皮肤表面下约 0.6mm 处，由无髓鞘的 C 类纤维传导热感觉信号。热感受器的感受野很小，也呈点状，对机械刺激不敏感。一根神经纤维可以与若干个热点相连。

3. 痛觉感受器

痛觉感受器是游离神经末梢，是特异性的。但痛觉感受器的特异性不如别的感受器，其也可以对其他各种强刺激起反应。例如，温热性刺激也可以引起痛觉，但温热形式的刺激引起痛觉感受器兴奋的阈值比引起温度感受器兴奋的阈值高约 100 倍以上。痛觉感受器也能对电、机械以及化学性刺激起反应。化学致痛物质有 ATP、缓激肽、5-HT、组胺、酸、乙酰胆碱、蛋白溶解酶以及辣椒素等（图 10-19）。此外，前列腺素及 P 物质可增强痛觉神经末梢的敏感性。组织损伤是造成痛的一个原因，而且痛的程度与各种原因造成的组织损伤的程度密切相关。致痛物质从损伤的邻近组织释放，使神经末梢去极化，导致神经纤维上产生动作电位。皮内注射 ATP 能引起疼痛，ATP 主要作用于感受器上 P2X 受体使配体门控通道开放，因此 ATP 可能是体内引起痛觉的自然刺激物之一。

传导皮肤痛觉的传入纤维有两类，一类是 Aδ 有髓鞘纤维，另一类是 C 类无髓鞘纤维（图 10-20）。沿 Aδ 类纤维传导的伤害性信息到达大脑皮层后引起的痛觉是快痛（fast pain），其特点是感觉敏锐，定位明确，痛发生得快（受刺激后 0.5~1s 被感知），消失也迅速，一般不伴有明显的情绪变化。沿 C 类纤维传导的伤害性信息到达大脑皮层后引起的痛觉是慢痛（slow pain），其特点是感觉模糊，定位不精确，痛的发生比较缓慢，消退也要有一个过程，而且往往伴有明显的情绪反应。所以，当伤害性刺激作用于皮肤时，可先后出现两种性质不同的痛觉，即快痛和慢痛，这就是所谓皮肤痛的二重性。当中度压迫神经干单独阻断 Aδ 纤维而不阻断 C 纤维时，快痛即消失。局麻条件下，C 纤维功能首先丧失，慢痛也随之消失。

4. 肌肉本体感受器

本体感觉（proprioception）是深部感觉，包括位置觉和运动觉。它主要来自躯体深部的肌肉、肌腱、骨膜和关节等处的本体感受器，是对躯体空间位置、姿势、运动状态和运动方向的感觉。脊椎动物的肌肉内有两种感受器：梭肌（muscle spindle）和腱器官（tendenorgan）。梭肌是骨骼肌中一种特殊的感受装置，位于肌肉的深部，是检测骨骼肌长度、运动方向、运动速度和速度变化率的一种本体感受器。梭肌将肌肉受牵拉而被动伸展的长度信息编码为神经冲动，传入中枢。一方面产生相应的本体感觉，另一方面反射性地产生和维持肌紧张，并参

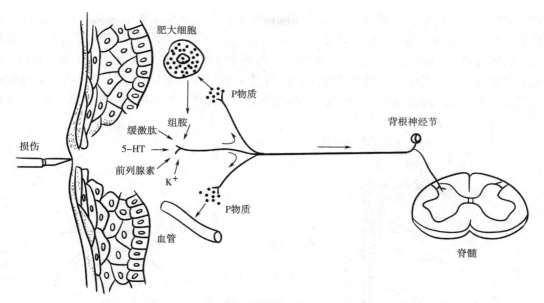

图 10-19　组织损伤部位释放致痛物质

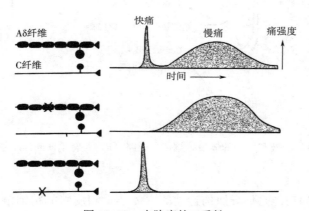

图 10-20　皮肤痛的二重性

与对随意运动的精细调节。腱器官位于骨骼肌的肌腱部位，是检知骨骼肌张力变化的一种本体感受器。腱器官的功能是将肌肉主动收缩的信息编码为神经冲动，传入中枢，产生相应的本体感觉。

（二）躯体感觉的传入通路

躯体感觉初级传入神经元的胞体位于后根神经节或脑神经节中，其周围突触与躯体感受器相连，中枢突进入脊髓和脑干后经多级神经元接替向大脑皮层投射，产生各种不同的感觉。

1. 脊髓的感觉传导

躯干和四肢的躯体感觉经脊神经后根进入脊髓，然后循两条路径分别上传到丘脑。

（1）浅感觉传导路径

浅感觉传导路径的功能是传导痛觉、温度觉和粗略触—压觉（图 10-21）。初级传入纤维经后根外侧部进入脊髓后，在同侧后角更换神经元。第二级神经元的轴突在中央管前交叉到

273

对侧，再向上形成脊髓丘脑前束（传导粗略触—压觉）和脊髓丘脑侧束（传导痛、温觉）抵达丘脑。其中，痛觉、温度觉传入纤维在进入脊髓水平的1~2个节段内换元并经前连合交叉到对侧，而粗略触—压觉传入纤维进入脊髓后分别与多个节段的神经元构成突触联系。所以，在脊髓空洞症的病人，当病变局限性破坏中央管前交叉感觉传导路径时，可出现痛温觉和粗略触—压觉分离现象，即相应节段双侧皮节的痛觉和温度觉障碍，而粗略触—压觉基本不受影响。

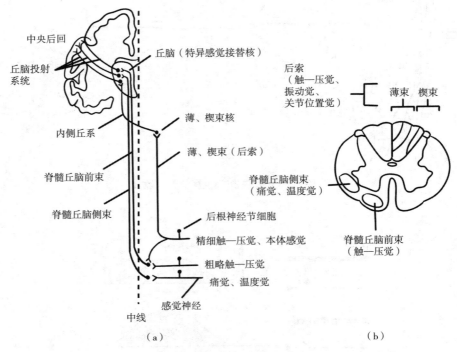

图 10-21　四肢和躯干的体表感觉传导通路（a）及脊髓横断面示意图（b）

（2）深感觉传导路径

深感觉传导路径的功能是传导肌肉运动的本体感觉和皮肤的精细触—压觉（辨别两点间距离和感受物体表面性状及纹理等）。初级传入纤维由后根内侧部进入脊髓后，先在同侧上行组成薄束或楔束，终止于同侧延髓下部的薄束核或楔束核，更换神经元后再发出二级纤维交叉至对侧并向上形成内侧丘系至丘脑（图10-21）。可见，与浅感觉传导路径先交叉再上行的方式不同，深感觉传导路径是先上行再交叉。因此，当脊髓半离断后，浅感觉障碍发生在离断的对侧，深感觉障碍则发生在离断的同侧（图10-22）。

2. 脑干的感觉传导

头面部的躯体感觉是由三叉神经进入脑干后再向上到达丘脑的。其中，痛、温觉由三叉神经脊束核中继；触—压觉和本体感觉由三叉神经主核和中脑核中继。第二级神经元发出的纤维越至对侧后，形成三叉丘系并上行至丘脑。

3. 丘脑的感觉投射

丘脑是除嗅觉以外各种感觉纤维向大脑皮层投射的重要中继站，同时也能对感觉传入进行初步的分析和综合。丘脑内含有许多神经核团，根据我国神经生理学家张香桐的意见，丘脑核团大致可分为三类（图10-23）。

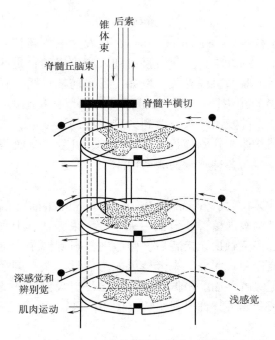

图 10-22　脊髓半横切效应示意图

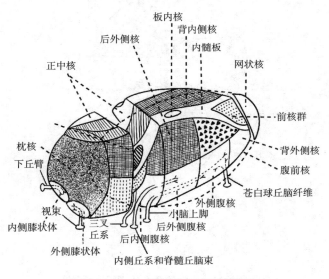

图 10-23　丘脑的主要核团示意

（1）第一类细胞群

这类细胞群为特异感觉接替核（specific sensory relay nucleus），在发生上为旧核团。它们接受第二级感觉投射纤维，换元后进一步投射到大脑皮层感觉区。例如后腹核，其外侧部分（腹后外侧核）为脊髓丘脑束与内侧丘系的换元站，与躯体感觉的传达有关；其内侧部分（腹后内侧核）为三叉丘系的换元站，与头面部感觉传导有关。后腹核发出的纤维投射到大脑皮层躯体感觉代表区。此外，内侧膝状体是听觉传导通路的换元站，发出的纤维向听皮层投射。外侧膝状体是视觉传导通路的换元站，发出的纤维向视皮层投射。

（2）第二类细胞群

这类细胞群称为联络核（associated nucleus），在发生上为新核团。它们接受来自特异感觉接替核及其他皮层下中枢的纤维，换元后投射到大脑皮层的特定区域，在功能上与各种感觉在丘脑和大脑皮层水平的联系协调有关。例如，丘脑前核接受下丘脑乳头体来的纤维，并发出纤维投射到大脑皮层的扣带回，参与内脏活动的调节；丘脑的外侧腹核主要接受小脑、苍白球和后腹核来的纤维，并发出纤维投射到大脑皮层的运动区，参与皮层对肌肉运动的调节；丘脑枕核接受内侧膝状体与外侧膝状体来的纤维，并发出纤维投射到大脑皮层顶叶、枕叶和颞叶的中间联络区，参与各种感觉的联系功能。

（3）第三类细胞群

这类细胞群称为非特异投射核（nonspecific projection nucleus），是靠近中线的所谓内髓板以内的各种结构，主要是髓板内核群，包括中央中核、束旁核、中央外侧核等，是最古老的核团。非特异投射核通过多突触换元接替后，弥散地投射到整个大脑皮层，起着维持和改变大脑皮层兴奋状态的重要作用。此外，束旁核可能与痛觉有关，刺激人的丘脑束旁核可加重疼痛感觉，而毁损此区可缓解疼痛。根据丘脑向大脑皮层投射特征的不同，可以把感觉投射系统分为特异性投射系统和非特异性投射系统（图 10-24）。

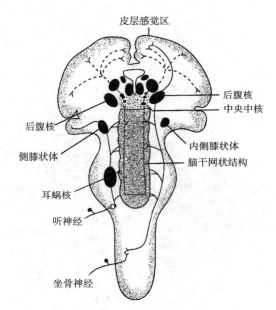

图 10-24　丘脑的两个感觉投射系统

实线为丘脑特异性投射系统；虚线为丘脑非特异性投射系统

1）特异性投射系统（specific projection system）。特异性投射系统由特异性丘脑投射核（第一类及第二类细胞群）及其投射纤维所形成。其特点是：各种感觉经各自途径分别投射到大脑皮层的各自代表区，即丘脑特异性投射核和大脑皮层之间具有直接的、点对点的联系。同时，投射纤维末梢的突触小体数量较多且密集，容易使皮层神经元由局部阈下兴奋累积总和而形成扩布性兴奋。所以，特异性投射系统的功能是引起特定的感觉，并激发大脑皮层发出冲动。

2）非特异性射系统（nonspecific projection system）。非特异性投射系统由非特异性丘脑投射核（第三类细胞群）及其纤维所组成。当各种特异性感觉的二级纤维上行通过脑干时，均发出侧支与脑干网状结构的神经元发生突触联系，并在其中反复换元上行抵达非特异性丘脑投射核。因此，非特异性投射系统的一个特点是，接受各种感觉的传入。此外，非特异性投射核团向大脑皮层投射途中反复换元，换元后又向大脑皮层的广泛区域投射（不具有点对点的联系），且投射纤维末梢的突触小体数量少且稀疏，局部阈下兴奋不易总和起来。这些特点使丘脑非特异投射系统失去了专一的传导特异性感觉的作用，其功能与维持或改变大脑皮层的兴奋性有关。

由于脑干网状结构可接受各种特异性感觉传入纤维的侧枝，反复换元后上行抵达丘脑的第三类核团，通过丘脑非特异性投射系统提高大脑皮层兴奋性和维持觉醒，故将脑干的这一上行通路称为网状结构上行激活系统（ascending reticular activating system，ARAS）。实验证明，电刺激中脑网状结构，能够唤醒动物，脑电波呈现去同步化快波；在中脑头端切断网状结构，动物则出现昏睡，脑电图出现同步化慢波（图10-23）。巴比妥类催眠药及一些全身麻醉药的作用可能正是通过阻断ARAS而发挥作用的。

（三）大脑皮层的躯体感觉代表区

从丘脑后腹核上行的躯体感觉信息经特异性投射系统投射到大脑皮层的躯体感觉代表区（somatic sensoryarea），包括体表感觉区和本体感觉区。

1. 体表感觉代表区

大脑皮层的体表感觉代表区主要有第一和第二两个感觉区，其中第一体表感觉区最为重要。

（1）第一体表感觉区

中央后回（3-1-2区）是全身体表感觉的主要投射区，称为第一体表感觉区（somatic sensory area Ⅰ），其感觉投射有如下规律：①交叉性投射。一侧体表感觉传向对侧皮层的相应区域，但头面部感觉的投射是双侧性的。②定位精确，呈倒置性分布。头面部感觉代表区在底部，上肢感觉代表区在中间部，下肢感觉代表区在中央后回顶部，膝以下代表区在皮层内侧面。但头面部代表区内部的安排是正立的（图10-25）。③代表区面积大小决定于感觉分辨程度。分辨越精细，代表区也越大，如拇指和食指感觉敏感，其在中央后回中所占面积比胸部所占面积要大几倍（图10-25）。感觉敏感度决定代表区大小的原因，是由于感觉越敏感的部位存在的感受装置越多，投射到中央后回时与其相联系的皮层神经元的数量也越多。

（2）第二体表感觉区

在人脑，第二感觉区（somatic sensory area Ⅱ）位于中央前回与岛叶之间，面积远比第一感觉区小。区内的投射分布安排是正立的，但身体各部分的代表区不如中央后回那么完善和具体。刺激人脑第二感觉区可引起体表一定部位产生主观上的麻木感，这种麻木感具有双侧性。但切除人类的第二感觉区并不产生显著的感觉障碍。第二感觉区可能接受痛觉传入的投射。

2. 本体感觉代表区

中央前回（4区）是运动区，也是肌肉本体感觉投射区。刺激人脑中央前回，可使受试者产生试图发动肢体运动的主观感觉。

感觉皮层具有可塑性，表现为感觉代表区神经元之间的广泛联系可以发生较快的改变。如果截去猴的一个手指，皮层代表区上原来那个被截手指所占据的区域就会被其邻近手指的代表区蔓延过来而占据。反之，如果切除皮层上某个手指的代表区，那么该手指的感觉投射就将移向这个已被切除的代表区的周围皮层。这种可塑性改变也发生在人类。例如，盲人在接受触觉和听觉刺激时，其视皮层的代谢活动增加；而耳聋患者对刺激视皮层周边区域的反应比正常人更为迅速而准确。

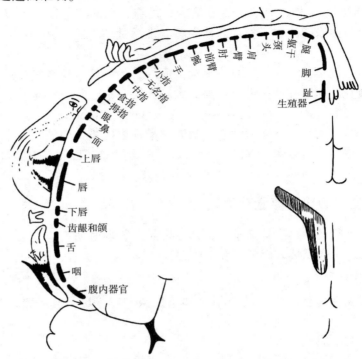

图 10-25 体表各部位感觉在中央后回感觉皮层的投射规律示意图

二、内脏感觉

（一）内脏感觉的类型及传入神经

同躯体感觉相比，内脏没有本体感受器、温度觉和触—压觉感受器也很少，因此，内脏感觉主要是痛觉。由于痛觉感受器在内脏分布稀疏，所以内脏痛定位不准确。几乎所有起源于胸腔、腹腔和盆腔的内脏痛都是由交感神经中的 C 纤维传递的；部分盆腔脏器如尿道、子宫颈、直肠等的痛觉由盆神经传入；食道、气管的痛觉通过迷走神经传入中枢。

（二）内脏痛、牵涉痛和体腔壁痛

1. 内脏痛

内脏痛是临床上常见的症状，其特征如下：①对切割、烧灼刺激不敏感。机械牵拉、缺血、痉挛和炎症刺激等则容易引起疼痛。如心肌缺血产生的心绞痛、胃肠痉挛和胰腺炎等引起的腹痛等。②定位不准确。例如，腹痛时病人不易明确说出疼痛发生的确切部位。这是内脏痛最为重要的特点，与痛觉感受器在内脏分布比在躯体分布稀疏有关。③发生缓慢、疼痛持久，表现为慢痛，但可呈渐进性增强。④常伴有不愉快或不安等精神感觉和出汗、恶心、血压降低等自主神经反应。这可能是因为内脏痛的传入通路与引起恶心、呕吐及其他自主神经效应的通路之间有密切的联系。⑤常伴有牵涉痛。

2. 牵涉痛

内脏疾患往往引起体表一定部位产生疼痛或痛觉过敏，这种现象称为牵涉痛（referred pain）。例如，心肌缺血时，发生心前区、左肩和左臂尺侧的疼痛；胆囊病变时，右肩胛区出现疼痛；阑尾发生炎症时，可有脐周围或上腹部疼痛。牵涉痛现象对疾病的诊断具有一定的意义。发生牵涉痛的原因尚不十分清楚，但鉴于患病内脏的传入纤维和发生牵涉痛的皮肤的传入纤维由同一水平进入脊髓这一事实，人们提出两种学说来解释牵涉痛的形成机制（图10-26）：①会聚学说（convergence theory）。该学说认为来自患病内脏和牵涉痛皮肤区域的传入神经纤维进入脊髓后会聚到同一后角神经元，并由同一上行纤维上传入脑。由于大脑皮层习惯于识别来自体表的刺激，因而将来自内脏的刺激仍认为是来自体表，产生类似皮肤的痛觉。会聚学说可用于解释牵涉痛现象中一定体表部位产生疼痛的原因。②易化学说（facilitation theory）。该学说认为患病内脏和牵涉痛皮肤的两个中枢在脊髓后角同一区域内相距很近，由患病内脏传入的冲动可以经侧枝提高邻近躯体中枢的兴奋性，使平常不至于引起疼痛的刺激信号变为痛觉信号，因而产生痛觉过敏。

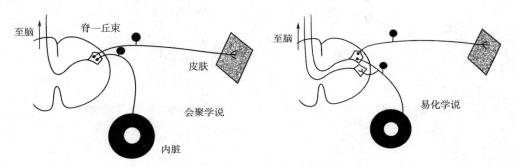

图 10-26　牵涉痛的会聚学说和易化学说示意图

3. 体腔壁痛

内脏疾病时，体腔壁浆膜（如腹膜或胸膜）受到炎症等刺激发生的疼痛，称为体腔壁痛（parietal pain）。体腔壁层与皮肤相似，痛觉冲动由包含 Aδ 纤维的躯体神经传入。因此，体腔壁痛带有刺痛性质，定位清楚，痛觉部位常位于疼痛区域的正面。例如，当阑尾炎发展为腹膜炎时，即可在原来定位不清楚的内脏痛基础上出现定位清楚的体腔壁痛。

三、特殊感觉

（一）视觉

来自两眼视网膜的经纤维分别组成视神经，经视神经管进入颅腔后，来自鼻侧半视网膜的视神经形成视交叉，又与未交叉的颞侧半视网膜的视神经延续为两侧视束，视束投射到两侧丘脑的外侧膝状体后，由外侧膝状体核发出的纤维组成视辐射（optic radiation），经过内囊投射到位于大脑半球内侧面枕叶皮层距状沟之上、下缘的大脑皮层视觉代表区（17 区）（图10-27）。在视觉传导路中，由于来自鼻侧半视网膜的视神经纤维形成视交叉，来自颞侧视网膜的纤维则不交叉，因此一侧视束以及其后传导通路上的膝状体和位于枕叶距状裂周围的视皮层（17区）接受的是同侧眼颞侧半视网膜和对侧眼鼻侧半视网膜的传入纤维。因此，当一侧视束、一侧膝状体或一侧枕叶皮层受损时，会造成两眼对侧视野偏盲。由于视交叉处的纤维是来自双眼鼻侧半视网膜的视神经纤维，故当垂体肿瘤影响到视交叉时，可使双眼颞侧半视野偏盲，出现"管状"视野。当然，如果一侧视神经损伤，则会出现同侧眼视野全盲（图10-27）。

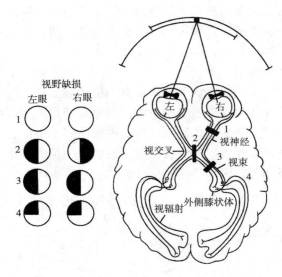

图 10-27　视觉传导通路

右列各圆表示视野，黑色部分表示缺损，所标数字指在左图相应数字部位损伤的情况

（二）听觉

听觉的投射是双侧的。来自耳蜗的听神经纤维首先在同侧脑干的耳蜗神经核换元，换元后的纤维大部分交叉至对侧（小部分不交叉），再经上橄榄核接替后形成外侧丘系抵达内侧膝状体，后者发出听放射最后投射到两侧大脑皮层的听觉代表区。人类听觉代表区位于颞叶皮层的颞横回和颞上回（41、42区）。电刺激这些区域能引起受试者产生铃声或吹风样主观感觉。由于上橄榄核以上神经通路接受来自双耳的听觉冲动，所以一侧外侧丘系、听放射或听皮层损伤，不会产生明显的听觉障碍。

（三）平衡觉

前庭神经与耳蜗神经一起组成位听神经到达脑桥的前庭神经核。后者发出的纤维相当一部分参与组成内侧纵束上行或下行。部分进入小脑，还有部分与颞、顶、额叶皮层、脑干网状结构、迷走与舌咽神经核等联络，完成眼震颤、各种姿势反射和自主神经反射。人体的平衡觉在很大程度上取决于前庭感受器的传入信息，但视觉和本体感受器的传入信息也参与了平衡觉的形成。

（四）嗅觉

嗅觉在大脑皮层的投射区随着动物进化而缩小。高等动物的嗅觉代表区只有边缘皮层的前底部区域，包括梨状区皮层的前部、杏仁核的一部分等。刺激这些部位可引起特殊的主观嗅觉，如焦橡皮气味等。嗅觉的适应较快。

（五）味觉

味觉的投射区在中央后回头面部感觉投射区的下方（43 区）。来自四种基本味觉（酸、甜、苦和咸）的神经传入信息，经中枢整合后产生各种味觉。

四、痛觉和内源性镇痛系统

痛觉（pain）是各种伤害性刺激作用于机体所引起的一种不愉快的感觉，同时伴有情绪活动、自主神经活动和防卫反应。作为机体受到损伤的报警信号，痛觉本身对人体具有保护意义。然而，长期、剧烈的疼痛如某些癌性痛，往往给患者带来难以忍受的巨大痛苦。因此，痛觉和镇痛的研究一直是科学工作者所关注的前沿问题。

如前所述，痛觉感受器是游离的神经末梢，也称伤害性感受器（nociceptor）。皮肤上的伤害性感受器对机械刺激（如切割、针刺等）和温度刺激（如烧灼）敏感，传入纤维有 Aδ 和 C 两类速度不等的神经纤维介导，故产生的皮肤痛具有快痛和慢痛二重性的特点。分布在内脏的伤害性感受器对牵拉、缺血、痉挛和炎症等刺激敏感，传入纤维都是 C 纤维，产生的内脏痛具有慢痛的特征。有趣和值得注意的是，中枢神经系统在感受伤害性刺激、形成痛觉的同时，也启动了抑制伤害性信息传递和疼痛发生的内源性镇痛系统。

第四节 神经系统对姿势和躯体运动的调节

人类在生活与劳动中进行的各种躯体运动，包括反射性的或随意的运动，都是在骨骼肌一定程度的肌紧张和一定的姿势前提下进行的。肌紧张、姿势和随意运动则有赖于神经系统的调节，运动越复杂，越需要高级中枢参与。

一、运动调节的基本机制

（一）脊髓和脑干运动神经元

在脊髓前角内存在大量的运动神经元，即 α、β 和 γ 运动神经元；在脑干的运动神经核及混合神经核也存贮各种运动神经元。脊髓运动神经元和脑运动神经元接受脑干和大脑皮层各级中枢发出的下行冲动，也接受来自躯干四肢和头面部、皮肤和关节等处的外周传入信息，产生一定的传出冲动，直达所支配的骨骼肌，引起一定的反射活动，因此这些运动神经元称为躯体运动反射的最后公路（final common path）。

（二）运动单位

一个脑运动神经元或一个脊髓前角 α 运动神经元的轴突末梢，在所支配的肌肉中分成许多小支，每一小支支配一根肌纤维。当一个运动神经元兴奋时，可引起受支配的所有肌纤维收缩。由一个脊髓前角 α 运动神经元或脑运动神经元及其所支配的全部肌纤维所组成的功能单位，称为运动单位（motor unit）（图 10-30）。一个运动单位中所含肌纤维数目的多少有很大的差异。例如，一个眼外肌运动神经元只支配 6~12 根肌纤维，而一个四肢肌的运动神经元所支配的肌纤维数目可达 2000 根。前者有利于肌肉进行精细的运动，而后者则有利于产生巨大的肌张力。同一个运动单位的肌纤维，可以和其他运动单位的肌纤维交叉分布，使其所占有的空间范围比该单位肌纤维截面积的总和大 10~30 倍。因此，即使只有少数运动神经元活动，在肌肉中产生的张力也是均匀的。

二、各级中枢对躯体姿势的调节

（一）脊髓对躯体姿势的调节

躯体运动最基本的反射中枢在脊髓，脊髓对躯体运动的调节是通过脊髓反射实现的。许多反射可在脊髓水平完成，然而脊髓经常在高位中枢的控制之下，故其本身固有的功能不易表现出来。为了解脊髓本身的功能，常在动物中采用离断脊髓与延髓联系的方法进行研究。

1. 脊休克

是指人和动物在脊髓与高位中枢离断后，暂时丧失反射活动的能力，进入无反应状态，这种现象称为脊休克（spinal shock）。在动物实验中，为了保持动物的呼吸功能，常在脊髓第 5 节颈段水平以下切断脊髓，以保留隔神经对膈肌呼吸运动的传出支配。这种脊髓与高位中枢离断的动物称为脊动物。

脊休克的主要表现：横断面以下脊髓所支配的骨骼肌肌紧张性降低甚至消失，血压下降，外周血管扩张，发汗反射不出现，直肠和膀胱内粪、尿积聚，说明动物躯体与内脏反射活动均减退以至消失。随后，一些以脊髓为基本中枢的反射活动可以逐渐恢复。脊髓反射恢复的速度与不同动物脊髓反射对高位中枢的依赖程度有关：低等动物如蛙在脊髓离断后数分钟内反射即恢复；在犬需数天；而在人由于外伤等原因出现脊休克后则需数周以至数月才能恢复出现脊髓反射。反射恢复过程中，首先是一些比较简单、原始的反射先恢复，如屈肌反射、腱反射等，然后比较复杂的反射逐渐恢复，如对侧伸肌反射、搔爬反射等。反射恢复后的动物，血压也逐渐上升到一定水平，并具有一定的排粪与排尿反射，但这些恢复的反射反应比正常时加强并广泛扩散，往往不能很好地适应机体正常生理功能的需要。脊髓离断后，将导致离断水平以下永久性地失去知觉和随意动作的能力，这是由于脊髓离断后，脊髓内上行与下行的神经束很难重新接通，因为离断部位的大量胶质细胞浸润并逐步形成疤痕，使轴突再生受阻。

脊休克的上述表现并不是由于切断损伤的刺激所引起的，因为脊髓反射恢复后，如果第二次切断脊髓，则不会再次引起脊休克。所以，脊休克的产生原因是由于离断的脊髓突然失去了高位中枢的调节，主要是失去从大脑皮层、低位脑干（如前庭核、脑干网状结构等）的下行纤维对脊髓的控制，使脊髓处于兴奋性极低下状态，以致对任何刺激均无反应。

脊休克的产生与恢复，说明脊髓可以完成某些简单的反射活动，但正常时这些反射在高位中枢的控制下不易表现出来。高位中枢对脊髓反射的控制既有易化作用，也有抑制作用。切断脊髓后，伸肌反射往往减弱而屈肌反射比正常时增强，说明高位中枢具有易化伸肌反射和抑制屈肌反射的作用。

2. 脊髓对姿势的调节

中枢神经系统调节骨骼肌的紧张度或产生相应的运动，以保持或纠正身体在空间的姿势，这种反射活动称为姿势反射（postural reflex）。后述的牵张反射就是最简单的姿势反射，而肌紧张是维持站立姿势最基本的反射活动。此外，在脊髓还能够完成对侧伸肌反射、节间反射等。

（1）屈肌反射和对侧伸肌反射

脊动物在皮肤受到伤害性刺激时，受刺激一侧肢体的屈肌收缩而伸肌弛缓，肢体发生屈曲运动，称为屈肌反射（flexor reflex）。屈肌反射具有保护性意义，不属于姿势反射。此外，屈肌反射的强度与刺激强度有关，例如，对足部较弱的刺激只引起踝关节屈曲，加大刺激强度，则膝关节及髋关节也可发生屈曲，如果刺激强度更大，则可在同侧肢体发生屈肌反射的基础上出现对侧肢体伸肌的反射性收缩，称为对侧伸肌反射（crossed extensor reflex）。对侧伸肌反射是一种姿势反射，在一侧肢体屈曲造成身体失衡的情况下，对侧伸肌的收缩对保持身体平衡具有重要生理意义。

（2）牵张反射

牵张反射（stretch reflex）是指骨骼肌在受到外力牵拉时能引起受牵拉的同一肌肉收缩的反射活动。牵张反射有腱反射和肌紧张两种类型。

1）腱反射（tendon reflex）是指快速牵拉肌腱时发生的牵张反射，又称位相性牵张反射。例如，轻轻叩击髌骨下缘的股四头肌肌腱，股四头肌即发生一次快速收缩，使膝关节伸直，这一反射称为膝反射；此外，属于腱反射的还有肱二头肌反射、肱三头肌反射、肘反射和跟腱反射等等，是临床常用的腱反射检查。腱反射的传入纤维直径较粗（12~22μm），传导速度较快（90m/s 以上），反射的潜伏期很短（约 0.7ms），只够一次突触接替的时间延搁，因此腱反射是单突触反射。腱反射的感受器是肌梭，中枢在脊髓前角，效应器主要是收缩较快的快肌纤维。

在整体内，脊髓牵张反射接受高级中枢的调节，且可建立条件反射。当腱反射减弱或消失时，常提示反射弧的传入、传出通路或脊髓反射中枢损害；当腱反射亢进时，则提示高位中枢可能有病变。因此，临床上用测定腱反射的方法来了解神经系统的功能状态。

2）肌紧张（muscle tones）是指缓慢、持续牵拉肌腱时发生的牵张反射，被牵拉的肌肉只表现出轻度而持久的收缩，具有一定的张力，而没有明显的缩短，因此又称为紧张性牵张反射。肌紧张也是由于肌肉（主要是伸肌）经常受到牵拉刺激（重力作用）而产生的，肌紧张是维持躯体姿势最基本的反射活动，是姿势反射的基础。例如，人体取直立姿势时，在重力的作用下，支持体重的关节趋向弯曲，关节弯曲必然使伸肌受牵拉，通过牵张反射伸肌便发生收缩，以对抗关节弯曲，维持姿势（此种关节的伸肌被称为抗重力肌）。肌紧张和腱反射的反射弧基本相似，感受器都是肌梭，但中枢突触延搁时间较腱反射长，说明其突触不止一个，属多突触反射。另外，腱反射的效应器主要是收缩较快的快肌纤维，而肌紧张的效应器主要是慢肌纤维。由于肌紧张的收缩力量不大，只是抵抗肌肉被牵拉，表现为同一肌肉的不同运动单位进行交替性的收缩，而不是同步收缩，不表现为明显的动作，所以肌紧张能持久地进行而不易发生疲劳。

在牵张反射活动中，当牵张肌肉的力量达到最大限度时，肌肉收缩会突然停止，转为肌肉舒张，这种肌肉受到强烈牵拉时，所产生的舒张反应，称为反牵张反射（inverse stretch reflex）。反牵张反射可防止肌肉或肌腱撕裂，具有保护意义。

3）牵张反射的感受器，即肌梭和腱器官。①肌梭（musclespindle）是一种感受肌肉长度变化或牵拉刺激的特殊的梭形感受装置，属于本体感受器。肌梭主要位于骨骼肌的肌腹内，长约几毫米、外层为一结缔组织囊，肌梭囊内一般含 6~12 根肌纤维，称为梭内肌纤维；而囊外肌纤维则被称为梭外肌纤维，受 α 纤维支配。肌梭与梭外肌纤维呈并联关系。梭内肌纤维的收缩成分位于纤维的两端，受γ纤维支配，而感受装置位于其中间部，两者呈串联关系。因此，当梭外肌纤维收缩，梭内肌感受装置所受牵拉刺激减少；而当梭内肌收缩成分收缩或肌肉受到牵拉时，梭内肌随之拉长，肌梭的感受装置被刺激，产生的冲动将沿着传入神经传向中枢，引起支配同一肌肉（和密切相关的协同肌）的运动神经元兴奋，梭外肌收缩。梭内肌纤维分为两类：核袋纤维（nuclear bag fiber），细胞核集中于中央部，对快速牵拉比较敏感；核链纤维（nuclear chain fiber），细胞核分散于整个纤维。肌梭的传入神经纤维有两类：一类是属于传导速度快，直径较粗的Ⅰa类传入纤维，其末梢形成螺旋状，环绕梭内肌的核袋纤维和核链纤维的感受装置部位；另一类是属于传导速度较慢，直径较细的Ⅱ类传入纤维，末梢形成花枝状，终止于核链纤维的感受装置部位（图10-28）。两类纤维都终止于脊髓前角的α运动神经元。α运动神经元发出α传出纤维（直径12～20μm）支配梭外肌纤维，而运动神经元发出γ传出纤维（直径3～6um）支配梭内肌纤维。γ传出纤维的末梢有两种组织学类型，一种为板状末梢，支配核袋纤维；另一种为蔓状末梢，支配核链纤维（图10-28）。在大多数情况下，每当神经冲动从运动皮质或脑的其他部位至运动神经元时，同时也传至γ运动神经元，使两种神经元同时激活（称为α-γ运动神经元共同激活），引起梭外肌和梭内肌同时收缩。γ神经元的活动可保持整个肌肉在收缩过程中肌梭感受部分长度不变，从而能抵消由于肌肉缩短而引起的肌梭传入冲动减少，使肌肉收缩的速度和幅度达到预定要求。由于梭内肌的收缩部分受γ纤维的支配，所以当γ传出纤维活动加强时，梭内肌纤维收缩，刺激肌梭内的感受装置，其传入冲动增加；增加的传入冲动经传入纤维（Ⅰa和Ⅱ类纤维）传入中枢后，也能使支配同一肌肉的α运动神经元兴奋，使梭外肌收缩。这一反射途径称为γ环路。由此可见，γ传出纤维的活动对于调节牵张反射具有重要作用。②腱器官（tendon organ）是分布于肌腱胶原纤维之间的牵张感受装置，它的传入纤维是直径较细的Ⅰb类纤维，与梭外

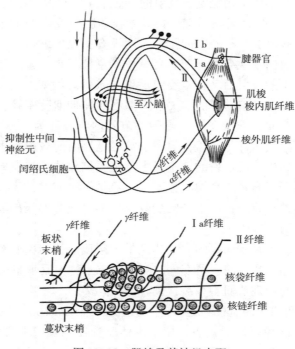

图 10-28　肌梭及其神经支配

肌纤维呈串联关系。腱器官的功能不同于肌梭。首先，二者感受刺激的性质不同。当梭外肌纤维发生等长收缩时（长度不变张力增加），腱器官的传入冲动频率增加，而肌梭的传入冲动不变；当梭外肌纤维发生等张收缩时（张力不变长度缩短），腱器官的传入冲动频率不变，而肌梭的传入冲动减少；当肌肉受到被动牵拉时，腱器官和肌梭的传入冲动频率均增加。因此腱器官是一种张力感受器，而肌梭是一种长度感受器。其次，二者的传入冲动引发的效应不同。腱器官的传入冲动对同一肌肉的 α 运动神经元起抑制作用，而肌梭的传入冲动对同一肌肉的 α 运动神经元起兴奋作用。最后，二者发生兴奋的阈值也不同。一般情况下，当肌肉受到牵拉时，首先兴奋肌梭的感受装置而发动牵张反射，引起受牵拉的肌肉收缩以对抗牵拉；当牵拉力量过大时，则可兴奋腱器官发动反牵张反射使牵张反射受到抑制，以避免被牵拉的肌肉受到损伤。

3. 节间反射

脊动物在反射恢复的后期，可出现较复杂的节间反射（intersegmental reflex）。节间反射是指脊髓一个节段的神经元发出的轴突与邻近节段的神经元发生联系，通过上下节段之间神经元的协同活动所进行的一种反射活动。如刺激动物腰背皮肤，可引起后肢发生一系列节奏性搔爬动作，称为搔爬反射（scratching reflex）。

（二）脑干对肌紧张和姿势的调节

1. 脑干对躯体肌紧张的调节

实验证明，脑干网状结构中存在加强肌紧张和肌运动的区域，称为易化区，也有抑制肌紧张和肌运动的区域，称为抑制区。抑制区较小，位于延髓网状结构的腹内侧部分；易化区较大，包括延髓网状结构的背外侧面部分、脑桥的被盖、中脑的中央灰质及被盖等。抑制区本身不能自发性发放神经冲动，其活动是被来自大脑皮层、小脑及纹状体的冲动所驱动。从活动的强度来看，易化区的的活动较强，抑制区的活动较弱，因此在肌紧张的平衡调节中，易化区略占优势（图10-29）。

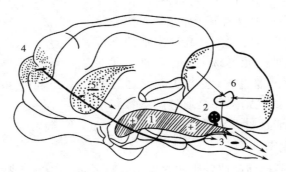

图 10-29　猫脑内与肌紧张调节有关的脑区及其下行路径示意图

下行抑制作用（−）路径：4 为网状结构抑制区，发放下行冲动抑制脊髓牵张反射，这一区接受大脑皮层（1）、尾核（2）、小脑（3）冲动；下行化作用（+）路径：5 为网状结构易化区，发放下行冲动加强脊髓牵张反射；6 为延髓前庭核，有加强脊髓牵张反射的作用

脑干网状结构的易化区的抑制区对肌肉的易化和抑制作用，都是通过网状脊髓束下传，可能是易化或抑制 α 运动神经元，直接调节肌肉收缩，也可能是易化或抑制 γ 运动神经元，通过 γ 环路改变肌梭的敏感性间接调节肌肉运动。网状结构对肌紧张的调节可能主要是依靠

后一种作用。此外，前庭脊髓束通过直接兴奋脊髓 α 运动神经元也可加强肌紧张及肌肉僵直。

由此可见，脑内既有抑制肌紧张的中枢部位，也有易化肌紧张的中枢部位，正常时两部位对抗而相对平衡，以维持正常肌紧张。当病变造成两部位平衡失调时，将出现肌紧张亢进或减弱。

2. 去大脑僵直

易化系统和抑制系统对肌紧张的影响，可用去大脑僵直实验加以说明。将猫在中脑上、下丘之间切断，动物即出现全身伸肌肌紧张亢进，表现为头尾昂起，脊柱挺硬，四肢伸直，肌肉坚硬如柱，呈角弓反张状态，称为去大脑僵直（decerebrate rigidity）（图 10-30）。去大脑僵直发生的原因是在上述部位横断脑干，使较多的抑制区被切除，特别是来自皮层及尾状核的抑制作用被消除，从而易化系统的作用相对占优势的结果。这些易化作用主要影响抗重力肌，故四肢的伸肌和头部上抬的肌肉紧张性加强，造成僵直现象。

除脑干外，大脑皮层运动区、纹状体、小脑前叶蚓部等区域也具有抑制肌紧张的作用；而前庭核、小脑前叶两侧部等部位则有易化肌紧张的作用。这些区域与脑干内的有关结构具有功能上的联系。例如，小脑前叶蚓部、大脑皮层运动区和纹状体的作用可能是通过网状结构抑制区来完成的，这些区域不仅可通过加强网状结构抑制区的活动抑制肌紧张，而且能控制网状结构易化区的活动，使之受到抑制。小脑前叶两侧部可通过对网状结构易化区的作用来加强易化作用。去大脑僵直是由于切断了大脑皮层和纹状体等部位与网状结构的功能联系，使抑制区失去了始动作用，易化区活动相对占了优势。去大脑僵直主要由抗重力肌（伸肌群）的肌紧张加强所致。人在某些疾病中，也可出现类似现象。例如，蝶鞍上囊肿引起皮层与皮层下失去联系时，可出现明显的下肢伸肌僵直及上肢的半屈状态，称去皮层僵直（decorticate rigidity）。因为人的正常体位是直立的，所以上肢的半屈状态是抗重力肌肌紧张增强的表现。人类的去大脑僵直，有时可在中脑疾患时出现，表现为头后仰，上下肢均僵硬伸直，上臂内旋，手指屈曲（图 10-31）。临床上患者如出现去大脑僵直的表现，往往提示病变已严重侵犯脑干，是预后不良的信号。去大脑僵直包括 α 僵直（α-rigidity）和 γ 僵直（γ-rigidity）。由于高位中枢的下行作用，直接易化运动神经元引起的僵直称为 α 僵直；高位中枢的下行性作用间接通过 γ 运动神经元再易化 α 运动神经元的活动而出现的僵直称为 γ 僵直。α 僵直主要是通过前庭脊髓束实现的，而 γ 僵直则主要是通过网状脊髓束实现的。经典的去大脑僵直属于 γ 僵直。

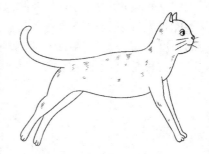

图 10-30　去大脑僵直的猫

3. 脑干对姿势的调节

中枢神经系统调节骨骼肌的肌紧张或产生相应的运动，以保持或改进身体在空间的姿势，此种反射活动总称姿势反射。前面叙述的牵张反射、对侧伸肌反射就是最简单的姿势反射。此外，还有脑干参与的较复杂的姿势，如状态反射、翻正反射、直线或旋转加速运动反射等。在这些姿势反射中脑干起着重要的调节作用。

（1）状态反射

头部空间位置改变及头部与躯干的相对位置改变时，可以反射性地改变躯体肌肉的紧张性，这种反射称为状态反射。状态反射包括迷路紧张反射（tonic labyrinthine reflex）和颈紧张反射（tonic neck reflex）。迷路紧张反射是由于头部位置的变化，刺激内耳迷路中椭圆囊和球

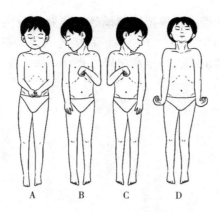

图 10-31　去皮层僵直及去大脑僵直
A、B、C：去皮层僵直；A：仰卧，头部姿势正常时，上肢半屈；
B、C：转动头部时的上肢姿势；D：去大脑僵直，上下肢均僵直

囊感受器，通过传入冲动频率变化而改变伸肌肌紧张强度，其反射中枢在前庭核。在去大脑动物中，当动物取仰卧位时伸肌紧张性最高，而取俯卧位时伸肌紧张性则最低。颈紧张反射是颈部扭曲时颈上部椎关节韧带和肌肉本体感受器的传入冲动对四肢肌肉紧张性的反射性调节，其反射中枢位于延髓。将去大脑动物头向一侧扭转时，下颌所指一侧的伸肌紧张性加强；如头后仰时，则前肢伸肌紧张性加强，而后肢伸肌紧张性降低；将头前俯时，则前肢伸肌紧张性降低而后肢伸肌紧张性加强。人类在去皮层僵直的基础上，也可出现颈紧张反射，即将颈部转向时，下颌所指一侧上肢伸直，而对侧上肢则处于更屈曲状态。在正常情况下，高级中枢的存在使这种反射常被抑制而不易表现出来。

（2）翻正反射

正常动物或保留中脑功能完整的动物均可保持站立姿势，如将其推倒或呈仰卧状态则可翻正过来，这种反射称为翻正反射（righting reflex）。将保留中脑以上结构的动物使其四足朝天从空中坠下，可清楚地看到动物在下坠过程中，首先是头颈扭转，然后前肢和躯干跟随着扭转过来，最后后肢也扭转过来，当坠落到地面时则四肢着地，这一反射包括一系列的反射活动，最先是头部的空间位置失常，刺激视觉与内耳迷路，引起头部的位置翻正；头部翻正后，头与躯干的位置失常，刺激颈部关节韧带和肌肉，从而使躯干的位置也翻正，着地时恢复和保持头、颈与躯干的位置关系。

三、各级中枢对躯体运动的调节

脑干及脊髓对躯体运动的调节是反射调节，即由刺激引起的较简单的运动，而大脑皮层是调节较复杂的由意志控制的有目的的协调运动，即随意运动。随意运动是由大脑许多部位以及小脑、基底神经节共同发动和调节的。目前认为，随意运动的设想（意图、包括运动的目的）起源于皮层联络区（cortical associated area），运动的设计及编程在大脑皮层（如辅助运动区、运动前区等）和皮层下的基底神经节和小脑半球外侧部进行。设计好的运动信息被输送到主要运动区（4区和6区），再由主要运动皮层发出动作指令运动传出通路（即由皮质脊髓束和皮质脑干束）输送到脊髓前角和脑干的运动神经元，引起骨骼肌的收缩运动。在此过程中，运动的设计需在大脑皮层与皮层下两个运动脑区之间不断进行信息交流；而且运动设计的执行需要小脑半球中间部（即脊髓小脑）参与。后者将肌肉运动的实际情况与大脑皮

层发出的运动指令反复进行比较，并根据运动设计和实际执行情况之间的差异修正大脑皮层的活动。外周感觉（如视、听觉）反馈信息也可直接传入运动皮层，不断修正可能出现的运动偏差指令，从而使随意运动协调、稳定和精确（图10-32，图10-33）。

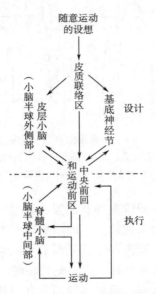

图 10-32　产生和调节随意运动的示意图

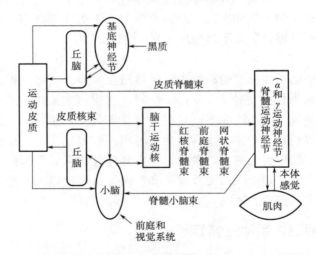

图 10-33　主要运动控制其传播途径仅运动皮质及脑干运动区（核）与脊髓运动神经元直接联系

（一）大脑皮层对躯体运动的调节

1. 大脑皮层运动区

大脑皮层的某些区域与躯运有较密切的关系，刺激这些区域能引起一定部位的肌肉产生运动，这些区域称为运动区，它主要包括初级运动区（皮质）（primary motor cortex，M I）、辅助运动区（supplementarymotor area，又称第二运动区，M II）、运动前区（premotor area）以及后顶叶皮质等（图10-34）。

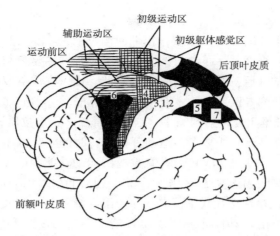

图 10-34 人大脑皮层内侧面（上）和外侧面（下），示大脑皮层运动区

数字代表 Brodmann 分区

（1）初级运动区

又称主要运动区，是最早发现的运动区，主要位于中央前回，相当于 Brodmann 分区的 4 区。M Ⅰ具有下列功能特征：①对躯体运动的调节为交叉性支配，即一侧皮层支配对侧躯体的肌肉。但在头面部，除下部面肌和舌肌主要受对侧面神经和对侧舌下神经支配外，其余多数部分为双侧性支配。因此，当一侧内囊损伤产生麻痹时，头面部多数肌肉并不完全麻痹，但对侧下部面肌和舌肌发生麻痹。②具有精细的功能定位，即刺激一定部位的皮层引起一定肌肉的收缩。功能代表区的大小与运动的精细复杂程度有关，运动越精细、复杂的肌肉，其代表区面积越大。例如，手与五指所占皮层区域的面积几乎与整个下肢所占区域的面积相等。③具有精细的功能定位，即一定的皮层区域支配一定部位的肌肉，总体安排是倒置的，即下肢的代表区在皮顶部，膝关节以下肌肉的代表区在皮层内侧面；上肢肌肉的代表区在中间部；而头面部肌肉的代表区在底部，但头面部代表区内部的安排仍为正立的（图 10-35）。电刺激 M Ⅰ引起个别或少数肌肉的间断收缩，破坏 M Ⅰ的任何部分，立即引起该区所控制的肌肉麻痹。在人类 M Ⅰ损伤造成的功能丧失在数周或数月后可恢复，但恢复后运动的精确性不如损伤前。

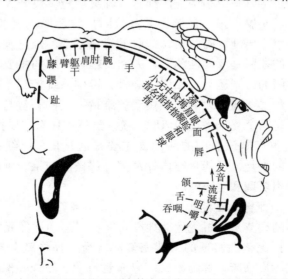

图 10-35 中央前回运动皮层对身体各部分运动控制的分布规律示意图

（2）皮层其他运动区

运动辅助区位于两半球纵裂的内侧壁，扣带回沟以上，4 区之前的区域。与 MⅠ区、基底神经节、小脑有交互纤维联系，并参与锥体束的组成。它主要参与运动设计及运动程序的编制。损伤猴的这部分脑区后，进行运动时动作笨拙，难以完成需双手协调的动作。运动前区是指大脑皮层 4 区之前的 6 区。此区主要接受后顶叶皮质、小脑（通过丘脑腹内侧核）及MⅡ的传入冲动，传出纤维主要投射到 MⅠ、脑干及脊髓（组成皮质脊髓前束）。在运动发动之前此区的神经元已显示活动，主要参与运动开始进行时的姿势准备。初级躯体感觉区（3，1，2 区）和后顶叶皮质（5 区、7 区）也具有重要的运动功能，电刺激中央后回也能引起躯体运动，但所需阈值比刺激 MⅠ高 2~3 倍。后顶叶皮质对在发动运动中使用感觉信息起重要作用。两区与 MⅠ之间也存在交互联系，它们的传出纤维参还与皮质脊髓束和皮质延髓束的组成。有证据表明，主要的运动传导通路皮质脊髓束中，30% 的纤维来自 4 区，30% 来自 6 区（运动前区），40% 来自顶叶皮质，主要是躯体感觉区（3，1，2 区）。

2. 运动传出通路

从皮层运动区发出的传出冲动到达脊髓和脑干，要经过下行传导通路——直接通路（锥体系）和间接通路（锥体外系）传导。前者包括皮质脊髓束和皮质脑干束（皮质核束）。

（1）直接通路

由皮层发出，经内囊、脑干下行到达脊髓前角运动神经元的传导束，称为皮质脊髓束；而由皮层发出，经内囊到达脑干内各脑神经核运动神经元的传导束，称为皮质脑干束或皮质核束。两者又统称锥体系。皮质运动神经元统称上运动神经元，而脊髓前角运动神经元和脑干运动核运动神经元统称下运动神经元。皮质脊髓束中约 80% 的纤维在延髓体跨过中线到达对侧，在脊髓外侧索下行，纵贯脊髓全长，为皮质脊髓侧束；其余约 20% 的纤维不跨越中线，在脊髓同侧前索下行，为皮质脊髓前束，通过中间神经元接替后，再与脊髓前角内侧部分的运动神经元形成突触联系。脊髓前角内侧部运动神经元控制躯干和四肢近端的肌肉，尤其是屈肌，与姿势的维持和粗大运动有关。皮质脊髓侧束的纤维终止于脊髓前角外侧部分的运动神经元，而这些神经元控制四肢远端的肌肉，与精细、技巧性的运动有关。

（2）间接通路

运动皮层的神经元，主要是中小型锥体细胞，轴突较短，离开大脑皮层后先后终止于皮层下基底神经节、脑干、小脑，最后经脑干某些核团接替后形成顶盖脊髓束、网状脊髓束、红核脊髓束和前庭脊髓束下传到脊髓前角。这些下行通路都不经过延髓锥体，统称为锥体外系，对脊髓运动神经元的控制是双侧性的。在人类，锥体外系的主要功能是调节肌紧张，维持体态姿势，完成肌群间的协调运动。如用线穿针，锥体系统控制手和手指的精细运动，而锥体外系统控制躯干、颈、臂腿粗大的随意运动，维持一定的姿势与协作。因此，锥体系与锥体外系在运动功能上是两个互补平行的双联系统。虽然锥体系主要控制肢体远端肌肉活动，锥体外系在某种程度上也控制该肌内的活动（主要是通过皮层—红核—脊髓通路）。因此，锥体系损伤后某些功能的恢复，可能是锥体外系部分代偿的结果。锥体外系损伤后不出现瘫痪，而出现肌紧张、肌肉协调和姿势障碍。

（3）锥体系损伤时对躯体运动的影响

锥体系对随意运动的调节是通过上运动神经元（皮层运动神经元）和下运动神经元（脊髓和脑干运动神经元）的完整性实现的，其完整性若受到损伤就会导致肌肉瘫痪（麻痹）。上运动神经元损伤引起瘫痪临床上称为硬瘫（痉挛性麻痹，spastic paralysis），下运动神经元损伤导致软瘫（柔软性麻痹，flaccid paralysis）。前者表现为随意运动丧失，肌张力增高，腱反射亢进，浅反射减弱或消失，短期无肌萎缩，巴宾斯基征（Bavinskis sign）阳性。这些症状主要是上运动神经元对下运动神经元的抑制作用丧失所致。后者表现为肌张力降低，腱反射消失，浅反射消失，巴宾斯基征（Bavinskis sign）阴性，短期内出现肌肉萎缩。这些症状均为肌肉失去直接神经支配的结果。

在人类由于锥体束或大脑皮层运动区功能障碍，脊髓失去了运动区的控制时，可出现一种特殊反射：当用钝物划足底外侧部时，出现拇趾背屈，其他四趾外展呈扇形散开的反射，称为巴宾斯基征阳性（图 10-36）。从生理角度看，其属于屈肌反射，因为随刺激强度加大时，可伴有踝、膝和髋关节的屈曲。平时脊髓在大脑皮层的控制下，这一原始的屈肌反射被抑制而不表现出来。正常成人熟睡或处于麻醉状态下，以及婴儿锥体系统未完全发育前也可以出现巴宾斯基征阳性。

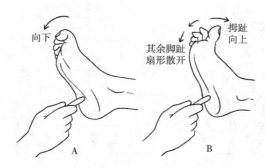

图 10-36　巴宾斯基征阳性（B）和阴性（A）示意图

（二）基底神经节对躯体运动调节

1. 基底神经节的组成

基底神经节（basal ganglia）是皮层下一些核团的总称。包括尾状核、壳核、苍白球、底丘脑和黑质（图 10-37）。尾状核、壳核、苍白球统称纹状体，壳核和苍白球共属于豆状核，尾状核和壳核称新纹状体，苍白球在发生上较古老，称为旧纹状体，黑质可分为致密部和网状部两部。

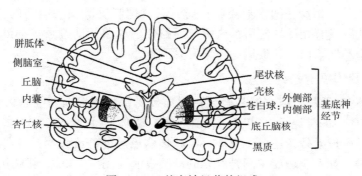

图 10-37　基底神经节的组成

2. 基底神经节与大脑皮层之间的联系

基底神经节（新纹状体）接受大脑皮层的兴奋性纤维投射，其递质为谷氨酸（Glu）；基底神经节（新纹状体）的传出纤维经丘脑前腹核（VA）和外侧核（VL）接替后又回到大脑皮层。从丘脑前腹核和外侧腹核到大脑皮层的通路也是兴奋性的，但从新纹状体到丘脑前腹核和外侧腹核通路较复杂。基底神经节的传出部分是苍白球内侧部（和黑质网织部），苍白球内侧部的传出纤维可紧张性地抑制丘脑前腹核和外侧腹核的活动，其递质为抑制性递质GABA。从新纹体到苍白球内侧部的投射途径有两条。①直接通路：纹状体神经纤维直接投向苍白球内侧部，其递质为 GABA；②间接通路：先经苍白球外侧部和丘脑底核两次中继后到达苍白球内侧部，到苍白球和丘脑底核的其递质是 GABA，从丘脑底核到苍白球内侧部的递质为兴奋性递质谷氨酸（Glu）（图 10-38）。

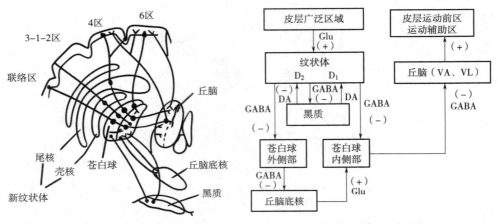

（a）基底节大脑之间的神经回路　　　　　　　　（b）直接通路和间接通路

图 10-38　基底神经节与大脑皮层之间神经回路模式图

DA：多巴胺；GABA：γ-氨基丁酸；Glu：谷氨酸；

VA：丘脑前腹核；VL. 丘脑外侧腹核；D_1：D_1 受体；D_2：D_2 受体；+表示兴奋作用；-表示抑制作用

苍白球内侧部具有较高的紧张性活动。当直接通路激活时，苍白球内侧部的紧张性活动受抑制，使它对丘脑前腹核和外侧腹核的紧张性抑制作用减弱，结果使丘脑的活动增强（称为丘脑去抑制）。由于丘脑—皮层投射系统的活动是兴奋性的，因此，直接通路的活动能易化大脑皮层发动运动。相反，间接通路激活时，具有抑制皮层发动运动的作用。由此可见，直接通路和间接通路具有相反的作用，这两条通路任一通路活动过强，都可造成两者失去平衡，改变皮层的运动性输出，导致运动控制失去平衡。

3. 黑质—纹状体投射系统

黑质—纹状体多巴胺（DA）能神经元由黑质致密部发出，向新纹状体投射（其递质为多巴胺），新纹状体内的神经元（其膜上有 D_1 和 D_2 受体）主要是 GABA 能神经元，受大脑皮层的谷氨酸能纤维投射外，还接受黑质—纹状体多巴胺能纤维投射。此外，也接受新纹状体内的 GABA 能神经元及胆碱能中间神经元的纤维投射（图 10-39）。新纹状体的传出纤维组成直接通路和间接通路，到达苍白球内侧部。黑质—纹状体多巴胺能纤维末梢释放的多巴胺通过激活 D_1 受体可增强直接通路的活动，而通过激活 D_2 受体可抑制间接通路的活动，结果都能使丘脑—皮质投射系统的活动加强（图 10-38）。

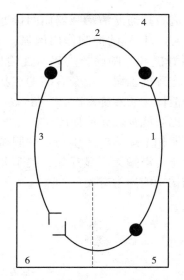

图 10-39　黑质—纹状体环路示意图

1：多巴胺能神经元；2：胆碱能神经元；3：γ-氨基酸能神经元；4：纹状体；5：黑质致密部；6：黑质网状部

4. 基底神经节的功能

对于鸟类等低等动物，基底神经节是运动调节的最高级中枢，能实现所有的运动功能。在哺乳类动物，大脑皮层发展后，纹状体退居皮层下中枢的地位，只具有协调肌肉运动的功能。目前认为，高等哺乳类动物的纹状体及其以下的神经结构，没有独立于大脑皮层的运动功能，如切除大脑皮层的猿猴则不能行走。但基底神经节对运动仍有重要作用，它主要是对正在进行的有目的运动、特别是一些缓慢、与维持姿势及支撑有关的随意运动进行监视和调节，抑制肌紧张，参与运动的设计和运动程序的编制，并将一个抽象的设计转换为一个随意运动。此外，基底神经节某些核团（如尾核），通过其与新皮层前额叶的相互联系还可能参与认知过程。基底神经节不接受脊髓上行的躯体感觉的传入冲动，与脑干的联系也很少，它接受广泛部位的大脑皮层的投射，通过丘脑又向大脑皮质的前额叶皮质及运动前区发出投射，构成一个反馈环路，因此它对运动的调节是比较间接的（图 10-38），这种环路可能作为反馈控制系统而调节躯体运动。

5. 与基底神经节损害有关的疾病

临床上基底神经节损害的主要表现可分为两大类：运动过少而肌紧张过强，如帕金森病（Parkinson disease）；运动过多而肌紧张不全，如亨廷顿病（Huntington disease）或手足徐动症（athetosis）等。

（1）运动过少而肌紧张过强的疾病

这类疾病的典型代表是帕金森病，又称震颤麻痹。该病主要表现为全身肌紧张增高、肌肉强直、随意运动减少、动作缓慢、面部表情呆板，常伴有静止性震颤（statictremor）（图 10-40），这种震颤多见于上肢（尤其是手部），其次是下肢与头部，震颤节律为每秒 4～6 次，静止时出现，情绪激动时增加，进行自主运动时减少，入睡后停止。病理学研究表明，帕金森病的病因是双侧中脑黑质致密部发生病变，此外，脑干蓝斑核和缝际核的单胺能神经元也受损，因此，纹状体多巴胺严重缺少，脑内多巴胺含量明显下降。由于黑质—新纹状体多巴胺递质系统可通过 D_1 受体增强直接通路的活动，也可通过 D_2 受体抑制间接通路的活动。

所以，当该递质系统受损时可引起直接通路活动减弱而间接通路活动增强，结果是苍白球内侧部的活动增强，从而对丘脑 VA、VL 核的抑制作用增强，对皮质运动区的兴奋作用减弱，于是运动皮层活动减少，皮层对脊髓和丘脑底核的兴奋性输出也减少，从而导致运动过少。适度破坏苍白球内侧部，可在一定程度上缓解帕金森病的症状。在多巴胺神经元没有完全丧失之前给帕金森病患者多巴胺的前体物质左旋多巴（L-dopa）能明显改善患者的肌肉强直和动作缓慢。也可于纹状体移植多巴胺能神经元治疗此症。此外，应用 M 受体拮抗剂东莨菪碱或安坦等也能治疗帕金森病，说明帕金森病的产生与乙酰胆碱递质系统的功能过强有关。但应用左旋多巴治疗帕金森病对静止性震颤无明显疗效，提示此症与多巴胺递质系统功能关系不大，可能与丘脑外侧腹核等结构功能异常有关。

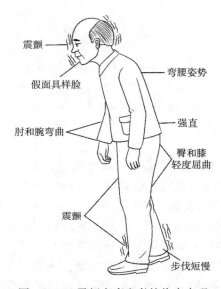

图 10-40 震颤麻痹患者的临床表现

（2）运动过多而肌紧张不全的疾病

这类疾病有亨廷顿病或手足徐动症，亨廷顿病（Huntington disease）又称舞蹈病，主要表现为不自主的上肢和头部的舞蹈样动作，并伴有肌张力降低等。其病因是双侧新纹状体病变，新纹状体内的 GABA 能神经元和胆碱能神经元变性或遗传性缺损，因此苍白球内侧部神经元兴奋性减弱，对丘脑 VA、VL 神经元去抑制，于是皮质运动区活动增强，导致运动过多（此外大脑皮质也变性，伴有痴呆）。给予这类患者左旋多巴反而加剧其症状，而用利血平耗竭多巴胺则能缓解症状。

（三）小脑对躯体运动的调节

小脑与基底神经节都参与运动的设计和程序编制、运动协调以及肌紧张的调节等活动。但二者在功能上有一定的差异，基底神经节主要在运动的准备和发动阶段起作用，而小脑则主要在运动进行过程中起作用。另外，基底神经节主要与大脑皮层之间构成回路，而小脑除与大脑皮层形成回路外，还与脑干及脊髓有大量纤维联系。因此，基底神经节可能主要参与运动的设计，而小脑除了参与运动的设计外，还参与运动的执行。此外，小脑还参与本体感受传入冲动信息的处理。根据小脑的传入和传出纤维联系，可将小脑分成三个主要的功能部分，即前庭小脑、脊髓小脑和皮层小脑（图10-41）。

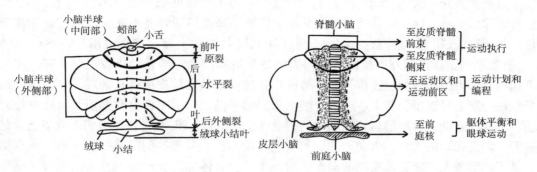

图10-41　小脑皮层平面图（左）及小脑的功能分区（右）示意图

1. 前庭小脑

前庭小脑（vestibulocerebellum）主要由绒球小结叶构成，主要接受前庭系统的传入，并回投给前庭。前庭小脑主要与身体姿势平衡和正常姿势的维持有密切关系。绒球小结叶调节平衡的功能与前庭器官及脊髓的前庭神经核的活动有密切关系，其反射进行的途径为：前庭器官→前庭核→绒球小结叶→前庭核→脊髓前角运动神经元→肌肉装置（图10-42）。因此前庭小脑损伤产生的运动障碍类似前庭器官受损伤的表现，它在需要前庭器官参与的躯体动态时的身体平衡中起特别重要的作用，主要是控制脊柱、臂及肩部的主动肌与拮抗肌收缩之间的平衡。前庭小脑损伤的表现包括平衡失调、步态困难，常有眼球震颤。切除绒球小结叶的猴，由于平衡失调而不能站立，只能躲在墙角靠壁而站立，但随意运动似很协调，能很好完成吃食动作。在第四脑室附近出现肿瘤的患者，由于肿瘤压迫绒球小结叶，结果患者站立不稳，头和躯干摇晃不定，步态不稳，没有外物支持不能行走。此外，可见到切除狗的绒球小结叶，晕船病不再发生。

2. 脊脑小脑

脊髓小脑（spinocerebellum）由前叶蚓部和小脑半球中间部构成。这部分小脑主要接受脊髓小脑束和三叉小脑束传入纤维的投射，还接受视觉和听觉的纤维投射，蚓部的传出纤维向顶核投射，经前庭核和脑干网状结构下行至脊髓前角的内侧部分，也经丘脑外侧腹核上行至大脑皮层运动区的躯体近端代表区。半球中间部的传出纤维向间置核投射，经红核大细胞部，下行至脊髓前角的外侧部分，也经丘脑外侧腹核上行至大脑皮层运动区的躯体远端代表区（图10-41，图10-42）。脊髓小脑的功能如下。

（1）调节肌紧张

①小脑前叶蚓部有抑制肌紧张的作用，这一作用是通过加强延髓网状结构抑制区的活动，进而抑制脊髓运动神经元使肌紧张减弱；②小脑前叶两侧部和后叶中间部有加强肌紧张的作用，其作用可能是通过网状结构易化区来加强脊髓运动神经元活动而实现的。因此，小脑前叶对肌紧张的调节既有抑制又有易化（加强）的双重作用，在种系进化过程中，前叶的抑制作用逐渐减弱，而易化作用逐渐占主要地位，在人类小脑损伤后表现为肌紧张降低、肌无力。

（2）协调随意运动

由于脊髓小脑后叶一方面与大脑皮层运动区之间有环路联系，另一方面又与脊髓脑干有往返的神经联系，可接受肌肉、肌腱、关节及皮肤的感觉传入，因此它在大脑皮层发动的随意运动中有重要的协调作用。当大脑皮层发动随意运动时，下行冲动经锥体束下传将引起脊髓前角运动神经元的活动，同时将运动的计划（指令）"拷贝"一份给小脑。肌肉运动刺激肌梭等本体感受器，这些本体感觉传入冲动由脊髓小脑束传到脊髓小脑（同时还接受视听觉的传入），从而获得肌肉运动的实际情况（如肌肉收缩的力量、速度、限度、方向及顺序等），脊髓小脑把获得的外周反馈信息与大脑皮层运动区预定的运动指令进行比较，如果两者不相符，即发出适当的矫正信号：①通过丘脑接替返回大脑皮层运动区或②到红核。运动区及红核分别通过皮层脊髓束、红核脊髓束和网状脊髓束，适时调整脊髓前角运动神经元的活动，从而使运动符合皮层运动区预定的指令（图10-42，图10-43）。当切除或损伤这部分小脑后，随意运动的力量、方向、速度及限度将发生很大障碍，同时肌张力减退，表现肌无力。受害动物或人不能完成精巧的动作，动作笨拙，肢体在完成动作时抖动而把握不动作的方向，且越接近目标时抖动越厉害，称为意向性震颤（intention tremor）。

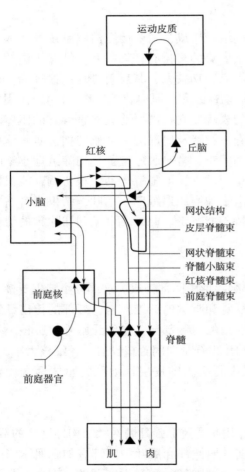

图 10-42　小脑与神经系数各部的
纤维联系示意图

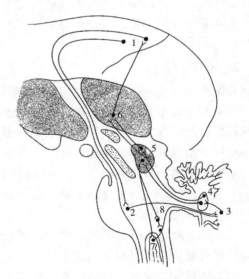

图 10-43　皮层小脑—大脑皮层纤维联系示意图
1：大脑皮层运动区；2：脑桥核；3：皮层小脑；
4：小脑齿状核；5：红核；
6：丘脑外侧腹核；7：下橄榄核主核；
8：脑干网状结构

3. 皮层小脑

皮层小脑（cerebrocerebellum）是指小脑半球的两外侧部，对于人类，这部分小脑得到高度发展和扩展，这是伴随着人能计划和完成错综复杂的连续运动，特别是手和手指的运动以及说话的结果。然而，小脑半球不直接接受来自身体外周部分的输入信息，与主要的运动皮层也没有直接的联系，而与皮层的运动前区、初级及联合躯体感觉区构成回路。尽管如此，破坏小脑半球两侧部及其深部的齿状核可以导致手、手指、脚及发音器官有目的复杂运动严重失调。实验研究表明，这部分小脑与下面两个重要的间接运动控制功能有关：①参与连续运动程序的设计。连续运动是指一个接着一个的运动。连续运动的设计需要小脑半球外侧部与大脑皮层的运动前区及感觉区联合，以及这些部位与基底神经节联合。机体正常运动的一个最重要的特点是，一个运动能平稳地和有序地连续过度到下一个运动，在当前运动仍在进行时，皮层小脑协助大脑皮层预先设计接着将发生的下一个运动。小脑半球外侧部缺损时，这种能力严重障碍，连续运动分解，即以一系列不连续的步骤完成运动。②定时功能。即给每个连续的运动规定适当的时间，使肌肉按运动的需要依次地发生舒缩运动，这样才能使连续运动协调地进行。小脑半球外侧部缺损时，人们便失去下意识地预计在给定时间内身体各部分运动的时间的能力，结果使连接的运动可能开始太早或太晚，因此使复杂的运动（如写字、跑步甚至说话）变得不协调，不能平稳有序地从一个运动进行到下一个运动。

第五节　神经系统对内脏活动和情绪的调节

机体内各内脏器官和系统的基本生命活动均在神经系统的调节和控制之下，调节和控制内脏器官功能活动的神经系统，称为内脏神经系统（visceral nervous system），又称为自主神经系统（autonomic nervous system）。自主神经系统应包括传入神经和传出神经，但习惯上仅指支配内脏器官的传出神经，且将其分为交感神经系统（sympathetic nerve system）和副交感神经（parasympathetic nerve system）系统两部分（图10-44）。

一、自主神经系统的功能

（一）交感神经和副交感神经的结构特征

自主神经由节前和节后两个神经元组成。节前神经元的胞体位于中枢，其轴突组成节前纤维，从中枢发出后进入自主神经节内交换神经元；节后神经元的轴突组成节后纤维，支配效应器官。除肾上腺髓质接受交感神经节前纤维直接支配外，其他脏器均由节后纤维支配。由于自主神经节与效应器官的距离不同，节前纤维和节后纤维的长度也不同。一般来说，交感神经节离效应器官较远，因此节前纤维短而节后纤维长；副交感神经节离效应器官较近，甚至有的神经节就在效应器管壁内，因此节前纤维长而节后纤维短。在神经节内，一根交感神经节前纤维往往与多个节后神经元发生突触联系，而副交感神经则不同。例如，猫的颈上神经节内交感节前与节后纤维之比为1：11～1：17，而睫状神经节内的副交感节前与节后纤维之比为1：2，因此，刺激交感神经节前纤维引起的反应比较弥散，而刺激副交感神经节前纤维引起的反应则比较局限。

交感神经起自脊髓胸腰段灰质侧角的中间外侧柱，副交感神经的起源比较分散，一部分

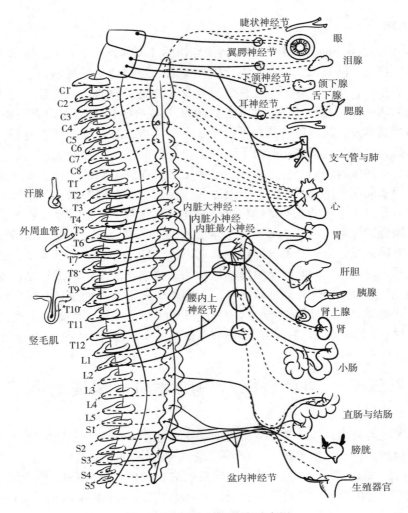

图 10-44　自主神经分布示意图

实线表示节前纤维；虚线表示节后纤维

起自脑干的副交感神经元（Ⅲ、Ⅶ、Ⅸ、Ⅹ 对脑神经核的副交感神经元），另一部分起自脊髓骶部（骶$_2$～骶$_4$）灰质相当于侧角的部位。交感神经的分布广泛，几乎全身所有内脏器官都受其支配；而副交感神经的分布较局限，某些器官甚至没有副交感神经支配，例如大部分的血管、肾脏、一般的汗腺、竖毛肌、脾、肾上腺髓质只有交感神经支配。

　　通过荧光组织化学研究，发现哺乳类动物中交感神经节后纤维并不都支配效应器细胞。如在心脏和膀胱中，少量交感节后纤维支配器官壁内的神经节细胞。由此看来，交感和副交感神经的相互作用，可以发生在器官壁内神经节细胞水平上，而不一定发生在效应器官细胞水平上。

（二）交感神经系统和副交感神经系统的功能特征

　　交感神经系统和副交感神经系统的功能主要是调节内脏器官、平滑肌和腺体（消化腺、汗腺、部分内分泌腺）的活动，其作用主要通过不同的递质作用于不同的受体而实现的。交感和副交感神经节前纤维、绝大多数副交感和少数交感神经节后纤维以乙酰胆碱为递质，多数交感神经节后纤维以去甲肾上腺素为递质，两种递质作用于相应的两大类受体而产生各种不同的生理作用。此外，交感和副交感神经还受中枢神经系统的调控。从总体上看，交感和副交感神经系统的活动具有以下特征。

1. 双重神经支配

除少数器官外，大多数内脏器官都同时接受交感和副交感双重神经支配，只有少数器官仅有交感神经支配，而没有副交感神经支配。

2. 拮抗作用

在受双重支配的器官中，交感神经和副交感神经的作用往往是相反的，所谓拮抗作用（antagonism）。例如，交感神经兴奋，使心跳加快、加强，血压升高，胃肠运动抑制，支气管扩张，瞳孔扩大；而副交感神经兴奋则使心跳变慢、减弱，血压下降，胃肠运动加强，支气管收缩，瞳孔缩小。因此，对于这些器官交感神经兴奋增强与副交感神经兴奋性降低具有相同的作用。但也有一些器官，两者的作用不是互相拮抗，而是一致的。例如，对唾液腺，两类神经都促进分泌，不过交感神经兴奋分泌富有黏液和酶的唾液，而副交感神经兴奋分泌量多浆液性唾液。而且，当交感神经兴奋性增强时，副交感神经活动受到抑制，反之也一样。这种拮抗性质，使神经系统能够从正反两方面调节内脏器官的活动。

3. 效应器所处功能状态的影响

自主神经的外周性作用与效应器本身的功能状态有关。例如，刺激交感神经可抑制未孕动物子宫的运动，而对有孕子宫却加强其收缩；当胃幽门处于收缩状态时，刺激迷走神经使之舒张，而处于舒张状态时，则使之收缩。

4. 紧张性作用

正常情况下，交感神经和副交感神经不断有冲动传出，使所支配的器官处于一定的活动状态，称为自主神经的紧张性作用。例如，切断心迷走神经，心率即加快；切断心交感神经，心率则减慢，这说明两种神经对心脏的支配都具有紧张性活动。在这种背景上，通过中枢作用，其紧张性可增强或降低，从而使交感神经和副交感神经既能增强也能减弱受支配器官的活动。两个系统紧张性作用的强弱决定了内脏器官的活动水平。例如，正常时由于交感神经的紧张性作用，使身体几乎所有的血管的口径维持在其最大口径的一半左右，如交感紧张性增加，可使血管进一步收缩，而正常的紧张性降低，则引起血管扩张。如果没有持续的交感紧张性活动，那么交感神经就只能引起血管收缩，而不能引起舒张。那些只受交感神经支配的器官，对它们活动的调节就是通过增减神经冲动发放的频率即紧张性来进行的。一般认为，自主神经的紧张性来源于中枢，而中枢具有紧张性的原因是多方面的，其中有反射性和体液性因素。例如，来自主动脉弓和颈动脉窦压力感受器的传入冲动，对维持自主神经的紧张性活动具有重要作用；而中枢神经组织内 CO_2 浓度，对维持交感缩血管中枢的紧张性活动也有重要作用。

5. 自主神经的主要功能是维持内环境的稳定

躯体神经系统和骨骼肌的运动，使机体对外界环境变化发生迅速的反应；自主神经和内脏活动，对维持内环境稳定起重要作用。交感神经系统的活动一般比较广泛，常以整个系统来参加反应，其主要作用是促进机体适应内外环境的剧烈变化，例如，在剧烈运动、精神紧张、疼痛、大量失血等情况下，交感神经系统活动明显加强，此时心跳加快、加强，心输出量增加，皮肤与内脏血管收缩，活动肌肉血管舒张，血压升高，血凝加速（使心脑等生命器官及活动肌肉得到更多血液灌流，不需要加快活动的器官的血流量减少，减少创面出血）；

支气管扩张（有利于气体交换）；瞳孔散大，晶状体曲率变小（增加人眼光亮，扩大视野，远视）；糖原和脂肪分解加强，血糖和游离脂肪酸水平升高（供给更多的能量）；肌肉收缩力量增强；网状结构兴奋阈值降低（可加强警觉和唤醒状态）。同时非迫切需要的活动（如胃肠运动排尿）则被抑制等等。这一系列内脏活动部位的效应是动员体内许多器官的潜在力量，提高适应能力，应对内外环境的急骤变化，维持内环境的相对稳定。这种情况常被称为交感神经的应急或报警反应。实验证明，切除交感神经链的动物能在平静的环境中良好地生活，但环境急剧变化时便难以适应，剧烈运动时时血糖不升高，受寒时皮肤血管不收缩、毛发不竖立。可见切除交感神经链后动物对环境急剧变化的耐受性显著降低。在少数情况下，交感神经反应也比较局限，例如，在体温调节过程中，交感神经控制出汗和皮肤血流，而不影响交感神经支配的其他活动。由于交感神经活动加强时肾上腺分泌活动增加，两者协同作用，因此称这一活动系统为交感—肾上腺髓质系统。副交感神经系统的活动不如交感神经广泛，相对比较局限，机体在安静、休息（松弛）状态下活动增强，以保证安静状态下的生理平衡，其整个系统的活动主要在于保护机体，促进消化与合成代谢，积蓄能量及加强排泄和生殖等功能。例如，必脏活动的抑制，瞳孔缩小避免强光损伤视网膜；促进消化道的运动与消化液的分泌，促进营养物质的吸收和能量补给；促进糖原、蛋白质和脂肪合成与血糖的利用。因此有人称为同化神经系统（anabolic nervous system）。由于迷走神经活动加强时，常伴有胰岛素分泌加强，因此又称这一系统为迷走—胰岛素系统（vago-insulin system）。

二、内脏活动的中枢调节

内脏活动和躯体活动一样，也受中枢神经系统各级中枢的控制，而且调节躯体运动与内脏活动的各级中枢部位是密切联系的，很难严格划分。

（一）脊髓对内脏活动的调节

交感神经和部分副交感神经发源于脊髓灰质侧角的中间外侧柱，因此脊髓成为内脏反射活动的初级中枢。例如，脊休克动物或脊髓高位离断的病人，脊休克过去以后，血压可大体恢复到原有水平，表明脊髓中枢可以完成基本的血管张力反射，有维持血管紧张性和保持一定外周阻力的作用。同时，排尿反射、排便反射、发汗反射及阴茎勃起反射也逐渐恢复，说明这些反射可以在脊髓中枢内完成。但由于脊髓失去了高位中枢的控制，它对这些反射的调节作用是很不完善的，不能很好地适应生理功能的需要。例如，脊髓离断的病人，由平卧位转成直立位时，由于脊髓对体位性血压反射的调节能力很差，就会感到头晕。又如，病人虽有一定的反射性排尿能力、但排尿不受意识控制，而且排尿排不尽。

（二）低位脑干对内脏活动的调节

延髓是维持生命活动的基本中枢。由延髓发出的副交感神经传出纤维（含于Ⅶ、Ⅸ、Ⅹ对脑神经中）支配头面部的所有腺体、心、支气管、喉、食管、胃、胰腺、肝和小肠等；同时，脑干网状结构中存在许多与内脏活动功能有关的神经元，其下行纤维支配脊髓，调节脊髓的自主神经功能，所以，许多基本生命现象（如循环、呼吸等）的反射调节在延髓水平已能初步完成，故延髓有"生命中枢"之称。此外，中脑是瞳孔对光反射的中枢部位。

（三）下丘脑对内脏活动的调节

下丘脑大致可分为前区、内侧区、外侧区和后区四部分。①前区：其最前端为视前核，稍后为视上核、视交叉上核、室旁核，再后是下丘脑前核；②内侧区：又称结节区，紧靠下丘脑前核，包括腹内侧核、背内侧核、结节核与灰白结节，还有弓状核与结节乳头核；③外侧区：有分散的下丘脑外侧核，其间穿插有内侧前脑束；④后区：主要是下丘脑后核及乳头体核（图10-45）。下丘脑内部各核团间存在着丰富而广泛的纤维联系。下丘脑位于脑的中心，下丘脑接受脊髓和脑干各核团的内脏感觉信息传入，也可接受大脑皮层、边缘系统、丘脑、基底神经节及小脑的纤维投射。下丘脑的传出纤维与其他脑区（如边缘前脑、脑干网状结构、海马、杏仁核等）多形成双向联系。此外，下丘脑还可通过垂体门脉系统和下丘脑—垂体束调节腺垂体和神经垂体的活动。所有这些联系都为下丘脑完成对内脏活动较高级的整合提供了解剖学基础。

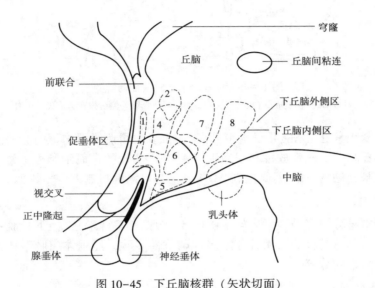

图10-45　下丘脑核群（矢状切面）

1：视前核；2：室旁核；3：视上核；4：前核（前区）；5：漏斗核；6：腹内侧核；7：背内侧核；8：后核（后区）

1. 调节体温

在哺乳类动物，于间脑上水平切除大脑皮层，其体温基本能保持相对稳定；如在下丘脑以下部位横切脑干，动物则不能维持其体温的相对稳定。表明下丘脑有维持体温相对稳定的作用，现已肯定体温调节基本中枢在下丘脑。

2. 调节摄食活动

下丘脑存在与摄食活动有关的两个中枢，一个是外侧区的摄食中枢，另一个是腹内侧核的饱中枢。在清醒动物，电刺激摄食中枢引起贪食，而破坏之则动物严重拒食，动物消瘦可致死；电刺激饱中枢，动物拒食，而破坏之则多食，可发生肥胖（图10-46）。在饥饿情况下，摄食中枢的兴奋性较高，而饱中枢的兴奋性较低，饱中枢的功能被摄食中枢抑制；进食后摄食中枢的活性又暂时地被饱中枢抑制。

3. 调节水平衡

水平衡包括水的摄入与排出。下丘脑存在饮水中枢，又称渴中枢，它位于下丘脑前区的前外侧。电刺激该部位，动物出现口渴和饮水；破坏之则拒饮。任何引起细胞内脱水的因素（如血容量减少、血浆渗透压升高等）都将引起渴感。此外，细胞外液减少时，肾素分泌增

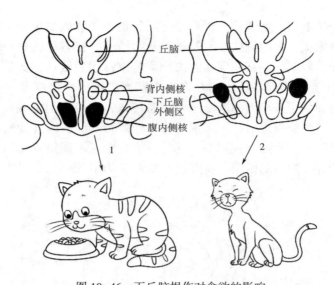

图 10-46　下丘脑损伤对食欲的影响
1：两侧腹内侧核投伤造成贪食症，肥胖；2：两侧下丘脑外侧区投伤造成猫的厌食，消瘦

加，使循环血管紧张素Ⅱ（AngⅡ）水平升高，AngⅡ也可刺激渴中枢引起渴感。对水排出的控制则是通过下丘脑视上核释放抗利尿激素（ADH）实现的，而细胞外液渗透压升高及AngⅡ又可刺激下丘脑分泌ADH。因此控制ADH分泌与口渴的机制有许多相似。

4. 内分泌功能

下丘脑不但本身分泌多种激素，如ADH、催产素（缩宫素），经下丘脑—垂体束运抵神经垂体储存，并可调节其释放，而且分泌多种调节性多肽，经垂体门脉系统到达腺垂体，促进或抑制腺垂体激素的分泌。

5. 参与情绪反应

情绪是一种心理现象，常伴有一系列生理变化，这就是情绪反应或情绪行为。它包括内脏活动和躯体活动以及内分泌的变化。例如，"发怒"是一种情绪，而发怒时毛发竖起、怒吼、瞳孔散大、心跳加快、血压升高、肌肉血流量增多、呼吸加快、出汗、唾液分泌、肌紧张增强（动物还有张牙舞爪或逃脱）以及肾上腺素分泌增加等便是情绪引起的生理变化。其中很多是属于自主性功能变化。在间脑水平以上切除大脑的猫，可自发产生或轻微刺激就能引起发怒的情绪反应，好像猫处于搏斗状态时的表现，有人称为"假怒"。切除下丘脑后不能出现假怒，因此认为下丘脑与情绪反应密切相关。平时下丘脑的情绪反应受到大脑皮层的控制，不易表现出来，切除皮层后，这种抑制被解除，而表现出上述情绪反应。动物实验中还看到，电刺激下丘脑外侧部，不仅引起多饮、多吃，而且出现狂怒和攻击行为；而损伤下丘脑两外侧部，动物不但不吃、不喝，而且变得非常温顺。相反，电刺激下丘脑腹内侧核及其周围区，动物不但产生饱足感，吃得少，而且很安静；而损伤之，则产生相反的结果，动物不但吃得多、喝得多，动物变得非常凶恶，受到轻微刺激便引起大怒。对于正常动物，发怒现象主要被来自下丘脑腹内侧核的抑制性信号所抑制。对于人类，下丘脑损伤（如垂体手术时偶尔损伤下丘脑）或病变（如脑炎）也常伴有不正常的情绪反应（如受到普通刺激便引起发怒）。

6. 生物节律的控制

机体内的许多生理活动能按一定的时间顺序发生周期性变化，这一现象称为生物节律（biorhythm）。人和动物的生物节律，按其频率的高低，可分为高频（周期低于一天，如心动周期、呼吸周期等）、中频（日周期）和低频（周期长于一天，如月经周期）三种节律。日周期节律（circadian rhythm）是最重要的生物节律。人体许多生理功能都有日周期，如血细胞数、体温、促肾上腺皮质激素（ACTH）分泌、生长激素分泌等。研究结果表明，下丘脑的视交叉上核（suprachiasmatic nucleus）可能是日周期节律的控制中心。毁坏动物视交叉上核后，分泌 ACTH 及褪黑激素的日周期节律活动消失，动情周期受到破坏。下丘脑视交叉上核可通过视网膜—视交叉上核束与视觉感觉装置发生联系，因此外界的昼夜光照变化可影响其活动，从而使体内日周期节律和外界的昼夜节律趋于同步。

7. 对免疫功能的影响

环境应激可抑制机体的免疫功能，导致辅助 T 细胞数量减少和天然杀伤细胞活性降低。免疫抑制甚至可通过经典条件反射活动而产生。上述作用的机制之一与下丘脑释放促肾上腺皮质激素释放激素有关，促肾上腺皮质激素释放激素促使腺垂体释放促肾上腺皮质激素，后者又刺激肾上腺皮质激素分泌，肾上腺皮质激素起免疫抑制作用。神经系统也可直接作用于淋巴组织，免疫系统也可影响神经系统活动，例如，白细胞介素-1 可促进下丘脑释放促肾上腺皮质激素释放激素。

（四）大脑皮层对内脏活动的调节

1. 新皮层

电刺激动物的新皮层，除能引起躯体运动外，也能引起内脏活动的改变。例如，刺激皮层内侧面 4 区一定部位，会产生直肠与膀胱运动的变化；刺激皮层外侧面一定部位，会引发呼吸、血管运动的变化；刺激 4 区底部，会发生消化道运动及唾液分泌的变化；刺激 6 区一定部位，会出现竖毛、出汗，以及上、下肢血管的舒缩反应；刺激 8 区和 19 区等，除可引起眼外肌运动外，还能产生瞳孔的反应。电刺激人类大脑皮层也能见到类似的结果。

2. 边缘系统

大脑半球内侧面皮层与脑干连接部和胼胝体旁的环周结构，包括海马、穹窿、扣带回、海马回、海马旁回、隔区和梨状叶等，称为边缘叶。由于边缘叶在结构和功能上与大脑皮层的岛叶、颞极、眶回等，以及皮层下的杏仁核、隔核、下丘脑、丘脑前核等密切相关，于是有人把边缘叶连同这些结构统称为边缘系统（limbicsystem）（图 10-47）。更有人因中脑中央灰质、被盖等与上述结构也有双向纤维联系，于是把这些中脑结构也包括进去，从而形成边缘前脑（limbic forebrain）与边缘中脑（limbic midbrain）的概念。前者包括海马、穹窿、海马回、扣带回、杏仁核、隔区、梨状区、岛叶、额极、眶回等结构；后者指中脑的中央灰质、被盖的中央部及外侧部、脚间核等。边缘前脑的功能较为复杂，除嗅觉功能外，主要参与摄食行为、性行为、情绪活动、学习记忆及内脏活动等的调节。下面分别进行简述。

（1）对内脏及内分泌活动的影响

刺激或损伤边缘系统的一些区域，可引起内脏活动的明显改变。例如，刺激杏仁核可引起血压、心率、胃肠运动和分泌的变化，排便排尿，扩瞳，竖毛，以及腺垂体激素（尤其是

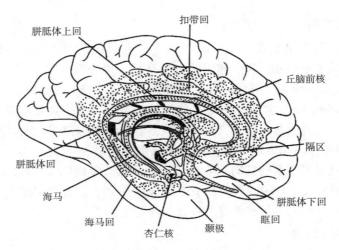

图 10-47　大脑内侧面示边缘系统各部分

促性腺激素及 ACTH）的分泌；刺激隔区出现阴茎勃起，血压下降或升高，呼吸暂停或加强等。由边缘系统对内脏活动的调节是通过促进或抑制各初级中枢的活动来实现的，因此刺激边缘系统所得的反应往往随动物当时所处的情况而变。

（2）对情绪反应的影响

边缘系统与情绪反应（行为）有密切的关系，其作用部分是通过影响下丘脑实现的。破坏猴两侧杏仁核，动物变得很温顺和异常安静，而电刺激猫杏仁核的某些部位，动物易于发怒（类似刺激下丘脑引起的发怒）；而损伤杏仁核变得温顺的动物，再破坏下丘脑腹内侧核后又变为狂怒。国外有人用损害双侧杏仁核方法治疗焦虑、攻击性精神病，治疗后患者变得很安静、易管理，且不出现性功能亢进及遗忘症。

用猴自我刺激实验方法（即预先给动物脑内埋藏一刺激电极，并让动物学踩杠杆而进行脑刺激），发现沿着内侧中脑束的经过，特别是下丘脑的外侧及腹内侧核，有一奖赏中枢（reward center），电刺激这些部位，动物会产生愉快、满足感。因此动物会反复进行自我刺激。此外，壳核及杏仁核，丘脑和基底神经节某些部位，向下延伸到中脑被盖基底部，都存在奖赏中枢，不过其敏感性较低。相反，中脑导水管周围灰质，向上延伸到下丘脑室周区及丘脑，存在惩罚中枢（punishment center），电刺激这些部位，动物会产生恐惧、疼痛、防御、逃避等惩罚性反应。

（3）对摄食行为的影响

边缘系统也参与食欲的神经调节。损伤猫的杏仁核，猫摄食过多而逐渐肥胖。电刺激杏仁核可抑制摄食活动。

（4）对学习和记忆的影响

海马与学习记忆功能关系密切。条件反射的建立需要海马的参与。某些丧失记忆能力的老年性痴呆患者，也被发现海马部位有明显的损伤。此外，损伤乳头体及乳头体丘脑束，也会影响近期记忆。

（5）对性行为的影响

性反射中枢位于脊髓及低位脑干，但伴随性反射的行为表现，如性欲等在很大程度上是由下丘脑及边缘系统调节的。杏仁核在性行为方面特别重要；破坏幼年大鼠的双侧杏仁核与终纹，可使青春期提前出现。去除猫和猴杏仁核，性交活动明显增强，并出现异常性行为

（与同性动物、幼年动物及其他种属动物性交）。损伤人双侧杏仁核或附近结构后，性欲增强。这说明杏仁核有抑制性功能作用。

第六节　脑的电活动与觉醒、睡眠机制

脑由众多神经元和胶质细胞组成。神经元的生物电活动是中枢神经系统调控各种生命活动的基础，因此，了解脑电活动的表现及产生机制，对阐明脑的各种功能活动具有十分重要的意义。

一、脑电活动

大脑皮层的神经元具有生物电活动。应用电生理学方法，在大脑皮层可记录到两种不同形式的脑电活动，一种是由于某种感觉传入系统受到刺激时，在皮层上某一局限区域引出的形式较为固定的电位变化，称为皮层诱发电位（evoked cortical potential）；另一种是在无明显刺激情况下，大脑皮层经常性自发地产生的节律性电位变化，称为自发脑电活动（spontaneous electric activity of the brain）。

（一）皮层诱发电位

皮层诱发电位（evoked cortical potential）是指外加特定刺激作用于外周感受器或感觉投射系统的有关结构及脑区，在皮层上某一局限区域引导出的较为固定的电位变化。由于皮层诱发电位常出现在自发脑电活动的背景上，因此较难分辨，运用计算机将电位变化叠加和平均处理则能使皮层诱发电位突出地显示出来。用这种方法记录到的电位称为平均诱发电位（averaged evoked potential）。

皮层诱发电位一般分为三个部分。①主反应：皮层诱发电位的主反应是指在刺激标记后，经一定潜伏期在大脑皮层出现的一个先正后负的电位变化。潜伏期的长短决定于刺激部位离皮层的距离、神经纤维的传导速度和所经过的突触数目等因素。②次反应：皮层诱发电位的次反应是跟随主反应之后的扩散性续发反应，可见于皮层的广泛区域。次反应的特点是潜伏期较长，频率低，振幅大而不稳定的负相电位波动。③后发放：皮层诱发电位后发放为一系列正相的周期性电位波动。利用记录诱发电位的方法，有助于进行各种感觉投射在大脑皮层的定位研究，也是研究和诊断神经系统疾病的一种手段。如皮层感觉代表区的投射规律就是应用诱发电位的方法而获得的。诱发电位也可在颅外头皮上记录到，但是非常微弱，且又混杂在人的自发脑电活动中，因此通常要用电子计算机对记录到的脑电活动进行叠加和平均处理。一般经过上百次叠加和平均处理后，诱发电位的主反应可被显示出来。临床常用记录躯体感觉诱发电位（图 10-48）、听觉诱发电位和视觉诱发电位的方法来确定神经系统的损伤部位。此外，诱发电位的概念有所扩展，如在动物实验中，电刺激脊髓前根，冲动沿运动神经逆向传至脊髓前角引出的电位变化，也可称为诱发电位。

（二）自发脑电活动——脑电图

临床上在头皮表面通过电子放大器记出的自发脑电活动的波形称为脑电图（electroencephalogram，EEG）（图 10-49）。在动物将颅骨打开或在病人进行脑外科手术时，直接在皮

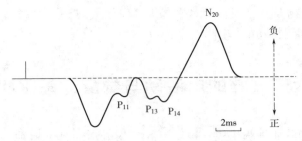

图 10-48　人的体感诱发电位

刺激正中神经（刺激标记为一短垂直线）在头顶正中部记录诱发电位；

P 为正波，N 为负波，右下数字表示该波的潜伏期（ms）

层表面引导的电位变化，称为皮层电位图（electrocorticogram，ECoG）。

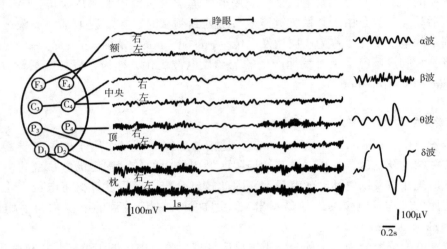

图 10-49　正常人脑电图的波形（右）及从头皮 8 处记录到的正常人
安静觉醒状态的脑电图图形（左），当睁眼时 α 波阻断

1. 脑电图的波形

正常情况下，脑电图的基本波形依据其频率可分为 α 波、β 波、θ 波和 δ 波四种。各种波形都可在皮层的不同区域引出，但在不同脑区和在不同条件下的表现有显著的差别。

（1）α 波

频率为每秒 8~13 次，波幅为 20~100μV。α 波是成年人处于安静状态时脑电图的主要波形。α 波在清醒、安静并闭眼时出现，波幅先由小逐渐变大，再由大变小，如此反复而形成梭形，每一梭形持续 1~2s。α 波在枕叶的记录中最为显著。睁开眼睛或接受其他刺激（如声音、触觉及进行思维活动）时，α 波立即消失而呈现快波，这一现象称为 α 波阻断（α-block）。当再次安静闭眼时，则 α 波又重现。

（2）β 波

频率为每秒 14~30 次，波幅为 5~20μV，在睁眼或大脑皮层处于紧张活动状态时可出现 β 波，在额叶和顶叶比较显著。有时 β 波与 α 波同时出现在一个部位，β 波重合在 α 波上，不易分辨，当 α 波阻断时才显现出来，因此，β 波主要表示皮层处于兴奋状态，又称快波。

（3）θ波

频率为每秒4~7次，波幅为100~150μV，少年时期或当成年人困倦时，在额叶和顶叶可记录到明显的θ波。θ波表明此时皮层处于轻度抑制状态。

（4）δ波

频率为每秒0.5~3次，波幅为20~200μV，成年人在入睡后，或处于极度疲劳、麻醉状态等情况时可出现δ波。δ波在颞叶和枕叶较明显。δ波主要代表皮层处于深度抑制状态。

人类脑电图在安静时的主要波形可随年龄而发生变化。新生儿的脑电图呈不规则的低幅波。婴幼儿时期可出现δ波，少年时期常见到θ样波形，到青春期开始出现成人型的α波。可见，随着年龄的增长，脑电波的频率由慢变快，波幅由低变高、由不规则变为规则。进入老年期，脑电波又出现频率变慢的趋势，在两侧颞部甚至可以出现少量的θ波或δ波。不同生理情况下脑电波也有变化，例如，在血糖、体温和糖皮质激素处于低水平，以及动脉血氧分压处于高水平时，α波的频率减慢；在与上述情况相反的条件下，α波的频率加快。临床上，癫痫患者或皮层有占位病变（如肿瘤等）的病人，脑电波会发生改变，如癫痫患者常产生异常的高频、高幅脑电波或在高频、高幅波后跟随一个慢波的综合波形。因此，利用脑电波改变的特点，并结合临床资料，可用来诊断癫痫或探索肿瘤所在的部位。

2. 脑电波形成的机制

用微电极记录皮层神经元细胞内的电位变化，发现当皮层表面出现类似α波节律的电位变化时，细胞内记录到的突触后电位变化出现相一致的节律改变（图10-50）。因此认为，皮层表面的电位变化由突触后电位变化所形成。但单一神经元的突触后电位显然不足以引起皮层表面强大的电位改变，需有大量的神经元同步发生突触后电位，才可能总和起来而形成皮层表面电位改变。已知锥体细胞在皮层排列整齐，其顶树突相互平行并垂直于皮层表面，因此其同步电活动易于发生总和而形成强大电场，从而改变皮层表面的电位。

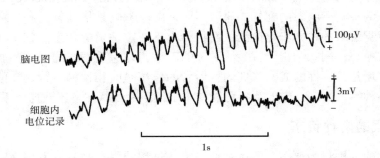

脑电图

100μV

细胞内
电位记录

3mV

1s

图10-50　脑电图与皮层神经元细胞内电位记录的关系

此外发现，大量皮层神经元的同步电活动依赖于丘脑的功能。在中度麻醉的动物，即使没有其他感觉传入的刺激，皮层也会出现每秒8~12次的自发脑电活动。这种脑电活动与人脑电波中的α波节律极为相似。如果切断皮层与丘脑之间的纤维联系，上述类似α波的电活动就明显减少。若给予丘脑非特异投射核每秒8~12次的节律性电刺激，皮层则会出现类似α波的电活动。可见，某些自发脑电的形成是由皮层与丘脑非特异投射核之间的交互作用所致，一定程度同步节律的丘脑非特异投射核的活动能促进皮层电活动的同步化。

若以每秒60次的节律性电刺激来刺激丘脑非特异投射核，则上述皮层类似α波的自发脑电活动立即消失而转成快波。这可理解为高频刺激对同步化活动的扰乱，导致脑电出现去同步化现象。

二、觉醒与睡眠

觉醒与睡眠是一种昼夜周期的生理活动。从单细胞生物到人类，几乎所有生物的生命活动都存在节律性、周期性的变化，其中以觉醒与睡眠的交替最为明显。觉醒和睡眠都是人体正常生活中不可缺少的两个生理过程，只有在觉醒状态下，人体才能进行劳动和其他活动；而通过睡眠，可以使人体的精力和体力得到恢复，于睡眠后保持良好的觉醒状态。成年人一般睡眠需要 7~8h，儿童需要的睡眠时间较长，每天需要 12~14h，新生儿需要 18~20h，老年人睡眠时间较短。睡眠时机体许多生理功能发生了不同于觉醒时的变化，主要有各种感觉减退、意识逐渐消失、机体逐渐失去了对环境的适应能力；骨骼肌反射和肌紧张减弱；许多内脏活动发生改变，如血压下降、心率减慢、瞳孔缩小、呼吸减慢、代谢率降低、尿量减少、体温降低、胃液分泌增多、发汗功能增强等。

（一）觉醒状态的维持

各种感觉冲动的传入对觉醒状态的维持十分重要。实验研究发现，选择性破坏动物中脑网状结构的头端，动物即进入持久的昏睡状态，脑电波表现为同步化慢波。如在中脑水平切断特异性传导途径，而不破坏中脑网状结构，则动物仍可处于觉醒状态。因此，觉醒状态的维持与脑干网状结构上行激活系统（参见本章第四节非特异投射系统）的作用有关。此外，大脑皮层的感觉运动区、额叶、眶回、扣带回、颞上回、海马、杏仁核及下丘脑等部位也可通过下行纤维兴奋网状结构。因此，来自外周的感觉信息及中枢多个脑区的下行兴奋作用可激活脑干网状结构上行激活系统，从而维持觉醒状态。参与脑干网状结构上行唤醒作用的递质系统可能是乙酰胆碱。

觉醒状态可分为行为觉醒（behavioral arousal）和脑电觉醒（electroencephalogram arousal）两部分，而且这两种觉醒状态的维持的原因不同。脑电觉醒是指动物的脑电波由睡眠时的同步化慢波转变成觉醒时的去同步化快波，而行为上不一定呈觉醒状态。脑桥蓝斑核上部的去甲肾上腺素递质系统、网状结构上行激活系统的乙酰胆碱递质系统的功能与脑电觉醒的保持有关。前者的作用是持续性的或紧张性的，后者的作用是时相性的。行为觉醒状态是指动物出现觉醒时的各种行为表现。它的维持可能与中脑黑质—纹状体多巴胺递质系统的功能有关。

（二）睡眠的两种状态

睡眠是动物的一种行为状态。通过对整个睡眠过程的仔细观察，发现睡眠具有两种不同的时相（状态）。一是脑电波呈现同步化慢波的时相，称为慢波睡眠（slow wave sleep，SWS）；二是脑电波呈现去同步化快波的时相，称为快波睡眠（fast wave sleep，FWS）。

1. 慢波睡眠

根据脑电波的特点，可将人的慢波睡眠分为 I~IV 期（图 10-51）。慢波睡眠 I 期（SWS-I）为入睡期（瞌睡期），α 波频率、波幅逐渐减小，低幅的 θ 波和 β 波不规则地混杂在一起，脑电波成平坦趋势，正常人此期通常不超过数分钟。慢波睡眠 II 期（SWS-II）为浅睡期，出现睡眠梭形波，即 σ 波，频率较快（13~15Hz），幅度较低（20~40μV），并有少量 δ 波。梭形波的持续时间为 0.5~1s。慢波睡眠 I 期（SWS-III）为中度睡眠期，出现高幅的 δ 波（>75μV），出现这种节律的时间占该时期的 20%~50%，或出现 δ 波和梭形波的复合，即 κ 复合波。慢波睡眠Ⅳ期（SWS-Ⅳ）为深度睡眠期，出现 1.5~2Hz，幅度为 $75\mu V$ 以上的 δ 波，其数量超过 50%。

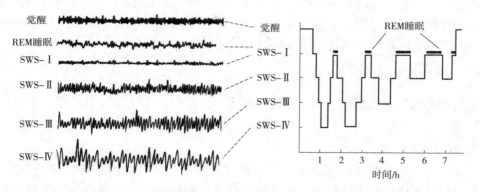

图 10-51　正常成年人觉醒、慢波期间的脑电波（左）及不同睡眠阶段的转变（右）

在 8h 的睡眠期间，首先进入 SWS-Ⅰ，依次进入 SWS-Ⅱ，SWS-Ⅲ 和 SWS-Ⅳ 阶段，然后又返回 REM。随着睡眠的持续，REM 时间越长，频率越快。SWS 为慢波睡眠；REM 为快速眼球运动睡眠即快波睡眠

此期睡眠时，循环系统、呼吸系统和交感神经系统的活动水平降低（如心跳、呼吸频率、血压及基础代谢率轻度降低），且相当稳定。肌张力也轻度降低，常变换体位，较易唤醒。神经垂体生长素的分泌明显增多，有利于促进生长和体力的恢复，由于这个睡眠时期，眼球不出现快速运动，故又称无眼球快速运动睡眠。

2. 快波睡眠

快波睡眠（FWS）的脑电图与觉醒时十分相似，主要呈不规则的 β 节律（去同步化的低振幅快波），但在行为上却处于熟睡状态，因此称为异相睡眠（paradoxical sleep，PS）。快波睡眠时眼电图显示眼球活动显著增强，而肌电图显示肌电活动显著减弱，因此，可结合脑电图、眼电图和肌电图三者的改变来区别觉醒与快波睡眠。

在快波睡眠时肌张力更进一步降低，呈完全松弛状，但某些肌肉出现阵发性收缩，特别是眼肌，结果引起眼球快速运动，故又称快速眼球运动睡眠（rapid eye movements sleep，REMS），各种感觉功能进一步减退，较难以唤醒。血压、心率、呼吸出现明显的不规则的短时变化，血压上升或降低，心率加快，呼吸加快而不规则。这可能是某些疾病在夜间突然发作的部分原因，例如，心绞痛、哮喘发作。阴茎可勃起，体温节能力暂时消失。约有 80% 的人在此期睡眠做着各种各样的梦，因此又有人称此期睡眠为有梦睡眠（虽然 SWS 有人称为无梦睡眠，其实 SWS 也会做梦，不过其梦不能回忆）。快波睡眠期间，脑内蛋白质合成加快，脑细胞处于高度活动状态，脑代谢率增加，脑血流量增加。人在紧张的脑力劳动或精神高度紧张时，快波睡眠增加。快波睡眠有利于建立新的突触关系，促进学习记忆，促进精力恢复和幼儿神经系统发育成熟。

睡眠过程中两个时相互相交替。正常成人夜间进入睡眠后，首先是慢波睡眠，持续 8~120min 后转入快波睡眠，维持 20~30min 后又转入慢波睡眠；整个睡眠过程中交替 4~5 次，越近睡眠的后期，异相睡眠持续时间越长（图 10-51）。两种睡眠状态均可直接转变为觉醒状态，但从觉醒状态只能进入慢波睡眠，而不能直接进入快波睡眠。

两种睡眠都为正常人所必需。一般成年人如果持续觉醒 15~16h，便可称为睡眠剥夺。此时人极易进入睡眠状态。人在长期被剥夺睡眠后，如果再任其自然睡眠，慢波睡眠的时间明

显增加，睡眠程度加深，以补偿前阶段睡眠的不足。如果连续数天在受试者一进入快波睡眠时就将其唤醒，即选择性地剥夺其快波睡眠而不缩短其慢波睡眠时间，此时受试者将变得容易激动。随后，当受试者的睡眠不再受干扰时，则异相睡眠出现的次数和持续时间明显增加，即出现补偿性快波睡眠增加。在这种情况下，受试者可从觉醒状态直接进入快波睡眠。如果长期剥夺动物的快波睡眠，动物体重会减轻，最终死亡。

（三）睡眠发生机制

目前关于睡眠发生机制仍不十分清楚，现认为睡眠是一个主动抑制过程，不仅仅是觉醒状态的消失。

1. 慢波睡眠的产生

慢波睡眠至少可由刺激以下三个皮层下脑区而引起。①间脑睡眠区：位于下丘脑后部、丘脑髓板内核群邻旁区和丘脑前核。刺激频率必须在 8Hz 左右，高频刺激则引起觉醒。②延髓同步化区：位于孤束核水平的延髓网状结构。与刺激间脑睡眠区一样，低频刺激引起睡眠，而高频刺激引起觉醒。其机制不明，可能与上升到丘脑的通路有关，有人将其称为上行抑制系统（ascending inhibitory system）。这一系统上行至丘脑后，可进一步上传到大脑皮层，并与网状结构上行激动系统的作用相拮抗，从而调节睡眠与觉醒的相互转化。③前脑基底部睡眠区：包括视前区和 Broca 斜带区。与其他两个区不同的是，低频和高频刺激均能引起同步化慢波睡眠。此外，发现视前区腹外侧部分的神经元有纤维投射到下丘脑结节乳头核和下丘脑后部的间脑睡眠区。另外，用 10Hz 或以下频率刺激动物的皮肤机械感受器，通过脑干传递，能引起睡眠。单调重复的刺激可引起人睡眠已为大家所熟知。

2. 快播睡眠的产生

快波睡眠的主要脑区位于脑桥网状结构，可能与脑桥被盖外侧区胆碱能神经元的活动有关。FWS 快波起源于脑桥，迅速传递到外侧膝状体，再传递到枕叶视皮质，因此称为桥—膝—枕锋电位（ponto-geniculo-occipital spike，PGO 锋电位）。PGO 锋电位与快速眼球运动几乎同时出现，在觉醒时和慢波睡眠中相对处于静止状态或明显减少，而在快波睡眠时显著增强，因此被认为是异相睡眠的启动因素。有关脑内 5-羟色胺神经元对睡眠的作用，目前还有很多争论。但有证据表明，在人类应用 5-羟色胺受体激动剂可抑制睡眠，而给予 5-羟色胺受体拮抗剂利坦色林（ritanserin）则能促进慢波睡眠。此外发现，脑内腺苷含量随觉醒延长而蓄积，在睡眠时则减少，因此腺苷可能是一种促眠因子。这和众所周知的咖啡因具有醒脑作用是一致的，因为咖啡因是一种腺苷受体拮抗剂。前列腺素 D_2（PGD_2）可能是另一种促眠因子，它在下丘脑内侧视前区的释放可引起慢波睡眠和异相睡眠的增加；相反，前列腺素 E_2（PGE_2）则可引起觉醒。

第七节 脑的高级功能

一、学习与记忆

学习和记忆是两个有联系的神经活动过程，是脑的重要功能之一。学习（learning）是指人和动物通过神经系统接受环境信息而影响自身行为习惯的过程；记忆（memory）是指将学习而获得的信息或经验在脑内贮存，并在一定时期内能回忆或"读出"的神经活动过程。简而言之，学习是信息的获得，记忆是信息的保持和再现。学习和记忆既有区别又是不可分割的神经生理活动，二者密切相关，各种条件反射的建立，就是一种简单的学习和记忆的过程。它是适应环境的重要方式。

（一）学习的形式——包括非联合型学习和联合型学习

1. 非联合性学习（nonassociative learning）

是指在学习过程中，引起反应的刺激是单一的，该刺激不需要和其他刺激相联系或联合，又称为简单学习。不同形式的刺激使突触活动发生习惯化和敏感化等可塑性改变，就属于这种形式的学习。

2. 联合型学习（associative learning）

是指在学习过程中，需要两种或两种以上的刺激，按照一定的次序进行配对，在脑内形成的相互联系。如铃声和食物多次结合形成的条件反射和操作式条件反射均属于这种学习形式。

（1）经典的条件反射的建立

在动物实验中，给狗吃食物会引起唾液分泌，这是非条件反射，食物是非条件刺激；而给狗以铃声刺激则不会引起唾液分泌，因为铃声与食物无关，即无关刺激。但是，如果每次给狗喂食之前先出现一次铃声，然后给以食物，这样经多次结合后，当铃声一出现，狗就会出现唾液分泌。铃声本来是无关刺激，现在已成为进食（非条件刺激）的信号，所以，这时就把铃声称为信号刺激或条件刺激。这种由条件刺激引起的反射就称为条件反射（conditioned reflex）。可见，条件反射是无关刺激与非条件刺激在时间上的结合而建立起来的，这个过程称为强化（reinforcement）。

（2）操作式条件反射

该反射比较复杂，它要求动物完成一定的操作。例如，将饥饿的大鼠放入实验箱内，当它在行走中偶然地踩在杠杆上时，即喂食物以强化，如此重复多次，大鼠即学会了自动踩杠杆而得食。在此基础上进一步训练动物，即只有当出现某一特定信号（如灯光）后踩杠杆，才能得到食物的强化。训练完成后，动物一旦见到灯亮就去踩杠杆而获食。该反射的特点是，动物必须通过自己完成某种运动或操作后才能得到强化，故称为操作式条件反射（operant conditioning）.

（二）条件反射活动的基本规律

1. 条件反射建立的基本条件

首先，条件反射的建立要求在时间上把无关刺激与非条件刺激多次结合，通常是无关刺激在前，非条件刺激在后；其次，应注意动物机体的状态，通常处于饱食或困倦状态的动物很难建立条件反射；最后，任何一个能为机体所感受的刺激均可作为条件刺激，并且可以在所有的非条件反射的基础上建立条件反射。

2. 条件反射的消退

条件反射建立后，如反复应用条件刺激而不给予非条件刺激强化，条件反射就会逐渐减弱，最后完全不出现，称为条件反射的消退（extinction）。其消退是由于在不强化的条件下，原来引起唾液分泌的条件刺激，转化成了引起中枢发生抑制的刺激。由此看来，条件反射的消退并不是该反射的丧失，而是从原先引起兴奋的条件反射转化为引起抑制的条件反射。

3. 条件反射的泛化和分化

在条件反射形成的初期，那些与该条件刺激相近似的刺激也或多或少地具有条件刺激的效应。如用100Hz的音响与食物相结合，形成了唾液分泌条件反射，这时若分别用80Hz或120Hz的音响刺激也可引起唾液分泌反应，这种现象称为条件反射的泛化（generalization）。如果以后只用100Hz的音响，而对其他近似频率的音响不予强化，结果只有得到强化的100Hz音响仍能引起唾液分泌，而那些得不到强化的近似刺激就变成了引起抑制的刺激，即不引起唾液分泌，这种现象称为条件反射的分化（differentiation）。这样引起的抑制称为分化抑制。这是大脑对各种信号刺激具有精细分辨能力的生理学基础。

4. 条件反射形成的机制

条件反射是以非条件反射为基础而形成的。可以设想，在条件反射形成后，条件刺激的神经通路和非条件刺激的神经通路之间可能发生了暂时性接通，即在条件刺激的皮层兴奋灶与非条件刺激的皮层兴奋灶之间，由于多次结合强化而建立了暂时性联系的结果。但这种推想尚没有实验证实。现在看来，这种暂时性联系可能与脑内各级中枢的活动有关，并不是简单地发生在大脑皮层的条件刺激代表区和非条件刺激代表区之间。

5. 两种信号系统学说

对于人类，除可以用现实具体的信号（如光、声、嗅、味、触等感觉刺激）直接作用于眼、耳、鼻、舌、身等感受装置形成条件反射外，抽象的信号（如语言、文字）也可以代替具体的信号而引起条件反射。因此，巴甫洛夫1927年提出了人类具有两个信号系统的学说。

现实具体的信号称为第一信号，而抽象的信号称为第二信号，它是第一信号的信号。对第一信号发生反应的皮层功能系统称为第一信号系统（first signal system），这是人和动物共有的；第二信号发生反应的皮层功能系统称为第二信号系统（second signal system），这是人类所特有的。第二信号系统的活动，极大地丰富了人们对外界事物的认识，它不仅是语言活动的生理学基础，也是人类思维活动的生理学基础，还是人类区别于动物的主要特征。

（三）人类的记忆过程和遗忘

1. 人类的记忆过程

通过感觉器官每天进入大脑的信息量是很大的，据估计仅有1%的信息能被较长期地贮存记忆，而大部分却被遗忘。能被长期贮存的信息都是对个体具有重要意义而且反复作用的信息。信息的贮存和记忆简略地分为短时性记忆（short term memory）和长时性记忆（long term memory）两个阶段。在短时性记忆中，信息的贮存是不牢固的，例如，当人们刚刚看过一个电话号码，如未经反复运用，便会很快遗忘。但如果经较长时间的反复运用，则所形成的痕迹将随每一次运用而得到加强，最后就能形成一种非常牢固的长时性记忆。

人类的记忆可分为4个连续的过程（图10-52），即感觉性记忆（sensory memory）、第一级记忆（first grade memory）、第二级记忆（second grade memory）和第三级记忆（third gradt memory）。前两个阶段属短时性记忆，后两个阶段属长时性记忆。

1）感觉性记忆：感觉性记忆是指通过感觉器官得到的信息在脑内感觉区贮存一瞬间便

消退的记忆。因一般不超过 1s，故又称为瞬时记忆。

2）第一级记忆：将感觉信息经过注意和处理，形成新的连续的印象后，就可将感觉性记忆转入第一级记忆。信息在这里贮存的时间仍然很短暂，平均约几秒钟。

3）第二级记忆：引起第一级记忆的信息，通过反复运用学习，信息就可以贮存较长时间（数分钟到数年不等），这称为第二级记忆。这是一个大而持的贮存系统。

4）第三级记忆：引起第二级记忆的信息，通过长年累月的运用，最后形成一种非常牢固的永久的记忆，这便是第三级记忆。如自己的姓名，每天都在操作的手艺等。

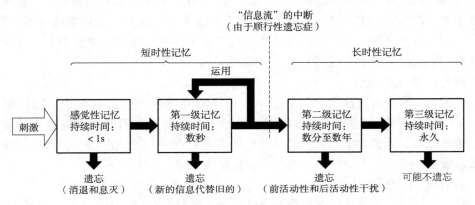

图 10-52　人脑记忆过程示意图

2. 遗忘

遗忘（loss of memory）是指部分或完全失去回忆和再认的能力。临床上，将疾病情况下发生的遗忘称为记忆缺失或遗忘症（amnesia），并分为顺行性遗忘（anterograde amnesia）和逆行性遗忘（retrograde amnesia）两类。

（1）顺行性遗忘

表现为对新近获得信息的遗忘而并不影响远时性记忆，常见于慢性酒精中毒者。其机制可能是由于信息不能从第一级记忆转入第二级记忆。

（2）逆行性遗忘

表现为不能回忆脑功能障碍发生之前一段时间内的经历，多见于脑震荡。其原因可能是第二级记忆发生障碍，而第三级记忆却未受影响。

3. 学习和记忆的机制

学习和记忆的机制是一个复杂的、尚在研究中的问题。

（1）学习和记忆的脑功能定位

关于学习和记忆的脑功能定位，目前有两种看法：一是认为：脑内没有专一的学习和记忆的功能定位，学习和记忆是许多神经元集体活动的结果。脑损伤对学习和记忆的影响，仅与损伤范围的大小有关。二是认为：不同种类的记忆在脑内各有其代表区域。目前已知与记忆功能有密切关系的脑内结构有大脑皮层联络区、海马及其邻近结构、丘脑和脑干网状结构等。

（2）神经生理学机制

感觉性记忆和第一级记忆主要是神经元生理活动的功能表现。后发放可能是感觉性记忆的基础；海马环路活动可能与第一级记忆的保持以及转入第二级记忆有关。

近年来随着对突触的深入研究，提出在高等动物和人类，神经系统的可塑性（plasticity）是行为适应性的生理学基础。学习和记忆的神经基础是突触可塑性的改变，即突触可以在形态结构和传递功能上发生改变，这种改变称为突触可塑性（synaptic plasticity）。研究发现，各种类型的学习和记忆训练，均可诱发与此相关脑区产生明显的突触结构的可塑性变化，如新突触的形成或突触的重排等；突触传递功能可塑性表现为：由于突触的反复活动可导致突触传递效率的变化，如前文已叙述的习惯化和敏感化。1973 年 Bliss 等首先描述了在海马中的一种突触传递的长时程增强（long term potentiation，LTP）现象。LTP 是指在神经通路上给予短暂而重复的刺激引起的突触传递持续性增强，可持续 10h 以上，这是突触可塑性的表现。因而认为，LTP 与学习和记忆有关，可能是学习和记忆的神经基础。年轻的大鼠比年老大鼠学习速度快，它们的 LTP 诱导速度快，维持的时间也长。

（3）神经生物化学机制

长时性记忆与脑内蛋白质的合成有关。在金鱼建立条件反射的过程中，如用嘌呤霉素（puromycin）注入其脑内抑制蛋白质的合成，则动物不能完成条件反射的建立，学习和记忆能力发生明显障碍；人类的第二级记忆可能与此有关；在逆行性遗忘症中，可能就是由于脑内蛋白质合成受到破坏，以致使前一段时期的记忆丧失。

（4）神经解剖学机制

神经解剖学证明，长时性记忆可能与建立新的突触联系有关。生活在复杂环境中的大鼠，其大脑皮层厚度大；而生活在简单环境中的大鼠，其大脑皮层厚度小，说明学习和记忆活动多的大鼠，其大脑皮层发达，突触的联系多。人类的第三级记忆可能与此有关。

（5）中枢递质参与学习记忆过程

在训练动物时，注射拟胆碱药（毒扁豆碱）、GABA、血管升压素、纳洛酮可增强记忆；而注射抗胆碱药（东莨菪碱）、催产素、脑啡脑、利血平可降低学习和记忆。

二、大脑皮层的语言功能

语言功能是人脑的高级功能，它包括与语言、文字有关的全部智力活动。语言功能是人类彼此间交流思想、进行学习与教育以及进行社会活动的保证。大脑皮层与语言功能之间的关系，是神经生理学和临床神经病学研究的一个重要课题。

（一）大脑皮层的语言中枢

人类的语言功能是在大脑皮层参与下完成的，大脑侧裂附近的额中回及额下回的后部、颞上回后部及角回等区域是语言中枢所在部位。

临床上观察到，上述皮层区域的不同部位的损伤，可以引起特有的各种语言活动的障碍，称为失语症（aphasia）。如额中回后部（22 区或 40 区）损伤→失写症（agraphia），患者不会书写；Broca 区（额下回后部，44 区）损伤→运动性失语症（motoraphasia），患者能看懂文字与听懂别人谈话，但丧失说话能力；颞上回后部损伤→感觉性失语症（sensoryaphasia），患者听不懂别人的讲话；角回（49 区）损伤→失读症（alexia），患者看不懂文字的含意。

以上事实说明，人类语言功能的完整性与广泛的皮层区域密切相关。正常的语言功能有赖于广泛的大脑皮层区域的共同活动。当大脑皮层的语言中枢受损时，常出现某几种失语症合并存在，严重时可同时出现上述 4 种语言功能障碍。

（二）　大脑皮层功能的一侧优势

通常成人的两侧大脑半球并不完全对等地参与完成语言功能，而是某一侧的大脑半球占优势，这就是大脑皮层功能的优势半球现象。90%以上的人是左侧半球的作用占优势，人们常把左侧半球称作优势半球（dominant hemisphere），约 10%的人是两半球的作用相等，右侧半球占优势的较少见。这种一侧优势现象是人类所独有的。

人类左侧大脑半球在语言活动上占优势。这种优势虽与一定的遗传因素有关，但主要还是在后天的生活实践中逐渐形成的。主要与人类习惯使用右手进行劳动有密切关系。人在出生时两侧大脑半球都具有同样的神经结构，出生后，在和周围的人接触过程中，大脑皮层的语言功能才不断得到发展。出生后的第二年是发展非常迅速的一年，至 10~12 岁时，左侧半球的语言功能优势逐步建立，成人后，左侧半球优势已经形成。所以，儿童在 10~12 岁以前损伤左侧半球，尚有可能由右侧大脑半球完成语言功能，可能使其功能得到恢复；成年后，如果发生左侧半球损伤，就会导致语言功能障碍，而且很难在右侧半球再建立起语言功能。当然，这种语言功能的左侧半球优势现象也不是绝对的，部分左利者及左右手混用的人，他们的语言中枢有可能位于右侧半球。

一侧皮层优势的现象，反映了人类两侧大脑半球的功能是不对等的。左侧半球在词语性认知（包括语言和文字）功能上占优势；而右侧半球在非词语性的认知功能上占优势。例如，对空间的辨认、深度知觉、触—压觉认识、音乐欣赏及图像的分辨等。如果右侧皮层的顶、枕、颞叶损伤时，患者常分不清左右、深浅和远近；患者虽没有手肌麻痹，但穿衣困难，出现穿衣失用症，会将衬衣前后穿倒或只将一只胳膊伸入袖内；不能绘制图表；视觉认识障碍，不能辨别熟人、颜色等。左右两半球功能上的差异可以从分裂脑（split brain）患者得到证实。为防止病灶活动从一侧扩散到另一侧，有时将患者的连合纤维（胼胝体）切断，使两半球失去联络而各自分开，这就是分裂脑，从而使两半球的信息传递功能丧失，如患者对出现在左侧视野中的物体，不能用词语说出物体的名称，而对右侧视野中的物体，则能说出其名称。由此也能说明语言中枢在左侧半球。

当然，人类脑的高级功能向一侧半球集中的优势现象也是相对的，不是绝对的。因为左侧半球也有一定的非词语性认识功能；同样，右侧半球也有一定的简单的词语活动功能。

参考文献

［1］张建福，彭章，平长栋. 人体生理学［M］. 北京：高等教育出版社，2007.

［2］朱大年. 生理学［M］. 7 版. 北京：人民卫生出版社，2008.

［3］姚泰. 生理学（七年制）［M］. 北京：人民卫生出版社，2001.

［4］姚泰. 生理学（八年制）［M］. 北京：人民卫生出版社，2005.

［5］朱妙章. 大学生理学［M］. 北京：高等教育出版社，2009.

［6］韩济生. 神经科学原理［M］. 2 版. 北京：北京医科大学出版社，1999.

［7］Guyton A C，Hall J E. Textbook of Medical Physiology［M］. 11th ed. Philadelphia：WB Saunders Co，2006.

［8］Ganong W F. Review of Medical Physiology［M］. 21th ed. California：Lange Medical Publications，2003.

［9］Lingappa V R，Farey K. Physiological Medicine［M］. New York：McGraw-Hill，2000.

第十一章　内分泌生理

第一节　激素的概述

激素（hormone）是由内分泌腺或散在的内分泌细胞所分的高效能生物活性物质。这些激素在细胞间进行化学信息的传递，发挥其调节作用。在内分泌学中，接受激素信息的器官、组织或细胞分别被称为靶器官（target organ）、靶组织（target tissue）或靶细胞（target cell）。内分泌系统所分泌的激素种类繁多，作用很广，参与调节机体的新陈代谢、生长发育、水电平衡、生殖与行为、学习与记忆、情绪与智力、应激与免疫等生命活动与反应。

一、激素的分类

（一）肽/蛋白质类激素

肽/蛋白质类激素（peptides/protein hormones）主要有下丘脑调节肽、垂体激素、甲状旁腺激素、降钙素、胃肠激素、胰岛素、胎盘激素等。体内大多数激素属于此类，它们的相对分子质量大，水溶性强，不能通过靶细胞膜。其在血液中主要以游离形式存在和运输，与相应的靶细胞膜受体结合后，通过启动细胞内信号转导系统引起生物学效应而发挥作用。

（二）胺类激素

胺类激素（amine hormones）包括甲状腺素、肾上腺素、去甲肾上腺素及褪黑素等。其中甲状腺素为含碘酪氨酸缩合物、脂溶性激素；肾上腺素、去甲肾上腺素由酪氨酸合成，为水溶性激素；褪黑素由色氨酸合成。除甲状腺素外，它们在血液中主要以游离形式运输，并且在靶细胞膜受体的介导下发挥作用。

（三）脂类激素

脂类激素（lipid hormones）主要包括类固醇激素、固醇类激素及脂肪酸衍生物。这类激素相对分子质量小，脂溶性强，在血液中与相应运载蛋白结合运输。这类激素主要通过与定位于胞质或胞核内的受体结合发挥作用。

1. 类固醇（甾体）激素

类固醇激素包括肾上腺皮质激素（如皮质醇、醛固酮）和性激素（如雌激素、孕激素、雄激素）。它们的分子中均含有环戊烷多氢菲结构，都由胆固醇合成，可以口服。

2. 固醇类激素

固醇类激素如胆钙化醇（Vit D_3）、25-羟维生素 D_3 和 1,25-二羟维生素 D_3 等，它们都来自胆固醇。

3. 脂肪酸衍生物

脂肪酸衍生物如前列腺素。

二、激素的作用机制

从激素作用于靶细胞到引起生物学效应，至少需经过 3 个基本环节：①激素与细胞受体结合；②激素—受体复合物的信号转导；③转导信号进一步引起靶细胞生物效应。所谓受体（receptor）是指靶细胞上能识别并专一性地与某种激素结合，继而引起各种生物效应的蛋白质。根据在靶细胞上分布位置的不同，受体分为膜受体（membrane receptor）、胞质受体（plasmreceptor）及核受体（nucleus receptor）3 类。

（一）细胞膜受体介导的激素作用原理——第二信使学说

肽/蛋白质类激素及胺类激素中的肾上腺素、去甲肾上腺素等为水溶性激素，它们不能通过脂溶性的靶细胞膜，如何发挥其生物学效应？1965 年 Sutherland 等提出的第二信使学说（second messenger theory）解决了这个问题。该学说认为：①携带调节信息的激素作为第一信使（first messenger），与靶细胞膜上的特异性受体结合；②激素与受体结合后，激活膜上的腺苷酸环化酶（adenylate cyclase，AC）；③在 Mg^{2+} 存在的条件下，腺苷酸环化酶可催化胞质内 ATP 转变为 cAMP；④cAMP 作为第二信使（second messenger），可激活细胞内无活性的蛋白激酶 A（PKA）等系统，最后使功能蛋白质逐级磷酸化，最终引起相应的靶细胞产生特有的生物学效应，如腺细胞的分泌、肌细胞的收缩、神经元兴奋以及各种酶促反应等。在磷酸二酯酶（PDE）的作用下，cAMP 降解为 5′-AMP 而失活。在胞内一系列连锁反应中，效应逐渐放大，形成一个高效能的生物放大系统。如 1 个分子的胰高血糖素激活 1 个分子的 AC 后，可激活 1000 个分子的蛋白激酶，从而实现激素作用的细胞内传递（图 11-1）。

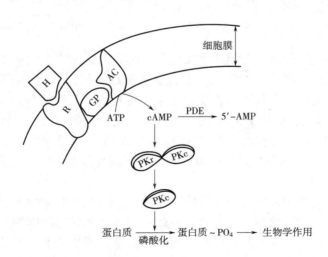

图 11-1　细胞膜受体介导的激素作用机制示意图

H：激素；R：受体；GP：G 蛋白；AC：腺苷酸环化酶；PDE：磷酸二酯酶；

PKr：蛋白激酶调节亚单位；PKc：蛋白激酶催化亚单位

第二信使学说的创立极大地推动了激素作用机制的研究，Sutherland 因此获得了 1971 年诺贝尔生理学或医学奖。近年来的研究更加深了人们对细胞跨膜信号转导的认识，进而提出了由 G 蛋白耦联受体、酶耦联受体以及离子通道受体介导的跨膜信号转导等几种主要方式；除了 cAMP 外，可以作为第二信使的物质还有环磷酸鸟苷（cGMP）、三磷酸肌醇（IP$_3$）、甘油二酯（DG）、前列腺素等。此外，细胞内的蛋白激酶除 PKA 外，还有 PKC、PKG 等多种。

（二）细胞内受体介导的激素作用原理——基因表达学说

脂类激素（类固醇激素）及胺类激素中的甲状腺素为脂溶性激素，故可透过细胞膜进入靶细胞，与细胞内受体结合形成复合物，直接介导靶细胞效应。这种激素作用的机制是 1968 年 Jesen 和 Gorski 提出的基因表达学说（gene expression theory）。他们认为，类固醇激素进入细胞后，先与胞质受体结合形成激素—受体复合物再进入细胞核，即经过两个步骤调节基因转录和表达，改变细胞的活动，故此机制也称为"二步作用原理"（图 11-2），即：

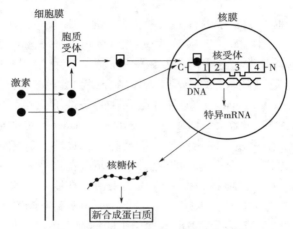

图 11-2　细胞内受体介导的激素作用机制示意图

1：激素结合结构域；2：核定位信号结构域；3：DNA 结合结构域；4：转录激活结构域

第一步：激素通过细胞膜，与胞质中相应受体结合形成激素—胞质受体复合物，受体蛋白发生构型变化，从而使激素—胞质受体复合物获得进入核内的能力，由胞质转移至核内。第二步：激素—胞质受体复合物再与核受体结合，转变为有活性的激素—核受体复合物，进而启动 DNA 的转录过程，促进 mRNA 的形成，诱导新蛋白质合成，完成其生理学效应。不同部位的细胞质和细胞核受体存在类似的化学结构，整个受体分子从氨基端至羟基端依次分为 A、B、C、D、E、F 六大功能结构区域，其中 E 区为配体结构区，是激素与胞质内受体特异性结合的部位。

类固醇激素经上述机制发挥作用所需的时间较长，约数小时或数天。但有些类固醇激素的作用很快，仅需数分钟或数秒，且其效应不被基因转录和翻译的抑制剂所阻断。故推测这种作用是由细胞膜上的受体介导的，因此称为类固醇激素的快速非基因效应。目前对此机制的具体过程不甚清楚。

总之，激素的信号转导机制非常复杂，有许多具体过程尚不了解。肽类和蛋白质类激素主要是通过 G 蛋白耦联受体和酶耦联受体途径进行信号转导，而类固醇类激素则通过基因表达机制和非基因表达机制发挥作用，有的激素也可能是通过多种机制发生作用的。

三、激素的传递方式

随着内分泌研究的进展，对于激素传递方式的了解也逐步深入。除传统认为激素经血液到达远距离的靶细胞外，也可通过组织液对局部邻近细胞的活动发挥调节作用。大多数激素经血液运输至远距离的靶细胞或靶组织而发挥作用，称为远距分泌（telecrine）；有些内分泌细胞分泌的激素经组织液直接弥散至邻近细胞而发挥作用，称为旁分泌（paracrine）；有些激素分泌后在局部扩散又反馈作用于产生该激素的内分泌细胞本身，称为自分泌（autocrine）；由脑内某些神经细胞（如下丘脑）所合成和释放的激素称为神经激素（neurohormone），它们经神经纤维轴浆运送至末梢释放入血，称为神经分泌（neurocrine）（图 11-3）。

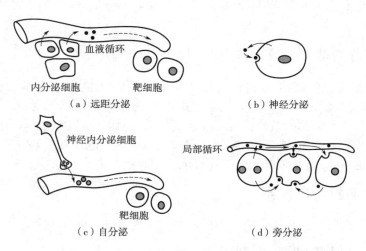

图 11-3　激素在细胞间传递信息的方式示意图

四、激素作用的一般特性

激素作用一般具有以下几方面的共同特性。

（一）激素的信息传递作用

激素在内分泌细胞与靶细胞之间仅起"化学信使"（chemical messenger）作用，能将生物信息传递给靶细胞，对其原有的生化反应起着加速或减慢、增强或减弱的作用。大多数激素通常作为第一信使与膜受体结合，再进一步引起胞质中的第二信使的生成，由其再引起细胞产生某种生物效应。在发挥效应的过程中，激素对其作用的细胞，既不增加新成分、引起新反应，也不提供额外的能量。

（二）激素作用的相对特异性

激素随血流遍布全身，与体内各种组织细胞有着广泛的接触。但一种激素只选择性地对能识别它的靶细胞起作用，称为激素作用的特异性（specificity），其特异性的大小取决于靶细胞上存在的相应受体（receptor）与该激素的结合能力，即亲和力（affinity）。激素作用的特异性并非绝对，有些激素与受体结合具有交叉现象，如胰岛素与胰岛素样生长因子的受体等的结合。

各种激素的作用范围存在很大的差异，有些激素仅局限作用于较少的特定目标，如腺垂体所分泌的促激素主要作用于相应的靶腺；有些激素的作用范围遍及全身，如生长激素、甲状腺素和胰岛素等；再如，含氮激素受体多为膜受体，糖皮质激素和盐皮质激素的受体主要存在于细胞质中，甲状腺激素及 1，25-（OH)$_2$-D$_3$ 的受体于细胞核内，而性素（雌激素、孕激素和雄激素）受体在细胞质与细胞核中均存在，等等。所以，激素作用范围的大小主要取决于该激素受体在体内的分布。

激素受体也与其他蛋白质一样，处于不断合成与降解的动态平衡之中，受体的数量及其与激素结合的亲和力均可受到生理和病理因素的影响。通过激素受体调节，可使受体的数量及亲和力与激素的分泌量相适应，以调节靶细胞对激素的敏感性和反应强度。受体的数量减少及其与激素的亲和力降低，称为受体的下调（down regulation）；反之，称为受体的上调（up regulation）。

（三）激素作用的高效放大作用

激素是高效能的生物活性物质。正常状态下，激素在血中的含量极微，多在 10^{-12} ~ 10^{-17} mol/L。但微量的激素与受体结合后，经过细胞内的一系列酶促反应，其效应会逐级放大，形成一个高效的生物放大系统，因而极微量的激素就能发挥极大的作用。如 0.1μg 促肾上腺皮质激素释放激素（CRH）可引起垂体释放 1μg 促肾上腺皮质激素（ACTH），后者再引起肾上腺皮质分泌 40μg 糖皮质激素，效应放大了 400 倍。

（四）激素间的相互作用

激素在发挥作用时，可相互影响，彼此联系，主要表现为以下 3 个方面。

1. 协同作用（cooperative action）

是指多种激素共同参与某一生理活动调节时，激素与激素之间的效应可相加，所产生的总效应大于各种激素单独作用所产生效应的总和。如肾上腺素、生长激素和糖皮质激素等均能升高血糖，各自通过不同的作用环节，使升血糖总效应增强。

2. 拮抗作用（antagonistic action）

是指多种激素在调节同一生理效应时作用相反。如胰岛素能降低血糖，这与胰高血糖素升高血糖的效应相拮抗。

3. 允许作用（permissive action）

是指某种激素本身并不能直接对某些器官组织或细胞产生生物学效应，但因其存在，却可使另一种激素的作用明显增强，即激素 B 作用的完全发挥依赖于激素 A 的存在。如糖皮质激素本身无缩血管作用，但由于它的存在，去甲肾上腺素才能充分发挥缩血管作用，其机制尚不清楚。可能是糖皮质激素能够调节细胞表面肾上腺素受体的数量，或者是其参与了调节受体介导的细胞内信号转导的过程。

五、激素分泌的调节

激素分泌活动受到严格的调控，可因机体的需要适时、适量地分泌，及时启动和终止。

（一）生物节律性分泌

激素的分泌常呈现节律性波动，这种节律性波动是生物体对地球物理环境和社会环境长期适应的结果。如下丘脑 CRH 及 GH 的分泌即呈周期节律和脉冲式释放。激素分泌的节律性受机体生物钟的控制，下丘脑视交叉上核可能就是机体的生物钟（biological clock）。

（二）多级轴系反馈性调节

在激素分泌调节中，下丘脑—腺垂体—靶腺轴构成 3 级水平功能调节系统，根据靶腺不同分为：下丘脑—腺垂体—甲状腺轴，下丘脑—腺垂体—肾上腺皮质轴及下丘脑—腺垂体—性腺轴，在调节甲状腺、肾上腺皮质和性腺分泌功能中发挥重要作用。在此轴中，通常上位内分泌细胞分泌的激素可促进下位内分泌细胞激素的分泌，下位内分泌细胞激素的分泌又可反馈性影响上位内分泌细胞的活动，并且多数产生负反馈效应，这样形成的闭合环路可有效维持血液中各种激素水平的稳态（图 11-4）。在该环路的调控过程中，根据激素作用距离的远近，将负反馈调节分为长反馈、短反馈及超短反馈 3 种方式。

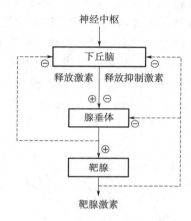

图 11-4　激素分泌的调节示意图

1. 长反馈（long loop feedback）

是指靶腺（如甲状腺、肾上腺、性腺）分泌的激素对下丘脑和腺垂体的反馈作用。

2. 短反馈（short loop feedback）

是指腺垂体分泌的促激素对下丘脑的反馈作用。

3. 超短反馈（ultra-short loop feedback）

是指下丘脑分泌的某些释放肽对其自身合成细胞的局部抑制调控作用。

此外，有些激素的分泌直接受功能相关联或者相抗衡激素的影响。如胰高血糖素和生长抑素可经旁分泌作用分别促进和抑制胰岛 B 细胞分泌胰岛素，其作用相互抗衡、制约，以共同调节血糖的稳态。

（三）神经系统对激素分泌的调节

许多内分泌腺的活动都直接或间接地接受中枢神经系统的调节。当支配内分泌腺的神经兴奋时，激素的分泌也会发生相应的变化。如副交感神经活动增强时，可促进胰岛 B 细胞分泌胰岛素；而交感神经活动增强时，肾上腺髓质分泌去甲肾上腺素和肾上腺素增多，可协同交感神经系统产生应急反应，动员机体的多种功能，以适应内、外环境的变化。

（四）激素作用效应物对激素分泌的调节

许多激素的分泌受其作用引起的终末效应物的影响。如进餐后，血糖水平升高，可直接刺激胰岛 B 细胞分泌胰岛素，使血糖降低，血糖降低可引起胰高血糖素分泌增加；血钙水平降低可起甲状旁腺激素（PTH）分泌增加，血钙水平升高可促进降钙素分泌增多。

第二节　下丘脑与垂体的内分泌

下丘脑与垂体在形态与功能上的联系非常密切，可将它们看作一个功能单位，称为下丘脑—垂体功能系统（hypothalamus-hypophysis functional system）。下丘脑是将神经调节与体液调节联系起来的枢纽，而垂体由腺垂体（adenohypophysis）和神经垂体（neurohypophysis）两部分组成。位于下丘脑内侧基底部促垂体区的小细胞肽能神经元，分泌下丘脑调节肽，它们由垂体门脉运送到腺垂体，调节腺垂体激素的合成与释放，构成了下丘脑—腺垂体系统（hypothalamoadeno-hypophysis system）；而位于下丘脑视上核和室旁核的大细胞肽能神经元合成抗利尿激素和催产素，它们经下丘脑—垂体束的轴浆运输到达并贮存于神经垂体，构成下丘脑—神经垂体系统（hypothalamoneuro-hypophysis system）（图 11-5）。

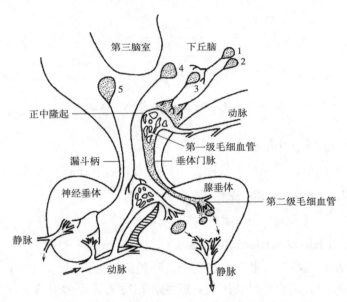

图 11-5　下丘脑—垂体功能单位模式图
1：单胺能神经元；2~5：下丘脑各类肽能神经元

一、下丘脑—腺垂体系统

下丘脑促垂体区的神经核团的肽能神经元属于小细胞神经元，由其分泌的、能调节腺垂体活动的肽类激素，统称为下丘脑调节肽（hypothalamic regulatory peptide，HRP）。它们除调节腺垂体的功能外，还具有垂体外作用；并且它们不仅在下丘脑产生，在中枢神经系统其他部位及许多组织中也有分泌。HRP 经垂体门脉血液运送到腺垂体，腺垂体的激素也反向作用于下丘脑，对下丘脑进行反馈调节，从而构成了下丘脑—腺垂体系统。

（一）下丘脑调节脑对腺垂体的作用

对腺垂体的分泌具有兴奋作用、化学结构已经确定的 HRP 称为释放激素（releasing hormone），化学结构尚未确定的称为释放因子（releasing factor）。对腺垂体的分泌具有抑制作用的，称为释放抑制激素（release-inhibiting hormone）或称为释放抑制因子（release-inhibiting factor）。目前已经明确的 HRP 有 9 种，都是根据它们对腺垂体所起的作用而命名（表 11-1）。

表 11-1 下丘脑调节肽对腺垂体功能的调节

下丘脑激素	对腺垂体的作用	神经元所在的主要部位
促甲状腺激素释放激素（TRH）	促甲状腺素↑↑ 催乳素↑	下丘脑中间基底部
促肾上腺皮质激素释放激素（CRH）	促肾上腺皮质激素↑	室旁核、海马、杏仁核、中脑、松果体、胃肠等
促性腺激素释放激素（GnRH）	黄体生成素↑↑ 卵泡刺激素↑	弓状核、下丘脑视前区、室旁核
生长激素释放激素（GHRH）	生长激素↑	下丘脑弓状核、腹内侧核
生长激素释放抑制激素（GHRIH）	生长激素↓↓ 促甲状腺素↓	除下丘脑外，大脑皮层、纹状体、杏仁核、海马、脊髓、胃肠道等
催乳素释放因子（PRF）	催乳素↑	下丘脑
催乳素释放抑制因子（PIF）	催乳素↓↓	下丘脑
促黑激素释放因子（MRF）	促黑素↑	室旁核
促黑激素释放抑制因子（MIF）	促黑素↓	室旁核

（二）下丘脑调节肽分泌的调节

1. 来自高位脑区的调节

下丘脑的肽能神经元接受来自边缘系统、大脑皮层与下丘脑的信息，受脑内多种递质的调控，其中主要受单胺类递质［包括多巴胺（DA）、去甲肾上腺素（NE）与 5-羟色胺（5-HT）］的调节（表 11-2）。

表 11-2 单胺类递质对几种下丘脑调节肽和相关激素分泌的影响

单胺类递质	TRH（TSH）	GnRH（LH、FSH）	GHRH（GH）	CRH（ACTH）	PRF（PRL）
NE	↑	↑	↑	↓	↓
DA	↓	↓（-）	↑	↓	↓
5-HT	↓	↓	↑	↑	↑

注　↑：增加分泌；↓：减少分泌；-：不变。

阿片肽对下丘脑调节肽的释放有明显的影响。脑啡肽或 β-内啡肽可抑制 CRH 和 GnRH 的释放，从而使 ACTH 分泌减少，但可促进 TRH 和 GHRH 的释放，使 TSH 与 GH 分泌增加；而纳洛酮促进 CRH 释放。

2. 来自靶腺激素的反馈调节

下丘脑的肽能神经元还受体液中某些靶腺激素（如性激素、肾上腺皮质激素）的长反馈。此外还受 ACTH、LH、FSH 的短反馈，以及下丘脑本身产生的调节性多肽的超短反馈和多种代谢产物的调控。

（三）腺垂体激素

腺垂体是腺体组织，包括远侧部、中间部和结节部。远侧部是腺垂体的主要部分，约占垂体总量的 75%，含有内分泌功能的颗粒细胞及无颗粒细胞两类。在颗粒细胞内包括生长激素细胞、催乳素细胞、促甲状腺激素细胞、促肾上腺皮质激素细胞及促性腺激素细胞；无颗粒细胞包括滤泡星形细胞和未分化的细胞。

1. 腺垂体激素的种类

腺垂体的内分泌细胞主要分泌 7 种激素：生长激素（growth hormone，GH）、促甲状腺激素（thyroid stimulating hormone，TSH）、促肾上腺皮质激素（adrenocorticotropic hormone，ACTH）、卵泡刺激素（follicle stimulating hormone，FSH）、黄体生成素（luteinizing hormone，LH）、催乳素（prolactin，PRL）、促黑素（melanophore stimulating hormone，MSH）。这些激素中，TSH、ACTH、FSH、LH 均直接作用于各自的内分泌靶腺，属于促激素（tropichormones），构成下丘脑—腺垂体—靶腺轴活动调节系统，而 GH、PRL 和促黑素等则无作用靶轴，而是直接作用于靶组织或靶细胞，对物质代谢、个体生长、乳腺发育与泌乳及黑色素代谢等生理过程发挥作用。

2. 腺垂体激素的生理作用

（1）生长激素

人生长激素（growth hormone，GH）是由 191 个氨基酸组成的蛋白质激素，是腺垂体中含量最多的激素。GH 的分泌无明显的年龄差别，静息状态下，成年男性血清中 GH 浓度为 $1 \sim 5 \mu g/L$，女性略高于男子。GH 半衰期为 $6 \sim 20 min$，其分泌呈脉冲式节律，入睡时分泌明显增多，以后又逐渐减少。50 岁以后，睡眠时 GH 的分节律性消失。GH 的化学结构有显著的种属差异，只有人和猴的生长激素通用。近年利用 DNA 重组技术可以大量生产人 GH 供临床应用。

1）生长激素的生理作用。①促进生长：机体生长受多方面因素影响，但 GH 起关键作用。GH 对机体各器官组织的生长发育均有作用，尤其对骨骼、肌肉及内脏器官作用更为显著。实验证明，幼年动物摘除垂体后，生长即停止，如及时补充 GH 仍可生长。若幼年时期 GH 分泌不足，将出现生长停滞，身材矮小，称为侏儒症（dwarfism）；如 GH 分泌过多可使生长过度，引起巨人症（gigantism）。成年后 GH 过多由于长骨骺已闭合，只能使软骨成分较多的手足、肢端短滑、面骨及其软组织异常生长，而出现手足粗大、鼻大唇厚、下颌突出、内脏器官肥大等现象，称为肢端肥大症（acromegaly）。实验证明，GH 能刺激肝、肾及肌肉组织产生一种具有促生长作用的肽类物质，称为生长素介质（somatomedin，SM）。其化学结构与胰岛素相似，故又称为胰岛素样生长因子（insulin-likegrowth factor，IGF）。GH 对骨骼的作用是由 SM 介导的，SM 主要可增强软骨 DNA、RNA 和蛋白质的合成，促进软骨的生长。

②调节代谢：GH 能加速蛋白质的合成，促进脂肪分解以提供能量。GH 能抑制外周组织对葡萄糖的摄取与利用，减少葡萄糖的消耗，升高血糖。

2）生长激素分泌的调节。①生理因素的影响：人在觉醒状态下，GH 分泌较少；而进入慢波睡眠状态时，GH 分泌明显增加，有利于促进生长和体力的恢复，此现象在青春期最为显著。在能量物质缺乏或耗能增加时，如低血糖、饥饿、运动及应激反应等均引起 GH 分泌增多，其中，低血糖是刺激 GH 分泌最有效的因素。②激素的调节：GH 分泌受下丘脑 GHRH/GHRIH 的双重调节，GHRH 促进 GH 分泌，GHRIH 抑制 GH 的分泌。一般情况下，以 GHRH 作用占优势，GHRIH 只在应激反应 GH 分泌过多时发挥作用。GH 的脉冲式分泌是由 GHRIH 的脉冲式释放决定的。

近年发现，胃黏膜及下丘脑等处可合成释放生长激素释放肽（growth hormone-releasin-peptide），也称为促生长素（ghrelin），具有类似 GHRH 样的促进 GH 分泌的作用，还可促进食欲，参与机体能量平衡的调节。

此外，甲状腺素、胰高血糖素、雄激素和雌激素均可促进 GH 的分泌，这是青春期 GH 分泌增多的一个重要因素。皮质醇则抑制 GH 的分泌。

（2）催乳素

催乳素（prolactin，PRL）主要由腺垂体产生，胎盘也能产生 PRL。PRL 是含有 199 个氨基酸和 3 个二硫键构成的蛋白质。PRL 的作用较为广泛，对乳腺性腺发育及分泌均起重要作用。

1）催乳素的生理作用。①对乳腺与泌乳的作用：PRL 促进乳腺的发育，引起并维持泌乳，故名催乳素。PRL 在女性一生不同时期作用有差异。在青春期乳腺发育过程中起主要作用的是雌激素，而糖皮质激素、生长激素、孕激素及甲状腺素也起一定的协同作用；在妊娠期，PRL、雌激素和孕激素使乳腺进一步发育，并具备泌乳能力却不泌乳，这是由于此时血中雌激素与孕激素浓度高，抑制 PRI 的泌乳能力；分娩后，血中雌激素与孕激素浓度大为降低，PRL 才能与乳腺细胞受体结合，发挥启动和维持泌乳的作用。②对性腺的作用：PRL 对卵巢的黄体功能与性激素的合成有一定作用。低浓度 PRL 能促进排卵和黄体生长，并刺激雌激素与孕激素的分泌；高浓度 PRL 可通过负反馈作用导致腺垂体 FSH 和 LH 分泌减少，抑制排卵。故因垂体瘤引起妇女催乳素水平升高时，患者以闭经、不孕为突出表现。③在应激反应中的作用：应激状态下血中 PRL 浓度增高，且与 ACTH、GH 的浓度增加一同出现。与 ACTH、GH 一样，PRL 可能是应激反应中腺垂体分泌的激素之一。④对免疫的调节作用：PRL 可协同一些细胞因子共同促进淋巴细胞的增殖，直接或间接地促进 B 淋巴细胞分泌抗体。

2）催乳素分泌的调节。①激素的调节：下丘脑分泌的 PRF 与 PIF 可分别促进和抑制 PRL 的分泌，一般情况下，以 PIF 作用占优势，现在认为 PIF 就是多巴胺。妊娠期，血 PRL 水平显著升高，可能与大量雌激素促进腺垂体的活动有关。此外，TRH、VIP、5-HT 等也可能刺激 PRL 的分泌。②神经的调节：婴儿吸吮哺乳期妇女乳头时，刺激可通过脊髓上传至下丘脑，导致 PRF 神经元兴奋，PRF 分泌增多，促使腺垂体分泌 PRL 增加。这是一典型的神经—内分泌反射。

（3）促黑（素细胞）激素

促黑（素细胞）激素（melanophore stimnlating hormone，MSH）主要由垂体中间叶分泌，在人垂体中主要是 β-MSH，血浆中浓度为 20~110ng/L，半期 10min 左右。人类的 MSH 属多肽激素。MSH 的主要作用是刺激黑色素细胞，使细胞内酪氨酸转化为黑色素（melanin），使肤色、虹膜和毛发颜色变深。对于因病切除垂体的黑人，其皮肤颜色并不发生改变。可见，MSH 对于正常人皮肤的色素沉着并不是必需的。

（4）促激素

1）促激素的生理作用。有 4 种促激素即 TSH、ACTH、LH、FSH，它们分别作用于各自靶腺（表 11-3）。

表 11-3　各种促激素对靶腺的主要作用

促激素名称	主要作用
促甲状腺激素	1. 增加甲状腺激素分泌（加速甲状腺球蛋白水解，增加甲状腺激素的释放和合成速率，增加甲状腺碘的摄取量等） 2. 刺激甲状腺增生（细胞增大，数量增多）
促肾上腺皮质激素	1. 刺激肾上腺糖皮质类固醇的分泌（促进类固醇的合成及其释放） 2. 促进皮质细胞的增生，维持肾上腺皮质的正常活动和反应性
卵泡刺激素（精子生成素）	1. 刺激卵巢卵泡的发育、卵子的成熟 2. 刺激曲细精管上皮发育和精子的发育与成熟
黄体生成素（间质细胞刺激素）	1. 促进卵泡的最后成熟 2. 促进卵泡排卵 3. 促进黄体的形成 4. 刺激卵巢雌激素与孕激素的分泌 5. 刺激睾丸间质细胞分泌雄激素

2）腺垂体促激素分泌的调节。①下丘脑对腺体促激素分泌的调节：如前所述下丘脑神经元分泌的多种调节肽通过垂体门脉，作用于腺垂体细胞，促进或抑制其分泌功能。②外周腺激素对下脑—腺垂体系统的反馈调节：腺垂体的 4 种激素（TSH、ACTH、LH、FSH）都有各自的靶腺（甲状腺、靶上腺皮质、性腺），外周靶腺的激素（甲状腺激素、肾上腺皮质激素、性激素）可通过反馈联系，分别对腺垂体、下丘脑起调节作用。因此，在下丘脑、腺垂体和靶腺体之间形成了 3 个功能轴（即下丘脑—腺垂体—甲状腺轴、下丘脑—腺垂体—肾上腺皮质轴和下丘脑—腺垂体—性腺轴）。它们之间存在依次调节及反馈调节关系，从而使血液中的相关激素浓度维持相对的稳定。

二、下丘脑—神经垂体系统

位于下丘脑视上核（supraoptic nuclei，SON）和室旁核（paraventricular nuclei，PVN），主要由神经内分泌大细胞肽能神经元组成。这些神经元合成和释放的激素称为神经垂体激素（neurohypophysical hormone），包括血管升压素（vasopressin，VP）[或称为抗利尿激素（antidiuretichormone，ADH）] 和催产素（oxytocin，OXT）（或称为缩宫素）。这类神经元的轴突向下延伸投射，穿过正中隆起内带，投射到神经垂体构成下丘脑垂体束（hypothalamohypophysial tract）。神经垂体不含腺体细胞，不能合成激素，只是贮存和释放下丘脑内分泌细胞分泌的神经激素。因此，神经垂体被视为下丘脑的延伸部分，构成了下丘脑—神经垂体系统（hypothalamoneurohypophysial system）。

（一）神经垂体激素的生物合成和释放

神经垂体激素 VP 和 OXT 两者的区别只是第 3 位与第 8 位氨基酸残基不同。人的 VP 第 8 位氨基酸为精氨酸，是升压作用所必需，故称为精氨酸血管升压（arginine vasopressin，AVP）。VP 和 OXT 合成时，首先在 SON 和 PVN 核蛋白体上形成激素原后，分别与各自的激素运载蛋白形成复合物，贮存在囊泡内。这些含激素的囊泡沿着下丘脑—神经垂体束下行，到达位于神经垂体的轴突末梢，使其去极化，增加细胞膜对 Ca^{2+} 通透性，Ca^{2+} 快速进入膜内使激素以出胞方式释放出来，由血液运至靶细胞发挥作用。

（二）神经垂体激素的生理作用

1. 血管升压素（抗利尿激素）

在正常情况下，血管升压素在血浆中的浓度很低，几乎没有缩血管导致的升压作用，对正常血压调节意义不大。但在机体脱水和失血等情况下，由于血管升压素释放较多，对维持血压才发挥一定的作用。

生理剂量的血管升压素可促进肾的远端小管和集合管对水的重吸收，发挥抗利尿作用，使尿量排出减少，因此称抗利尿激素较为适宜。

2. 催产素

催产素的化学结构与抗利尿激素相似，它们的生理作用也有一定的交叉。它具有刺激分娩时的子宫收缩和促进哺乳期乳汁排出的作用。

（1）催产素的生理作用

1）对子宫的作用：OXT 促进子宫收缩，妊娠子宫较为敏感，对非孕子宫的作用较小。研究表明，OXT 不是分娩的启动因素，但在分娩过中起重要支持作用。在临产或分娩时，子宫和阴道受到压迫或牵引可反射性引起 OXT 分泌和释放，使子宫收缩进一步增强，起催产作用。雌激素增加子宫对 OXT 的敏感性，而孕激素的作用则相反。

2）对乳腺的作用：催产素是促进乳汁排出的关键激素。哺乳期乳腺不断分泌乳汁，贮存于腺泡中，当婴儿吸吮乳头时，在催产素作用下引起射乳，这是典型的神经—内分泌反射，称为射乳反射（milk ejection reflex）。此外，OXT 还可维持乳腺继续泌乳并有营养乳腺的作用，使哺乳期乳腺保持丰满。此外，催产素对机体的神经内分泌、学习与记忆、痛觉调制、体温调节等生理功能也有一定作用。

（2）催产素分泌的调节

催产素的分泌受神经调节。吸吮乳头的刺激除可使下丘脑室旁核催产素神经元兴奋并引起射乳反射外，还可引起下丘脑多巴胺能神经元兴奋，使 β-内啡肽释放增多。β-内啡肽和多巴胺均可抑制下丘脑 GnRH 的释放，使腺垂体促性腺激素分泌减少，导致哺乳期月经周期暂停；哺乳活动可反射性地引起催乳素和催产素释放，故能促进乳汁分泌和排出，加速产后子宫收缩复原等。

第三节　甲状腺

甲状腺是人体内最表浅、最大的内分泌腺，重 20~25g。甲状腺内含有大小不等、由单层腺上皮细胞围成的圆形或圆形腺泡。腺泡上皮为甲状腺激素（thyroid hormone）合成和释放的部位，而腺泡腔为激素的贮存库，其中充满了胶体物质，主要成分为含有甲状腺激素的甲状腺球蛋白。人每天从食物中摄取碘 100~200g，约 1/3 进入甲状腺，甲状腺内含碘量约为 8000μg，占机体总量的 90% 左右。各种原因引起的缺碘，均会导致甲状腺激素合成减少。此外，在甲状腺腺泡之间和腺泡上皮之间存在滤泡旁细胞（parafollidular cell），也称为 C 细胞，可分泌降钙素。

一、甲状腺激素的合成与代谢

甲状腺激素主要有三碘甲腺原氨酸（3，5，3′-triiodothyronine，T_3）和甲状腺素，又称四碘甲腺原氨酸（thyroxine，3，5，3′，5′-tetraidothyronine，T_3）两种。另外，甲状腺还可合成少量的逆 T_3（3，3′，5′-T_3 或 reverse T_3，rT_3），它不具有甲状腺激素的生物学活性。甲状腺分泌的激素主要为 T_4，约占甲状腺激素的 90%，T_3 分泌量少，但其生物活性是 T_4 的 5 倍。T_4 在外周组织中可转化为 T_3，在甲状腺激素作用的靶细胞核受体上，均有 T_3、T_4 的结合位点，T_3 与受体结合的亲和力比 T_4 高 10 倍。

（一）甲状腺激素的合成

甲状腺激素是酪氨酸的碘化物，其合成的主要原料为碘和甲状腺球蛋白（thyroglobulin，TG）。碘来源于食物，甲状腺球蛋白是含 123 个酪氨酸残基的糖蛋白，其中只有 4~8 个酪氨酸残基用于合成甲状腺激素。甲状腺激素的合成分为 4 个步骤，分别为：腺泡聚碘、I^- 的活化、酪氨酸碘化及碘化酪氨酸缩合形成 T_3、T_4（图 11-6）。

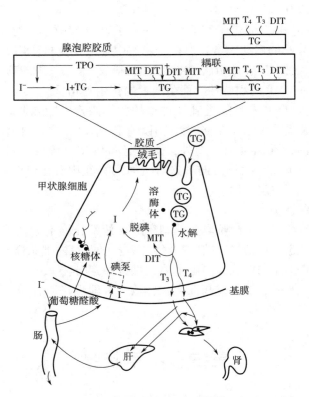

图 11-6　甲状腺激素合成及代谢示意图
TPO：甲状腺过氧化酶；TG：甲状腺球蛋白

1. 腺泡聚碘

碘在肠内被吸收，以离子形式存在于血液中，其浓度约为 $250\mu g/L$，而甲状腺内的 I^- 浓度比血液高 20~25 倍。因此，甲状腺是通过细胞膜上的碘泵，以主动转运方式，逆电化学梯度将 I^- 摄入上皮细胞内的。若用哇巴因抑制 ATP 酶，腺泡聚碘作用立即发生障碍；而一些离子（如过氯酸盐的 ClO_4^-、硫氰酸盐的 SCN^-）能与 I^- 竞争转运，也能抑制甲状腺的聚碘作用。临床上，可用放射性碘来检查、判断甲状腺的聚碘能力及其功能状态。

2. I^- 的活化

摄入至腺泡上皮细胞的 I^-，在甲状腺过氧化酶（thyroperoxidase，TPO）催化下被活化。活化的本质尚未确定，可能是由 I^- 变成 I_2 或 I，或是与过氧化物酶形成某复合物。I^- 的活化是碘得以取代酪氨酸残基上氢原子的先决条件。如缺乏 TPO，则 I^- 不能活化，引起甲状腺激素的合成障碍。

3. 酪氨酸碘化

酪氨酸残基上的氢原子被碘原子取代的过程称为碘化。这一过程是在甲状腺腺泡上皮细胞的微绒毛与腺泡腔交界处进行的。每个甲状腺球蛋白分子都含有一定量的酪氨酸残基，活化碘即与甲状腺球蛋白上的酪氨酸残基形成一碘酪氨酸（monoiodotyrosine，MIT）和二碘酪氨酸（diiodotyrosine，DIT）。

4. 碘化酪氨酸缩合形成 T_3、T_4

在甲状球蛋白上形成的 MIT、DIT 分别耦联形成 T_3、T_4 的过程称为缩合。两分子 DIT 耦联生成 T_4；一分子 MIT 与一分子 DIT 耦联形成 T_3。生成的 T_3 和 T_4 结合在球蛋白分子上，以胶质的形式贮存于腺腔内。此外，还能生成极少量的 rT_3。

在甲状腺激素合成的过程中，TPO 直接参与碘的活化、酪氨酸碘化及缩合等环节，起催化作用。硫氧嘧啶与硫脲类药物可抑制 TPO 的活性，使甲状腺激素合成减少，故在临床上可用于治疗甲状腺功能亢进。

（二）甲状腺激素的贮存、释放、运输与降解

1. 贮存

甲状腺激素是体内唯一在细胞外贮存的激素。在甲状腺球蛋白上合成的甲状腺激素，以胶质形式贮存在腺泡腔内。其贮存有两个特点：①贮存于细胞外（腺泡腔内）；②贮存量大，可供机体利用 50~120d。故在应用抗甲状腺药物（如硫氧嘧啶）时，用药时间需要较长才能见效。

2. 释放

当甲状腺受到 TSH 刺激后，腺泡细胞通过胞饮作用将存于腺泡腔内的甲状腺球蛋白摄入细胞。摄入的甲状腺球蛋白被溶酶体中的蛋白水解酶水解，释放出 T_3、T_4、MIT 和 DIT、MIT 和 DIT 在甲状腺上皮细胞胞质中的碘化酪氨酸脱碘酶的作用下，迅速脱碘，供重新利用；T_3 和 T_4 可迅速进血液。

3. 运输

T_3 与 T_4 释放入血后，在血液中以两种形式运输。结合型：99%以上与血浆蛋白结合；游

离型：其中 T_3 为 0.4%，T_4 占 0.04%。只有游离型的甲状腺激素才能发挥生物学作用，两者之间可互相转变，以维持动态平衡。结合型的激素不仅是运输的形式，并可看作激素在血液中的临时贮库，从而保证不断而稳定地向组织提供游离甲状腺激素。

4. 降解

血中 T_3 的半衰期约为 1.5d，T_4 的半衰期为 7d。80% 的 T_3、T_4 与都是通过脱碘的途径进行降解代谢的，余下的 20% 经胆汁排入小肠，最终随粪便排出；T_4 在外周组织的脱碘酶的作用下变为 T_3；这是血液中 T_3 的主要来源，约占 75%，其余来自甲状腺。近年资料表明，硒对脱碘酶的活性有很大影响，当硒缺乏时，脱碘酶的活性降低，T_4 脱碘转为 T_3 的过程受阻，外周组织中 T_3 的含量减少。

二、甲状腺激素的生理作用

甲状腺激素的作用十分广泛，几乎遍及全身各组织细胞。其生理作用主要是调节新陈代谢，促进物质与能量代谢，促进生长和发育过程。甲状腺激素的作用机制较为复杂，主要与核受体结合，启动特异性甲状腺激素应答基因的转录，表达功能蛋白质，产生一系列生物学效应；但也有些作用并不通过核受体的介导，发现在核糖体、线粒体以及细胞膜上也存在它的结合位点，可能对转录后的过程、线粒体的生物氧化及膜的物质跨膜转运功能都有影响。

(一) 调节机体的新陈代谢

1. 增强能量代谢、增加机体产热提高基础代谢率

甲状腺激素能显著地增强机体的能量代谢，具有明显的产热效应。可增加除脑、淋巴、睾丸等组织之外的大多数组织（尤其是心、肝、骨骼肌和肾等）的耗氧量和产热量，提高基础代谢率。1mg 甲状腺激素可明显增加机体产热量，提高基础代谢率 28%。研究表明，T_3 与 T_4 的产热效应与产热组织中的 Na^+-K^+ ATP 酶活性明显升高有关，如用哇巴因抑制该酶的活性，则甲状腺激素的产热效应可完全被消除。又如甲状腺功能低下的大鼠血中甲状腺激素含量低，肾组织细胞膜的 Na^+-K^+ ATP 酶活性也减弱，若给予 T_4，该酶的活性可恢复甚至增强。此外，甲状腺激素也能促进脂肪酸氧化，产生大量热量。甲状腺功能亢进时，产热增加，基础代谢率可升高 60%~80%，患者体温偏高、怕热、出汗较多。甲状腺功能低下时，产热减少，基础代谢率可降低 30%~50%，患者体温偏低，喜热怕冷。

2. 调节物质代谢

甲状腺激素对物质代谢的影响广泛，生理水平的甲状腺激素对糖、蛋白质、脂肪的合成代谢和分解代谢均有促进作用，但可因分泌量的不同而有所差异，大量的甲状腺激素对分解代谢的促进作用更为明显。

（1）糖代谢

甲状腺激素能够进入小肠黏膜对糖的吸收，增强肝原分解和异生作用，使血糖升高，此外，它可加强肾上腺素、胰高血糖素、糖皮质激素和生长激素的升高血糖作用；另外，甲状腺激素同时又可加速外周组织对糖的利用，也能降低血糖。甲状腺功能亢进患者在进食后，血糖可迅速升高，随后便迅速降低，糖耐量试验可在正常范围内（图 11-7）。

（2）脂肪代谢

甲状腺激素能够促进脂肪的合成与分解，加速脂肪代谢速率，使血中游离脂肪酸增加；

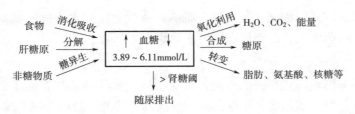

图 11-7　甲状腺激素对糖代谢的影响

同时也可加强胆固醇的合成，但分解速度大于合成，从而降低血清胆固醇的水平；同时可增强儿茶酚胺与胰高血糖素对脂肪的分解作用。对于甲状腺功能低下患者，脂肪的合成与分解均降低，体脂和血胆固醇则高于正常水平；甲状腺功能亢进患者体脂减少、血胆固醇水平降低。

（3）蛋白质代谢

生理浓度的甲状腺激素可以促进 DNA 转录过程和 mRNA 形成，使蛋白质合成增加，尿氮减少，表现正氮平衡，有利于机体的生长发育及各种功能活动。甲状腺激素分泌过多时，又可抑制蛋白质的合成，加速外周组织蛋白质的分解，特别是骨骼肌蛋白质的分解，使尿氮排泄增加，出现负氮平衡，引起消瘦、乏力，体重降低；骨骼蛋白质分解可导致血钙升高、骨质疏松及尿钙增加。甲状腺功能低下的患者，蛋白质合成出现障碍，肌肉乏力，组织间黏蛋白沉积，水分子滞留皮下，形成黏液性水肿（myxedema）。

（二）对生长和发育的影响

甲状腺激素是机体生长、发育和成熟不可缺少的激素，特别是对脑和长骨的生长发育十分重要，研究表明，切除甲状腺的蝌蚪，可致生长发育停滞，不能变成蛙；若及时补充甲状腺激素，又可恢复生长发育。胚胎时期缺碘而导致甲状腺激素合成不足或出生后甲状腺功能低下的婴幼儿，脑发育障碍、智力低下，且身材矮小，称为呆小症（cretinism，克汀病）。故治疗呆小病要及时，出生后 3 个月左右即应开始补充甲状腺激素，过迟补充难以奏效。在儿童生长发育的过程中，甲状腺激素和生长激素有协同作用，如缺乏甲状腺激素，则可影响生长激素发挥正常作用。

（三）对机体各器官系统的影响

1. 神经系统

甲状腺激素能提高中枢神经系统的兴奋性，这可能与甲状腺激素能增强儿茶酚胺对神经系统的效应，使交感神经系统活动加强有关。因此，甲状腺功能亢进时，中枢神经系统的兴奋性增高，表现为注意力不集中、多言好动、喜怒失常、烦躁焦虑、失眠、肌颤动等。甲状腺功能减退时枢神经系统的兴奋性降低，表现为说话和行动迟缓、记忆减退、表情淡漠、嗜睡等。

2. 心血管系统

甲状腺激素对心脏活动有明显的增强作用。T_3 与 T_4 可使心率增快，心缩力加强，心输出增加。实验表明，甲状腺激素能增加心肌细胞膜上 β 受体的数量及其与儿茶酚胺的亲和力，增肾上腺素的正性变力和正性变时作用；甲状腺激素也可直接作用于心肌，促进心肌细胞肌

质网释放 Ca^{2+}，激活心肌收缩蛋白，提高心肌的兴奋性和收缩力，故甲状腺功能亢进的患者常出现心动过速，心肌肥大，甚至因心肌劳累而致心力衰竭。

3. 其他作用

甲状腺激素还可影响消化系统的功能，可促进消化腺的分泌与胃肠道的运动，以增加食欲和对食物的吸收；对生殖系统，可维持正常性欲和性功能；对内分泌系统，可促进胰岛素、糖皮质激素和甲状旁腺激素的分泌等。甲亢患者往往有腹泻、女性月经失调和男性性功能减退等现象。

三、甲状腺激素分泌的调节

甲状腺功能主要受下丘脑与腺垂体分泌激素的调节，并形成下丘脑—腺垂体—甲状腺轴调节系统。此外，甲状腺激素的分泌还受神经系统的影响，并有一定程度的自身调节

（一）下丘脑—腺垂体—甲状腺轴调节系统

在下丘脑—腺垂体—甲状腺轴调节系统中（图11-8），下丘脑分泌 TRH 刺激腺垂体 TSH 的分泌，TSH 能促进甲状腺激素 T_3、T_4 的分泌，血液中 T_3、T_4 达到一定水平后，又可负反馈地抑制 TSH、TRH 的分泌。

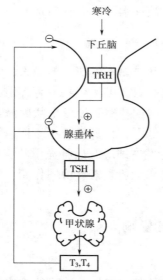

图 11-8　下丘脑—腺垂体—甲状腺轴调控系统示意图

+：兴奋；−：抑制

1. 下丘脑对腺垂体的调节

下丘脑分泌的促甲状腺激素释放激素（TRH）促进促甲状腺激素（TSH）的合成与释放，并对 TSH 的释放起经常性刺激作用。寒冷刺激可通过一定的神经联系使 TRH 分泌增多，继而促进 T_3、T_4 的分泌。下丘脑分泌的生长抑素（SS）能减少 TSH 的释放与合成并抑制腺垂体对 TRH 的反应。应激可通过单胺神经元使 SS 分泌增加，从而减少 TSH 释放，降低 T_3、T_4 分泌水平。

2. 腺垂体对甲状腺的调节

腺垂体释放的 TSH 是调控甲状腺功能的主要激素，其分泌主要受下丘脑分泌的 TRH 的促进和 T_3 的反馈性抑制，从而维持外周血液中甲状腺激素的稳态。TSH 主要作用为：①促进 T_3、T_4 的合成与释放，涉及摄碘、碘的活化、耦联及释放等各个环节；②促进和维持甲状腺腺泡细胞生长、发育，增加血液供应。去垂体后，血中 TSH 消失，T_3、T_4 合成与释放明显减少，腺体也萎缩。及时补充 TSH 可使甲状腺功能恢复正常。

有些甲状腺功能亢进患者，血中出现一种称为人类刺激甲状腺免疫球蛋白（human thyroid-stimulating immunoglobulin，HTSI）的物质，其化学结构与功能均与 TSH 相似。能与 TSH 竞争甲状腺腺泡细胞膜上的受体，刺激甲状腺分泌，使 T_3、T_4 释放增加，甲状腺的腺体增生肥大，这被认为是引起甲亢的可能原因之一。

3. 甲状腺激素对 TSH、TRH 的负反馈调节

血中 T_3、T_4 浓度的升降，影响着腺垂体 TSH 细胞的活动。血中 T_3、T_4 水平升高时，它们可以与腺垂体中 TSH 细胞内的特异性受体结合，一方面可导某种抑制性蛋白质的合成，使 TSH 的合成与释放减少；另一方面可抑制 TRH 受体的合成，使细胞膜 TRH 受体数量减少，减弱对 TRH 的敏感性。这两方面的作用导致腺垂体 TSH 合成释放减少，从而使甲状腺的活动减弱，使血中 T_3、T_4 浓度保持相对恒定。关于甲状腺激素对下丘脑是否有负反馈调节作用，实验结果很不一致。多数认为，甲状腺激素对 TSH 的负反馈效应的主要机制是调节腺体 TSH 细胞对 TRH 的敏感性。

其他一些激素也可影响甲状腺激素的分泌，如雌激素可加强腺垂体对 TRH 的敏感性，女性甲亢比男性多见可能与此有关。糖皮质激素、GH 则能抑制 TSH 的分泌，从而使血中 T_3、T_4 的水平降低。

（二）　自主神经调节

交感神经直接支配甲状腺腺泡，刺激交感神经可使甲状腺激素合成与分泌增加；刺激支配甲状腺的胆碱能纤维对甲状腺激素的合成与分泌呈抑制作用。目前认为下丘脑—腺垂体—甲状腺轴主要调节甲状腺激素水平的稳态；而自主神经主要是在内、外环境变化引起机体应急反应时对甲状腺的功能起调节作用。

（三）　甲状腺激素分泌的自身调节

甲状腺可根据碘的供应（血碘水平）的变化，通过自身调节的方式，改变对碘的摄取及合成甲状腺激素的能力。这种完全不受神经和体液调节的影响而发生的一种自身的调控，称为自身调节（autoregulation）。食物供碘过多时，可暂时抑制甲状腺激素的释放；过量的碘引起的这种抑制甲状腺聚碘能力和甲状腺激素合成减少的效应，即过量碘的抗甲状腺效应，称为 Wolff-Chaikoff 效应。其机制尚不清楚，临床上根据这一效应，常使用过量的碘来处理甲状腺危象和用于甲状腺手术的术前准备。在此基础上如果继续增大碘量，则此时不再抑制 T_3、T_4 的合成而是出现合成的再次增加，这是对高碘的适应；相反，当血碘含量不足，甲状腺将增强碘转运机制，加强甲状腺激素的合成以进行代偿。自身调节使甲状腺功能适应食物中碘供应量的变化，从而保证腺体内合成激素的稳态。

第四节　甲状旁腺、甲状腺 C 细胞和维生素 D_3

血浆中 Ca^{2+} 与机体中许多重要的生理功能有密切关系。血 Ca^{2+} 水平的高低对维持可兴奋组织的兴奋性及信息传递、肌收缩、腺体分泌、正常骨代谢的平衡等具有重要意义。参与机体钙、磷代谢调节的激素主要是甲状旁腺分泌的甲状旁腺激素、甲状腺 C 细胞分泌的降钙素及 1,25-二羟维生素 D_3，统称为钙调节激素（calcium regulating hormones）。它们通过对骨、肾和肠 3 种靶组织的作用，维持血浆中钙和磷水平的相对稳定。

一、甲状旁腺激素

甲状旁腺激素（parathyroid hormone，PTH）是由甲状旁腺主细胞合成、分泌的含有 84 个氨基酸的直链多肽，相对分子质量为 9500，正常人血清 PTH 浓度为 $10\sim50ng/L$。其分泌具有昼夜节律性，清晨 6 时最高，以后逐渐降低，下午 4 时达最低。

（一）甲状旁腺激素的生理作用

PTH 是调节血钙水平的最重要激素，它有升高血钙和降低血磷的作用，以维持血钙和血磷水平的稳态。甲状腺手术不慎误将甲状旁腺摘除，可引起严重的低血钙所致的手足抽搐，严重时可因呼吸肌痉挛而窒息死亡，应用甲状旁腺激素或钙盐可暂时缓解这些症状，而血磷水平则呈相反的变化，逐渐升高。PTH 对靶器官（肾和骨）的作用都是通过 cAMP 这一第二信使实现的。

1. 对骨的作用

PTH 可动员骨钙入血，使血钙浓度升高。其作用包括两个时相：

（1）快速效应

在 PTH 作用后数分钟即可产生，可增强骨细胞膜对 Ca^{2+} 的通透性，骨液中的 Ca^{2+} 进入细胞，然后由钙泵将 Ca^{2+} 转运入细胞外液中，引起血钙升高。

（2）延缓效应

在应用 PTH $12\sim14h$ 后出现，通常在几天甚至几周后达到高峰，其效应是刺激破骨细胞的活动，加速骨基质的溶解，使钙、磷释放进入血液。PTH 分泌过多，可增强溶骨过程，导致骨质疏松。

2. 对肾的作用

PTH 促进肾近端肾小管上皮细胞对钙的重吸收，使尿钙减少，血钙升高，减少尿钙的排出；同时可抑制近端小管对磷的重吸收，促进尿磷的排出，使血磷降低。

PTH 可激活肾内 1α-羟化酶，催化 $1,25-(OH)D_3$ 转变为有活性的 $1,25-(OH)_2D_3$。$1,25-(OH)_2D_3$ 可促进小肠和肾小管上皮细胞对钙和磷的吸收。

（二）甲状旁腺激素分泌的调节

1. 血钙水平的调节

血钙浓度是调节 PTH 分泌的最重要因素。血钙浓度稍有下降，可在 1min 内引起 PTH 的分泌增加，从而促进骨钙释放和增强肾小管对钙的重吸收，从而促进骨钙释放和增强肾小管对钙的重吸收，使血钙浓度迅速回升；相反，血钙浓度升高时，PTH 分泌减少。长时间的高血钙，则可使甲状旁腺萎缩；相反，长时间的低血钙则可使甲状旁腺增生，促进 PTH 的分泌。

2. 其他因素的作用

血磷浓度升高，可使血钙降低，从而刺激 PTH 的分泌，降钙素也能促进 PTH 的分泌。

二、降钙素

人类的降钙素（calcitonin，CT）主要是由甲状腺的泡旁细胞（或称为 C 细胞）合成和分泌的，由 32 个氨基酸组成的类激素。正常人的血清中降钙素浓度为 $10\sim20ng/L$。此外，胸腺有分泌 CT 的功能；在人的神经系统中还存在一种与 CT 来自同一基因的 37 个氨基酸组成的降钙素基因相关肽（calcitonin gene-related peptide，CGRP），主要分布于心血管和神经系统，它主要参与心血管活动的调节，具有强烈的舒血管和加快心率的效应。

（一）降钙素的生理作用

降钙素的主要作用是降低血钙和血磷，其受体主要分布在骨和肾。CT 与其受体结合后经 cAMP-PKA 途径抑制破骨细胞的活动。降钙素与甲状旁腺激素对钙的作用相反，共同调节血钙浓度的稳定。与甲状旁腺激素相比，降钙素对血钙的调节快速而短暂，分泌快，1h 内可达到高峰，故对高钙饮食引起的血钙水平升高后的恢复起重要作用。

1. 对骨的作用

CT 能抑制破骨细胞的活动，减弱溶骨过程，增强成骨过程，同时还能增强成骨细胞的活动，使骨组织中释放的钙、磷减少，沉积增加，因而血钙与血磷含量下降。

2. 对肾的作用

CT 能抑制肾小管对钙、磷及氯的重吸收，使这些离子从尿中排出增多；此外，还可抑制小肠吸收钙和磷。

（二）降钙素分泌的调节

降钙素的分泌主要受血钙浓度的调节。血钙浓度增加时，CT 的分泌增加，反之分泌减少。此外，进食可刺激降钙素的分泌，这可能与一些胃肠道激素（如胃泌素、促胃液素、缩胆囊素等）的分泌有关。

三、维生素 D_3

维生素 D_3 虽然不是由内分泌细胞合成、分泌的激素，但在其体内经修饰活化后生成的 $1,25-$ 二羟维生素 D_3 是参与钙、磷代谢的重要激素。维生素 D_3 是胆固醇的衍生物，也称胆钙化醇，它可从食物中摄取，也可由皮肤内合成。在紫外线照射下，皮肤中的 7-脱氢胆固醇迅速转化成维生素 D_3 原，然后转化为维生素 D_3，其需要经过羟化才具有生物活性。首先，维生素 D_3 在肝中 25-羟化酶的作用下形成 25-羟维生素 D_3，然后在肾内 $1\alpha-$羟化酶的催化下成为活性更高的 $1,25-$二羟维生素 D_3 [$1,25-$dihydroxy vitamin D_3，$1,25-(OH)_2 D_3$]。这是维生素 D_3 发挥作用的主要形式。

（一）1,25-二羟维生素 D$_3$ 的生理作用

1. 促进小肠黏膜对钙、磷的吸收

1,25-二羟维生素 D$_3$ 能促进小肠黏膜上皮细胞对 Ca^{2+} 的吸收。当其进入小肠黏膜上皮细胞内，与细胞核内特异性受体结合，促进 DNA 的转录过程，诱导细胞合成钙结合蛋白（calciumbinding protein，CaBP），直接参与小肠黏膜上皮细胞吸收钙的转运过程，而促进钙的吸收。同时，也促进小肠黏膜细胞对磷的吸收，结果使血钙和血磷水平都升高。

2. 调节骨钙的释放和沉积

1,25-二羟维生素 D$_3$ 对动员骨钙入血和骨钙在骨中的沉积均有作用。一方面，它可提高破骨细胞的活性，增强骨的溶解，使骨钙、骨磷释放入血；另一方面它还能增强成骨细胞的活性，促进钙、磷的吸收和骨盐沉积。但总的效应使血钙浓度升高。

3. 促进肾小管对钙、磷的重吸收

1,25-二羟维生素 D$_3$ 能促进肾的近端小管对钙、磷的重吸收，减少排泄。

（二）1,25-二羟维生素 D$_3$ 分泌的调节

1,25-二羟维生素 D$_3$ 的生成受血钙、血磷的水平以及 PTH 肾中的 1α-羟化酶的活性等因素的影响。在体内，1,25-（OH）$_2$-D$_3$ 与 PTH 和 CT 共同对磷代谢进行调节。3 种激素对血的调控作用及相互关系总结见图 11-9。

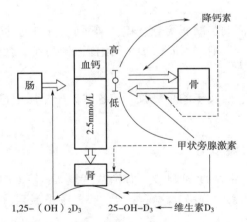

图 11-9　甲状旁腺激素、降钙素与 1,25-（OH）$_2$D$_3$ 对血钙的调节示意图

第五节　肾上腺的内分泌

肾上腺（adrenal gland）位于两侧肾的内上方，左右各一，外覆被膜。它不是一个单一的腺体，由皮质（adrenal cortex）和髓质（adrenal medulla）两部分组成，二者在胚胎发生、细胞构筑和激素的生物学效应等方面都是全然不同的两个独立的内分泌腺体。肾上腺皮质起源于中胚层，是腺垂体的靶腺，分泌的类固醇激素对维持生命至关重要；肾上腺髓质来自外胚

层，与交感神经节同源，分泌的儿茶酚胺类激素在机体应激反应中发挥着重要作用。

一、肾上腺皮质的内分泌

肾上腺皮质从外向内分别由球状带、束状带和网状带 3 层不同的细胞组成。它们的组织学结构、所含的酶类及分泌的激素都不相同。由皮质提取的激素有 50 余种，统称类固醇激素（steroid hormone），其基本结构都是环戊烷多氢菲衍生出来的化合物。有 3 类：①球状带细胞分泌的盐皮质激素（mineralocorticoid），以醛固酮（aldosterone）为代表，还有脱氧皮质酮等；②束状带细胞分泌糖皮质激素（glucocorticoids），以皮质醇（cortisol，可的松）和皮质酮（corticosterone）为代表；③网状带细胞分泌性激素（sex hormone），如脱氢表雄酮和雄二醇，也能分泌少量的糖皮质激素。

（一）肾上腺皮质激素的合成、转运和代谢

肾上腺皮质激素属于类固醇激素，其分子都有 17 个碳原子组成的环戊烷多氢菲的结构，肾上腺皮质激素的合成原料是胆固醇，主要来源于血液中的低密度脂蛋白，少量由乙酸合成。胆固醇在胆固醇侧链裂解酶的作用下先转为孕烯醇酮，然后在脱氢酶、羟化酶和醛固酮合酶的作用下，转变为各种皮质激素。由于肾上腺皮质各带区存在不同的酶系，故合成的皮质激素也不相同。

进入血液后的皮质醇，75%~80% 与糖皮质激素转运蛋白〔transcortin，或称为皮质类固醇结合球蛋白（corticosteroid-binding globulin，CBG）〕结合，少量与清蛋白结合，只有 5%~10% 游离型的皮质醇具有生物效应；结合型与游离型的皮质醇可以互相转化，呈动态平衡。醛固酮结合能力很弱，主要与清蛋白结合而运输。血浆中游离型的醛固酮占 30%~50%。血清中，皮质醇的半衰期约为 70min，醛固酮为 20min。肾上腺皮质激素都在肝内降解，后形成的四氢皮质醇与葡糖醛酸或硫酸结合后，随尿排出体外；醛固酮的代谢途径与皮质醇基本相似；肾上腺皮质分泌的性激素以脱氢表雄酮为主，是一种 17-酮类固醇，睾丸的代谢产物也是 17-酮类固醇。故 17-酮类固醇在男性尿中出现，可能来自睾丸的睾酮、肾上腺皮质分泌的皮质醇和雄激素。

（二）肾上腺皮质激素的生理作用

肾上腺皮质激素对于维持机体正常的生命活动极为重要。很早就观察到，摘除动物的肾上腺，会导致动物物质代谢的严重紊乱，应激反应降低，水、盐丧失，血压降低和致命性休克，动物很快衰竭死亡；如能及时给予肾上腺皮质的提取物，则可以维持其生命。这是因为肾上腺皮质激素有两个基本作用：通过释放的糖皮质激素调节蛋白质和脂肪的代谢，提高机体对伤害性刺激的抵抗力；通过释放的盐皮质激素调节机体的水盐代谢，维持正常的循环血量和动脉血压。

1. 糖皮质激素的生理作用

（1）调节物质代谢

糖皮质激素对糖、蛋白质和脂肪代谢均有作用。

1）糖代谢：糖皮质激素是调节机体糖代谢的重要激素之一。它具有抗胰岛素样作用，减低机体组织（特别是肌肉与脂肪细胞）对胰岛素的敏感性；增强肝内与糖异生有关酶的活性，致使糖异生过程加强；可减少外周组织摄取葡萄糖并减少细胞对糖的利用，从而使血糖

升高。因此，糖皮质激素分泌过多时，可使血糖升高，甚至出现糖尿；肾上腺皮质功能低下（如艾迪生病）患者，则可出现低血糖。

2）蛋白质代谢：糖皮质激素促进肝外组织，特别是使肌肉、骨骼、结缔组织和淋巴等分解加速，动员氨基酸转运至肝，为糖异生提供原料。同时，还可抑制肝外组织的 DNA 合成，使全身组织中 RNA 和蛋白质合成受到抑制。因此，糖皮质激素分泌过多时，常引起生长停滞、肌萎缩、皮肤变薄、骨质疏松、淋巴组织萎缩以及创口愈合延迟等。

3）脂肪代谢：糖皮质激素可促进脂肪分解和脂肪酸在肝内的氧化过程，增强了异生作用。同时，糖皮质激素对身体不同部位的脂肪代谢的影响存在差异性，当糖皮质激素分泌过多时，可引起体内脂肪组织由四肢向面部和躯干的重新分布，呈现向心性肥胖，表现为特殊的满月脸（motface）、水牛背（buffalo hump）以及四肢相对细瘦的征象。这是肾上腺皮质功能亢进（如库欣综合征）或长期服用过量的糖皮质激素的特征之一。

（2）对水、盐代谢的影响

糖皮质激素有较弱的保钠、排钾作用，此外，还能增加肾小球滤过率，且能拮抗 ADH 的作用，总的效应是使水的排出增加。故肾上腺皮质功能不足的患者，排水能力显著降低，严重时可出现"水中毒"，如补充适量的糖皮质激素即可缓解，而补充盐皮质激素无效。

（3）对各器官组织的影响

1）对血细胞的影响：糖皮质激素增强骨造血功能，使血液中红细胞和血小板数增多；通过促进附着在血管边缘的中性粒细胞进入血液循环，使血液中的中性粒细胞增多；糖皮质激素可制胸腺和淋巴组织 DNA 的合成过程，并促进淋巴组织的凋亡，使血中淋巴细胞数量减少，淋巴结和胸腺萎缩；糖皮质激素能增加脾和肺对嗜酸性粒细胞的贮留，还可增强网状内皮细胞吞噬和分解嗜酸性粒细胞，使血中嗜酸性粒细胞减少。所以，肾上腺皮质功能减退的患者常有嗜酸性粒细胞和淋巴细胞的数量增加、中性粒细胞减少和贫血等表现。因此，测定血液中的嗜酸性粒细胞与淋巴细胞的数量可作为衡量肾上腺皮质功能的指标之一。

2）对心血管系统的影响：糖皮质激素对血管平滑肌没有直接的收缩作用，但它能提高其儿茶酚胺的敏感性以维持正常的血压，这种作用称为皮质激素的"允许作用"（permissivaction）。其原因是糖皮质激素能增加血管平滑肌细胞膜上的肾上腺素能受体的数量，影响细胞内信号转导的过程；并能抑制具有舒血管作用的前列腺素的合成，降低毛细血管的通透性，有利于血容量的维持；糖皮质激素对离体心脏可以增强心肌收缩力。肾上腺皮质功能减退时，肌收缩力减弱，心排血量减少，血管对儿茶酚胺的敏感性降低，对血管紧张素Ⅱ的缩血管反应消失，导致低血压，如补充糖皮质激素能改善心血管功能，这是临床上广泛应用糖皮质激素作为抗休克配合用药的原理之一。

3）对中枢神经系统的影响：糖皮质激素可提高中枢神经系统的兴奋性，影响精神与行为。长期大量使用糖皮质激素会出现精神症状，如欣快、狂躁、失眠等，有诱发精神病和癫痫的可能。故该类患者应慎用糖皮质激素。

4）对消化系统的影响：糖皮质激素能促进胃酸和胃蛋白酶原的分泌使黏液分泌量减少，可诱发或加剧溃疡病，甚至引起穿孔。故溃疡病患者应慎用糖皮质激素。

5）对呼吸系统的影响：糖皮质激素能促进胎儿肺发育并使其肺组织产生足够的肺泡表面活性物质，防止肺泡萎陷。

6）对骨骼系统的影响：糖皮质激素可制成骨细胞，减少骨中胶原合成，促进胶原与骨质分解，导致骨质疏松，且易造成病理性骨折。

7）对皮肤的影响：糖皮质激素有抗皮肤增生作用，使皮肤变薄，可减轻皮肤角质鳞屑的形成。

8）抗炎症和抗过敏：糖皮质激素能增强白细胞溶酶体膜的稳定性，减少溶酶体中的蛋白水解酶进入组织液，减轻组织的损伤和炎症的渗出；能抑制结缔组织的增生，从而减轻炎症的增生性反应，同时糖皮质激素能够抑制浆细胞抗体的生成和组胺的生成。因此，糖皮质激素具有抗炎症和抗过敏作用。

（4）参与应激反应

应激（stress）通常是指机体受到内、外环境或社会心理等因素一定程度的有害刺激时，除引起机体与刺激直接相关的特异性变化外，还会引起一系列与刺激性质无直接关系的非特异性适应反应，这种非特异性适应反应称为应激反应（stress reaction）。这是一种机体遭受损害性刺激时，所发生的适应性和抵抗力变化的全身性适应综合征（general adaptation syndrome）。研究发现，发生应激反应时血液中的 ACTH 和糖皮质激素水平迅速提高，可达基础分泌量的 10 倍。在应激刺激的作用下，首先引起肾上腺素、去甲肾上腺素及皮质醇的分泌，皮质醇发挥"允许作用"，随后其分泌变多，但持续时间长，以动员备用的能量，使机体的应激反应更耐久。由此可见，肾上腺皮质激素与髓质激素共同参与了机体应激反应的过程，糖皮质激素在于增强机体对伤害性刺激的基础耐受性和抵抗力，而髓质激素则提高机体的警觉性和应变力。故以往将机体遭遇紧急情况时肾上腺髓质系统活动的紧急动员过程，称为应急反应，而将下丘脑—腺垂体—肾上腺皮质轴活动的改变称为应激反应。实际上，引起应激反应的各种刺激也同时引起应急反应。两者相辅相成，共同维持机体对环境的适应能力。

2. 盐皮质激素的生理作用

盐皮质激素主要以醛固酮为代表。

（1）对水盐代谢的影响

醛固酮可促进肾远端小管和集合管对 Na^+ 和水的重吸收以及 K^+ 的排出，即保 Na^+、保水和排 K^+ 作用，对维持细胞外液及循环血量的稳态起重要的作用。该作用是皮质醇的 500 倍。

（2）增强血管平滑肌对儿茶酚的敏感性

此作用与糖皮质激素相似，但更强。

（三）肾上腺皮质激素分泌的调节

1. 糖皮质激素分泌的调节

（1）下丘脑促肾上腺皮质激素释放激素（CRH）的作用

下丘脑分泌的 CRH 通过垂体门脉系统作用于腺垂体，促进 ACTH 的合成和释放，影响糖皮质激素的分泌。下丘脑分泌 CRH 的细胞又接受边缘系统和低位脑干广泛神经纤维的联系。可见，下丘脑 CRH 的神经元可把许多脑区的神经信息转变成激素信息。人体处于应激状态时，各种应激性刺激传入中枢神经系统，最后信息汇集于下丘脑，使下丘脑—腺垂体—肾上腺皮质轴的活动加强，血中 ACTH 和糖皮质激素水平明显升高。

（2）腺垂体促肾上腺皮质激素的作用

肾上腺皮质直接受腺垂体释放的 ACTH 的调节，它能促进糖皮质激素的合成和释放，也能促进束状带和网状带的生长发育，因此，当腺垂体功能低下时，ACTH 分泌减少，肾上腺皮质网状带和束状带萎缩。正常情况下，腺垂体每天分泌一定量的 ACTH，以维持糖皮质激素的基础分泌。ACTH 的分泌具有昼夜波动性，正常人血中 ACTH 水平在清晨（6~8 时）最高，白天维持较低水平，入睡后更低，午夜最低，随后又逐渐升高，至觉醒起床前进入分泌高峰。由于 ACTH 分泌的昼夜节律性波动，糖皮质激素的分泌也呈现出相应的周期性波动。这种波动与睡眠时低水平血糖维持、觉醒后高水平血糖需求相适应。早晨 ACTH 和糖皮质激素分泌的高峰，为新的一天机体活动提供足够的能量奠定了基础。

（3）糖皮质激素对腺垂体和下丘脑分泌的负反馈调节

当血液中糖皮质激素浓度升高时，通过反馈作用既可抑制垂体 ACTH 的分泌，又可作用于下丘脑使 CRH 分泌减少（长反馈）。此外，血中 ACTH 的升高也可通过反馈作用抑制 CRH 释放（短反馈，图 11-10）。由于糖皮质激素对 ACTH 和 CRH 的分泌存在上述的负反馈抑制，因此，长期大量使用糖皮质激素的患者，会引起肾上腺皮质萎缩，分泌功能降低。在这种情况下，若突然停药，可能出现糖皮质激素分泌不足的症状，甚至危及生命。故长期大量使用糖皮质激素如要停药时应逐渐减量，缓慢停药，以便肾上腺皮质逐渐恢复其分泌功能。在应激状态下，可能由于下丘脑和腺垂体对反馈刺激的敏感性降低，这些负反馈作用暂时失效，ACTH 和糖皮质激素的分泌明显增加。

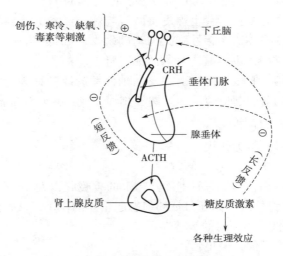

图 11-10　糖皮质激素分泌的调节示意图

+：兴奋；-：抑制

2. 盐皮质激素分泌的调节

（1）肾素—血管紧张素—醛固酮系统

肾素—血管紧张—醛固酮系统是调节醛固酮分泌的主要因素，醛固酮的合成和分泌主要受血管紧张素的调节，特别是血管紧张素 Ⅱ。

（2）血钾和血钠

血钾升高或血钠降低均可引起醛固酮分泌，其中以血钾升高的影响较大。血钾水平较正常时升高仅 0.1mol/L 就可以直接刺激球状带细胞分泌醛固酮；而血钠降低 10% 以上时才能刺激醛固酮的分泌，醛固酮通过保钠排钾作用，调节细胞外液和血钠、血钾水平的稳态。

（3）ACTH

一般情况下，ACTH 对醛固酮分泌的调节作用不明显。但在应激反应中，ACTH 对醛固酮的分泌起重要支持作用，促进其分泌。

3. 雄激素的作用

肾上腺网状带可持续合成活性较弱的雄激素，主要有脱氢表雄酮、雄烯二酮，在外周组织可转化为作用更强的雄激素睾酮。肾上腺皮质正常也产生很少量的睾酮及雌激素。肾上腺合成的雄激素是女性雄激素的主要来源，具有刺激和维持女性阴毛、腋毛生长，维持性欲和性行为的作用；而肾上腺雌激素则是绝经后妇女重要的雌激素来源。在某些病理情况下（如肾上腺肿瘤、库欣综合征、先天性肾上腺增生），肾上腺分泌的雄激素过多，可导致女性男性化（包括外生殖器男性化、长胡须、体毛和痤疮）或男性性早熟。

二、肾上腺髓质的内分泌

肾上腺髓质的嗜铬细胞主要分泌肾上腺素（epinephrine，E 或 adrenaline，A）、去甲肾上腺素（norepinephrine，NE 或 noradrenaline，NA）和多巴胺（dopamine）3 种儿茶酚胺（catecholamine）类化合物。髓质中分泌肾上腺素和去甲肾上腺素的比例约为 4:1，但在不同的状态下，分泌比例会发生变化。

（一）肾上腺髓质激素的合成与代谢

肾上腺髓质嗜铬细胞合成去甲肾上腺素和肾上腺素的过程，与肾上腺素能神经纤维合成去甲肾上腺素基本相同。它们均以酪氨酸为原料，在一系列酶的作用下，主要经过酪氨酸、多巴、多巴胺、去甲肾上腺素等环节，而最终生成肾上腺素。由于在嗜铬细胞的胞质内，存在大量的苯乙醇胺氮位甲基移位酶（phenylethanolamine N-methyltransferase，PNMT）可使去甲肾上腺素甲基化而成为肾上腺素。去甲肾上腺素和肾上腺素合成后均贮存在嗜铬细胞囊泡内，前者占 20%，后者占 80%。由于交感神经节后纤维不含有 PNMT，最终只能生成去甲肾上腺素。故在血液循环中的去甲肾上腺素主要来自交感神经末梢的释放，其次是肾上腺髓质；而血中的肾上腺素则主要来自肾上腺髓质。

体内的去甲肾上腺素和肾上腺素通过单胺氧化酶（MAO）及儿茶酚-O-位甲基转换酶（COMT）的作用降解，其降解产物从尿中排出。

（二）肾上腺髓质激素的生理作用

去甲肾上腺素和肾上腺素的生理作用广泛而多样，并且相似，但也有差别，小结见表 11-4。在这里主要介绍它们对物质代谢的影响和在应急反应中的作用。

表 11-4　肾上腺素和去甲肾上腺素的生物学作用比较

项目	肾上腺素	去甲肾上腺素
心脏	心率加快，心肌收缩力明显增强，心排血量增加	心率减慢（减压反射的作用）
血管	皮肤、胃肠、肾血管收缩；冠状血管、骨骼肌血管舒张	冠状血管舒张（局部体液因素的作用），其他血管均收缩
血压	上升（心排血量增加）	明显上升（外周阻力增大）
支气管平滑肌	舒张	稍舒张
代谢	增强	稍增强

1. 对物质代谢的影响

肾上腺髓质激素能加强肝糖原和肌糖原的分解，增加糖异生；抑制胰岛素的分泌，使血糖升高；加速脂肪分解，酮体生成增加，此外，还能增加组织的耗氧量和机体产热量，提高基础代谢率。总之，肾上腺髓质激素基本属于促进分解代谢的激素。

2. 参与应急反应

在正常情况下，肾上腺髓质激素主要在机体处于某些特殊紧急状态下或内环境稳态显著失衡时发挥作用。在整体功能调节上，交感神经与肾上腺髓质共同构成交感—肾上腺髓质系统（sympathetic-adrenomedullary system），协同下丘脑—腺垂体—肾上腺皮质轴，与迷走—胰岛系统的作用相对抗。

（三）肾上腺髓质激素分泌的调节

1. 交感—肾上腺髓质系统的调节

肾上腺髓质细胞受交感神经胆碱能节前纤维的支配，其末梢释放 ACh，作用于嗜铬细胞上的 N 型胆碱受体，促进肾上腺髓质释放肾上腺素和去甲肾上腺素。在应急的情况下，较长时间的交感神经兴奋，可促进儿茶酚胺合成酶的活性增强和数量增加，使去甲肾上腺素和肾上腺素的分泌量增加到基础分泌量的 1000 倍左右。

2. ACTH 与糖皮质激素的调节

ACTH 可能间接通过糖皮质激素或直接提高肾上腺质细胞中多巴胺 β-羟化酶和 PNMT 的活性，从而加快去甲肾上腺素和肾上腺素的分泌。摘除动物垂体后，则肾上腺髓质的酪氨酸羟化酶，多巴胺 β-羟化酶和 PNMT 的活性降低，补充 ACTH 可使这 3 种酶的活性恢复；如单纯给予糖皮质激素则后两种酶的活性恢复，而对酪氨酸羟化酶无明显影响。故 ACTH 与糖皮质激素对去甲肾上腺素和肾上腺素的合成具有重要作用。

3. 去甲肾上腺素和肾上腺素合成的自身反馈性调节

当肾上腺髓质细胞内的去甲肾上腺素和肾上腺素的浓度增加到一定程度时，可抑制酪氨酸羟化酶的活性，使其分泌减少；反之，当胞质中去甲肾上腺素和肾上腺素减少时，则可解除上述反馈作用，使其分泌增多。

第六节　胰岛的内分泌

胰腺具有外分泌和内分泌两种功能。胰腺的外分泌功能是通过其腺泡细胞分泌消化液参与消化过程；其内分泌功能是通过分散于胰腺腺泡之间的胰岛分泌多种激素。

人类胰腺有 100 万~200 万个胰岛（pancreatic islet）。根据胰岛染色和形态学特点，将其主要分为 A 细胞、B 细胞、D 细胞、PP 细胞（或称为 F 细胞）。A 细胞约占胰岛细胞 20%，分泌胰高血糖素（glucagon）；B 细胞最多，占总数的 60%~70%，分泌胰岛素（insulin）；D 细胞占 10%，分泌生长抑素（somatostatin，SS）；PP 细胞数量很少，分泌胰多肽（pancreatic polypeptide，PP）。胰岛细胞分泌胰岛素和胰高血糖素，对维持机体各种物质正常的新陈代谢具有重要作用。

一、胰岛素

（一）胰岛素的生物合成

胰岛素（insulin）为含有 51 个氨基酸残基的小分子蛋白质，相对分子质量约为 5800。由 A 链（21 肽）和 B 链（30 肽）组成，两链之间通过两个二硫键相连而成。正常人空腹血清胰岛素浓度为 35~145pmol/L。血液中的胰岛素以与血浆蛋白结合及游离的两种形式存在，二者间保持动态平衡。只有游离形式的胰岛素才有生物活性，其在血液中的半衰期为 5~6min，要在肝内灭活，肾与肌肉也能灭活一部分。

（二）胰岛素的生理作用

胰岛素是全面促进物质合成代谢、调节血糖稳定的最重要因素，与其他激素共同作用，维持机体物质代谢的稳态。

1. 调节物质代谢

胰岛素的靶器官主要是肌肉、肝及脂肪组织，主要通过调节代谢过程中多种酶的活性来影响物质代谢。胰岛素的反应性分泌与机体内营养物质多寡有关，当机体营养物质（糖、脂肪和蛋白质）充足时，胰岛素的分泌增多，可有效地促进组织胞利用这些营养物质，增强合成代谢；当机体营养缺乏或饥饿时，则胰岛素的分泌减少。

（1）调节糖代谢

胰岛素对糖代谢的总效应是减少血糖来源，增加血糖去路，降低血糖水平。包括：①促进全身组织（特别是肌肉和脂肪组织）摄取和利用血液中的葡萄糖，加速葡萄糖在细胞中的氧化、利用；②加速肝糖原、肌糖原合成，抑制糖原分解；③抑制糖异生；④促进葡萄糖转变为脂肪并贮存于脂肪组织，导致血糖降低。胰岛素缺乏时，血糖浓度升高，如超过肾糖阈，尿中将出现糖，从而引起糖尿病。

（2）调节脂肪代谢

脂肪组织对胰岛的作用敏感。胰岛素作用是：①促进葡萄糖进入脂肪细胞，进而合成脂肪，以甘油三酯的形式加以贮存；②抑制脂肪酶的活性，阻止脂肪的动员和分解；③促进肝合成脂肪酸，并转运至脂肪细胞中贮存。胰岛素缺乏时，可造成脂肪代谢紊乱，主要使脂肪分解加强，产生大量脂肪酸，在肝内氧化生成过量酮体，导致酮症酸中毒和酮血症。此外，血脂升高易引起动脉硬化。

（3）调节蛋白质代谢

胰岛素能促进蛋白质合成并抑制蛋白质的分解。具体作用是：①加速氨基酸跨膜转运进入细胞；②促进细胞核 DNA、RNA 的生成；③促进蛋白质的合成；④抑制蛋白质的分解和糖原异生；⑤胰岛素协同生长激素可促进机体的生长发育。胰岛素分泌不足时，蛋白质合成减少，分解增强，阻碍生长。

2. 调节能量平衡

胰岛素可从整体水平参与机体摄食平衡的调节。脂肪组织增加时，血中胰岛素水平升高；进入中枢神经系统的胰岛素能引起饱腹感、抑制摄食活动，并能提高交感神经系统的活动水平，增加能量消耗，提高代谢率。

（三）胰岛素分泌的调节

1. 血糖水平的调节

血糖水平是调节胰岛素合成与分泌的最重要因素。胰岛 B 细胞对血糖水平的变化十分敏感，血糖水平升高时，胰岛素分泌增加，使血糖水平降低，反之亦然。正常人空腹血糖水平为 4.4~5.0mmol/L（80~90mg/100mL）此时胰岛素的分泌甚微，大约为 25ng/（min·kg）；当血糖浓度超过 5.5mmol/L（>100mg/100mL）时，胰岛素的分泌量快速增加；当血糖浓度达到 22~33mmol/L（400~600mg/100mL）时，胰岛素的分泌量可达基础值的 10~20 倍；血糖下降至正常水平时，胰岛素的分泌量也回降到基础水平。如果血糖增加持续一周后，胰岛素分泌可进一步增加，这是长时间的高血糖刺激使胰岛 B 细胞增殖引起的。

2. 血中氨基酸和脂肪酸的调节

血中氨基酸水平升高可刺激胰岛素分泌，氨基酸和血糖水平对刺激胰岛素的分泌具有协同作用；在多种氨基酸中以精氨酸和赖氨酸的促分泌作用最强。长时间的高血糖、高氨基酸和高血脂，可持续刺激胰岛素分泌，致使胰岛 B 细胞衰竭，引起糖尿病。

3. 激素的调节

胃肠道激素（如胃泌素、胰泌素、缩胆囊素和抑胃肽等）均有促进胰岛素分泌的作用，甲状腺激素、生长激素、皮质醇、孕酮、雌激素等对胰岛素的分泌也有促进作用；胰高血糖素在胰岛内即可通过旁分泌作用直接刺激胰岛 B 细胞的分泌，入血后又可通过提高血糖浓度而间接促进胰岛素的分泌；此外，肾上腺素和去甲肾上腺素可抑制胰岛素的分泌。

4. 神经系统的调节

迷走神经兴奋时，即可通过胰岛 B 细胞上的 M 受体直接增强胰岛素分泌，又可通过胃肠激素间接促进胰岛分泌。交感神经兴奋时则通过胰岛 B 细胞上的 α 受体抑制其分泌。

二、胰高血糖素的生理作用与分泌的调节

胰高血糖素（glucagon）是胰岛 A 细胞分泌的、由 29 个氨基酸组成的直链多肽激素，相对分子质量为 3485，血清中浓度为 50~100ng/L。

（一）胰高血糖素的生理作用

胰高血糖素和胰岛素是一对相拮抗的、调节血糖水平的重要激素。胰高血糖素是全面促进分解代谢的激素，促进肝糖原分解和糖异生，使血糖升高；促使氨基酸加快进入肝细胞转化为葡萄糖；抑制蛋白质的合成，促进脂肪分解，酮体生成增多。

（二）胰高血糖素分泌的调节

1. 血糖水平是调节胰高血糖素分泌的最重要的因素

血糖水平降低，促进胰高血糖素分泌；反之，血糖水平升高，胰高血糖素分泌减少；饥饿可促进胰高血糖素的分泌，这对维持血糖水平、保证脑的代谢和能量供应具有重要意义。

2. 胰岛素、生长抑素和氨基酸的调节

胰岛素和生长抑素可以通过旁分泌的方式作用于相邻的 A 细胞，抑制胰高血糖素的分

泌；胰岛素也可通过降低血糖间接地刺激胰高血糖素的分泌；氨基酸能促进胰高血糖素的分泌而使血糖升高，因此可以避免发生低血糖。

3. 神经调节

胰岛 A 细胞膜以 β 受体为主。交感神经兴奋通过 β 受体可促进胰高血糖素的分泌；迷走神经通过 M 受体抑制其分泌。

第七节　其他的内分泌激素

除上述内分泌腺分泌的激素外，体内还有一些散在分布于各种组织中的内分泌细胞或腺体也具有内分泌功能。如在胃肠道、心脏、肺及肾中的内分泌细胞所分泌的相关激素。这里介绍几种分布和影响广泛的某些组织所分泌的激素。

一、松果体激素

松果体（pineal gland）是神经内分泌器官，能将神经系统电信号转变为激素信息。松果体分泌的激素主要有两类：吲哚类和多肽类。前者以褪黑激素（melatonin，MT）为代表，后者以 8-精催产素（8-arginine vasotocin，AVT）为代表。

（一）褪黑素

20 世纪 50 年代初，从松果体提取物中分离出一种能使皮肤褪色的物质并命名为褪黑素。它的分泌与光线有关，光照下分泌减少或停止，黑暗中分泌增加，表现出明显的昼夜节律变化，在失明者和致盲大鼠也表现节律变化，表明它受内源性生物钟的支配。视交叉上核是褪黑素分泌的昼夜节律中枢。

褪黑素的生物学作用如下。①调节生物节律：褪黑素可直接作用于下丘脑视交叉上核的褪黑素受体，调节生物节律，使生物节律与环境节律同步化或使更多生物节律之间彼此同步；②对生殖系统的影响：使性腺及附属器官的质量减轻，抑制动物的动情反应，并使脑垂体减重，血清 FSH 和 LH 浓度降低，抑制性的发育；③抗自由基和延缓衰老，调节机体的免疫功能；④影响神经内分泌功能：褪黑素通过影响下丘脑—垂体—性腺轴、下丘脑—腺垂体—甲状腺轴和下丘脑—腺垂体—肾上腺皮质轴，直接或间接调节各种内分泌组织的功能。

（二）8-精催产素

8-精催产素是 9 肽激素。其作用是通过抑制下丘脑促性腺激素释放激素和垂体促性腺激素的合成和释放而抑制生殖系统的活动。

二、前列腺素

前列腺素（prostaglandin，PG）是广泛存在于人和动物体内许多组织中的组织激素，是一类具有多种生物活性的、具有 20 个碳原子的不饱和脂肪酸，其前体是花生四烯酸。最早在精液中发现，当时误以为是前列腺分泌的，故名前列腺素。实际上前列腺分泌该激素的量很少。

PG 的基本骨架为前列烷酸，由一个五碳环和两条不饱和脂肪侧链构成。根据其分子结构的不同，可分为 A、B、C、D、E、F、G、H、I 等类型，每种类型又有多种亚型，其中除了 PGA_2 和 PGI_2 在血液中浓度较高，可以循环激素的形式发挥作用外，其他类型的 PG 代谢相当快，半衰期只有 1~2min。一般认为，其只能在组织中生成后在局部发挥调节功能。

PG 生物学作用广泛而复杂，几乎对机体各个系统的功能活动均有影响。

PGE_2 的生理作用：①有镇静、安定和抗惊厥作用；②能使肾血管舒张，增加肾血流量和肾小球滤过率，同时能对抗 ADH 作用，故有促进排钠利尿效应；③有抑制胃酸分泌和保护胃黏膜的作用；可使支气管平滑肌舒张。

PGI_2：有抑制血小板聚集，并有舒血管作用，使血压降低。

TXA_2：促使血小板聚集和血管收缩。

此外，前列腺素对体温调节神经系统、内分泌系统和生系统的活动具有一定的作用。

三、脂肪激素

脂肪组织不但是机体储存能量的主要载体，而且还是一个活跃的内分泌器官。已有研究发现脂肪组织可分泌多种激素或脂肪因子（adipokines），参与摄食调节、物质代谢及影响胰岛素敏感性等生理过程，并与肥胖、2 型糖尿病，心血管疾病及免疫反应密切相关。脂肪细胞分泌的激素（脂肪因子）主要有瘦素（leptin）、脂联素（adiponectin）、抵抗素（resistin）、肿瘤坏死因子及视黄醇结全蛋白 4（retinol binding protein 4）。这些脂肪因子进入血液作用于远距离靶器官，因此把它们视为激素。

（一）抵抗素

抵抗素由白色脂肪组织分泌，由 114 个氨基酸组成。由于它可引起胰岛素抵抗，因而得名，它可降低肥胖和 2 型糖尿病患者骨骼肌等组织对胰岛素的敏感性。抗糖尿病药噻唑烷二酮类（TZD）可显著抑制抵抗素基因的表达及蛋白质合成，这可能是 TZD 抗糖尿病作用部分机制。

（二）脂联素

脂联素（adiponectin），又称 Acrp30、adipoQ、apM1，是 1995 和 1996 年由两个不同的实验室发现的蛋白质类激素。脂联素刺激肌细胞和肝细胞脂肪酸氧化，降低肌细胞内的甘油三酯含量，减少肝葡萄糖输出，增加胰岛素依赖的葡萄糖摄取（即增加细胞对胰岛素的敏感性）。因此脂联素具有抗糖尿病作用。与瘦素不同的是体内脂肪储存增大时脂联素分泌反而减少，体重减轻后水平升高。肥胖及 2 型糖尿病患者脂联素水平降低。刺激脂肪细胞核受体蛋白——过氧物酶体增殖蛋白激活受体 γ（peroxisome proliferator activated receptory，PPARγ）的药物噻唑烷酮类化合物（thiazolidinediones），通过增加脂肪细胞脂联素的分泌，可增加对胰岛素的敏感性，已用于治疗胰岛素抵抗和 2 型糖尿病。动物实验表明，脂联素还具有防止和改善动脉粥样硬化作用。

（三）瘦素

瘦素（leptin）是由肥胖基因（obesity gene）编码的蛋白质。在人类循环血液中的瘦素为 146 个氨基酸残基构成的多肽。瘦素主要由白色脂肪组织合成和分泌。褐色脂肪组织、胎盘、肌肉和胃黏膜也可以合成少量瘦素。瘦素的分泌具有昼夜节律，夜间分泌水平高。体内的脂肪贮量是影响瘦素分泌的主要因素。在机体能量的摄入与消耗取得平衡的情况下，瘦素的分泌量可反映体内贮存脂肪量的多少。禁食时，血清瘦素浓度降低，进食时增加。瘦素的生物学效应比较广泛，其能直接作用于脂肪细胞，抑制脂肪的合成，降低体内脂肪的贮存量，并动员脂肪，使脂肪贮存的能量转化和释放，避免肥胖的发生。故瘦素具有调节体内脂肪的贮存量和维持能量平衡的作用。

（四）肿瘤坏死因子-α

肿瘤坏死因子-α（tumor necrosis factor-alpha，TNF-α）原先是一个由内毒素诱导的可致肿瘤坏死的肽，是急性炎症反应的一个重要成分和先天性免疫系统的一个调节物。TNF-α 与代谢的联系是由于发现巨噬细胞产生的恶液质素（cachexin）。恶液质是一种消耗性症候群，患者（常为广泛性癌）表现为明显的代谢失衡，即能量需要增加与食欲不匹配（食欲降低），脂肪和瘦体重进行性降低，虚弱和贫血。TNF-α 是第一个被发现的可由脂肪细胞合成的细胞因子。其表达及血浆水平与脂肪贮存量正相关。TFN-α 强力对抗胰岛素对脂肪组织的生脂作用，并具有抗脂解作用，抑制瘦素和脂联素的产生。通过降低瘦素和脂联素，增加循环游离脂肪酸水平。TNF-α 降低肝和肌细胞对胰岛素的敏感性，具有抗胰岛素作用。肥胖及 2 型糖尿病患者 TNT-α 分泌增加。TNF-α 可通过抑制胰岛素受体自身磷酸化、抑制葡萄糖和脂肪酸转运体的基因表达、降低脂蛋白脂酶的活性等机制导致胰岛素抵抗。对于脂肪组织，TNF-α 还能下调某些脂肪细胞分化相关基因的转录水平。

参考文献

[1] 姚泰．生理学［M］.6 版．北京：人民卫生出版社，2003.

[2] 姚泰．生理学（八年制）［M］.北京：人民卫生出版社，2005.

[3] 张建福．人体生理学［M］.2 版．上海：第二军医大学出版社，2003.

[4] 谢启文．现代神经内分泌学［M］.上海：上海医科大学出版社，1999.

[5] 杨钢．内分泌生理学与病理生理学［M］.天津：天津科学出版社，2000.

[6] 朱妙章．大学生理学［M］.2 版．北京：高等教育出版社，2005.

[7] 寨德尔．生理学基本要点［M］.北京：北京大学医学出版社，2002.

[8] Guyton A C，Hall J E. Textbook of Medical Physiology［M］.10th ed. Philadelphia：WB Saunders CO，2000.

[9] Ganong W F. Review of Medical Physiology［M］.21th ed. New York：McGraw-Hill，2003.

[10] 王志均．生命科学今昔谈［M］.北京：人民卫生出版社，1998.

第十二章 生殖生理

第一节 男性生殖

睾丸是男性的主性器官，由高度卷曲的曲细精管及分散其中的间质细胞组成。曲细精管上皮又由生精细胞和支持细胞构成，是生成精子的部位；而间质细胞成堆存在于曲细精管间的结缔组织，具有内分泌功能。睾丸的功能受下丘脑—垂体—睾丸轴活动的调节。

一、睾丸的功能

（一）睾丸的生精作用

1. 睾丸生精小管的功能

从精原细胞有丝分裂开始到形成外形成熟精子的过程称为精子发生（spernatogenesis），包括有丝分裂、减数分裂和精子成熟三个连续的阶段。从精原细胞发育成为精子的整个过程为一个生殖周期或生精周期。人类的生精周期平均约需74d。在一个生精周期中，一个精原细胞约经过7次分裂方能产生近百个精子，1g睾丸组织1d可产生约1000万（10^7）个精子。

成年男子的睾丸重20~40g，由数百条生精小管和间质细胞（leydig cell）组成，分别占睾丸总体积的80%和20%。生精小管是在睾丸内盘曲、长50~80cm的细管，总长度可达250m，是产生精子的部位。生精小管主要由支持细胞（supporting cell或sertoli cell）及镶嵌在支持细胞之间处于不同发育阶段的各级生精细胞（spermatogenic cell）构成。相邻支持细胞伸出的突起相互间形成紧密连接，在基膜与管腔之间形成一些小室，精原细胞紧贴生精小管的基底膜上，各发育阶段的生精细胞均贴附在支持细胞上。青春期开始后，在卵泡刺激素和黄体生成素的作用下，睾丸生精细胞开始减数分裂，精原细胞经初级精母细胞、次级精母细胞、精细胞和精子等5~6代的分裂发育阶段最终变成成熟精子。成熟精子脱离支持细胞进入管腔中（图12-1）。从初级精母细胞到次级精母细胞的减数分裂过程中，染色体数目减半，由原先的双倍体（46）变为单倍体（23），其中性染色体也发生分离，含有性染色体的精子各占半数，在受精后将决定胎儿的性别，也保证两性生殖细胞结合后形成新个体的子代体细胞内染色体数目与亲代相同。

精原细胞发育为成熟精子，期间经历了多次有丝分裂和减数分裂，但每次分裂都不完全将子代细胞分开成为独立的细胞，而是细胞间借助于胞质桥（cytoplasmic bridge）相连接。胞质桥将来源于同一个精原细胞的同族细胞连成一个群体，彼此传递信息达到同步发育的作用。随着生精过程的进展，细胞数目不断增多，并逐渐移向生精小管管腔。完成精子变态发育后，胞质桥断裂，单个游离的精子被释放入管腔。这种借助胞质桥相连使同族细胞同步发育、同步成熟、同步释放的现象称为同源现象或克隆现象。

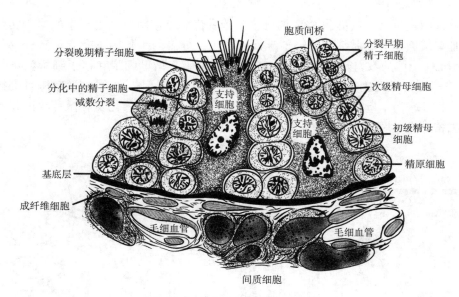

图 12-1 睾丸生精小管生殖过程

进入生精小管管腔内的精子暂不具备运动和受精能力，借助管周类肌细胞的收缩和管腔液的流动被输送至附睾内，在此停留 18~24h。精子进一步成熟并获得初步运动能力以及功能改善则需要松弛素（ralexin）的作用。由于附睾液中含有多种抑制精子运动的蛋白质，所以只有射精后才能真正获得运动能力。附睾内可贮存少量精子，大量精子则贮存于输精管中。如精子在附睾内滞留时间过久，将发生老化而失去受精能力。在性交过程中，精子随着输精管的蠕动被输送至后尿道，与精囊、前列腺及尿道球腺的分泌液混合形成精液（semen）。正常成年男性每次射出 3~6mL 精液，每毫升精液中含 0.2 亿~4 亿个精子，若每毫升精液的精子总数低于 0.2 亿个精子则不易使卵子受精。

精子生成受许多因素影响。①年龄：从青春期到老年，睾丸都有生精能力，45 岁之后，生精功能逐渐减弱。②温度：睾丸内的温度可影响生精过程，通常睾丸内的温度约低于腹腔 2℃（32℃），是精子生成的适宜温度环境。阴囊具有调节睾丸温度的作用，主要与阴囊周围空气的循环及其内部动静脉热交换结构相关。隐睾症患者的睾丸停留在腹腔内或腹股沟内而未降入睾丸，睾丸周围温度升高致精子生成障碍。实验中加温处理发育成熟动物的睾丸，或施行实验性隐睾术，可以观察到睾丸生精细胞发生退化和萎缩。③其他因素：如接触放射性物质、疾病状态、吸烟、酗酒等均可导致精子活力降低、精子畸形率增加，少精或无精。

2. 睾丸支持细胞的功能

支持细胞是生精上皮中唯一的体细胞，对精子的生成和发育具有重要的作用：①支持细胞可将体液中营养物质直接或加工后供给无直接血液供应的精原细胞，为发育各阶段的生精细胞提供营养支持。②为生精细胞提供机械支持作用。各级生精细胞都镶嵌在支持细胞间形成的小室中完成其发育成熟的过程。③形成血—睾屏障（blood-testis barrier），阻止血液中有害物质进入管腔影响生精细胞的发育，同时也防止生精细胞分泌抗原物质进入血液循环而引起自体免疫反应；又能选择性的允许某些物质，如睾酮进入生精小管内刺激生精。④分泌多种蛋白质，如雄激素结合蛋白（androgen-binding protein，ABP）、生长因子、抑制素（inhibin）、芳香化酶等。ABP 与雄激素（睾酮）结合，可提高睾酮在生精小管中的浓度，有利于生精作用；抑制素可负反馈抑制 FSH 的分泌；芳香化酶可使间质细胞产生的睾酮转化为雌二醇，可能具有反馈调节间质细胞分泌雄激素的作用；分泌的生长因子及其他旁分泌物，可增加间质细胞 LH 受体的数量及睾酮产生，增加精原细胞、精母细胞和精子细胞数量和运动能力。因此 FSH 对精子发生的刺激作用，不是 FSH 的直接作用，而是通过 FSH 对支持细胞的间接作用（图 12-2）。⑤吞噬死亡和受损细胞，维持生精细胞分化发育微环境的稳态，分泌液体进入生精小管管腔，帮助精子转运等。

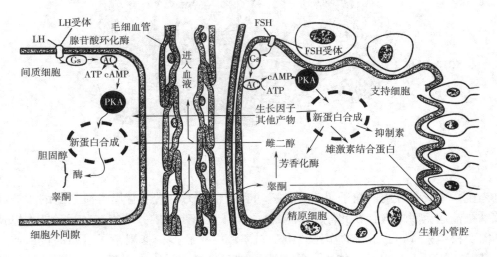

图 12-2　睾丸间质细胞和支持细胞的作用

间质细胞（左）具有 LH 受体，LH 与受体结合增加睾酮合成。支持细胞（右）具有 FSH 受体，
FSH 促进 ABP、芳香化酶、生长因子及抑制素合成。间质细胞与支持细胞相互作用，
间质细胞合成睾酮作用于支持细胞，相反支持细胞，转化某些睾酮为雌二醇（通过芳香化酶），
可作用于间质细胞。支持细胞也合成生长因子，作用于间质细胞

（二）睾丸的内分泌功能

睾丸间质细胞（也称 Leydig 细胞）可合成和分泌睾酮（testosterone）、脱氢表雄酮、雄烯二酮和雄酮等。雄激素（androgen）是以上几种类固醇化合物的总称，其中以睾酮的活性最强。睾酮进入靶细胞后可转化为活性更强的双氢睾酮。睾丸的支持细胞（Sertoli cell）分泌抑制素（inhibin），此外，还可将少量睾酮转为雌激素（雌二醇），但其作用尚不清楚。

1. 雄激素

雄激素包括睾酮（testosterone，T）、双氢睾酮（dihydrotestosterone，DHT）、脱氢异雄酮（dehydtoisoandrosterone，DHIA）、雄烯二酮（andrstenedione）等。其中双氢睾酮生物活性最强，睾酮次之，其他雄激素的生物活性仅是睾酮的 1/5。睾酮进入组织转变为双氢睾酮后其活性可成倍增加。

（1）睾酮的运输、合成和代谢

睾酮是含 19 个碳原子的类固醇激素。睾丸间质细胞通过受体介导的内吞作用直接从血液中摄取低密度脂蛋白胆固醇，或通过滑面内质网中的乙酰辅酶 A 将乙酸盐合成胆固醇作为睾酮的原料，在线粒体中经羟化、侧链裂解，形成孕烯醇酮。孕烯醇酮经羟化、脱氢等转化为雄烯二酮，再经 17-羟类固醇脱氢酶而成为睾酮（图 12-3）。睾酮进入其靶器官内，与细胞受体形成激素—受体复合物，通过促进基因转录而发挥作用。在部分靶细胞内，睾酮经5α-还原酶作用形成双氢睾酮后再发挥作用。

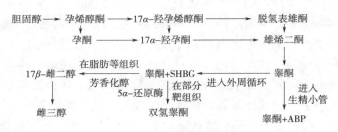

图12-3 睾丸间质细胞生成类固醇的途径

ABP：雄激素结合蛋白；SHBG：性激素结合球蛋白

与睾酮相比，双氢睾酮与受体结合的复合物稳定性更强，作用更强。在其他某些器官（如脑、脂肪）睾酮经基芳香化酶转化成雌二醇发挥作用。在不同组织，睾酮以睾酮、双氢睾酮或雌二醇形式发挥作用，对某些男人因某些组织缺乏5α-还原酶或芳香化酶具有重要的临床意义，例如，5α-还原酶缺乏的XY胎儿，具有正常的分化发育的男性生殖道结构（睾酮的作用），但不具有正常发育的男性外生殖器，因后者需要双氢睾酮的作用。前列腺细胞的生长是受双氢睾酮刺激的，所以可用5α-还原酶抑制剂治疗前列腺增生及前列腺癌；男性秃头也可用5α-还原酶抑制剂治疗，因为双氢睾酮促进头皮毛发脱落。

睾酮分泌入血后，约60%与性激素结合球蛋白（sex hormone binding globulin，SHBG）结合，38%与清蛋白结合，游离的约为2%。只有游离型睾酮才能发挥其生物学作用，结合型睾酮主要作为血浆激素的贮存库。

在20~50岁的正常男子，睾丸每日分泌4~9mg睾酮，血浆浓度为19~24nmol/L，50岁以后随年龄增长分泌量逐渐减少（图12-4）。睾酮分泌有昼夜周期性波动，早晨分泌量最高，傍晚最低。睾酮主要在肝灭活，其中约95%被彻底氧化，或经还原和结合转化为活性的代谢产物经尿排出，少量经粪便排出。

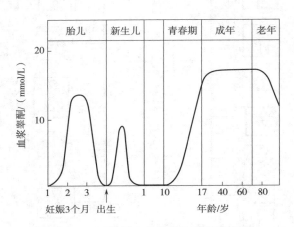

图12-4 正常男人各年龄血浆睾酮水平

（2）雄激素的生理作用

雄激素对机体的发育和代谢调节具有重要作用（图12-5）。①对胚胎性别分化的影响。

可诱导含 Y 染色体的胚胎向男性分化，促进内生殖器的发育。②促进和维持生精作用。睾丸与生精细胞及支持细胞上的受体结合，或先转变为双氢睾酮后再与受体结合，促进生精细胞的分化和精子的生成，并维持它们于成熟状态。③对附性器官及副性征的影响。青春期的附性器官对激素作用非常敏感。雄激素能刺激和维持男性出生后内、外生殖器的生长发育和正常功能，如刺激阴茎生长，阴囊色素沉着，出现皱褶等；刺激前列腺、精囊、尿道球腺等增大并分泌液体；刺激男性第二性征的出现和维持，如引起喉结突起，声带变长、增宽，嗓音低沉；长出阴毛、腋毛和胡须，皮脂腺分泌增多、骨骼粗壮、肌肉发达、肌力增强等典型的男性体征。雄激素还与男性的性行为和正常性欲的维持相关。临床发现，睾丸功能低下患者，血中雄激素水平降低，常出现阳痿和性欲减退。用雄激素治疗后，可明显提高性欲和增强夜间阴茎的自发性勃起频率。动物实验也证实，在阉割后的雄性小鼠腹肌内植入异体睾丸后，移植的异体睾丸增大，该鼠的体貌、性行为仍表现为雄鼠；用阉割后的雌鼠进行实验，也得到类似的结果。对于人类，青春期前切除睾丸的人，在成年后体貌体态等近似女性，声音较尖细，阴茎等附性器官处于童年状态，而且性欲极低；若成年后切除睾丸，附性器官和第二性征也将逐渐退化，性欲显著降低。④对于代谢的影响。睾酮可增进食欲，促进蛋白质合成，特别是肌肉和骨骼以及生殖器官蛋白质的合成。因此，男性青春期后肌肉发达、骨骼粗壮。⑤调节腺垂体促性腺激素的分泌。血液中睾酮浓度升高时，可反馈性抑制腺垂体促性腺激素细胞分泌黄体生成素（LH），从而维持血液中睾酮的水平，大剂量时可抑制卵泡刺激素（FSH）分泌。⑥其他作用。睾丸能刺激红细胞生成。这是因为睾酮可促进促红细胞生成素的生成，并直接促进骨髓造血。此外，睾丸还具有促进水、钠潴留的作用，但比肾上腺皮质激素弱得多。

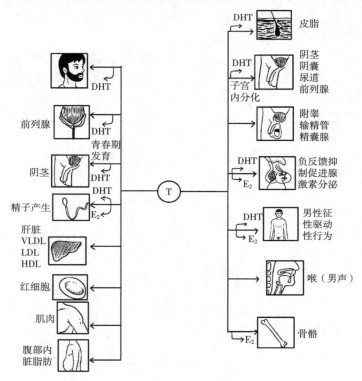

图 12-5　睾酮的作用

部分作用是睾酮本身的作用，而其他的作用是由睾酮产生的双氢睾酮（DHT）和雌二醇（E2）的作用。VLDL、LDL 和 HDL 分别为极密度脂蛋白、低密度脂蛋白和高密度脂蛋白

2. 抑制素

抑制素对腺垂体的卵泡刺激素（FSH）分泌具有很强的抑制作用，而对黄体生成素（LH）的分泌却无明显的影响。

此外，在性腺还存在一种与抑制素结构近似作用相反的物质，称为激活素（activin），可促进 FSH 的分泌。

3. 雌激素

在某些组织（特别是脂肪、脑组织）能将睾酮转化为雌激素。

雌激素对骨的成熟及男性生理功能起重要作用。它可增强组织对胰岛素的敏感性，改善脂蛋白的组构（即增加高密度脂蛋白，降低甘油三酯和低密度脂蛋白），对垂体促性腺激素发挥负反馈作用。不能产生雌激素时，男子由于长骨骺板闭合延缓，使身材增高，并有骨质疏松。

二、睾丸功能的调节

睾丸的生精过程和间质细胞的睾酮分泌都受到下丘脑—垂体的调控，而下丘脑—垂体的分泌活动又受到睾丸激素的负反馈调节，从而构成了下丘脑—垂体—睾丸轴（hypothalamic-pituitary-testicular axis）反馈调节环路（图 12-6）。

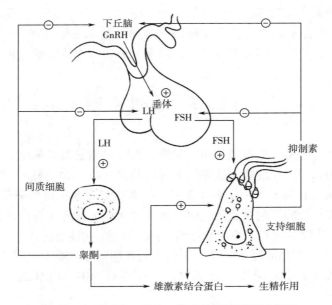

图 12-6　下丘脑—垂体—睾丸轴调控系统示意图

（一）下丘脑—垂体对睾丸活动的调节

下丘脑神经元分泌的促性腺激素释放激素（GnRH）可促进腺垂体释放 FSH 和 LH；腺垂体分泌的 FSH 和 LH 可调节睾丸的精子生成和雄激素的分泌。LH 主要促进睾丸间质细胞发育并分泌睾酮，也能间接地影响精子的生成。所以，对于男性，LH 又称为间质细胞刺激素（interstitial cell stimulating hormone，ICSH）；FSH 主要作用于生精细胞和支持细胞，与睾酮共同调控生精过程并刺激抑制素的分泌，FSH 起着始动生精的作用，而睾酮则有维持生精的效应，故对于男性，FSH 又称为配子（精子）生成素（gametogenous hormone），FSH 具有增强 LH 刺激睾酮分泌的作用，其机制可能与 LH 受体数量增加及受体对 LH 的亲和力增强有关。

内、外环境的刺激可通过中枢神经系统影响下丘脑 GnRH 的分泌，并通过腺垂体来影响睾丸的活动。精神过度紧张或强烈精神刺激能对男性性活动产生影响。

（二）睾丸激素对下丘脑—垂体的反馈调节

1. 雄激素的反馈调节

睾丸分泌的睾酮可反馈抑制下丘脑和腺垂体。当血浆中睾酮浓度升高时，通过对下丘脑及腺垂体的抑制，使 GnRH 和 LH 分泌减少，通过这种负反馈调节，可使血中含量稳定在一定的水平。在腺垂体水平，睾酮对促性腺激素的影响只限于 LH 的合成与分泌，而对 FSH 分泌无影响。

2. 抑制素的反馈调节

抑制素通过负反馈作用于腺垂体，对 FSH 的分泌有极强的反抑制作用，而对 LH 的分泌无影响。

（三）睾丸内的局部调节

在睾丸局部，特别在支持细胞与间质细胞和生精细胞之间，存在着复杂的局部调节机制，如睾丸的曲细精管支持细胞内存在芳香化酶，可将睾酮转化为雌二醇，对间质细胞睾酮的合成过程起抑制性作用；相反，间质细胞产生的睾酮又可进入支持细胞，从而影响生精过程。

第二节　女性生殖

女性的主性器官是卵巢，具有产生卵子和性激素（雌激素及孕激素）的功能。

女性进入青春期后，下丘脑的促性腺激素释放激素（GnRH）神经元发育成熟，GnRH 分泌量明显增加，腺垂体 FSH 和 LH 分泌也增多，卵巢功能成熟，排出卵子，性激素分泌量也增多。这是一个非常复杂的周期性变化过程，普遍地存在于哺乳动物，称为生殖周期（reproductive cycle）。女性从青春期起，性功能逐渐成熟，开始出现月经；18 岁左右进入性成熟期，历时约 30 年，是女性生育最旺盛的时期，故称为生育期；45~50 岁，进入绝经过渡期，妇女从生殖功能旺盛的状态向老年衰退的过渡时期，卵巢对 FSH 和 LH 的反应逐渐减退，直至绝经。

一、卵巢的功能

（一）卵巢的生理作用

1. 卵泡的成熟

卵子的前身是卵原细胞，在卵泡中生长和发育。在胚胎期，人的卵巢约有 700 万个原始卵泡，到青春期则减至 30 万~40 万个，更年期仅有几百个。女性从青春期开始，每月有一定数目（15~20 个）的卵泡生长发育，但通常只有一个卵泡成熟（优势卵泡），其他的先后闭锁退化，正常女性一生中平均只排出 400~500 个成熟的卵细胞。原始卵泡历经初级卵泡、次级卵泡的发育阶段，最终成为成熟卵泡。与此同时，原始卵泡中的卵母细胞也发生一系列变化：在胚胎期即开始第一次减数分裂成为初级卵母细胞，并停止于减数分裂的前期；青春期后每次月经周期排卵前，部分初级卵母细胞进一步发育，完成第一次减数分裂，形成次级卵母细胞，细胞内染色体减半；随后迅即进行第二次减数分并停止于分裂中期；直到排卵后受精时，精子的激活使第二次减数分裂，形成成熟卵子。如受精成功，则形成具有 23 对染色体的新个体。

2. 黄体的形成

成熟卵泡破裂而排卵之后，原来卵泡壁的颗粒细胞和内膜细胞迅速增生，形成内分泌腺体，细胞内部开始积聚黄色类脂物质，称为黄体（corpus luteum）。排卵后 7~8d，黄体发展至顶峰，若排出的卵子未受精，黄体可维持两周，随后发生退化，形成无血管的瘢痕，称为白体；若卵子受精，则黄体继续生长，形成妊娠黄体，一直维持至妊娠后 3 个月左右开始退化。

（二）卵巢的内分泌功能

卵巢主要分泌两种类固醇激素：雌激素和孕激素。此外，还分泌抑制素、少量的雄激素以及多种肽类激素。卵泡期主要由颗粒细胞和内膜细胞分泌雌激素，而黄体期则由黄体细胞分泌孕激素和雌激素。雄激素、孕激素均通过细胞内受体发挥作用。

1. 雌激素的合成及其作用

（1）雄激素的合成

人类的雌激素（estrogen，E）主要为雄二醇（estradiol，E_2），其次为雌酮和雌三醇。三者中以雌二醇活性最强，雌酮的活性仅为雌二醇的 10%，雌三醇活性最低。

雌激素的合成是由卵巢的内膜细胞和颗粒细胞共同参与完成的。内膜细胞在 LH 作用下，以胆固醇为原料经孕酮合成雄激素（雄烯二酮和睾酮），通过扩散进入颗粒细胞，然后，颗粒细胞在 FSH 刺激下，使芳香化酶的活性增强，进而使雄激素转变为雄激素。这一转变过程，即由内膜细胞生成雄激素，再由颗粒细胞生成雌激素，这就是人们所提出的雌激素合成的双重细胞学说。

（2）雄激素的生理作用

雄激素主要生理作用是促进女性性器官的发育与成熟并维持其正常功能，刺激女性副性征的出现并维持其正常状态，影响代谢和生长等。

1）对生殖器官的作用。①卵巢：与 FSH 协同促进卵泡的发育和优势卵泡的形成，诱导排卵前 LH 峰的出现，促进排卵。②子宫：促进子宫发育，使子宫内膜呈现增生期改变；在分娩前，提高子宫平滑肌对催产素的敏感性；使子宫颈腺分泌大量稀薄的黏液，利于精子穿行。③输卵管：促进输卵管上皮细胞的增生，增强输卵管的分泌与收缩，有助于精子和卵子的运输。④阴道：雌激素刺激阴道黏膜上皮细胞分化，由深部基层细胞转化为表面细胞而发生角化；可使阴道黏膜上皮细胞内糖原含量增加，糖原分解使阴道内呈酸性环境，增强阴道抵抗细菌的能力。

2）对副性征及性欲的作用。促进青春期乳腺的发育，刺激乳腺导管和结缔组织的增生，产生乳晕；使脂肪和毛发分布具有女性特征，声调较高，骨盆宽大，臀部肥厚；促进和维持正常性欲。

3）对代谢和生长的作用。促进蛋白质合成，加快生长发育；刺激成骨细胞的活动，促进钙盐沉着，加快骨骼的生长；促进水、钠潴留，使细胞外液量增加：降低血浆胆固醇与低密度脂蛋白含量，抑制动脉硬化。

2. 孕激素的生理作用

卵巢分泌的孕激素（progestogen）以孕酮（progesterone，P）作用最强。孕激素由黄体细胞合成；妊娠 2 个月左右，胎盘开始大量合成孕酮。孕激素通常是在雌激素作用基础上发挥效应，主要作用于子宫，保证受精卵着床和维持妊娠。

（1）对子宫的作用

在雌激素的协同作用下，孕激素激使子内膜由增生期向分泌期转变，子宫内膜细胞体积增大，分泌含糖原的黏液，为受精卵着床提供良好条件；能降低妊娠子宫平滑肌的兴奋性，并使之对催产素的敏感性降低，有利于胚胎在较"安静"的环境中生长发育，以维持妊娠。

（2）对乳腺的作用

促使乳腺小叶和腺泡发育，并为泌乳做准备。

（3）产热作用

孕激素可使体温调节保持在较高水平，排卵后体温可升高 0.5℃ 左右，并在黄体期一直维持在此水平。女性的基础体温随月经周期而发生变动，在排卵前先短暂降至最低，而在排卵后升高，并一直持续到下次月经开始。故临床上将这一基础体温改变作为判定排卵日期的标志之一。

（4）抑制母体对胚胎的免疫排斥反应

胚胎对母体可视为异物，但在正常情况下，母体并不产生排斥反应，这可能与孕酮的作用有关。

3. 雄激素

女性体内有雄激素，主要由肾上腺皮质网状带细胞和卵泡内膜细胞产生。适量的雄激素有刺激阴毛及腋毛生长、维持性欲的作用。若女子雄激素过多，可引起男性化的表现。

4. 抑制素

对于女性，抑制素是卵巢颗粒细胞分泌的一种糖蛋白激素，可选择性抑制 FSH 的合成与分泌，但在卵泡期其作用弱于雌激素；在黄体期，抑制素的浓度增高，可明显抑制 FSH 的分泌。在妊娠期，抑制素主要来源于胎盘。

二、卵巢功能的调节

卵巢功能的调节十分复杂，它涉及多种内分泌组织和多种激素。其调节过程包括以下几个环节。

（一）下丘脑—垂体对卵巢功能的调节

与睾丸类似，卵巢功能也受下丘脑、垂体所分泌的激素调控，三者在功能上具有密切的联系，形成了下丘脑—垂体—卵巢轴（hypothalamic-pituitary-ovarian axis）（图 12-7）。

1. 下丘脑对腺垂体的调节

下丘脑分泌的 GnRH 经垂体门脉运送到腺垂体作用于促性腺激素细胞，引起 LH 及 FSH 分泌，从而调节卵巢的活动。实验表明，GnRH 呈脉冲式分泌，在其作用下，FSH 和 LH 也呈

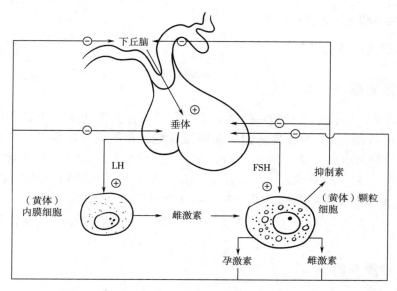

图 12-7 下丘脑—垂体—卵巢轴调控系统示意图

脉冲式分泌，并呈周期性变化。至于是否存在分别引起 LH 和 FSH 释放的下丘脑 GnRH（即 LHRH 和 FSHRH）现在尚无定论。很多因素（如精神过度紧张、生活节奏剧烈变动等）可以通过中枢神经系统影响下丘脑分泌 GnRH，甚至可造成卵巢功能的紊乱。

2. 腺垂体对卵巢功能的调节

腺垂体分泌的 FSH 和 LH 直接调节卵巢的生卵和内分泌功能。FSH 与 LH 在生理功能上既独立又不能分开。FSH 促进卵泡的早期生长发育，并在 LH 的协同作用下使卵泡分泌雌激素，而卵泡的最终成熟有赖于 FSH 和 LH 的双重调控。LH 对卵巢有以下方面的作用：①在 FSH 的协同作用下使卵泡分泌雌激素；②在月经中期，血液中的 LH 浓度突然升高，促使卵泡最终发育成熟，并使成熟卵泡排卵；③使排卵后破裂的卵泡转为黄体，并触发黄体分泌孕激素和雌激素；④维持黄体的功能。

（二）卵巢对下丘脑—垂体的反馈作用

不仅下丘脑和腺垂体可调节卵巢功能，而且卵巢通过对下丘脑和腺垂体的反馈作用也能实行自我调节。增高的雌激素水平，一方面可抑制 GnRH 的分泌，另一方面又降低腺垂体对这种释放激素的敏感性，结果减少 FSH 的分泌，即负反馈调节；但在另一种情况下，如在排卵前，成熟的卵泡分泌大量雌激素，却能触发腺垂体分泌大量的 LH，这是正反馈调节，因而导致排卵；而在黄体期，雌激素和孕激素的共同作用能抑制 FSH 和 LH 分泌。一般认为，雌激素处于中等水平时，主要以负反馈的方式抑制 FSH 和 LH 的分泌；而当雌激素较长时间处于高水平时，则以正反馈方式促进 GnRH、FSH 和 LH 的分泌。

（三）卵巢内局部激素（因子）的作用

卵巢除分泌类固醇激素外，还可产生某些非类固醇激素或因子，这些物质大多为多肽，主要表现为抑制作用，称为卵巢内调节因子，如卵泡抑制素、卵母细胞成熟抑制物、FSH 受体结合抑制物、黄体化抑制因子等。这些调节因子主要是通过旁分泌作用调节卵巢的活动，从而使控制卵巢活动的信息更为完善。

三、月经周期及其调节

（一）月经周期

女性自青春期开始，在下丘脑—垂体系统的调节下，卵巢活动发生周期性变化，称卵巢周期（ovarian cycle）；随着卵巢功能的周期性变化，在卵巢分泌激素的影响下，子宫内膜发生周期性脱落及出血，称为月经（menstruation）。因此，女性卵巢周期在子宫表现为子宫周期，故又称为月经周期（menstrual cycle）。人类的月经周期一般历时28天，把开始出血的那一天称作月经周期的开始，第1~4d为月经期，第5~14d为增生期，排卵日发生在第14d，15~28d为分泌周期。前两期处于卵巢周期的卵泡期，而分泌期对应于黄体期。

（二）月经周期的调节

习惯上以卵巢活动为中心，以第14d排卵为分界点，将月经周期分为两个阶段：排卵之前称为卵泡期（follicular phase），排卵之后称为黄体期（luteal phase）。

在一个月经周期中，子宫内膜的变化就是卵泡发育各阶段所分泌的卵巢激素与下丘脑分泌的GnRH和腺垂体分泌的FSH、LH之间相互作用的结果。

1. 卵泡期

卵泡期又可分为卵泡早期（月经周期的第1~4d）和卵泡晚期（月经周期的第5~14d）。此期开始时，子宫内膜脱落，阴道出血，即月经期。同时血液中的雌激素和孕酮均处于低水平，它们对腺垂体分泌FSH和LH的反馈性抑制减弱，故血中的GnRH、FSH和LH逐渐增多，促进了卵泡的发育，使血中雌激素水平也升高。当雌激素分泌达到一定水平时，雌激素和抑制素对腺垂体起负反馈作用，使FSH分泌减少；由于抑制素可选择性抑制FSH，而不抑制LH，因而LH的分泌无明显变化。由于血中FSH有所下降，致使多数卵泡停止发育，而优势卵泡可摄取更多的FSH，同时LH受体增加，因而得以继续发育成熟，并加速雌激素的合成与分泌。在雌激素的刺激作用下，子宫内膜的上皮、腺体和螺旋小动脉迅速生长，表现出增生期的变化，子宫内膜厚达3mm以上，但腺体并不分泌。到排卵的前一天左右，雌激素的分到高峰。由于激素的正反馈作用，下丘脑分泌GnRH增多，刺激腺垂体分泌LH和FSH，而以血中LH分泌的增加更为明显，形成LH峰（LH surge）这是触发排卵的关键因素。LH在孕酮的配合下，使泡壁破裂，发生排卵（图12-8）。

2. 黄体期（排卵后期）

排卵后，残留的卵泡壁塌陷形成皱褶，卵泡膜和血管也随之陷入，由颗粒细胞和内膜细胞逐渐发育成一个体积较大而又富有血管的内分泌细胞团，呈黄色，故称为黄体。在LH的作用下，黄体细胞分泌大量的孕酮及雌激素，使血中的孕酮和雌激素明显升高。子宫内膜在孕酮和雌激素的作用下，加速生长和功能分化，厚度可达6~7mm，内膜细胞增大，糖原含量增加，螺旋小动脉生长加快，子宫腺体变得弯曲，分泌含糖原的黏液，管腔内充满分泌物，表现出分泌期的变化。这为受精卵着床做好了准备。如果排出的卵子受精，则黄体继续存在，并分泌雌激素和孕酮；而且，妊娠早期胚泡的滋养层细胞及以后形成的胎盘，可分泌人绒毛膜促性腺激素，起维持黄体的作用。如果排出的卵子没有受精，则黄体

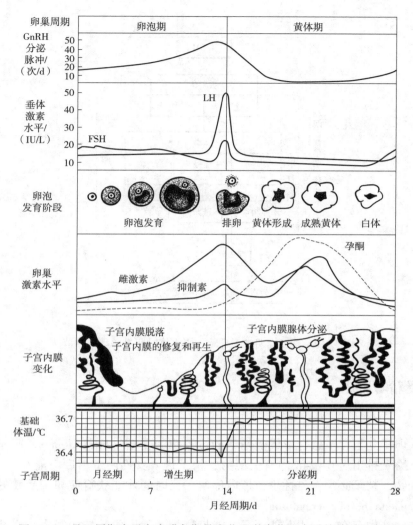

图 12-8 月经周期中子宫内膜各期的变化和激素分泌水平的关系示意图

分泌的孕酮和雌激素将再次增加,通过负反馈作用使下丘脑和腺垂体受到抑制,使它们分泌的 FSH 和 LH 减少,黄体因而退化成白体,导致孕酮和雌激素在血中的浓度明显下降。子宫内膜缺少孕酮和雌激素的支持,加之子宫产生的前列腺素增多,使子宫内膜螺旋动脉发生痉挛性收缩而缺血,于是内膜脱落、血管破裂,从而产生阴道出血的现象,这就是月经。在雌激素和孕酮减少后,又可使腺垂体加强分泌 FSH 和 LH,前者刺激卵泡的发育,于是开始了下一个月经周期。

综上所述,月经周期的产生是下丘脑—垂体—卵巢轴 3 个层次的激素互相作用、进行调节的结果。其中,在卵泡期,雌激素的分泌形成的第一个高峰,对 LH 和 FSH 的分泌起着正反馈的作用;而在黄体期,孕酮和雌激素分泌的第二个高峰,对 LH 和 FSH 的分泌又起着负反馈的作用(图 12-9)。这表明月经周期的产生机制比较复杂,有待继续探索。

四、妊娠

妊娠(pregnancy)是新个体产生的过程,包括受精、着床、妊娠的维持、激素调节。

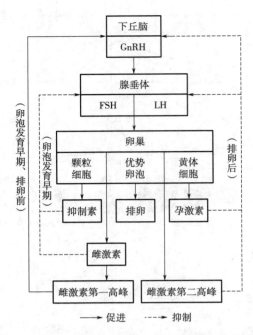

图 12-9　月经周期中下丘脑—腺垂体对卵巢活动的调节

（一）受精与着床

1. 受精

精子穿入卵子并与卵子融合形成受精卵的过程称为受精（fertilization）。输卵管壶腹部是受精的场所。卵子排出后 6~24h 内有受能力，精子进入女性阴道后后只能存活 1~2d。对于大多数哺乳动物，精子必须在雌性生殖道内停留一段时间才能获得使卵子受精的能力，称为精子获能（capacitation of spermatozoa）。

在附睾和精液中存在一种去获能因子，能抑制精子使卵子受精的能力，当精子进入雌性生殖道后，能解除去获能因子对精子的抑制，从而恢复使卵子受精的能力。精子获能的主要场所是子宫，其次是输卵管，宫颈也可能有使精子获能的作用。获能后，精子的顶体在接近卵子时能释放多种水解酶，在这些酶的作用下，精子穿过放射冠和透明带与卵子相遇而融合。精子进入卵子后，两者各提供 23 条染色体，互相融合后即开始边移动边分裂。借助于输卵管的蠕动和输卵管上皮的纤毛摆动，约在受精后第 3d，形成的桑葚胚被送入子宫，并继续分裂形成胚泡。胚泡在子宫内停留 2~3d，外面的透明带变薄，直至消失，使其可直接从子宫内膜分泌的液体中吸收营养。

2. 着床

胚泡植入子宫内膜的过程称着床（implantation）。发生于排卵后 6~7d。包括 3 个阶段：

（1）定位

胚泡与子内膜通过胞内的信号转导或细胞间的相互作用而相互识别，胚胎定位于子宫内膜特定的拟着床的部位。

（2）黏着

胚泡与子宫内膜通过它们表面的黏附分子及其与受体结合，使胚泡黏着于特定的子宫内膜部位。

（3）穿透

胚泡以酶的作用等方式进入子宫内膜。

不难看出，成功的着床依赖于胚泡与母体的相互识别、胚泡发育与母体子宫内膜变化的同步、母体排异反应的抑制和母体接受性等条件的完善，并受到母体和胚泡激素的调控。子宫仅在一个极短的关键时期允许胚泡着床，此期称为子宫的敏感期或接受期。子宫内膜受到雌激素、孕激素及人绒毛膜促性腺激素的协同作用，可能分泌某些物质，激活胚泡着床，胚泡着床的机制尚不十分清楚。

（二）妊娠的维持与激素调节

维持正常的妊娠需要依靠于腺垂体、卵巢及胎盘的各种激素的相互协调、配合。通常在妊娠后的第 6d，胚泡的滋养层细胞即开始分泌绒毛膜促性腺激素，并刺激卵巢黄体转化为妊娠黄体，继续分泌孕激素与雌激素，以适应妊娠的需要。胎盘形成后，其不仅是胎儿与母体之间进行物质交换的重要器官，而且，又是妊娠期间重要的内分泌器官，可分泌大量的蛋白质激素、肽类激素和类固醇激素，调节母体与胎儿的代谢活动。它所分泌的激素对于维持妊娠及引起妊娠期间母体和胎儿的相应变化具有重要作用，主要的胎盘激素有：

1. 人绒毛膜促性腺激素

人绒毛膜促性腺激素（human chorionic gonadotropin，hCG）是由早期胚泡和胎盘绒毛组织的合体滋养层细胞分泌的一种糖蛋白激素，相对分子质量为 45000~50000，由 α 和 β 两个亚单位构成。hCG 与 LH 具有高度同源性，在生物学作用与免疫特性上基本相似。

妊娠早期绒毛组织形成后，hCG 的分泌量快速增加，到妊娠 8~10 周时达高峰，随后下降，在妊娠 20 周时降至较低水平，并持续至妊娠末期。在妊娠过程中，尿中 hCG 含量的动态变化与血液相似。因为妊娠后 7~10d 从孕妇血或尿中就能检测到 hCG，所以检测母体血或尿中的 hCG 是诊断早孕的可靠指标。

2. 其他蛋白质激素和肽类激素

胎盘还可分泌人绒毛膜生长激素、绒毛膜促甲状腺激素、ACTH、TRH、GnRH 及内啡肽等。人绒毛膜生长激素（human chorionic somatomammotropin，hCS）含有 191 个氨基酸残基，其中 96% 与人生长激素相同，因此具有生长激素的作用，可调节母体与胎儿的糖、脂肪与蛋白质的代谢，促进胎儿的生长。

3. 类固醇激素

胎盘能加工、合成和释放大量的孕激素与雌激素。

（1）孕激素

由胎盘合体滋养层细胞分泌。胎盘能使从母体进入胚胎的胆固醇为孕烯醇酮，再将其转变为孕酮。胎儿肾上腺也能合成孕烯醇酮，但不能转变为孕酮，胎儿和母体的孕烯醇酮可进入胎盘转变为孕酮。孕酮是维持妊娠期子宫处于"安静"状态的主要激素。在妊娠期间，母体血中的孕水平随着孕期的延长而步上升，在妊娠 10 周以后由胎盘代替卵巢妊娠黄体的功能持续分泌孕酮，使血中孕酮含量迅速增加，到妊娠足月时达高峰。

（2）雌激素

胎盘分泌的激素主要为雌三醇，还有少量雌二醇和雌酮。雌三醇的合成原料来自胎儿肾上腺和肝，故检测雌三醇可用来间接判断胎儿的状态。妊娠期雌激素具有调节胎盘孕激素的分泌、促进乳腺生长、增加子宫及胎盘血流量、调节子宫平滑肌张力等作用。妊娠晚期，雌激素使子宫平滑肌兴奋阈值降低，为分娩做好准备。妊娠初期，雌激素主要来源于卵巢黄体；随着胎盘的成熟，至孕 7 周时，雌激素主要来自胎盘，以后逐渐增加，至妊娠足月时达高峰。

五、分娩

分娩（parturition）是指胎儿及其附属物通过母体子宫、阴道排出体外的过程。分娩的发动是胎儿、胎盘和母体激素共同作用的结果。

根据子宫平滑肌的功能状态，人们将孕期子宫的活动分为舒张期、分娩前的激活期、分娩时的收缩期和产后的复原期。在孕期的前 36~38 周，子宫在孕激素和舒缓素的作用下处于舒张状态，子宫随着胎儿的长大而扩大。孕期最后 2~4 周，子宫体开始在一系列复杂因素的作用下，由舒张期向收缩期过渡并被激活，子宫颈则软化，为分娩做准备，在激活期可以出现弱而不规则的子宫收缩。分娩时，子宫收缩力往往突然加强，分娩前的不规律收缩发展为有节奏的强烈收缩。胎儿在子宫的强烈收缩和压迫下，进入临产前的位置，同时子宫颈口扩张，以分娩出胎儿。子宫平滑肌的收缩具有节律性的特征，子宫肌收缩和间歇交替进行，所以称为阵发性收缩或阵缩。阵缩的生理意义在于保障胎儿的血液供应，胎儿不会因子宫肌持续收缩而发生窒息和死亡。

目前关于人类子宫在分娩前由舒张状态激活而进入分娩时的阵发性收缩的机制尚未完全了解。一般认为，人类分娩的发生不是由某个单一因素引起的，而是多因素作用的结果，是一个极其复杂的生理过程，子宫肌的节律性收缩是分娩的主要动力。实验表明，糖皮质激素、雄激素、孕激素、催产素、松弛素前列腺素及儿茶酚胺等多种激素均参与分娩的启动和分娩过程。

参考文献

[1] 张建福，彭幸平，国长栋. 人体生理学［M］. 北京：高等教育出版社，2007.

[2] 朱大年. 生理学［M］. 7 版. 北京：人民卫生出版社，2008.

[3] 姚泰. 生理学（八年制）［M］. 北京：人民卫生出版社，2005.

[4] 王庭槐. 生理学［M］. 2 版. 北京：高等教育出版社，2008.

[5] Guyton A C, Hall E H. Textbook of Medical Physiology［M］. 11th ed. Philadelphia：WB Saunders Co, 2004.

[6] Ganong W F. Review of Medical Physiology［M］. 22th ed. New York：MeGraw-Hill, 2005.

[7] 孙庆伟. 生理学课外读本［M］. 南昌：江西科学技术出版社，1995.